Medical Medium Liver Rescue

肝臟淨化的飲食聖經

9 天肝臟療癒計畫、28 道救肝食譜，
排出肝臟中的陳年毒素！

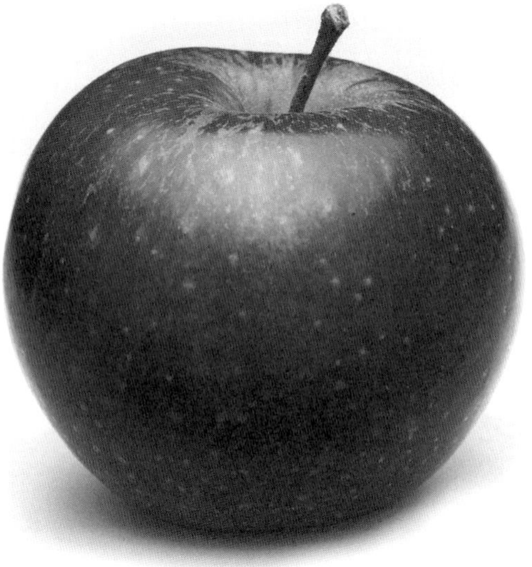

安東尼 · 威廉（**Anthony William**） 著
徐意晴（朵媽）、徐向立（朵爸） 譯

晨星出版

給醫療靈媒社群，

他們每天起床心懷慈悲並手握生命之光，努力傳播高靈的訊息。

給所有過去、現在和未來的，

那些奉獻一生為心愛的病人尋找療癒真理的醫師和執業者。

還有爸爸媽媽，謝謝他們帶我來這個世界。

目錄

第二部　看不見的風暴：我們的肝臟裡發生了什麼事

第三部　戰爭的召喚：更多的症狀與病症啓示

第四部　肝臟的救贖：如何照顧肝臟，扭轉人生

前言

每次我讀安東尼．威廉的書或聽他的廣播節目都能學到新的東西，而這些都是醫學院裡尚未傳授的真知灼見。不但如此，我也把大部分所學都應用在自己的生活裡。他的第一本書《醫療靈媒》中的冰沙就是一個例子。在那本書裡，安東尼提供了早餐冰沙的食譜（同時也是二十八天淨化療程的一部分），而你可以從這些冰沙開始你的每一天。我幾年前就開始這樣做了。我自己針對其中一個食譜所做的改版已成為我、我孫女和我許多朋友的常備主食，它總是能激起極大的好評。現在讀了《肝臟淨化的飲食聖經》以後，我比過去任何時候都要開心，因為我經常享用這款妙方。它不僅能為我的組織提供最佳的水分，每次飲用還能幫我的肝臟排毒。

我就不賣關子了，做法如下：2 到 3 根有機香蕉、1 又 ½ 到 2 杯冷凍野生緬因州藍莓（我都會大量購買並隨時備用）、1 勺有機冷凍櫻桃。然後我會加水到所需的濃度（通常是 2 到 3 杯），再用攪拌器把它打成液體。這樣可以做成 2 大份或 4 小份。如果沒有客人的話，我會把沒喝完的部分裝到玻璃梅森瓶裡，晚點再喝。

安東尼的《改變生命的食物》，誠如它的書名，和第一本書一樣改變我的生命。從這個絕佳的知識寶庫中，我了解到所有水果和蔬菜所蘊含的驚人能量、療癒資訊和靈性教訓。這些知識讓我連吃看似卑微低下的馬鈴薯（代表接地和謙卑）都變得更愉快。我不再無意識地消耗食物。我現在和食物之間有了一種感恩的關係（當然不是每次都這樣，但比以前頻繁得多）。

現在，透過閱讀《肝臟淨化的飲食聖經》，我比以前更尊重我的肝臟，以及其他人的肝臟。身為一名醫師，我對肝臟功能的認識，僅限於年輕當實習醫師時所照顧過的新生黃疸和許多酗酒者肝硬化。我也見證了一九七〇年代時的第一波實驗性繞道手術對肝臟造成的致命影響。許多病人都死於各種包括肝衰竭的併發症。當然，繞道手術從那時起至今已經有了長足的進步。

但問題是，醫學界仍不了解肝臟的實際功能。在肝酶升高、脂肪肝或肝硬化出現之前。當我在二〇〇一年撰寫《更年期的智慧》第一版時，我很清楚更年期本身並不是女性在中年時期開始出現的所有症狀的罪魁禍首，例如失眠、熱潮紅和易怒。事實上，《肝臟淨化的飲食聖經》裡指出，這些症狀在很大程度上是由於肝臟受困所致，不是因為女性到了某個年齡就注定會衰退，而是因為我們的生活方式損害了肝臟功能。

正如安東尼所指出的，肝臟為我們提供了兩個層次的保護，以對抗各種環境毒素：解除和凍結。但如果我們繼續忽視肝臟的功能，這些功能就不會永遠持續下去。安東尼闡述了我多年來反覆觀察到的一個現象。當女性平均年齡為三十八歲，男性平均年齡為四十八歲時，肝臟的這些功能就開始減退，並且開始出現體重增加和熱潮紅等症狀，包括我們所標籤的「衰老」。對於大多數人來說，到了這個時候，肝臟的排毒能力已經下降到百分之六十。基本上，肝臟是在說：「我已經照顧你幾十年了，除非你改變一些東西，否則我無法繼續照顧你。」

真的會把人嚇醒，不是嗎？（考慮到酒精對肝臟健康的影響，這個詞用得真好。）

以下是你需要知道的，肝臟的工作是篩選和過濾。它將有益的和有毒的分開、它清潔從肝臟直接流向心臟的血液、它是最終的血液淨化器，它還能保護你，將溶劑、殺蟲劑和病毒封存在核心深處，使它們遠離你的血液。

當肝臟排出毒素時，它們會去三個地方。第一，它們會通過膽汁和膽囊進入大腸，並隨著糞便排出體外。第二，它們會進入腎臟，透過尿液排出毒素。最後，第三個途徑是在血液中以自由基的形式排出（但這是最後的方法）。

現在聽好了。每個人都需要知道這一部分。我們生活在一個和過去相比有更多的人被診斷出患有心房顫動、心悸和其他心臟問題的時代。事實上，各種心臟病是男女的頭號殺手。以下是安東尼說的一大部分原因，而你稍後會在這本書中讀到：

> 當你的肝臟到了無法處理那些毫無貢獻的東西時，更多的自由基碎片和有毒物質（還有一些沒那麼具毒性但肝臟還沒把它埋進深處的東西）就會進入血液，迫使心臟更用力地將血液從肝臟中抽出來，就像用吸管吸布丁一樣，從而導致高血壓。如果你的肝臟堵塞，以致生物膜開始脫落進入血液，那麼你很可能會出現心悸，因為這種像果凍一樣的物質會黏住心臟瓣膜，阻止血液順暢流動。

但是，無論你健康狀況如何，都沒有必要貿然接受肝功能衰退的事實。相反，你要知道，當你開始照顧你的肝臟時，它就能更好地照顧你。當我們開始給予肝臟所需的物質和關注時，我們的身體幾乎具有神奇的再生和恢復健康的能力。

在《肝臟淨化的飲食聖經》中，你將學習到許多醫學尚未知道或了解的肝臟功能和奧祕。但最重要的是，你將確實了解肝臟需要什麼來自我癒合，並執行其設計的救生功能。你將學習到當肝臟的儲存倉太滿時，肝臟會製造出一種稱為「周邊細胞」的特殊細胞群，還有一種稱為「肝臟追蹤」的系統，肝臟能夠製造出超自然的能力和力量，防止麻煩製造者被驅逐到你的血液中。

我發誓，當你讀完這本書時，你會對你的肝臟心存感激，以至於你會不得不去做那些能幫助它幫助你的事情！不僅如此，安東尼還在書中提供了非常具體的指示，並附有補充品清單，讓你在各種情況下，從日常保養到特定的健康狀況，包括青春痘、腸躁症、腎上腺問題、脹氣、自體免疫失調、便秘等，都能支援你的肝臟、糖尿病、黑眼圈、濕疹和乾癬、疲勞、膽囊感染、膽結石、痛風、心悸、高血壓、高膽固醇、熱潮紅、黃疸、肝臟老化、雷諾氏綜合症、季節性情感失調、體重增加，甚至靜脈曲張和蜘蛛網狀靜脈。最後，有一整章是關於肝臟救援的，任何人都可以用來救援和恢復最佳的肝臟功能。

總而言之，《肝臟淨化的飲食聖經》屬於每個人的健康圖書館。閱讀它，應用它——即使只是其中的一些建議——並享受一個健康、快樂的肝臟所帶來的終身好處。你不會後悔的。

克莉絲汀娜・諾斯洛普（Christiane Northrup）醫師

《紐約時報》（New York Times）暢銷書《女神不老》（Goddesses Never Age）、

《更年期的智慧》（The Wisdom of Menopause）和《女人的身體，女人的智慧》

（Women's Bodies, Women's Wisdom）的作者

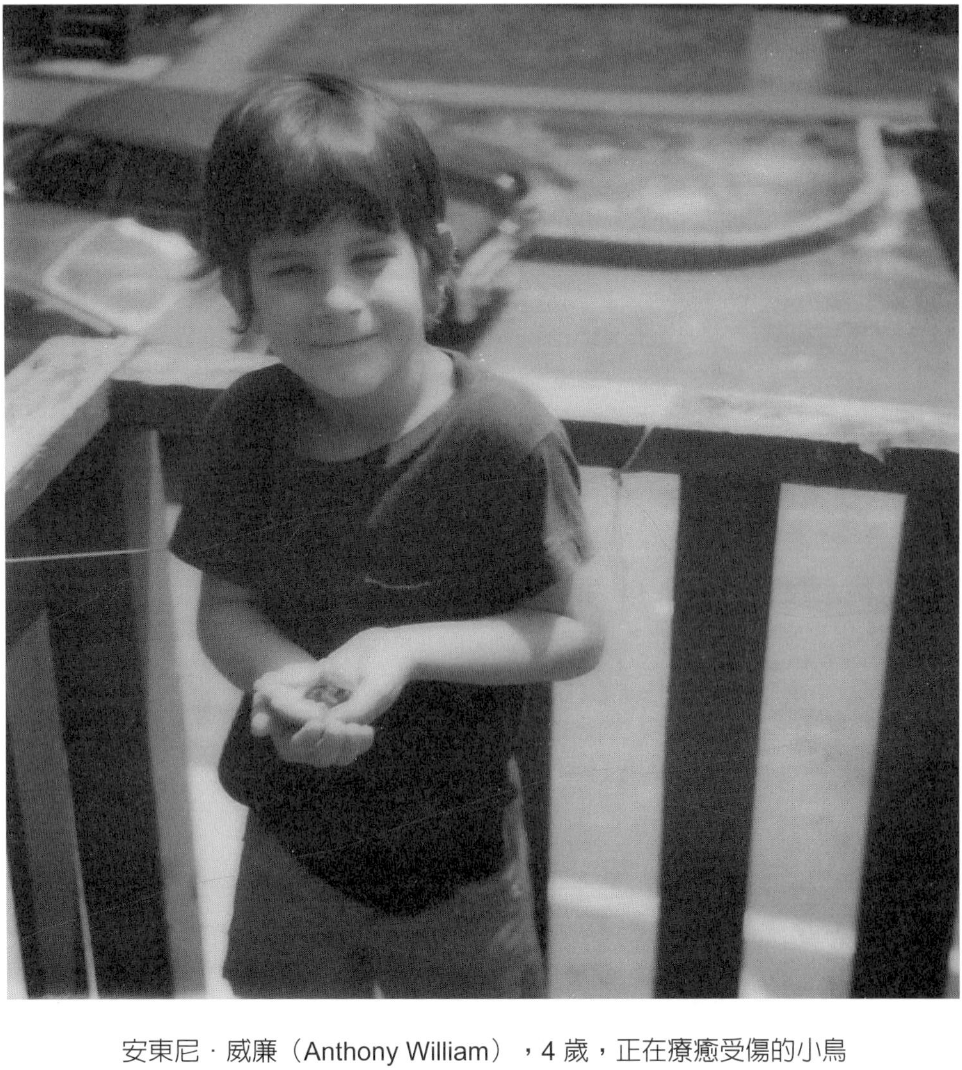

安東尼．威廉（Anthony William），4 歲，正在療癒受傷的小鳥

給你的話

尋寶一直是人類歷史的一部分。當人們尋找寶藏時，無論是滿載獎賞的古老沉船，或是藏寶圖上標示的整箱黃金，通常都是在歷經遙遠的歲月後才有辦法稍微接近。尋寶者已經做了研究，有時甚至做了幾十年，花光了所有的錢，投入了他們的時間和精力，然後當他們向下挖掘時，一場地震讓寶藏從縫隙中傾瀉而下，讓他們永遠也拿不到。同樣的情況也可能發生在沉船上。潛水的海洋條件必須恰到好處，否則崩塌的珊瑚礁可能會阻礙潛水，或是鯊魚出沒的水域也可能會讓潛水變得太過危險。

幾十年來，儘管有優秀的人才一直不停研究，越來越接近答案，慢性疾病的真相卻仍然不見蹤跡。著名的神經病學家們在接近要找到答案時，卻會因經費不足而無法繼續。就像我們在現代醫學中，即使有所進展，許多人卻因為得不到答案而受苦甚至失去生命，而這些進展也都只能被棄置於一旁，最後的結果頂多也只是「差一點就對了」的答案。把問題都歸咎於基因之上的這種的說法反而讓真相離我們更遠，因為它會導致醫學界把所有的資源都用在研究基因上，而不是去尋找真正的答案來阻止已經糾纏我們太久的慢性疾病。

有多少次，當你看到一些事情發生，而你知道如果其他人能夠理解你在人生中所學到的東西，事情可能會有不同的發展？在我的一生中，我看著數十年的時間過去了，而醫學界卻一步對、一步錯地前進。我目睹了他們幾乎就要找到慢性疾病的原因，但卻從未真正成功過。我的工作就是把答案帶給你。你，準備好了嗎？

在這本書裡，你會發現醫學科學和研究幾乎快要掌握、卻又無法實現的真相。我已經得到了關於慢性症狀和病症的答案，所以你不需要再被慢性疾病醫學進步過程中的失誤和路障所阻礙。在這裡，沒有噴火巨龍守護著埋藏答案的城堡，也沒有海怪擋著寶箱。在這裡，沒有資金赤字、沒有機構、也沒有舊有的錯誤阻礙你，因為我不受任何系統的束縛。自由就在這些文字裡，它是可以被達成的。

慢性病和神祕疾病的流行

慢性疾病正處於有史以來的最高峰。光是在美國，就有超過兩億五千萬人生病或面對神祕難解的症狀。這些人的生活越來越艱難，卻得不到任何解釋，又或者這些解釋根本不對，讓他們感覺更糟。你可能就是其中之一。如果是的話，你就見證了醫學界至今對於神祕症狀和痛苦流行背後的原因仍然是一頭霧水。

讓我先強調一下，我敬重優秀的醫學科學。無論是傳統醫學或替代醫學裡，都有許多天賦卓越的醫師、外科醫師、護理師、技師、研究人員、化學家等等，在做著深奧的工作，而我有幸與其中一些人共事。感謝上帝賜與我們這些富有愛心的療癒者。學習如何透過嚴謹、有系統的探究來了解我們的世界，可說是人類最崇高的追求之一。

大多數醫師都有一種與生俱來的智慧和直覺，告知他們在治療慢性疾病上，醫學體系並未提供他們所需的最佳診斷和治療方案。你聽過多少次「某某疾病目前沒有已知的治療方法」？即使是在最好、最精英的醫學院，也有頂尖畢業的醫師坦承，即使在完成學業後，對於治療慢性病患者，他們不覺得自己準備好了。他們必須依賴自身的努力。也有一些醫師相信學校已經給了他們所有的答案，而且由於某種原因，他們認為自己所受的訓練超越並涵蓋了慢性疾病的奧祕；他們認為其他一切都是無稽之談、胡說八道。這令人遺憾，因為他們等於是否認了數百萬的患者依舊得不到解答的事實。總之，醫療產業一直無法破解慢性疾病的謎團，這並非醫師或研究人員的錯。每一天，科學界都有令人驚嘆的傑出頭腦，在偶然的機會下有了一些可以真正改變人們生活的發現，但這卻需要投資者和高層決策者的允許才能夠向前推進。於是這些發現就此打住，而科學領域中的個人發展也因此受到阻礙。

我們有時會把醫學當成純數學，以為它只受到邏輯和理性的支配。儘管數學和醫學有時候會相互交織重疊，但兩者並不相同。數學中一切都是有明確清楚的解釋和定義，但科學卻不是。真正的科學必須要有結果，一個從理論中被證實的結果。你可以在醫學科學中使用數學，像是用在製藥上，不過，除非效果已被證實，而且最終的數字都是合理的，否則該藥物不應被視為科學。科學實驗室像是個遊戲商店，人們用各種方法將不同的材料拼湊在一起，以測試不同的假設和理論，而投資人卻在旁施加壓力，期望得到對自身有利的結果。太多時候，在理論還沒有機會被證實或甚至推翻之前，它就已經被當成事實。講到慢性疾病就更是如此。在慢性疾病的醫學上，你很少會得到一個直接且正確的答案。

要是科學能像我們所想的那麼完善該有多好呢？如果它是一個只為了真相而作且和金錢完全無關的追求呢？就像任何人類的追求一樣，醫藥科學仍在進步中。請想想，「腸繫膜」一直到最近才被認定是一個器官。這個活躍的網狀結合組織一直都存在於我們的視線中，也普遍地被認可著，卻要到現在才開始被真正重視。未來還有更多的突破，而我們每天都會有新的發現。科學是永遠都在不停進化的，因此，前一天還看起來是萬能的理論，可能第二天就會被發現其實已經過時了。這代表著：科學不會有所有的答案。

我們已經等了一百多年，等待醫學界對肝臟問題以及那些沒有人知道是肝臟相關的健康問題提出提出真知灼見，但它們仍未出現。你不應該再等十年、二十年、三十年或甚至更久。如果你臥病在床、度日如年，或對自己的健康感到迷惘，你不該再多等一天，更不應再多等十年。你也不應該看著你的孩子經歷這些。然而，數以百萬計的人卻必須面對這樣的情形。

更崇高的來源

這就是為什麼在我四歲的時候，上帝的慈愛體現，至高的高靈進入了我的生命。祂教我如何看到人們受苦的真正原因，並將這些資訊傳達給世界。如果想知道更多關於我的出身，你可以在《醫療靈媒：慢性與難解疾病背後的祕密，以及健康的終極之道》中找到我的故事。簡單來說，高靈不斷在我耳邊清晰而精確地說話，就像一位朋友站在我身邊，告訴我身邊每個人的症狀。此外，從我年幼的時候高靈就教我用眼睛對身體進行掃描，就像個超強磁力共振儀，它可以顯示所有的阻塞、疾病、感染、麻煩區域和過去的問題。

我們了解，我們知道你遭遇了什麼難題。我們不希望你再多受苦半分鐘。我畢生的工作就是將這些資訊傳達給你，讓你不被由當今健康流行趨勢的噪音和言論造成的困惑掩沒，進而重拾健康，以你自己的方式馳騁人生。

這本書的內容都是真材實料，都是為了你的利益。這本書與其他健康書籍不同。這本書的內容非常豐富，你可能會想再看一遍，以確保你獲得所有的資訊。有時這些資訊似乎與你之前所聽到的剛好相反，有時又與其他來源的資訊相近，但卻有微妙且重要的差異。但當中的共通點就是真相。它不是重新包裝或再造過，好讓它聽起來像是對慢性症狀和疾病的新理解的理論。這裡的資訊不是來自七拼八湊的科學、利益團體、有附帶條件的醫療資助、拙劣的研究、說客、內部回扣、被扭曲的信仰、少數人的暗盤操作、健康產業的業配或時尚亮麗的陷阱。

上述障礙妨礙了醫學研究與科學在了解慢性疾病方面的躍進。當外界的既得利益者想掩蓋某些真相時，就會將珍貴的研究時間和金錢花在無益的地方。某些能真正推進慢性疾病治療的發現會被忽視而失去經費。我們認為絕對可靠的科學資料，反而會被濫用、曲解、污染和操控，然後被其他健康專家奉為圭臬，儘管它本身就是有瑕疵的。

在接下來的篇幅裡，除了有關肝臟健康的事實和數據外，你不會再找到引述或提及那些由沒有益處的來源衍生出來的科學研究。你不需要擔心這些資訊會像其他健康書籍一樣被更正或取代，因為我在這裡分享的所有健康資訊都來自一個純淨、未經篡改、先進、乾淨的源頭，一個更高的源頭：慈悲的高靈。沒有什麼比慈悲心更能療癒的了。

如果你是只相信科學的人，請知道，我也喜歡科學。除非我們談論的是肝臟移植（這個領域的科學已經非常先進），否則科學對於肝臟日復一日的功能、挑戰和需求還有很多需要學習的地方。儘管我們正處於一個偉大的時代，我們卻也比歷史上任何時候都病得更重、更疲於奔命。如果醫學專家知道人們的苦痛有多大程度是由於肝臟負荷過重或被忽視所致，那麼幾乎每個健康面向的思考方式都會發生革命性的變化。

許多其他科學領域都建立在重量、度量衡和數學的基礎上，而慢性疾病的科學思維卻與此不同，所有這些都還是理論性的，而且現今的理論也沒有多少真知灼見，這就是為什麼這麼多人仍在面對慢性症狀和病症。如果繼續這樣下去，我們會走到一個地步，就是所有的研究都是純受利益驅使並且不利於你。這個趨勢就是為什麼科學機構從一開始就讓慢性疾病社群失望，也讓醫師失望，讓數以億計的人們受苦。

身為質疑者

從前，我們活在權威的統治下。我們被告知地球是平的，然後又說太陽繞著地球轉，所以我們相信了。這些理論並不是事實，但人們卻當它們是事實。當時的人們並不覺得生活是落後的，生活就是這樣。任何反對現狀的人都被當作傻瓜。之後，科學的出現改變了整個運作模式。質疑者，是那些致力研究的人們與思想家，是那些一直以來都不滿足於膚淺「事實」的人，終於證明了分析可以打開一扇大門，讓我們更深入、更真實地了解我們的世界。

現在，科學已成為新的權威。在某些情況下，這可以拯救生命。舉例來說，不像以前的外科醫師，現在的外科醫師使用無菌工具，因為他們了解手術感染的風險。不過，我們不能只因為某些進步而停止主動提出問題。該是時候進行下一次的變革了。當談到慢性疾病時，「因為這是科學」並不是足夠的答案。這是優秀的科學嗎？背後的經費來源為何？樣本大小是否足夠多樣化？夠大嗎？對照樣本的處理是否符合職業道德？考慮的因素夠多嗎？測量工具是否足夠先進？最終結果的分析是否其實說了一個與數字本身截然不同的故事？是否存在偏見？是否被有影響力的人暗中染指？有些科學在檢驗後十分出色。有些則會暴露出漏洞：報酬、回扣、樣本規模小、控制不當。每當「科學」這個字眼出現時，彷彿我們就該不問情由地對它俯首稱臣。聽起來很像權威意識形態，不是嗎？但我們不如我們所想的，我們其實還沒有從這個信念體系中跳脫出來。如果不去質疑這個系統框架，就不會有進步。然而在我們今天的社會裡，質疑科學這個框架是不被允許的。

流行趨勢並不總是看起來像流行，它們通常會被偽裝成妥當的醫療建議。許多健康資訊都是重複的內容，或者更糟糕的是，是一再被擴大誤傳的耳語。我們必須提防，有人些帶著某種目的傳送訊息，想要確保訊息到我們手上時已經是被扭曲的了。優良的第一手資料曾經是個黃金標準，但現在，為了大量增加內容，有些健康資訊的研究會被倉促處理，只要是個聽起來還過得去的來源就可以出版了。然而，我們必須檢視這過程當中牽涉了誰的特殊利益？又是誰在詮釋及發布文章？甚至是研究結果的本身，它們真的值得信任嗎？

科學經常被用來作為攻擊手段。這個標籤可以用來為所有可能的事情加註。以食物選擇的大戰為例：純素者用科學與原始人飲食主張對抗，而原始人飲食主張以科學對抗純素者。他們都用研究來為自己的立場辯護，因為你幾乎鐵定可以找到一個研究來為任何事情辯護。（吃肝補肝？有研究可以證明這一點喔。乳酪是長壽食物？也有研究證明這一點呀。至於它們是答案的還是大有問題，這就需要你在閱讀這本書時自行判斷了）。當科學也不夠用的時候，這個食物大戰的參與者就會從情感方面來攻擊對方的信仰系統。純素者告訴原始人飲食他們在殺害動物，而對方則告訴純素者，他們正在餓死自己和孩子們。但療癒並不是要選邊站，也不是要在那個當下選擇相信某個信念系統，即使這個信念系統是基於你所讀到的科學研究報告。這是關於了解肝臟的一切責任，並給予支持。

將科學視為上帝而將質疑理論和研究結果的人視為傻瓜，是無法達成療癒的。醫學會為醫學自身的發展著想。或許個別的醫療照護提供者會滿懷善意，但龐大的產業卻不會為個體著想，而是為它本身盤算，因為它有自己的權威需要維護。這種形式的自私自戀已經存在多時。

我們老實說吧。就算是那些我們以為牢不可破的科學領域裡，有時候也會出現破綻。如果你聽過髖關節置換零件或疝氣網片的召回事件，你就知道我在說什麼。這些實體物品都是以嚴格的科學標準設計，然後經過精準的科學測試後才投入使用。但即使是這樣高度科學化的過程也無法給予萬無一失的保證。某些產品出現了無法預見的問題，而看似無可爭議的科學領域也被證實是有問題的。那麼請想想，科學界對慢性疾病、肝臟和肝臟的多種功能，還有多少的不了解。這不是一個可以拿在手上、獨立於你的其他部分來進行測量分析的設備。它是人體的一個活生生運作的部分，而我們都知道人體是生命中最偉大的奇蹟和奧祕之一。同樣地，科學是人類的追求，一直都在進行中且不會有終點，特別是當它涉及到解碼人體時。必須要有持續的警覺性、接受能力和適應力才能做出真正的進步。

如果你從未為了健康而掙扎，或為自己的病症受苦多年卻遍尋不著答案，又或者你堅信某種醫學、科學或營養學的信仰體系，我希望你能帶著好奇心和開放的心來閱讀接下來的章節。現今普遍的慢性症狀和痛苦背後的意義，遠比任何人所能理解的要大得多。你即將讀到的內容，會與你之前所見過的任何有關肝臟、慢性健康問題或療癒的資訊都不一樣。而過去數十年來，這些資訊已經幫助了成千上萬的人。

同舟共濟

自從我開始分享高靈的資訊以來，我有幸看到它為人們帶來了改變。隨著《醫療靈媒》系列書籍的出版，我更是非常感動地看著這些資訊傳達到更廣闊的世界，幫助了成千上萬的人。

但我也注意到，一些人會扭曲或竄改這些資訊，試圖賺取讚譽和名聲去壯大自己的事業。他們這麼做是在利用他人最深的痛苦進行剝削。

這絕不是我被賦予的天賦應該被使用的方式。高靈的聲音是給需要答案的人們，是一個獨立於充滿陷阱的系統之外的來源，而這個系統已經白白犧牲了許多生命。我們樂見人們成為我所分享的健康資訊的專家，並廣泛傳播滿載慈悲心的訊息來真正幫助他人。對此我由衷地感謝。但當這些資訊被更動，參雜了當下流行的錯誤資訊好讓它聽起來像是個自創的新玩意，或是被明目張膽地盜用，並冠上看似可信但卻對真相一無所知的權威出處時，這一切都變得危險無比。我之所以這樣說，是希望你知道如何保護自己和你的摯愛，遠離誤導。

這本書不會重複那些你讀過的內容，也不是個將責任歸咎於你的基因或說你的身體有缺陷的信念系統，更不會將時下流行的高蛋白飲食加以誇大以達到控制症狀的目的。這些資訊都是新穎的，是看待惱人症狀的全新角度，並提供療癒的全新觀點。

我完全可以理解你的擔憂。人會反應，也會判斷。人人都是這樣。在某些情況下，這可以是保護我們的本能；有時，它會讓我們渡過難關。但在這個情況下，我希望你能再多多考慮。別因為錯誤的批判而讓你錯過真相，因此失去幫助自己或其他人的機會。

所以，請跟我一起繫好安全帶準備出發。我們要站在同一個陣線上，一起努力讓人們變得更好，而且我希望你成為肝臟健康的新專家。謝謝你和我一起踏上這趟療癒之旅，並花時間閱讀這本書。了解真相將改變你和你身邊人的一切，而現在，寶藏終於在你的掌握之中。

我們了解，我們知道你遭遇了什麼難題。我們不希望你再多受苦半分鐘。

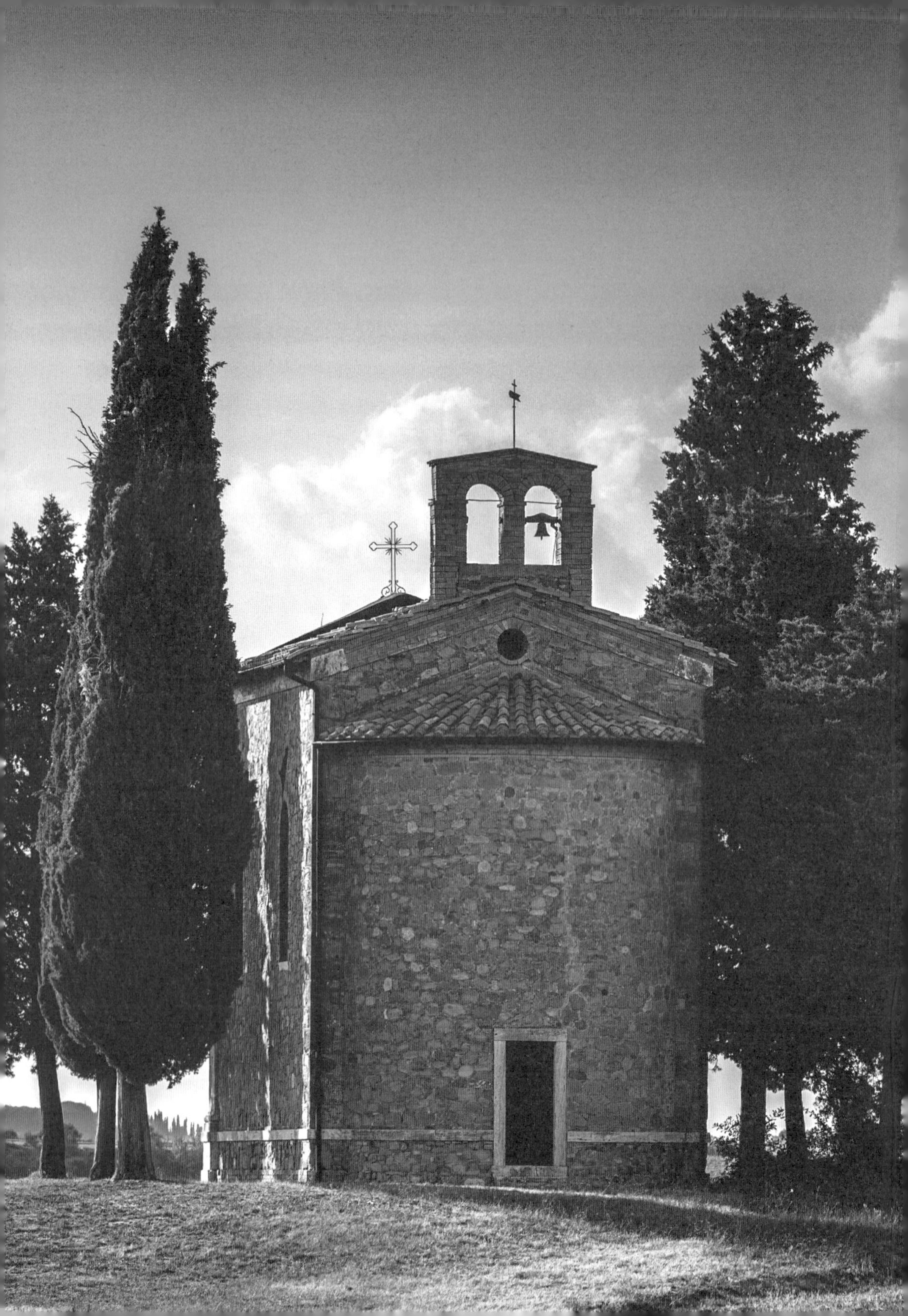

第一部

肝臟的真正天職，神奇的和平維護者

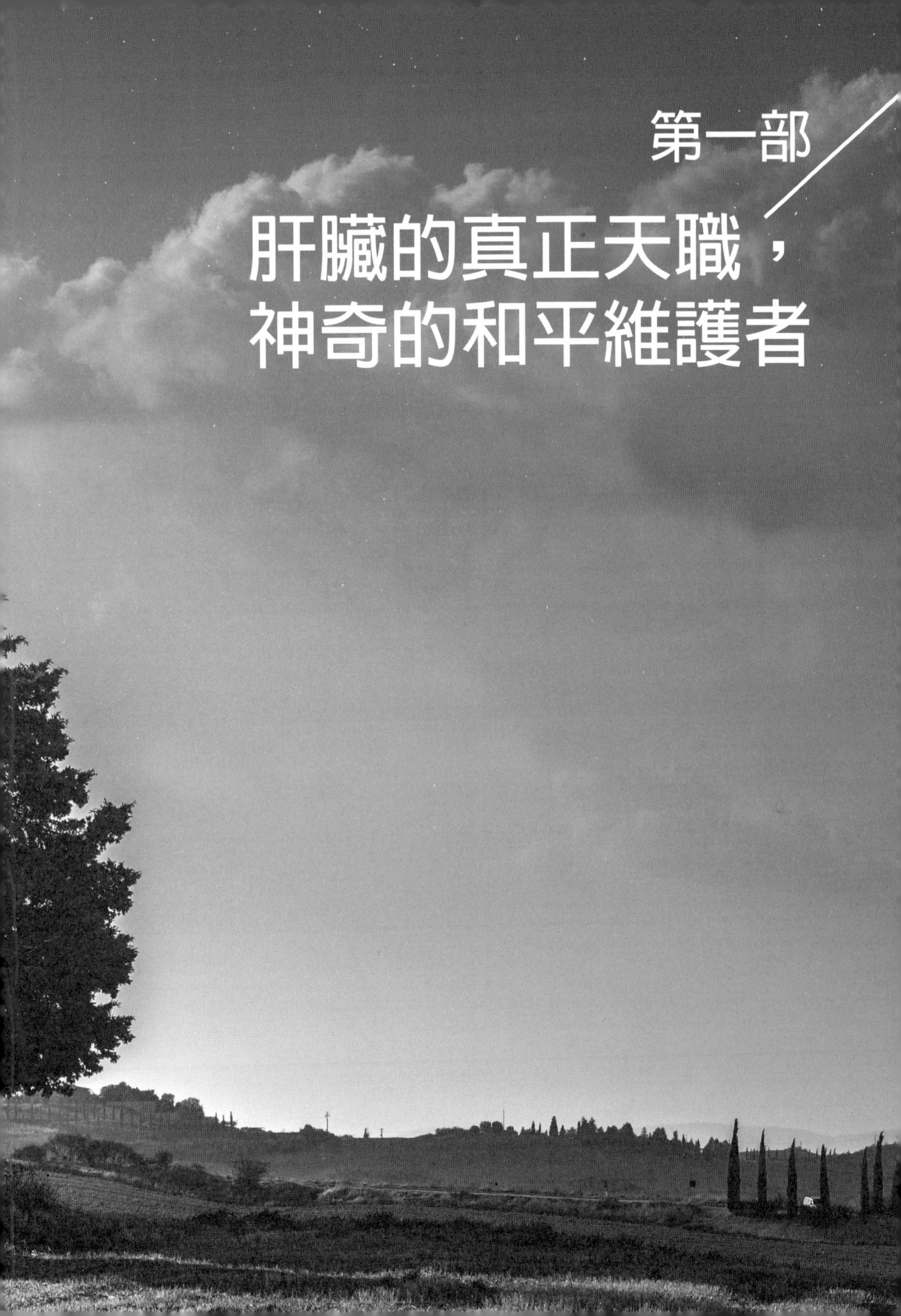

第一章

你的肝臟為你做了什麼？

一小群人站在碼頭上，等著登上將帶他們出海的船。在一旁，攝影師拿著相機，為即將上船的乘客拍攝照片。他們的臉上都掛著期待的神情，但沒有人欣喜若狂。天公不作美，下起了小雨，寒風陣陣。有幾位乘客為了準時到達這裡而錯過了早餐，但在海上待一個早上其實也並非他們期望，他們只是順著朋友和家人的堅定的好意，從忙碌的生活中抽出幾小時來欣賞自然世界。

到了海上，大家的情緒開始高漲。微風喚醒了每個人。船離文明越遠，讓人越容易忘記世俗的煩惱。幾位乘客靠在船舷邊，被無盡的漣漪迷住了，並不禁猜想著他們是否能如願以償，還是會像往許多過往的旅客一樣期望落空。

這時有動靜了。導遊指示大家往右船舵的方向看，有人看到了一個露出的鰭。乘客們聚集在欄杆旁，有幾個人還指著牠短暫現蹤的地方。人們就站在原地等待。時間慢慢的過去了。有些人在想著：這真的值得我從位置上站起來嗎？他們繼續凝視著。

最後，一大片光滑的皮膚開始浮出水面，這個壯麗的生物清空了它的肺部，以一種接近神聖的方式把大家用海水噴了一遍。觀眾們狀似吸入這神聖的噴霧之後又集體呼出了讚嘆的「噢～」。接著，鯨魚再次浮上水面，並翻轉展示牠另一邊的鰭，人們又是一聲「啊～」的驚呼。這隻飽受祝福的動物又在船邊停留了一下，各種驚喜和讚美聲也持續不斷。最後，鯨魚將尾巴高高地展露在空中後才向觀眾告別。

所有乘客都鼓掌叫好，每個人都像是經歷了一次深刻的宗教體驗。如果拍下他們下船時的照片，拿來和之前的照片並排比較，你會發現他們完全改變了，像是在騰空漂浮後，靈魂中被注入了上帝的光芒。

我們都知道鯨魚是真實存在。也許我們看過某些關於大自然的專題報導，也許在哪裡看過一篇文章或一張鼓舞人心的海報。不過在日常生活中，我們很少聽到關於鯨魚的消息，不管是關於鯨魚的繁衍或其數量，污染是否對鯨魚造成威脅，或今年是否為適合鯨魚遷移的好年頭等等，這些都不會是當天的頭條新聞。鯨魚活在我們的視線之外，而我們的文化一向建立在是「眼見為憑」或「看過才會欣賞」之上。所以，要想被這些溫柔的巨獸感動，我們得主動去尋找牠們。要了解牠們的價值，就得近距離觀察牠們。

生活中很多事情都是這樣。想想即將為人父母的人站在超音波室中，站在他們的伴侶旁邊，第一次看到胎兒在肚子裡成長的影像。這種恍然大悟的感覺是你望著堆積在衣櫃裡的孕婦服裝或廚房櫃子上的產前維他命都無法想像的。在螢幕上看到寶寶的那一刻之前，對於沒有感受到寶寶在體內成長的伴侶來說，實際在發生的事情只像是種想像，並不真實。

信不信由你，你的肝臟也是與宇宙中最深邃、最神祕的奧妙之一。沒錯，像恐龍一樣大的海洋生物、生命的誕生……還有你的肝臟，都是。

遺失的連結

你不會知道，因為肝臟並未受到太多關注。在眾多器官中，肝臟並不是最受歡迎的。我們在學校學到的肝臟相關知識不多，它也不像大腦那樣容易成為頭條新聞。對於大腦，我們可以連接一些二極管，觀察它的電波。我們知道睡著和醒著的區別。當我們遇到思想阻塞、情緒問題、焦慮或憂鬱時，我們可以直接感覺到。我們也熟悉精神退化的影響，並注意老年癡呆症的症狀。我們每天也都會被各種詞彙提醒我們的大腦的存在，例如「補腦食物」、「要多用腦啊」、「她的頭腦很好」，或是指著我們的頭腦說「全裝在這裡」等常見的說法。

心臟也是頭條新聞的常客，因為它每天都在那裡。我們能感受到它的跳動；我們能感受到它的加速；我們能分辨出它是否不太規律。我們可以在心臟監測器上看到它跳動的模式，並追蹤我們的心率是否在做了某些運動後有所改善。我們在雜貨店看到「有益心臟健康」的標籤，從小就知道人會心碎、心痛和心臟病發作，在情人節看到四處貼滿的心形圖案，用手製作心形物品，也知道要發自內心地去愛。我們會說：「那讓我的心好暖」，唱著「我的一點點心意」，也可能會對交了新男友的朋友說：「別那麼快把你的心給他」。看著孩子初戀的父母也會祈求別讓孩子的心受到傷害。

身體的其他部位也是如此。當我們運動時，我們的肌肉會變得更結實、更明顯；當我們整天躺在床上時，我們的肌肉會變小、變軟。皮膚是我們生活的寫照，無論是蒼白、脫皮、紅疹、皺紋或光滑，都一目了然。而當我們深呼吸時，我們可以看到肋骨和胸腔膨脹張開，放鬆時則會收縮。雖然抽菸曾經是一個不為人知的威脅，但現在有關香菸和肺癌危害的公益廣告隨處可見。我們的膀胱在充盈時會顯得很明顯；我們會分析尿液的顏色、分量和內含物，而疼痛和灼熱則會讓我們知道尿道的感染。我們的腸胃道也會不斷提醒我們它的存在。吃飽時我們可以感覺得到，肚子餓的時候我們也能感覺到它咕咕作響，也能檢查被腸胃道排出的東西。總之，我們知道要重視這些以及其他身體重要的部位，畢竟我們很容易就能見證它們的辛勤和付出。

最後才是肝臟，一個我們沒看到就忽略的器官。我們無法察覺它的存在，它只是我們在阿嬤用火雞內臟製作餡料時在廚房裡聽到的一個詞。如果我們無法像感受心臟跳動一樣感受到肝臟，那麼它應該就沒在為我們努力工作吧？如果我們看不到它在掙扎，那就一定沒有問題囉？因此，關於肝臟的一切依舊神祕。它到底在裡面做什麼？真的有在做事嗎？我們甚至很容易忘記肝臟的存在。

醫學專家知道在表象底下一定有什麼問題。他們知道有些東西超出了我們所能看到和感覺到的範圍。他們見證了健康問題的增加，他們聽了一個又一個病人描述難解的慢性疾病，因此他們不斷四處尋找答案。問題是，健康的流行趨勢往往會妨礙他們尋找真相。

最近流行的趨勢是將大量的時間、精力和資源引向甲狀腺。我們在我的上一本書《甲狀腺的療癒奇蹟》中研究過這個流行的理論：有一種趨勢認為，從脫髮到流產，甲狀腺疾病都是一切問題的原因，而我們剖析了為什麼這種趨勢是錯誤的。雖然甲狀腺是人體不可或缺的一部分，但它本身並不是解釋慢性疾病的關鍵。很多時候，當甲狀腺、心臟、腸道或基因受到責難時，其實問題都出在肝臟。

事實上，你的肝臟是你最好的朋友。它執行超過兩千種以上尚未被醫學研究和科學發現的重要功能。它日以繼夜地為你辛勤工作。當它知道你需要額外的支援時，它會提前做好準備，並在你犯錯之幫你收拾爛攤子。它是倉庫、過濾器、處理中心、資源回收服務等等。它遮蔽你、保護你，從各種角度為你防衛。它一直都在照顧你，不管是救火、拆炸彈、替你擋子彈、圍捕你體內的壞人，以及預防內部災難。你的肝臟正是你在經歷了生命中的所有危機之後仍然能活下來的原因。

問問外科醫師，第一次看到活生生的肝臟是什麼感覺。在上了那麼多堂課，讀了那麼多教科書，看了一張又一張的照片，在實驗室對著大體練習了幾個月之後，站在手術室裡，看著病人的肝臟，那是什麼感覺？外科醫師可能會告訴你這有多麼難以置信，也許她或他當晚甚至無法入睡，只因為看到了這個偉大、神祕的器官，就像看到偉大、神祕的鯨魚。而這還只是在對肝臟只有一知半解的情況下。

現在你可以從全新的角度來看你的肝臟，比從外科醫師的角度還要更豐富。這就是我寫這本書的原因：讓你能看清自己的身體，認識你最偉大的盟友，這個一直陪伴在你身邊，比任何人都還要努力工作的肝臟。我們不需要去到地球最遙遠的那頭，只要關照自己的內在，就會被大自然的奧妙所震撼。

瀕臨危機的肝臟

如果你因爲負荷過重而無法見證奇蹟會怎麼樣呢？當我們面對每天的挑戰，有著無數緊迫的事情要處理時，就算肝臟是人體智慧的炫目展現，那又怎麼樣呢？為什麼要關心肝臟？

我們已經有太多要擔心的事情了。保護家人的安全和健康；保持良好的工作狀態；保持身體健康；避免肥胖症、抑鬱症、心臟病、早衰；與慢性疾病共存；繼承這個被污染的地球；野生動物瀕臨滅絕；前途未卜等等。這些問題不勝枚舉。面對這一切，我們需要足夠的精力才能度過每一天。那麼，為什麼要在清單上多加一項？當我們經常聽到我們應該要減壓、簡化和學習拒絕的藝術時，為什麼還要為自己增加額外的負擔去在乎肝臟？

因為我們的肝臟碰上麻煩了，而我們真的需要好好照顧它們；因為只要發現你的肝臟的真正力量，妥善照顧你的肝臟，得到的力量就足以改變一切。如果你只要專注於健康的一個方面就有助於所有其他方面的健康，還可以解決你不知道自己已經有的健康問題，那又會如何呢？如果我們意識到有這麼多的症狀、病症和疾病都是源於肝臟，不只是肝癌、肝硬化和肝炎，那麼肝臟就會成為醫學界的關注焦點。

拯救肝臟的同時，也會幫助你的心臟、大腦、免疫系統、皮膚和腸道。它關係到良好的睡眠、平衡血糖、降低血壓、減輕體重，以及看起來和感覺更年輕，帶來更清醒的頭腦、讓你更平和、更快樂。這是關於如何適應這個瞬息萬變的時代。護肝的任務會是你的工作清單上最有效率的一項。健康的肝臟就是減壓的終極方法、抗衰老的終極盟友、抵禦威脅的終極保護。它是心理、情緒、身體和精神健康的關鍵。將你的注意力轉向肝臟，你會發現，它不是諺語中那個壓垮駱駝的稻草，而是減輕駱駝負擔、拯救其生命的重要援手。

當人們尋求開悟時，他們會專注於大腦和第三隻眼，試圖透過讓心靈安靜來達到更高的意識，或是透過他們的想法來顯現未來。在這個過程中，肝臟會被完全忽略。但事實上，我們可以從肝臟中獲得超乎你想像的啟發。

我們在關注地球健康的同時，也絕不會忽略氣候。我們每個人都有一個需要擔心的獨立星球：我們的身體。在你的一生中，你帶著整個世界跟著你走。正如我們知道，地球的平衡非常微妙，一個最弱的環節就會威脅到整體的完整性，我們如何照顧自己也很重要。像那些壯觀的鯨魚這樣的生物是否重要？如果它們滅絕了，我們會關心它們嗎？當然，瀕臨絕種的物種很重要，值得保護。而我們工作過度、負擔過重、疲於奔命、壓力過大、受到威脅的肝臟也一樣。沒有人想要一個海洋有毒、物種在污染中掙扎求存的世界。也沒有人想要自己的身體充滿有毒的血液，或是得靠肝臟艱苦工作才能保住健康。

然而，此刻我們的肝臟正面臨史上最大的危機。我們在日常生活中接觸到的毒素使我們的環境變得骯髒不堪。事實上，我們的身體比我們的地球還要糟糕，而我們的肝臟首當其衝地承擔了清理工作。把你的肝臟想像成座頭鯨，再把你的血液想像成海洋。如果海洋裡充滿了淤泥——想想血裡的抗生素、其他藥物、殺蟲劑、殺菌劑、清潔產品、溶劑、塑膠、慢性缺水、病毒和細菌的廢棄物、來自不當飲食的過量脂肪等等——這會讓鯨魚更難吸收養分。由於這鯨魚不曾停下來休息，時間久了就會生病。牠甚至很難浮到水面上來呼吸空氣。

對全世界的人來說，肝臟都是個大問題，而現今功能不健全的肝臟是個普遍的現象。如果我走進一千個人的人群中，九百個會有受損的肝臟，而且幾乎沒有人知情。這是因為，正如我所提到的，肝臟比任何人意識到的都更重要。除了移植的領域之外，醫學界對肝臟的研究相對較少，因此人們並不了解肝臟與普遍的健康惡化有多大關係。醫學界還沒有被告知肝臟的所有功能，當下有多少健康相關的抱怨、疾病、症狀和病痛，實際上是肝臟的問題；或是肝臟最需要什麼才能茁壯成長。因此，他們無法傳遞這些重要的知識。這仍是一個遙遠的未知數，就像太平洋垃圾帶被發現之前一樣（即使已經發現了，在其陰暗、不適宜居人的核心地帶深處真正孳生的究竟是什麼，依舊是個謎）。如果我們繼續保持無知，我們將被迫把肝臟操到絕對的極限。

如果我們想要在這個地球上有所作為，我們就必須能夠正常運作，但各種症狀限制了我們。腦霧、疲勞、體重增加、季節性情緒失調、易怒、高血壓、高膽固醇、焦慮、青春痘、脹氣和便秘，這些都是司空見慣的症狀，你可能甚至不會把它們當成是任何潛在的病徵，但它們往往是肝臟求助的訊號。如果我們不知道如何阻止它們，它們就會拖住人們的後腿，影響人們的生活，並演變成更嚴重的狀況。肝臟問題就像爛牙一樣，在爛牙最後造成顎部嚴重感染前總是被大家忽略。

還有一些我們知道很嚴重，且似乎是無法阻止的病況：像是糖尿病、憂鬱症、心悸、痛風、濕疹、乾癬和甲基化問題等等，目前大家仍然不知道這些都是由肝臟引起的問題。至於脂肪肝、黃疸、肝炎、肝硬化和肝癌，即使醫學上知道它們與肝臟有關，卻也無法消除圍繞著它們的謎團。更不用說肝臟作為人體的主要濾網和營養倉庫，對於處理任何健康問題都是不可或缺的。因此，肝臟問題在全球肆虐的事實，讓我們處於一個岌岌可危的時刻。

毫不誇張的說，如果現在地球上的每個人都有一個健康的肝臟，這世界將會是一個非常不同的地方。疾病也不會像現在這樣肆虐全球。憤怒、暴躁、貪婪和暴力不會充斥著新聞。現代社會也不會充滿著恐懼。肝臟的健康就是如此的與我們的存在息息相關。

這就是為什麼我們的肝臟很重要。就像海洋中的塑膠或生存受到威脅的物種一樣，我們不能再因為感受不到肝臟的存在而忽視它。我們不能以拯救世界等更崇高的目標為名而將肝臟丟在一旁。要達成這些崇高的目標，首先就要先拯救我們的生命，而這得從拯救我們的肝臟開始。

肝臟 101 入門課

如果醫學研究和科學能全面掌握肝臟的價值，孩子們在學習 ABC 和 123 的同時，就該一起學習肝臟的基本知識。在大學裡，肝臟 101 將會是所有人的必修課程，而不僅僅是以醫學院為目標的學生。

相反地，我們從小就在不經意間加重了肝臟的負擔。當我們長大並進入大學時會發生什麼事？為了消除壓力，許多學生嘗試喝酒，甚至吸毒，同時又吃得很差、濫用咖啡因、通宵達旦，在他們毫無所知的情況下對他們的肝臟造成損害。這十分諷刺，因為「知」正是教育的目標，但大學生活反而像是個長期的「抗肝」運動。我們如此專注於年輕人的心智和腦部發展，為了取得「妥當」的成績和「妥當」的文憑，以便有朝一日擁有「妥當」的職業，到了不惜犧牲肝臟的地步。但是，如果肝臟負擔過重，讓你無法發揮最佳狀態，或是肝臟狀況變得非常糟糕，讓你失去了好不容易才找到的工作，那麼再優秀的職業生涯又算什麼呢？當疲勞和其他症狀讓你不得不躺平時，所有的證書和憑證都無法幫助你爬起來。

我們都清楚的知道喝太多酒會傷害肝臟；我們聽過肝硬化、肝炎、肝衰竭、黃疸、肝癌、肝酶過高等字眼；可能我們也曾經聽過肝火旺的說法，或是有另類療法的醫師提供過肝臟補充品給你。當然，我們也都聽過吃動物肝臟，但這卻是對你的肝臟最不好的做法之一（稍後會詳細說明）。對我們許多人而言，這就是我們對肝臟的印象。肝臟在古時傳說中得到的關注反而比在現代醫學中還多。

還有很多細節有待發掘。在醫學院，並沒有花太多時間教導受訓醫師有關肝臟的解剖學及其工作部位，除非你打算成為外科醫師或肝病學家或是要選修肝臟移植。即使如此，你也不會學到肝臟的本質或是如何真正照顧肝臟。現有的可用資源少到就像在沙灘上的幾粒沙子。

如果我們真的得到了我們應有的肝臟教育，我們會學到什麼呢？首先，我們會發現肝臟是一個苦幹實幹的器官，執行著數以千計的功能，其中最關鍵的功能我們會在第一部「肝臟的真正天職，神奇的和平維護者」的章節中探討：

- 處理脂肪和保護胰臟
- 儲存葡萄糖和糖原

- 維生素和礦物質的儲存
- 消除和留置有害物質
- 篩選和過濾血液
- 以它自有的免疫系統保護你

在所有這些工作中，肝臟的工作是讓你保持平衡，在這個失衡的世界中，這是一項難度相當高的要求。你是否在生活中努力工作，以至於感到過勞？你是否曾感覺壓力大到像是火要燒過來了？你是否覺得自己所做的一切都是幕後的工作，從來得不到讚賞？把這一切乘以二十倍，差不多就是對肝臟的完整描述。你可能正在努力工作，身兼五份工作和一百項責任，但你的肝臟還是比你更拼。懂得欣賞並感謝肝臟如此的壯舉會是與肝臟和諧共處的一個重要一環，就像是你的伴侶從不感激你做了無數的家務，許久後才承認你的勞苦功高。

在理想的肝臟相關教育中，我們也會學到肝臟是匹戰馬。我們會在第二部「看不見的風暴」和第三部「戰爭的召喚」中揭露，它隨時準備為你而戰，並持續不斷地保護你的其他器官。事實上，它可能現在就在為你而戰，對抗我們在日常生活中經常接觸到的毒物和病原體，如「無情四物」（輻射、有毒重金屬、DDT 和病毒爆發），以及藏在我們飲食中的無益食物和成分。肝臟在戰鬥時通常會出現一些症狀和病況，因此，我們必須理解血糖升高、高血壓或高膽固醇、或腦霧的真正含義。舉例來說，如果你知道難以解釋的體重增加其實是肝臟阻塞的徵兆，而不是因為懶惰或永久的新陳代謝遲慢，那麼你的人生觀就會因此大有不同。如果你正與濕疹、痛風或糖尿病等疾病糾纏不清，要知道這不是你的錯。把這個謎解開，也就等於消除了病痛對你的掌控。

最後，作為關於肝臟的終極課程一部分，你會知道肝臟的護理和餵養是最重要的。在你的生命中，有沒有過感到疲憊不堪，真的需要大大休息的時候？或是從生活的艱辛中存活下來，需要得到好好舒緩和呵護才能恢復的時候？這正是肝臟所需要的，所以在第四部「肝臟的救贖」中，我們將探討當你的肝臟不堪重負時我們如何讓它恢復平靜，以及在日常生活中照顧它的簡單而有效的方法，好讓你可以在健康問題出現之前就加以預防。肝臟擁有令人難以置信的癒合與再生能力，而這些能力是由你來掌控的。

一輩子的好朋友

當你成為自己的肝臟專家時，生活就會變得煥然一新。這不僅是因為你覺得自己又能重新掌控人生，發現自己的痊癒能力而感到欣慰；也是因為你的肝臟與你的情緒息息相關，我們也會在本書中探討更多。和你的肝臟好好相處，也就是讓你和自己的靈魂層面重新連結。我們的成長過程中沒有人教過這個，但它卻是重要無比：想要經歷更多的美妙、神奇和幸福，肝臟的和諧正是關鍵。既然肝臟是最好的朋友，我們之間就會有所交流。我們的感覺會影響這位朋友，而朋友的感覺也會影響我們。在不知不覺間，我們會給這位朋友帶來壓力。我們一直在妨礙它，這也連帶著讓我們的心情低落。請與你的朋友合作，而不是對抗它，這一切都會改變。

如果你感到疲倦、沮喪，有時又感到孤獨，如果你每天都拖著疲憊的身軀，總是精疲力盡，請記住，你的肝臟是站在你這邊的，它非常忠誠，耐心地等著你看到它真正價值的那一刻。你即將學習到更多關於肝臟的知識，以及它能為你做的事，這些都是你從未想過的。

所以，請做好準備，該是時候離開岸邊，見證我們體內深處的一切，讓它向我們揭露，讓我們更了解生命的本質。是時候該回報這個最慷慨器官了，這是個「拯救你的肝臟，讓它來拯救你」的最好時刻。

第二章

適應調節的肝臟：處理脂肪和保護你的胰臟

你的肝臟是人體中唯一真正具有適應能力的器官。當心靈、身體、精神、靈魂和環境都合而為一的時候，大腦在某些情況下可以展現驚人的適應能力，但對於肝臟來說，你是誰或你處於什麼位置並不重要。只要它得到良好的照顧，你的肝臟就有能力適應你的各種情況。

你是否曾經在互動中，不管如何努力，都無法把想法傳達給別人呢？那是因為有些人的大腦無法適應某些情況。這就是為什麼在新員工就職一段時間後，經理會觀察到什麼能讓他去做，什麼不能，然後通常會指派他或她去固定執行某些任務就好。儘管我們認為大腦具有適應性，但你真的必須努力去讓它適應，而且有些人比其他人的適應力更強。這就是為什麼你會聽到「用你的漿糊腦把事情搞清楚」這種說法。

但肝臟的適應能力更強。當場、隨時、準時，砰！它在你的不知不覺中就適應了。它不停地以超快的速度轉換工作職責並執行不同的化學功能，絕不囉嗦。在讓大腦適應的過程中，那個員工可能得花上好幾個星期的時間，提出無數的問題，並且不斷撞牆碰壁。光是上班時走個新路線就可能要花上幾個月的時間來適應。肝臟則不然。你不需要有人對你喊：「用你的漿糊肝臟把事情搞清楚！」

當它得到支持時，肝臟就有能力隨意釋放或收藏。如果你覺得冷，肝臟會釋放熱能來幫你取暖；如果你覺得熱，它會吸收熱能來幫你降溫。如果你參加馬拉松比賽，肝臟會釋放所有儲存的葡萄糖來幫助你衝過終點線。如果你喝太多水，稀釋了血液成分，肝臟會像海綿一樣吸收多餘的水分。如果你吸入香菸，肝臟會吸收血液中的化學物質。如果你吃了十二盎司的牛排，再加上炸薯條和巧克力蛋糕，肝臟會處理並分解那些非天然的 omega-6 脂肪酸和反式脂肪酸來保護你。如果你在海中游泳，一個惡浪開始把你往海裡帶，或者一個激流把你拉到水下不放，你的肝臟就會釋放它儲存的腎上腺素來為你提供超人般的力量和一個自救的機會。

不僅如此，你的肝臟也是一個記憶庫。肝臟就像是你的第三個大腦，與你身體的第二個大腦——甲狀腺並列。它本身就是一個記憶器官，與大腦的力量不相上下。如果在每個月的第一個星期五，你和朋友一起出去喝酒、吃雞翅和提拉米蘇，肝臟就會記住你的揮霍日，並提前做好準備。如果你每個週末都吃披薩，肝臟也會知道。如果你的飲食習慣看似難以預測，肝臟就會追蹤這種行為的隨機性。肝臟的記憶力比你還強。因此，對你來說，當下的食物選擇看似隨意，比方說，不知不覺間，在今年的第一個寒冷的日子吃了一個雙層培根芝士漢堡；或者，不知不覺地在收到退稅的那天，帶著家人出去吃烤肉，很可能符合你的肝臟長久以來記錄在記憶中的模式，而這是醫學界尚未發現的事實。你無法欺騙你的肝臟，無法比它更聰明，也無法記得比它多。肝臟的記憶力與大腦的記憶力不同，大腦的記憶力經常會騙你（你確定你的車停在這裡嗎，還是停在那邊的停車場？）肝臟的記憶從來不會落空或欺騙你。你以為的新嘗試，實際上可能只是重複你五年前試過卻忘記了的飲食法，而你的肝臟掌握著所有的資料。如果某個選擇真的是隨機的，也許是有生以來第一次在早餐吃培根芝士漢堡，那麼肝臟的適應能力就會讓它隨時準備好回應你的需求。同時，它也會記錄這份新的、隨機的早餐，並在必要時利用這些資訊來應付下次的驚喜，不管相隔多久。

處理脂肪

好脂肪、壞脂肪、高脂肪、低脂肪、非脂肪、飽和脂肪、不飽和脂肪、反式脂肪、健康脂肪、omega 脂肪酸，這些種類足以讓你頭昏腦脹。我們知道脂肪是最重要的健康議題之一，然而多年來有這麼多與脂肪相關的流行字眼，以及這麼多互相矛盾的建議，你要怎麼知道什麼才是適合你和家人的呢？回顧過去的各種誤導人們的健康風潮和趨勢，難道我們要相信今天流行的觀念突然間就什麼都對了嗎？如果我們任由流行和趨勢來提供資訊就永遠也得不到可靠的答案，因為輿論和潮流會隨著時間不停的一變再變。

因此，如果我們真的想要了解如何才能做出正確的決定，就需要打好穩固的基礎，花一些時間來研究身體實際上如何處理脂肪，也就是要好好的了解肝臟。因為肝臟是一個處理中心，負責處理進入體內的幾乎所有東西，而處理脂肪是它的主要工作之一。當你攝取脂肪時，肝臟就會釋放膽汁來分解脂肪，並將脂肪輸送到體內各部位作為能量來源。

實際的運作比聽起來還要複雜得多。不同的食物和不同程度的脂肪需要不同數量和成分的膽汁，因此肝臟必須運用它的記憶力和適應力來準備和回應你每一餐的脂肪攝取量。請記住，當膽汁的量增加時，它當然是有幫助的，但這並不是你會想要一直發生的事。事實上，這是削弱肝臟功能的開始，因為它可能已經受到其他麻煩製造者（像是毒素、毒物和病原體）的挑戰。肝臟警戒等級可分為以下幾類：

- **綠燈：**這樣的膽汁分泌會用在由飲食中含 15% 或更少的脂肪組成，且所有脂肪都來自健康的來源，如酪梨、堅果、種子、橄欖、某些油（如橄欖油、椰子油和亞麻籽油）、椰子肉、椰子汁、某些品種的魚、野味和生乳製品（儘管你可能已在我的其他書籍中讀到，乳製品會滋養病毒，但這並不代表肝臟無法適當地分解某些類型的乳製品）。綠燈也顯示人們的飲食中包括了充足的水果、綠葉蔬菜、蔬菜、馬鈴薯、南瓜，如果需要，還包括小米和一些豆類。在這種模式下，肝臟能夠在正常的運作過程中產生必要的膽汁成分，而不是處於恐慌、掙扎和焦慮的狀態。
- **黃燈：**當一個人的飲食中脂肪含量為 15% 或更低時，但其中一些脂肪來自於我們將在第三十六章〈肝臟的麻煩製造者〉中討論的不健康的脂肪。在這種模式下，肝臟會進入低度警戒狀態，將膽汁分泌量提高 5%，同時調整膽汁成分，製造出酸性更強的混合物，其中的鈉含量、胺基酸和酵素化合物也更高。這種醫學研究和科學界都不知道的化學功能，會產生一種化油物質。
- **橘燈：**當一個人的飲食中含有 15% 到 30% 的脂肪，而這些脂肪都來自「綠燈」中提到的健康來源時，肝臟會意識到這樣的脂肪攝取量對於最佳健康而言是不能持續太久的，它的警戒狀態就會提升一個層級。膽汁的分泌還會上升 10%，以保護你的胰臟免受之後會對它造成的壓力，幫助你活得更久。

- **橘紅燈**：當飲食中脂肪含量達到 15% 到 30%，而當中有些脂肪來自不健康的來源時，肝臟會加大力度跟上，膽汁分泌量會增加 15% 到 20%。
- **紅燈**：當飲食中有 30% 到 40% 的脂肪，而且都是來自健康的來源，這會促使肝臟拚命工作，為了讓你延年益壽，製造更多膽液和膽鹽來分解和消化脂肪。此時，膽汁分泌會增加 20% 到 25%，肝臟會發出一種化學化合物作為警告，要求血液中提供額外的鈉，以便調整膽汁成分，加入更多的脫脂劑。肝臟也會釋放鈣到膽汁中，以保護十二指腸和小腸道其他部位的內壁不受這種強力去脂劑的傷害。
- **超級紅燈**：當飲食中的脂肪含量達到 30% 或以上，而且部分脂肪來自油炸食品、已變質的日常食用油（如菜籽油、棕櫚油和玉米油）、豬油、燻肉油脂、飽和脂肪等等，會發生什麼事呢？這會讓肝臟全力以赴地進入適應模式，竭盡所能來產生史詩等級的量，最多可增加 50% 或更多最強力的膽汁液，這樣血液才不會因為脂肪攝取量而變得太濃稠。你的肝臟在需要時進入備戰狀態並提供源源不絕的膽汁。就像那句英文老話：「多到除了廚房的水槽之外所有的東西都來了」，在這種情況下，就連廚房水槽在內的所有東西都會被丟進膽汁中。這就是為什麼這是「超級紅燈」，比「紅燈」更進一步。這種情況常見於生酮飲食的人。生酮飲食可以是以植物蛋白為主，也可以是以動物蛋白為主。我並沒有要在現今的食物大戰中選邊站，但無論你的飲食習慣是哪一種，膽汁的分泌都是在回應肝臟的需求，以及肝臟對這個以脂肪作為主要熱量來源，不讓身體攝取葡萄糖的飲食法所做的反應。在這種情況下，你的肝臟會為你擋下子彈，盡其所能透過分解和處理所有這些脂肪來稀釋你的血液，以防止對心臟和胰臟造成傷害。膽汁儲備最終將會耗盡，肝臟的膽汁製造能力和執行某些化學功能的能力也會耗盡，最後會分泌酸性極高的脫脂劑，排走大量鈣質以保護內膜免受損傷。隨著時間的推移，肝臟會耗盡儲存的鈣質以及許多其他珍貴的礦物儲備。

從這份清單中你可以看到，脂肪並非只有「好」「壞」之分。雖然選擇健康來源的脂肪是很好的第一步，但這並不是唯一的要務，脂肪的量也很重要。這也和體型無關。即使你的身材纖瘦且經常運動，如果脂肪在你的飲食中占據主導地位，你的肝臟就有可能亮起超級紅燈，因為它仍被迫疲於生產必要的膽汁來保護你免於傷害，結果是未來你可能要付出代價，像是年紀大了體重增加，以及一路上出現其他和肝臟相關的併發症。

如果你早上起床後，花時間洗漱，穿上漂亮的衣服準備一天的工作，走到廚房時，一桶油濺了你一身，你會有什麼感覺？你的頭髮、你的臉、你的衣服都濕透了。你的一切都得停下來，回到樓上，再洗個澡，換件衣服，只有這樣你才能重新準備好面對新的一天。假設你去上班，到了中午，有人又向你潑了一桶油。你必須回家洗乾淨，從頭開始，這是當天的第三次。如果到了晚上，當你正準備享用一頓豐盛的晚餐時，又有一桶油潑到你身上，你會作何感想？你會不得不停下手邊的工作，回到淋浴間，換掉髒衣服，把髒汙擦乾淨。那可不會是愉快的一天！那會是很糟糕的一天。你會花掉一半以上的時間來收拾爛攤子，到了晚上，你就會過度勞累、壓力過大、脾氣暴躁。

當你的每一餐都充滿了過量的脂肪時，肝臟就會出現這種情況。早餐吃油炸、油膩的食物，午餐吃塗滿高油量調味料的沙拉，晚餐吃烤雞、披薩、烤起司或 BLT 三明治，這些都會讓你的肝臟忙到吃不消。無論早餐是兩片傳統培根加上兩個抗生素處理過的雞蛋，再加上荷爾蒙處理過的牛油，再加上奶油白吐司，還是兩片有機、農場養殖的培根加上兩個有機土雞蛋，再加上有機椰子油、酥油或草飼牛油。對於脂肪的處理，肝臟並不在意它是來自傳統、有機或野生來源。它當然會在乎其中的農藥、荷爾蒙和重金屬，但如果一餐的脂肪含量完全超標過量的話，不管是傳統的、有機的或野生的脂肪，肝臟都會不堪負荷。

順便說一下，食品工業測量食物中脂肪含量的方式其實是錯的。你最愛的食物裡的脂肪量並非像你所想的那樣。如果你可以在自己的廚房中好好測量出一份食物的脂肪含量有多少克，你一定會相當驚訝。例如，沒有兩隻雞是相同的，但每家公司的每一包雞肉都會列出相同的營養資訊，而不是那隻雞的脂肪含量。沒有一塊豬肉、一罐鮪魚、一罐果仁醬、一箱鷹嘴豆泥是完全相同的，但你在標籤上看到的只是一個概括性的比例，像是什麼東西含有多少脂肪。你可能以為自己只攝取了 6 克脂肪，但實際上卻攝取了 12 克或更多。脂肪的測量就像是一場沒有規則的足球比賽，這意味著我們最終攝取的脂肪比我們意識到的還要多。這是另一個根深蒂固的系統性錯誤。

處理一些健康的脂肪是肝臟的職責。但再多的話，對它來說就是壓力，讓它無法邊吹口哨邊輕鬆地工作。肝臟不會在早上起床時說：「今天好像是個處理大量脂肪的好日子喔」，就像你不會在早上起床時說：「今天好像是個洗四次澡、毀掉三套衣服的好日子喔」。高脂肪飲食的轟炸會耗費肝臟的時間和精力，因為它一直處於重複清理再清理的模式。日復一日，年復一年，這就是為什麼你的肝臟需要用一種類似大腦的模式來比你想得更早、更多。當它知道你將打破某些飲食規律時，它可以聚集大量的強效膽汁來處理亂局。一直清理爛攤子當然不是個理想的做法，然而肝臟要維持自身運作，就得做好這個準備工作，也同時防止你身體的其他部位受損。正如你在接下來的章節中會學到的，這已經是肝臟的極限了。

保護你的胰臟

接下來就要看看為什麼要做這些脂肪的處理：你的肝臟為什麼要做這些事？為什麼它不能偶爾休息一下？為什麼它不把一些工作交給其他器官？你的肝臟執行這項功能，即使幾乎要耗盡它所有的儲備、所有的能量和所有的活力，因為它有更高的目標：拯救你的生命。

一切都從氧合作用開始。你的肝臟會感知你是否處於「綠燈」、「超級紅燈」或是介於兩者之間的狀態，它會高度關注你血液中的氧氣含量。我們攝取的脂肪越多，也就是說，當食物的大部分熱量都來自脂肪，不論是健康或不健康的脂肪，血液中的脂肪越多，血液中的氧氣就越少。當肝臟感應到氧氣含量降低時，它就會進入膽汁分泌模式，以分解和清除這些脂肪，並讓血液不那麼濃稠。簡單地說，就是因為氧氣能餵養你的大腦和心臟。沒有氧氣，這些器官就無法輕鬆運作。所以當我們堅持某種飲食法，嘗試高蛋白飲食時，這些飲食也是高脂肪的（幾乎每種高蛋白飲食都是高脂肪的，無論是否有人告訴你，無論這種飲食是素食、純素、以動物蛋白質為主，還是任何介於兩者之間）。在不知不覺間，不管做多少運動，我們都在剝奪大腦和心臟的氧氣，無論我們做多少運動，同樣地也對肝臟產生極大的負擔。

不只這樣，你的肝臟致力於這項工作的另一個主要原因是為了保護胰臟。你的肝臟是一匹任重道遠的工務馬，也是戰馬，而你的胰臟則是一朵纖細的花朵。這朵花的其中一項功能是製造其重要的花蜜，就是胰島素，以調節血糖。你的肝臟會盡力保護身體免受過多脂肪的傷害，否則，胰臟就得承受巨大的壓力，時間一長，它被迫製造越來越多的胰島素後，最終在荷爾蒙的製造上變得不穩定，甚至可能完全喪失製造胰島素的能力。沒有了胰島素，我們就會得糖尿病。

你的肝臟努力工作，以最快的速度分解脂肪，運送到各處，讓滯留的脂肪遠離血液以免妨礙器官功能或神經系統，或間接傷害或妨礙胰臟而導致糖尿病。由於幾乎每個人的飲食中都有過量的脂肪，肝臟無法完完全全保護我們免受過量脂肪的傷害。在無法乘載的情況下，肝臟會將一些多餘的脂肪分送到淋巴系統。這種對大腦和心臟的保護機制，會讓脂肪懸浮在淋巴液中。不過，這也不全是件好事，因為當脂肪通過淋巴系統時，免疫系統就會減弱，白血球就無法好好對抗病毒、細菌和毒素。這不是肝臟或免疫系統的錯；而是因為我們一生中不斷被教導訓練要吃的脂肪都過量了。

血液、器官、消化道和淋巴液中的脂肪越多，就越需要胰島素來強制糖分通過充滿脂肪的地方，讓糖分進入細胞，身體才能運作。舉例來說，當血液中滿是脂肪時，神經系統就會開始飢餓，因為神經系統是靠糖分（加上礦物鹽）來運作的，而葡萄糖無法輕易通過脂肪進入神經。試圖讓維持生命的葡萄糖進入器官、肌肉和神經系統，同時又要面對過量脂肪的對抗，這就是胰島素阻抗這個名詞正確但又不為人知的含義。

胰臟不僅會在攝取糖分和碳水化合物的時候過度製造胰島素。如果你的血脂因高脂飲食而變得很高，就算你只吃脂肪、蔬菜和綠色蔬果汁，你的胰臟仍會分泌同樣多的胰島素。就算是沒有碳水化合物，胰島素阻抗仍會存在，只不過是在你吃義大利麵、麵包或其他甜食，碳水化合物進入了血液時，這種症狀才會顯現出來，血糖測試結果才會出問題。每個人都會說碳水化合物是罪魁禍首，但事實上健康的碳水化合物並不是問題所在，它們就像是法醫團隊的紫外光燈，可以揭露出真正的問題。你知道我說的是哪一種嗎？能讓牆上的血跡和地板上的體液清晰可見的藍燈。打開它，突然之間，一個看起來很乾淨的旅館房間，可能就變成犯罪現場的所在。

沒有人會怪罪這盞燈，因為我們知道這道光會為我們揭露真相，而不是與我們為敵。這是我們對健康的碳水化合物應該要有的看法：他們是英雄，不是壞蛋。它們會在高脂肪犯了罪時揭露真相。

如果降低飲食中的脂肪比例，多吃南瓜、地瓜、馬鈴薯、南瓜、櫛瓜、莓果和其他水果，胰島素抗性就會降低，血糖也會變得更平衡，胰臟也不用拚命製造那麼多的胰島素。請記住：天然、健康的糖和碳水化合物不是敵人，而是朋友。多餘的脂肪才是操場上的惡霸。

解放你的肝臟

你曾經為了對你很重要的人或事而奮鬥嗎？現在你應該要明白，你的肝臟也同樣重要。當你知道每天肝臟都在為你奮鬥時，你就會和它並肩作戰了。這不再是一場無形的戰鬥，你甚至可以為你的肝臟而戰，這也不是一場艱難的惡鬥。你可以改變那些一開始就讓肝臟處於防守狀態的環境，也可以不時的讓它休息一下，我們會在第四部「肝臟的救贖」中提供一些建議。你不需要改變整個生活型態，也不需要對脂肪這件事變得偏執。當你對這件事有清楚的了解時，一切就大不相同。當你知道某種食物的選擇會產生某種作用時，你就可以按照自己的方式前進。透過選擇，你可以做出自己的決定，而不是依賴那些互相爭寵的流行趨勢。

事實上，照顧肝臟並不該是一件苦差事，而是一種榮幸和特權。當你的肝臟不需要花太多的時間和精力來保護胰臟避免脂肪的侵襲時，它就能騰出更多的活力來發揮其他重要而神奇的功能。你的氣色會開始變好、感覺開始變好，因為你最忠實的夥伴比以前更能照顧你了。肝臟會從儲備重要的葡萄糖開始，好讓你在面對挑戰時不但不會崩潰，還能冷靜地說「不過就是個不那麼好的一天」。差別就是這麼大！

第三章

賦予生命的肝臟：葡萄糖和糖原儲存

你家裡是否有抽屜或壁櫥是專門用來存放物品以備不時之需呢？或者是你有間儲藏室，裡面裝了滿滿的零食和食材，萬一有什麼事讓你無法外出購買新鮮食物的話，這些東西就會派上用場。肝臟就像是身體的儲藏室，它喜歡囤積。不過，是好的那種囤積，而且有幾個不同的原因，其中一個原因是它可以在稍後提供某些營養素讓你的身體重新吸收（另一個原因是它可以儲存一些煩人的東西，以保護你的器官和生命。我們會在第五章〈提供防護的肝臟〉中談到這一點）。儲存葡萄糖是肝臟的重要功能，這也是你能活著的原因。是的，其實糖分是讓你活著的關鍵。

血糖平衡

肝臟的葡萄糖儲存機制是保護我們免於糖尿病和其他疾病的重要一環。想想看，當你整天在外奔波、接送小孩、參加會議、買雜貨，有五、六個小時都沒有進食。在這段時間裡，你從上一餐攝取的血糖會慢慢下降，直到全部耗盡為止。如果你的肝臟狀況良好，它會釋放出儲存的葡萄糖來拯救你。它會把你上星期某天從果昔或烤地瓜中攝取的寶貴糖分還給你，以免你血糖過低，導致胰臟和腎上腺功能失常。

肝臟會將大部分的葡萄糖儲存成肝醣，存在肝臟外側的特殊組織中，有時甚至是超微小尺寸的口袋，醫學研究和科學尚未完全發現的這些特殊的儲存設施組織（醫學和科學界還不知道所有肝臟組織的功能。）肝臟能夠系統性地製造和調節化學化合物的濃度，其技術遠比目前人類的科學方法更先進得多。相較於肝臟在維持你生命所擁有的博士學位等級的學問，即使是受人景仰的科學實驗室技術人員在調製百萬分之一或百億分之四的溶液和稀釋液時所展現的，也像是學齡前兒童的水準。

這個儲存系統也是肝臟儲存其他營養素（我們將在下一章介紹）、荷爾蒙、生化物質和其他化學化合物的方式。肝臟會把任何身體可能隨時需要的有用成分儲存在靠近肝臟外部的儲存庫中，而當它收到來自大腦或甲狀腺等來源的信號時，大量分布在那裡的血管就可以隨時重新吸收這些養分。有需要時，肝臟會利用儲存的水分子與它所產生的化學化合物結合，以最能維持平衡的濃度和量，將糖原分解為葡萄糖並釋放至血液中。肝臟也會保留一些未儲存為糖原的葡萄糖，以便能更快地釋放出來。

血糖是讓我們能正常運作的方式，人體仰賴於它。我們都知道當血糖降低時，我們會感到顫抖、頭昏、煩躁，無法集中精神、活動或完成任何事情。如果不是肝臟發揮了關鍵作用，血糖下降就會經常發生；或者，如果肝臟的狀況不佳（幾乎每個人的肝臟都不是在最佳狀態），就得靠腎上腺分泌腎上腺素和皮質醇來應付葡萄糖的不足。不過，你不會希望依賴腎上腺來發揮這項功能，因為在我們這個充滿壓力的時代，這些腺體已經工作過度。此外，過量的壓力荷爾蒙會對你的系統造成傷害。良好的血糖支援是由功能良好，有充足的葡萄糖和糖原的肝臟所提供。當我們長期缺乏血糖時，我們就會失去行走、跑步、運動、思考的能力並無法運作。

肝臟在運動中扮演的角色無人能及。如果馬拉松選手和其他運動員知道肝臟是如何努力工作，以及它是如何負責讓你達成目標，體能訓練就可以提升到一個全新的層次。比如說，就算是擁有世界上最發達的肌肉，如果肝臟儲存的養分（如糖分）耗盡，你一樣會碰壁。肝臟會釋放它所儲存的所有葡萄糖好讓你衝向終點。了解這一點，你就會對如何照顧身體以達到最佳表現有全新的看法。

肝臟最愛的燃料

葡萄糖並不只是用來控制血糖穩定而已，肝臟本身也需要葡萄糖。在理想狀況裡，我們從一出生就會知道我們的肝臟是靠氧氣、水、葡萄糖和礦物鹽維持生命。葡萄糖，也就是糖，才是真正的燃料。但在這個年代，「糖」不是個壞東西嗎？雖然蛋白質和脂肪在多數時候都很受歡迎，但我們卻常常被教導要害怕糖。事實是這樣的：人出生的第一餐——母乳——含有高比例的糖分，因為母親的身體知道她的孩子會在葡萄糖的滋養下茁壯成長。葡萄糖能幫助孩子建立肌肉，讓大腦、肝臟、特別是心臟等器官發育。隨著我們的成長，對葡萄糖的需求不會消失。當我們在工作或學校中面臨衝突、挑戰，甚至是簡單的辯論時，葡萄糖對於維持大腦冷靜是非常重要的。沒有葡萄糖，我們就無法應付任何壓力。我們需要葡萄糖來維持健康的肌肉、健康的大腦和健康的心臟。它對肝臟本身的功能和肝臟如何支持你的整個身體也是不可或缺的。

但並非所有的糖都是有益的。甜味劑如白糖、高果糖玉米糖漿這類不含任何營養素，只會消耗健康並對任何人都沒有好處。但來自完整食物的天然糖，例如水果、椰子汁、原蜜、甘藷中的糖，以及從好碳水化合物（例如南瓜和馬鈴薯）的消化過程中所獲得的糖，卻對身體大有好處。

這聽起來可能很嚇人，或是完全像是錯的，畢竟坊間有很多反糖的建議。也許你對水果有所恐懼，而這可能是因為曾被告知水果中的糖分會餵養念珠菌或甚至癌細胞以及其他壞東西。你可能也聽說過，糖可能會導致脂肪肝，所以你應該避免吃水果。好了，你不需要再活得這麼辛苦了。事實上，你需要從水果中攝取這些天然糖分以及所有其他營養素才能達到最佳狀態。（你可以在我的著作《醫療靈媒》和《改變生命的食物》中找到更多為什麼你可以相信水果的相關資訊，我們會在本書的第十一章中探討脂肪肝的真正成因）。當他們要你盡可能遠離各種糖分時，請知道這樣做會傷害你的肝臟。當你聽到糖在人體內會變成脂肪時，請了解這其實是脂肪在變成脂肪。沒有人意識到的是，其實沒有人會真的吃只有糖的飲食，他們還會吃大量的脂肪，這才是問題所在。不管現在流行趨勢有多強多熱門，你要知道這是關於你以及讓你茁壯成長所需要的。你必須知道真相，那就是從水果等健康來源攝取高品質、生物利用性高的葡萄糖，是你能為保護肝臟採取的最佳行動之一。

那麼，這些誤解是從哪來的呢？為什麼有人說「糖就是糖」，好像你的身體無法區分葡萄中的糖和口香糖裡的糖？因為醫學研究和科學尚未發展出足夠先進的工具，來完全分析來自全食物來源的天然糖分的真正價值。請記得：研究與科學會為了自身利益著想，就如同其他由人類創立的機構。如果他們沒有工具來分析和區分不同種類的糖，他們就會說「所有的糖都是一樣的，所有的糖都是不好的」，以此來保護自己。正如我在本書開頭的〈給你的話〉中所說的，我不是在談論那些將自己聰明、孜孜不倦的頭腦奉獻給科學，並在實驗室中得到驚人發現的科學家；我指的是那些決定要允許哪些有潛力的研究繼續進行、哪些又要阻止或掃到地毯底下藏起來的機構、投資者和高層決策者。

也就是說，我們所見到的白糖和高果醬玉米糖漿對健康的不良影響，會繼續被歸類為跟香蕉等水果裡的糖同等。這對每個人來說都是重大的損失，因為天然糖分**（1）與關鍵營養素結合，而這些營養素是你無法以任何其他方式獲得的（2）是肝臟健康的重要一環**。很多時候，當糖受到責難時，科學觀察真正發現的是糖和脂肪結合的惡果，而我們卻沒有察覺。這一點我們在前一章已略有介紹，稍後我們會更詳細地探討。

這問題不僅僅是因為營養素碰巧與糖結合。肝臟需要那些被糖包圍的營養素，因為糖能幫助它完成工作。糖分是其他營養素通過血液進入器官的推動力；沒有糖分，營養素就無法自行推動到需要的地方。脂肪則不然。我們所吃的脂肪不會攜帶抗氧化劑、維生素或其他營養素在體內傳遞；它們不會驅動營養素進入器官和組織。這並不表示健康的脂肪不含營養素，而是它們不能用糖的方式將營養素送入身體的每個器官和組織。健康的脂肪確實含有維生素、礦物質和其他營養素，這也是堅稱脂肪有益的科學信仰系統立論的基礎。但醫學研究和科學並沒有意識到的是，儘管某種脂肪來源可能是健康的，也可能提供很多營養素，但在「真正將營養素帶到目的地」這點，它所能做到的只是糖非常微不足道的一小部分。脂肪中的各種營養素很難被攝取，因為它們被不易分解的脂肪球包覆並懸浮於其中。

此外，血液中過多的脂肪就像是一輛校車，在整條運送路線上都卡在郵差前面。這並不表示校車是壞的；車上坐的都是好孩子，而且校車司機的按部就班地行駛。不過，校車還是會拖慢郵差（運送營養的糖）的速度。它會耽誤郵差一些重要的配送，例如是那筆可以讓你帶女兒出去玩，給她買她需要的足球用具的退款支票。雖然脂肪只是在盡自己的職責，但是過多的脂肪會讓糖無法履行自己的重要任務。

肝臟需要處理維他命、礦物質和抗氧化劑等，而所有這些工作都會產生熱量。肝臟本來就是運轉時最熱的器官。作為身體的加熱器，當溫度降低時，肝臟會幫助你保暖。肝臟在執行多項工作時也會產生額外的熱量。尤其是要處理的脂肪和毒素越多，肝臟的工作就越辛苦，也就越熱。要讓肝臟避免過熱的唯一方法就是攝取糖分。葡萄糖與水和礦物鹽的適當混合，可以幫助肝臟保持冷卻。就像汽車引擎的冷卻劑一樣，葡萄糖能讓引擎繼續運轉。

葡萄糖也為肝臟提供養分。正如我所說，它是燃料。肝臟由兩個主要肝葉，較小的尾狀葉和方形葉組成，它的內部也有一些小小的葉，稱為小葉，你可以把它們想像成玩具工廠裡的小精靈。這些精靈很忙碌，從早到晚他們都在整理物資（你所接觸到的一切，從食物和飲料、你呼吸到的空氣，還有塗抹在你皮膚的東西），決定哪些是有用的，哪些要丟進垃圾堆。精靈們把好的和壞的東西都綁好，然後把它們送上各自的路。這些工作讓它們感到飢餓，它們需要定時被餵食，而葡萄糖正是它們所渴求的。這也是你的肝臟的後備糖原補給如此珍貴的另一個原因。否則，肝臟就無法運作，無法處理重要的營養素、無法保護你免受脂肪的傷害，也無法進行我們在第一部提到的其他功能。

當你長時間剝奪肝臟的燃料時，它不僅會失去動力，還會開始為生存而戰。它甚至會派出精靈士兵，也就是負責從全身各處收集微小葡萄糖的化學物質，並把這些葡萄糖帶回肝臟。這就像是「搶彼得的錢來幫保羅還債」。這時候，肝臟就像另一個大腦，因為它會記錄從身體其他部位攝取的葡萄糖，一個無法被測量卻充分展現智能的記錄。有了這樣的細胞資訊，它就能記錄從彼得那裡搶來的葡萄糖，這樣保羅就能確保他之後會把錢還給彼得。事實上，當肝臟重新獲得適量的葡萄糖時，它不僅會釋放彼得所需的正常、規範的葡萄糖，還會釋放一些額外的葡萄糖。肝臟會用一種荷爾蒙來標記這些額外的葡萄糖，讓它可以快速、輕鬆地被使用。除了能以非常有效率的方式償還彼得，滿足了他，還會讓他忘了曾經被搶過。

你會注意到，現今的高脂肪飲食趨勢中會加入一點點的糖分。因為如果不這樣做，長期只攝取脂肪和蛋白質會出現肝臟難以存活的悲劇。這也會讓「搶彼得付保羅」的情況持續太久。因此，由於專家們觀察到全脂肪和蛋白質的飲食方式會導致負面的健康影響，所以他們允許在飲食中加入些莓果、蘋果、南瓜或酪梨，或是在蛋白棒中加入讓你看不見的糖分。

順帶一提，酪梨直到不久前還被認為是有毒的，過去的專家還稱酪梨會讓人發胖，對健康非常不利。現在，酪梨已經成為時尚食品，雖然說還是沒有人意識到它對健康有多大的好處。除了脂肪之外，酪梨還含有非常寶貴的糖分。在你擔心脂肪和糖的結合會造成問題之前，要知道，酪梨是這個組合下少有的例外。酪梨的脂肪含量與糖分融合得非常好，除非你日復一日地大量食用酪梨，否則酪梨的設計是不會讓糖分妨礙肝臟平衡的。因此，雖然你不會想要吃超量的酪梨，但是當酪梨的脂肪經過時，肝臟也不會太緊張。來自酪梨的脂肪其黏性對器官來說更好商量，使它成為比其他許多食物更健康的脂肪來源。酪梨絕對有它的好處。

現在回到關於那些所謂「飲食專家」的話題：請注意，他們之所以現在會把酪梨和其他低糖的脂肪來源帶入飲食中，並不是因為他們了解了身體急需葡萄糖。這只是因為他們已經看到，舊有的模式最終無法讓人們得到任何進步。如果飲食專家們知道高脂肪飲食會讓肝臟挨餓，他們就會好好考慮，而今天的飲食也會有所不同。他們會意識到高脂肪飲食對肝臟是一種意外的殘害。對於其他生物，我們知道它需要被餵養，而餵食錯誤的食物是不人道的。舉例來說，我們知道對一匹馬、一隻倉鼠或一隻寵物兔我們該餵什麼、不該餵什麼。但對於肝臟，醫學研究和科學還沒有達到那個境界，所以我們需要成為懂得照顧肝臟的人。

真正的修復

這些年來，許多飲食趨勢都讓我們覺得碳水化合物和糖是可怕的。但如果你的飲食中沒有糖分，沒有水果、地瓜、馬鈴薯、紅薯、小米和生蜂蜜等碳水化合物，你的肝臟就會慢慢被餓壞，而你也會跟著快速老化。如果你吃碳水化合物，但總是伴有脂肪，像是酸奶油和培根塊夾在焗了兩次的馬鈴薯、香蕉船上，甚至是我們被教導為健康的餐點，例如全脂牛奶酸乳酪配水果和麥片、沙拉配烤雞肉、煮雞蛋和全麥麵包卷；或火雞三明治配生菜、番茄和蛋黃醬等等，你的肝臟還是會因為攝取不到葡萄糖而挨餓。為了要保護胰臟不受脂肪的侵害，就會害肝臟難以從食物中獲得寶貴的葡萄糖，結果就會造成不管你吃了多少都一直不停的飢餓感（在第十三章〈莫名的飢餓〉裡會有更多探討）。無論是高脂肪、無碳水化合物或低碳水化合物的飲食，或是所有碳水化合物都伴有脂肪的飲食，都會讓肝臟無法恢復，它所得到的任何一點點休息時間都不像是真正的休息，就像是你明明休了個三天的週末假期，以為這三天會是個充分休養的好機會，結果卻完全不是這麼一回事，你並沒有真的休息到。你有過這樣的經驗嗎？這就是當脂肪總是擋住葡萄糖時肝臟會有的感覺。

給予肝臟所需要的東西，它就會給你最棒的支持。從飲食中獲取健康的高生物可用性的葡萄糖，再加上肝臟儲存以備不時之需的糖原，你的肝臟就能為你提供能量，延緩衰老過程，並幫助你抵禦疾病。它可以完全輕鬆地適應你每時每刻的需要，而且，如同我們會在下一章看到的，它可以是終極的轉換工具和藥品櫃。

第四章

供給藥品的肝臟：
維生素和礦物質的儲存

當醫師告訴你，你缺乏某些維生素和礦物質時，他真正應該說的是：「你的肝臟出問題了。」除了儲存葡萄糖，肝臟也會儲存所有的維生素、礦物質以及其他營養素，如此一來，即使你目前的飲食中某種營養素不足，身體也可以動用肝臟在較早前儲存的營養素來救急。如果你的維生素 D 或 B_{12} 不足，或缺乏任何其他維生素或礦物質，這表示你的肝臟已經為你硬撐了相當長的時間，而現在這個提供生命活力的泉源最後還是面臨枯竭了。

肝臟儲存營養素的能力非常強大，而且結構複雜，它可以按照重要程度進行分類，讓最重要的營養素可以輕鬆被取用。處於最佳狀態的肝臟能夠為你提供全套的營養療法。

主要來說，肝臟會儲存胃腸經過消化後所提供你的身體利用的各種養分。這是一開始的步驟，就像是登山時，腳底下最先踏上的幾塊石頭。這是一種在腸道中發生的生化轉換過程，而且並不是現今科學儀器能夠測量的。這遠比將 A 物質變成 B 的化學過程更複雜，它是將特定的營養素為了在人體中的特定用途而改變，並加入一些東西，為它增進生命力。如此一來，當你的肝臟要透過血液接收營養素時，它就能穩當地吸收這些營養素。然後，這些營養素必須再一次被改變，這一次是由肝臟透過化學過程，就像是營養素的宗教受洗儀式。讓營養素扛起維持生命的任務，並為它們的聖戰準備好盾牌和盔甲。這些盾牌和盔甲是肝臟從某些有療癒力的水果中收集的特殊抗氧化劑製造出來的。在這個神奇的洗禮過程中，肝臟會在營養素周圍形成化學化合物氣泡，讓營養素在旅行途中就不被毒素破壞，也不會因為血液中過多的脂肪而被耽擱太久。

最後，營養素就可以被肝臟釋放到血液中，這樣它們就可以作為珍貴的重要資源被送到你的器官和組織。運送的過程也非常重要。有點像年節送禮時，如果你的禮物沒有加上包裝、蝴蝶結或盒子就直接被寄出去，它就無法在旅途中保持完整，也無法被送到它該去的地方。相反的，如果你把禮物包好，綁上絲帶，放進有氣泡膜的郵寄盒子裡，用包裝膠帶封好，再仔細地寫上地址，禮物就可以上路了。如果再標明「易碎物品」的話，負責運送的人就會更用心地照顧包裹，把它安全送到目的地。

備用計畫

正常情況下，當腸道提供加強過的營養素時，肝臟會負責保留，然後再按需求重新發配。有時候，你的腸道會陷入困境，像是被長期的慢性鏈球菌引發腸道內膜傷痕累累，或是胃酸過低導致的壞酸增加並造成胃酸倒流，有時病毒和其他病原體，以及餵養它們的食物也會造成腸道發炎。當這些情況發生時，腸道就無法吸收、改變和輸送對生命至關重要的營養素，所以你的肝臟就成為後備的轉換工具。為了讓你好好活著，你的肝臟會過度使用這個我們稱為「甲基化」的轉換機制。

舉例來說，身為小腸的一部分的迴腸應該會負責容納大量的微生物（尚未被醫學研究和科學發現來自新鮮食物的微生物），用以製造維生素 B_{12}，以及將來自其他來源的 B_{12} 轉換成更具甲基化和生物可用性的形式。當迴腸狀況不佳時，肝臟就是備用的轉換工具，會代替執行腸道無法完成的工作，讓你保持活力和健康。

即使腸道真的在痛苦掙扎，肝臟也會超量的代償，讓你不會發現自己有腸躁症、小腸細菌過度增生、念珠菌過度增生、脹氣，甚至連醫師也無法察覺，因為你的肝臟正在協助將實際情況粉飾太平。而當肝臟被操過頭，變得停滯、緩慢，或形成脂肪肝，變得太虛弱而無法繼續支援時，消化或營養素缺乏的問題就會開始浮現。

但由於我們沒有被教導如何照顧我們的肝臟，我們往往在讓胃腸過勞之前就先把肝臟累壞。意思就是說，如果你的腸道在轉換營養素時遇到困難，你的肝臟很有可能已經遲鈍衰弱了，所以即使它仍能做好轉換的替補工作，也會碰上麻煩。它無法充分吸收、改變和輸送營養，當這些功能減弱時，你的醫師就會說你缺乏某些營養素。此外，功能遲滯的肝臟會被毒素堵塞，以至於開始讓毒素回滲到體內，這會削弱消化道的功能，意思就是消化道會進一步依賴肝臟的轉換能力。這是一個惡性循環。你的人生裡遭遇過多少惡性循環呢？也許在一段友誼或關係中，情感上的衝突變成了惡性循環。像是在暴雨中，孩子在泥濘中築起一道堤壩，他會發現築堤所需要的雨水，也會不斷地破壞這項工程，因為越來越多的水會在屏障後面積聚後流出，然後把一切都變回一堆泥巴。營養轉換的原理也是一樣。當一個人的消化系統出現問題時，背後的原因可能是肝功能不佳，這會需要較長的時間才能痊癒，因為肝臟的失靈會損害腸道，而反之亦然。

我們需要的一切

強健的肝臟對腸道健康至關重要。除了營養素轉換之外，也包括營養素的儲存。因為肝臟的儲存庫越是擠滿為了救你而收集的毒素時，儲存維他命和礦物質的空間就越少。於是它會需要做出抉擇：到底要維持「核廢料」封存系統以保護身體，還是釋放毒素來換取空間，以便儲存更多維生素、礦物質和其他寶貴的物質，幫助修復腸道和身體其他部位？營養素的儲存固然重要，但讓你免於有毒物質的侵害更是首要之務。這是肝臟關鍵的救命功能，你可以在下一章裡得到更多相關資訊。

這個兩難局面也是為什麼照顧肝臟是我們最重要使命之一：因為拯救肝臟可以讓它不必面對這個極其困難的抉擇。如果我們幫助肝臟清除這些麻煩製造者（那些搗亂的毒素、毒物和病原體），並保護它，讓它一開始就不受到這些麻煩製造者的騷擾，那麼肝臟就有足夠的空間去儲存營養並展現廢物處理的高超技藝。當肝臟得到它所需要的一切時，我們也會得到我們所需要的一切。

第五章

提供防護的肝臟：解除和攔截有害物質

從第一天起，肝臟就一直以其中和能力來拯救你。如果我們真正意識到這一點有多重要，應該就會用最大的力氣慶祝這件事：「嘿，我剛接觸到有毒的東西，但我可以活下來，因為我有肝臟在罩我！」

相反地，我們攝取了用鋁箔容器烘烤的起司通心粉中的鋁微粒，或藏在冰箱裡冰了很久的肉塊中的黴菌，或過度噴灑的玉米作物中的殺蟲劑，或微波爐晚餐中的塑膠，或速食中的防腐劑，或劣質貝類中的細菌或水銀，而我們卻照常生活，從未意識到是因為肝臟的介入才讓我們避免了可能會出現的健康災難。我們暴露在像是正子斷層掃描的輻射中，卻不會停下來對保護我們的肝臟說聲「謝謝」。

那些我們會慶祝的場合，像是生日、畢業典禮、升遷，或是拿到了沒有紅字的健康報告，往往都會大肆縱容自己，反而替我們的肝臟增加負擔。像是吃了含有大量荷爾蒙，用被抗生素餵養的牛所產的奶製作的一般冰淇淋，或是喝了混合了味精、色素和人工香料的雞尾酒。我們的肝臟不但無法與我們同樂，反而要比平常更努力地工作才能讓我們不受傷害。

我們的肝臟得不到尊重。事實上，肝臟是人體中最不受尊重的器官之一。當偉大的艾瑞莎．富蘭克林（Aretna Franklin）錄製〈Respect〉這首歌時，簡直就是從肝臟的角色來發聲。真正的慶祝活動應該是喝綠色蔬果汁，或者只是吃幾個蒸馬鈴薯，讓肝臟好好休息，讓它恢復消除有害物質的能力。

中和麻煩

這是非常強大的能力。合成殺蟲劑、除草劑、病原體、黴菌、塑膠、有毒重金屬等有害物質，都帶有會破壞我們體內細胞的離子電荷。這種電荷使它們像磁鐵一樣產生黏力。當這些毒素漂浮在我們的血液、淋巴液，甚至是脊髓液中時，就會製造一條肆無忌憚的破壞路徑去破壞營養素、讓勇氣失去生命力，甚至傷害免疫系統細胞。有毒的離子電荷也會傷害紅血球，就像是隕石進入大氣層後墜落時摧毀途徑中的樹木，最後才落在山邊。

當毒素飄向肝臟時，它們會帶著有毒的離子電荷。然而，一個健康的肝臟，一個沒有受到損害或堵塞、沒有遲緩、淤積或生病的肝臟，可以將這些電荷排出。當毒素像工廠輸送帶上的糖果一樣進入肝臟時，肝臟可以中和這些有害物質，使它們不再帶有同樣的破壞力：就像是一排工人站在輸送帶上，隨時準備收集那些有裂痕的糖果手杖和裂成兩半的問題糖果，以免它們最終被包裝出售。

肝臟也會釋放出一種神奇的化學化合物到血液中來解除麻煩製造者的破壞性離子電荷，並防止它們在你的體內肆虐時被點燃。你的身體不僅充滿電力，事實上它本身就是電。這就是為什麼當有人心臟病發時，急救人員會使用電力來喚醒心臟。這也是為什麼我們需要這種來自肝臟的化學物質在體內飄浮，並包覆毒素、困住它們、讓它們的電荷短路，以求讓這些麻煩製造者保持休眠。如此一來，我們自身的電力就不會點燃它們。這是肝臟所能做的超凡工作。只要它夠健康，就能做得超好。

不過，由於醫學研究和科學目前對於肝臟的了解也只限於皮毛，我們無法成為肝臟所需的啦啦隊。如果你的肝臟正在掙扎受苦，它只能釋放少量這種未被發現的解除化學物質，這意味著毒素可以脫離肝臟它的控制，慢慢地在我們體內作亂。

儲存麻煩製造者

如果你的肝臟機能衰退或負荷過重，無法以安全的方式中和並重新包裝某種毒素，也無法製造出解除毒素的化學化合物並釋放到血液中，那麼肝臟就會把進入肝臟的毒素儲藏起來，以保護你的健康。肝臟中有兩種儲存設施，第一種是我們在前兩章所看到的：葡萄糖、醣原、維他命、礦物質和其他營養素（以及其他植物化學物質和有益的荷爾蒙）的儲藏袋，這些儲藏袋位於肝臟外側多孔、海綿狀的區域，毛孔本身就能讓養分通行，而不是只能仰賴中樞靜脈等主要通道的輸送。

然後就是有害物質的儲存袋。由於這是處理毒素的第二道防線（肝臟的第一道防線就是將毒素排出體外），因此這些儲藏袋並非為此目的而事先預留的。它們更像是垃圾堆中因需要而出現的垃圾分類：廢金屬放一堆，腐爛的木頭放另一堆，舊輪胎放另一堆，洗碗機和洗衣機放另一堆，而舊電池、冰箱和微波爐等危險廢物則被集中在一個密閉的區域。肝臟會根據毒素的潛在損害程度，將毒素越推越深。肝臟會把石油製品、戴奧辛、DDT 和其他殺蟲劑、阿斯巴甜、味精、病毒和病毒的廢棄物、傳統清潔劑、某些藥品（例如鴉片類藥物），以及有毒的重金屬等等，塞到最接近中心的地方。

這一切都是為了保護你。這些傷害性的物質被藏的越深越好，你就能過越多正常的日子。但為什麼要把有害物質囤積在內臟的深處核心，最終還在那裡引起肝病呢？因為肝臟有責任確保這些有害物質不會自己四處飄蕩，也不讓它們跑到大腦和心臟造成廣泛的傷害，縮短你的壽命。肝臟則會承受這些衝擊並耐心地等待，下個小時、明天、明年，等待它可以有機會以它所需要的方式來清理或排解這些物質。（更多內容請參閱第四部「肝臟的救贖」）。

肝臟並非只是一塊靜止的肉。這要歸功於某些尚未被發現的細胞，我稱之為「周邊細胞」（perime cells）。這些周邊細胞由肝小葉製造和釋出。雖然研究和科學已經正確地將肝小葉記錄為六面體，但他們並未發現這些周邊細胞，也不知道周邊細胞以六和九為一組（例如，三十三個周邊細胞組成的大組會被視為一個六面體），可根據需要形成黏附與放鬆的組織去阻塞某些區域，或襯托其他區域，也可以被分解和重新構建來讓肝臟中的儲藏箱擴大。透過這樣的變形，周邊細胞有助於防止對肝臟和其他器官有害的毒素被釋放到血液中。

自由浮動的周邊細胞是肝臟家族細胞結構的一部分，無法在肝臟以外的地方存活。醫學研究和科學界也不知道它們的存在，因為研究人員無法在肝臟內生活一天去目睹真正究竟發生什麼事。死亡的肝臟無法展現活體肝臟的一切。任何活體肝臟，例如準備被移植的肝臟，都必須受到最嚴謹的對待，不能被戳到、刺到或損壞。因此，肝臟在很大程度上對醫學界來說仍是一個謎，醫學界仍遠未了解它的所有內部運作。

承擔全世界的錯誤

這兩種層級的保護——「解除武裝」和「羈留」——並不總是永遠持續下去。以平均年齡來說，女性到了三十八歲，男性到四十八歲時，這些能力通常會開始衰退，並且開始出現熱潮紅和體重增加等症狀，而這些症狀通常會被誤認為是更年期或老化。這並不是因為肝臟在人生的半路上就會理所當然的失能，而是因為我們所面對的病原體、汙染物、毒物和飲食，如果不加以清理，時間一長就會使肝臟不堪負荷，所以到了某個時候，肝臟就會以症狀的方式發出預設的警告信號，跟你說：「我已經照顧你幾十年了。我不能再這樣下去了。」

不幸的是，這種情況出現時剛好碰上一九五〇年代和六〇年代的荷爾蒙替代療法的流行，於是就被誤解了。在第一波婦女出現肝臟問題的浪潮中，肝臟發出的求救聲卻被醫學界中以目的為導向的機會主義者狠狠地打了一巴掌。（更多有關為何這些症狀會在那個時期開始出現，請參閱《醫療靈媒》）。肝臟仍然被誤解。肝臟所面對的這種懲罰，就像你的女兒參加游泳隊，以此來緩解適應新學校的情緒挑戰，但卻沒有入選，只因為她不願意購買昂貴的泳衣，而你卻不知道教練因為和體育部簽了約，必須按配額銷售。在這種情況下，你女兒真正的需求，就像你的肝臟一樣，被忽視了。

在人類歷史的現階段，由於我們受孕時在子宮中就繼承了一些毒素，我們出生時的肝臟並不是百分之百正常運作。因此，我們一開始就處於劣勢，還有出生後接觸到的一切都得承受。你可以很重視自己的健康、注意飲食、常做運動、保持免疫系統強健，和遵照醫師的囑咐服用處方藥，但如果你不利用我們在第四部將談到的肝臟救援的基本知識，到了四十歲時，往往肝臟只能發揮其原有保護能力的百分之六十。就連在孩童時期正常使用的抗生素，如果在往後沒有採取措施來排毒和恢復肝臟功能，也可能足以導致一個人的肝在三十歲前就變的衰弱。

懸崖勒馬

在這個世界上，我們要面對的挑戰太多了。病毒、細菌、黴菌、殺蟲劑、殺菌劑、機油、汽油、廢氣、塑膠、合成香料產品、有毒重金屬、輻射、隱藏成分、高脂肪飲食、高壓力工作等等。這是一個持續不斷的抗爭，而我們的肝臟會竭盡所能保護我們遠離這個世界的過錯。肝臟是人體中最堅強的器官，這就是為什麼它能夠長年累月地承受這麼多。悄悄地、優雅地，就像個臥底間諜，肝臟偵測到威脅並將它們化解或扣留，直到肝臟某天變得力不從心，大聲向你呼救。

當它無法繼續處理脂肪、儲存葡萄糖、醣原、維生素和礦物質、防禦毒素，以及篩檢和過濾血液（我們將在下一章介紹）時，它就會開始吸收脂肪，變成脂肪肝。它的內部有可能長出囊腫、血管瘤或腫瘤。或是疤痕組織開始迅速發展，讓你出現肝硬化。痛風、糖尿病、濕疹、乾癬，或其它你不知道與肝臟有關的症狀和病症也會開始造成問題。或者，未被發現的病毒大量繁殖，導致身體內的病原體吞噬組織、分解細胞，引起疼痛和慢性的神祕疾病，卻又被標籤為自體免疫疾病。

然而，當我們支持肝臟，懸崖勒馬，或是在它發出緊急信號前主動保護它，就還能擁有一切的可能。我們可以貫徹自己的意志，改寫我們的命運。

第六章

負責淨化的肝臟：篩選和過濾血液

肝臟是你最忙碌的器官之一，血液流動就像一條高速公路。正如你在前幾章中所看到的，這些血液中含有從飲食中得到的豐富的營養素，同時也充滿了你服用的藥物、偶爾喝下的酒精、接觸到的有毒重金屬和化學物質、經常碰上的過量腎上腺素，以及各種荷爾蒙，其中有些來自有毒、有害的來源，而有些則是肝臟大量製造細胞所必需的，這樣它才能修補和癒合任何累壞的組織。

作為身體的中央處理中心，肝臟必須精通於分辨好壞——毒物、病原體、多餘脂肪與營養素、必需荷爾蒙和其他能幫助你健康活躍的有益元素——同時還得在血液中含有如此多不同物質的情況下維持適當的氧氣平衡。監控血液從肝臟的免疫系統開始就是非常聰明，並且在任何特定時刻都能迅速做出反應，在肝門靜脈站崗（通往肝臟的主要入口）防止病毒和細菌入侵（下一章將有詳細介紹。）的白血球。然後，血液會流進更小的血管，進入肝臟本身。在那裡，肝葉和庫佛氏（kupffer）細胞會將有益的元素分類和分離，同時篩濾之前沒抓到的毒素或病原體。

淨化的福音

我們可以再次把肝小葉想像成玩具工廠裡的精靈，站在輸送帶前看著原物料從外運進來。那是一塊可以做成堅固搖馬的松木，還是可以做成玩具飛機的輕質膠木呢？那根原木是否長蟲，若放任它們在工廠不管，是否造成嚴重的破壞？那塊木板是否含有殺蟲劑？這一切都由精靈決定，並據此進行分類和分配。庫佛氏細胞的構造就像掃地機器，是精靈用來清理工作間的掃帚。當精靈（肝小葉）肚子餓進食（葡萄糖）時，掃帚（庫佛氏細胞）就會充滿生命力，讓它們可以執行工作。

你我都知道，這些「精靈」和「掃帚」並沒有什麼魔法。有趣的是，對醫學研究和科學界來說，肝小葉和庫佛氏細胞真正的互動方式，以及它們在處理流經你的血液中的各種不同物質時所扮演的角色，基本上跟魔法也沒什麼兩樣。雖然科學界知道某些細胞是淨化過程的一部分（例如淘汰老舊的紅血球細胞），但肝臟細胞如何溝通，以及肝臟如何在滿足自身需求的同時還顧及你身體的其他部分，又完全是另一回事了。醫學研究和科學還沒有進步到能解碼複雜而精確的化學功能，肝細胞之間如何互相溝通，也不知道肝小葉是如何分辨好壞的。對醫療機構來說，要決定哪些無益的物質會被解除、丟棄或儲存到不會造成傷害的地方，哪些有用的物質會被整理並分類收好，哪些又會被直接送到製造玩具的小精靈那裡打包送出，這一切都像是魔法般神奇又難懂。

特別重要的是，你的肝臟必須做好分離有益與有毒物質的工作，因為血液離開肝臟之後就會流往心臟。到達心臟的血液應該是乾淨的，而如果肝臟狀況良好，血就會是乾淨的。肝臟會運用所有的儲備和力量來抵擋和處理有毒的威脅，因為它深知如果它們逃出肝臟，就會對你造成傷害。正如前面提到的，肝臟會將溶劑和殺蟲劑等毒性最大的威脅埋藏在其核心部位，而且特別有意識地把病毒藏在深處，因為這總比讓病毒跑到大腦或心臟要來得安全。

不過，在把病毒藏起來之前，肝臟會嘗試把它們處理掉，這是篩選和過濾過程中的一部分。如果它可以安全地將問題製造者帶出你的體外，它就會這樣做。在大多數情況下，這就代表在「倒垃圾」的過程中毒性較低的物質會被允許離開，這樣它才有更多的力量來控制更危險的毒素。當肝臟釋出毒素時，毒素會到三個可能的地方：大腸（有時經由膽汁和膽囊），在那裡透過糞便排出；腎臟，在那裡透過尿液排出；最後的選項則是讓毒素散落在血液中，成為自由基。一個真正健康，乾淨且不需掙扎的肝臟，只會把麻煩製造者送到大腸和尿液中排出。即使是狀況不佳的肝臟，也會盡其所能防止嚴重的威脅在血液中自由流動。

至於那些肝臟認為可以安全送出的麻煩製造者，肝葉精靈會用為了辨別被中和的麻煩製造者的目的地而生產的化學化合物，包裝它們，像包裹上的追蹤資訊般，將它們帶到大腸或腎臟。肝臟有如海綿般的特性在釋放殘餘物這方面扮演重要角色，因為當它出現問題時，它會透過其下側的毛孔排出大部分的毒素——當肝臟充滿毒素、功能遲滯和出現淤積時——在無法透過膽管釋放毒素時候，這就成為一種緊急排泄策略，但並不總是很順利。一旦從肝臟底部被擠出（你可以想像肝臟底部有點像蘑菇的菌傘），這些經過篩選、過濾、中和以及用化合物標記過的毒物會被大腸壁外側的微血管吸收並導進較大的靜脈，以便進入大腸後再排出體外。

當肝臟遲鈍、虛弱並掙扎時，小精靈們就會疲憊不堪，就無法保證能將惹麻煩的「禮物」包得太好。如果沒有化學物質的適當包裝，從肝臟釋放出來的毒素就會變成一個自由基包裹，沒有郵票、追蹤號碼或地址說明它應該去哪裡。它從肝靜脈出發後就會以這種不明身份、無緣無故的形式進入心臟，在系統的其他部分循環。在很多情況下，它會被退回給寄件者，再次跟著血液回到肝臟。

肝臟還有第二個方法，就是透過膽汁，將雜質送至大腸後排出。這是處理較嚴重殘渣的首選方法。儘管這些顆粒小到得用顯微鏡才看得到（甚至更小；顯微鏡只能看到一半的麻煩製造者），但這些顆粒是你的身體在將它們送出體外時最不想要你接觸到的，這也是為什麼膽汁減少的肝功能失調是個大問題的另一個原因，因為膽汁是我們排毒過程的重要部分。在良好的情況下，膽汁充足，肝臟可以將毒素透過膽管直接送到腸道，或透過肝管送到膽囊，以便下次需要時釋放出來幫助消化。另一方面，如果肝功能遲滯、負擔過重、堵塞、過勞，它不僅會失去精靈的包裝幫助和足夠的膽汁來沖洗大量毒素，能夠幫助運送過程的氧氣也會變少。因此，它必須緊緊抓住這些嚴重的麻煩製造者。

當肝臟無法處理流經它的所有無益物質時，血液中就會出現更多的自由基碎片和有毒物質（那些肝臟沒有埋藏在核心的低毒性物質），進而迫使心臟更用力地泵血，將血液從肝臟中抽出，就像用吸管吸布丁一樣，從而導致高血壓。如果你的肝臟堵塞，以至於生物膜一塊塊地脫落到血中，那麼你很可能會出現心悸，因為這種像果凍一樣的物質會阻礙心臟瓣膜，使血液無法順暢流動。（更多資訊請參閱第十八章〈莫名的心悸〉）這只是肝臟堵塞的其中兩種副作用。你會在第二部「看不見的風暴」和第三部「戰爭的召喚」中讀到其他副作用，例如體重增加。

如果我們一出生就知道這一切，我們在成長過程中就會對肝臟的過濾能力充滿敬意，也會因此而好好尊重肝臟。相反的，我們聽到更多的是肝臟在排毒方面的作用：分解有害的化學物質和物質，包括藥物和酒精，以便身體將其排出體外。我們聽到的是，隨著時間的推移，處理這些類型的物質會導致肝臟組織結疤和硬化。而以上就是醫學界對排毒的理解。

但實際上，這只是肝臟最強大功能的一小部分：保護你免受危險物質的傷害。醫學界還沒發現的是，即使在肝臟遲滯、淤積、負荷過重或生病的情況下，它仍能發揮神奇的篩選和過濾功能。當研究人員真正發現肝臟所做一切，並在醫學雜誌上揭露時，醫師和醫學大學就會把它當作福音來宣揚。

一個珍貴的肝臟

你可以將這個篩選和過濾的過程看作是對血液中的毒物和毒素進行審查和檢驗的過程。如你所見，肝臟的過濾系統會盡量捕捉這些毒素，使它們無法在你的體內作怪。作為其儲存系統的一部分，肝臟會將當下無法釋放的特定毒素扔到像是肝細胞這樣的地方中，等你改變生活方式後它才會安全地清除這些毒素。經過一段時間，當空間不足時，這些細胞會延展自己以騰出空間，最終則以硬化的方式防止細胞壁破裂，不讓毒素被釋放出來。對於侵襲性較低的毒素，肝臟會利用這些會變形的周邊細胞暫時困住它們，直到可以中和它們才會排出體外，然後就可以讓周邊細胞根據下一步的需要繼續移動，重新聚集與組合。

這是為了困住較危險的麻煩製造者而製造肝細胞硬化的一種化學功能。肝臟會自然產生一種可以浸潤細胞和細胞膜的化學物質，它會進入細胞監獄，將毒物和毒素黏在一起，造成微小的黏著，久而久之就會形成疤痕組織。這時，醫師可能會指出你的肝臟中有疤痕組織，並將它視為一件壞事。事實上，疤痕組織雖然對肝臟功能不甚理想，但總比讓壞東西肆意橫行、為所欲為要好，例如，在肝臟造成斑塊聚集或在心臟內部造成病毒感染。疤痕組織是你的身體試圖保護你的跡象。這個細胞硬化的過程是肝臟為了防止較危險的麻煩製造者在體內肆意橫行而做出的犧牲，才能保護你免於更糟糕的結果。

肝臟執行的另一項化學功能是製造一種化學化合物，這種化合物能聚集白血球守衛，一起在堅硬的肝細胞監獄的細胞壁上產生軟化作用。這一來，白血球就能進入肝細胞，消滅藏在疤痕內的病毒。當我們給肝臟排毒的機會時，它也會運用這種技術。這個軟化劑能將毒物從肝臟深處的硬化細胞中釋放出來。肝葉精靈會接著重新包裝，準備將麻煩物質透過膽汁排出，或被大腸吸收，又或透過腎臟排出體外。

或者，你也可以把肝臟想像成香菸的濾嘴，負責把香菸的焦油、化學物質和尼古丁在進入你的肺部之前先過濾掉。我們現在都很清楚，香菸濾嘴並不足以阻止煙霧的所有危害，毒素仍然會進入肺部。同樣地，當有害物質過多時，肝臟也無法阻止所有一切，這就是你在前一章中讀到的為何中和與滯留的過程如此重要。肝臟所做的篩選和過濾工作堪稱奇蹟。它讓我們免受世界上的污染、致病活動和毒物所帶來的巨大痛苦，而我們甚至沒有意識到我們在日常生活中接觸到了這些東西。如果沒有肝臟，我們的血裡都會充滿毒素。

然而，肝臟在我們的生活中並不受到尊重。相反的，我們對過濾器的認知是它們是可替換的，甚至是一次性的。像是吸塵器集塵袋、水濾淨器、空調濾網、水族箱濾淨器、油網、游泳池濾清器等。如果它們滿了、磨破了或被廢物和積聚物弄髒了，我們會把它們拿出來倒掉或扔掉。但是，如果你必須在五年內不斷重複使用同一個咖啡濾網呢？如果你的車到汽修店做調整，而技工說：「沒辦法。我們不能更換那個變速箱濾清器」你就會想盡一切辦法學習如何保存、維護和清理你每天使用的過濾工具。

畢竟，肝臟不像香菸的濾嘴，用一次之後會可以扔在地上，踩在腳下，只因為我們知道下一次吸菸時，會有新的濾嘴在上面。我們只有這一個肝臟，這一個珍貴的過濾器。它是你身體中的一個器官，你無法替換它，除非是在移植的極端情況下。你與生俱來的肝臟是你終生的權利。它是你最聰明的器官之一，肩負著許多複雜的任務和功能，只有在不經常受阻的情況下才能發揮它最大的功效。

前方的麻煩

肝臟最不想要的就是把一群肆無忌憚的毒蛇釋放到你的血液和身體中。當毒素從肝臟的主要過濾和中和過程中溜走時，你在前一章讀到的周邊細胞（看起來很像正常的肝細胞）會釋放一種能夠震懾這些壞東西的化學化合物，提供次要的、後備的中和作用來阻止它們繼續前進，然後透過肝葉和庫佛氏細胞將它們過濾掉。

若有時肝臟變得過於脆弱，就會只剩最後一道防線可用。當肝臟察覺到一般的篩選、過濾、解除武裝、扣留或處理程序不足以應付入侵者時，在他們逃跑前，肝臟就會敲響警鐘，這是個尚未發現的化學過程，我稱之為「肝臟追蹤」。基本上，肝臟會從日常壓力中吸收腎上腺素，將其回收，並加入化學複合物補品以供肝細胞和肝葉精靈食用，以獲得超強的能力去防止麻煩製造者逃脫。這種補藥也有助於導引肝臟內的所有其他細胞一起進行廢物管理。但由有毒物質的逃逸通常都發生在肝臟過度負荷之後，因此當警鐘響起時，混亂的場面就很難避免。像是玩具工廠的火警警鈴一天要響三次一樣，會造成生產線停頓，讓精靈們的工作一再受阻。

啟動療癒

如果你能照顧好自己的健康，儘量選擇天然產品，而不是像插電式芳香劑和傳統家用清潔劑這些會讓你接觸到有害化學物質的產品；避開那些會讓肝臟負荷過多脂肪、阻塞其過濾能力的潮流飲食；並且善用我們在第四部「肝臟的救贖」中將會看到的排毒淨肝技巧，你的肝臟健康就會有明顯的改善。肝臟的工作將變得容易：肝臟細胞不會被毒素塞得滿滿的，而是有足夠的資源去篩選、解除和中和有害物質；也可以在細胞變得過度擁擠和疤痕組織之前就安全的釋放和排出毒素。

即使是疤痕已經形成，你還是可以利用飲食的力量，啟動醫學研究和科學尚未發現的肝臟癒合功能：**當你攝取抗氧化物時，尤其是野生藍莓、紅火龍果和紅蘋果皮，以及其他水果、蔬菜、藥草植物和香料中的抗氧化物，肝臟會釋放出一種化合物和抗氧化物結合並形成一種混合生化複合物，類似白血球產生的軟化劑**。不同之處在於，白血球產生的化合物是為了進入監獄細胞並消滅病毒，而這種以抗氧化物為基礎的軟化劑可以拯救硬化、負擔重的疤痕組織和其他受損組織、薄膜和肝葉。這種軟化劑特別能讓疤痕和受損的肝小葉「精靈」恢復生機。硬化的沾黏和疤痕組織在軟化之後就能長出新細胞，讓肝臟得以復原重生。你的身體也會越來越好。

正如你所見的，肝臟是我們擁有的最聰明、卻也是最被低估的器官之一。它擁有高超的技巧，能為你提供無與倫比的支持。當它徵喚它專屬的衛士團隊——它自身的免疫系統——來保護你免受外來侵害時，就更是如此。

第七章

英雄風範的肝臟：
肝臟的免疫系統

當我們聽到「免疫系統」這個名詞時，往往會聯想到我們身體對流鼻涕、流鼻水、發燒、喉嚨痛和咳嗽的防禦能力，這是理所當然的。預防感冒是免疫系統的重要功能，所以我們從小就學習要多喝水、多休息、多吃維他命 C 來幫助免疫系統。

不過，入侵者的蹤跡並不總是像這些症狀那麼明顯。病毒和細菌有時會在我們的器官和腺體表面之下發動攻擊。事實上，纖維肌痛、多發性硬化症、類風濕關節炎、肌痛性腦脊髓炎／慢性疲勞綜合症、紅斑性狼瘡、帶狀皰疹、萊姆病、橋本氏甲狀腺炎、甲狀腺功能減退症，以及其他數十種疾病，都是由病毒在肝臟中定居而引起的。我們比自己想像中還要仰賴深藏於體表之下的免疫防禦系統來保護我們免於比感冒更嚴重的疾病侵襲。肝臟不喜歡病毒（和細菌）寄居在它的體內，所以當它無法阻止病毒進入時，它就會盡一切可能將病毒控制在自己體內最深處。然後，它會派遣殺手細胞追殺病毒，嘗試阻止病毒入侵，並保護肝臟深層的內部結構。當病毒開始失控或試圖從肝臟深處離開時，特殊的白血球就會去摧毀它。肝臟也會定期隨機帶入白血球來控管住在肝臟深處的任何病毒。為什麼肝臟不會派出它的白血球數量來徹底摧毀肝臟中的所有病毒和其他病原體呢？那是因為肝臟已經將大量資源用於嘗試對抗經由肝門靜脈和肝動脈進入肝臟的新病原體——如果能在病原體進入之前將其殺死，當然就沒有把他們埋起來的必要。

這些就是肝臟的免疫防禦系統，肝臟的客製化免疫系統，一個由白血球組成的防護網，保護你的肝臟免受病原體的威脅，以免器官受到傷害，影響你的健康。肝臟免疫系統的複雜性大部分仍不為醫學界所知，這也是為什麼我們在日常生活中沒聽過它。它就像一個祕密食譜，我們都在不知不覺間享受著它。我們吃了蛋糕，感覺人生因此變好。但我們並不知道所有的成分，也不知道這些成分有多特別。

為你工作的血球

醫學界還不知道肝臟的免疫系統由六個主要單位組成。肝血管白血球、肝門靜脈白血球和肝動脈白血球是其中的三個單位，它們負責看守所有進入肝臟的血液。

雖然肝血管白血球由肝臟製造，但實際上並不住在那裡。它們逆流而上地被送往遙遠的肝門靜脈，然後離鄉背井，駐紮在此守衛著通往肝門靜脈的血管。

肝門靜脈白血球會負責監控肝門靜脈。這是進入肝臟的主要通道，過了這個點就不再有其他匝道；從這裡開始，所有出口都通往肝臟內部。主要來說，這些白血球會待在靜脈的入口處，就像保全人員或安全運輸管理局。通過肝門靜脈的血液充滿了營養和毒物。這是任何搗亂者嘗試進入肝臟的熱點，因為這是大多數血液進入肝臟的路徑，而且這些血液來自消化道，未經過濾。不論是病毒、細菌、食物中的殺蟲劑，或是先進入胃部再去腸道的各種無益的東西，都會流經這條靜脈。這些專精於此的白血球會看管這一切。

肝動脈白血球則在通往肝臟的另一個循環入口處站崗，也就是肝動脈。由於這些血液來自心臟，因此比從肝門靜脈進入的血液含氧量更高，速度也更快。所以，肝動脈白血球能適應完全不同的氧含量和血流。肝門靜脈白血球可以在幾乎窒息的情況下存活，速度對他們也不太重要，而肝動脈白細胞則必須積極地游動，但較不需擔心氧的問題。

如今醫學研究和科學想關注這些免疫細胞，他們可能會在顯微鏡下判定這些免疫細胞看起來都差不多。實際上，它們之間的微妙差異有重大意義。這三種白血球都是不可思議的游泳健將，具有罕見的逆流而上追逐病原體的能力。它們是最高等級的運動員，具有科學研究尚未發現的特殊形狀，能讓它們在血液湍急的區域中原地漂浮，就像是灰熊在危險的急流中涉水捉捕洄游的鮭魚。

在肝臟入口處躲過這些特勤人員的病原體會發現它們要對抗的下一道防線就是肝小葉白血球。這些是肝小葉精靈的個人衛兵。它們有自己特殊的大小和形狀，專門保護肝小葉的安全。肝葉白血球駐紮在肝臟內的毛細血管以及其他血管，負責警戒 EBV（Epstein-Barr Virus，又稱人類皰疹第四型病毒，普遍簡稱為 EBV）等入侵者，這些病毒是 A、B、C、D 和 E 型肝炎，以及未被診斷出的肝臟自體免疫疾病和一系列慢性疾病的製造者。這些疾病都可以由慢性、低度的肝臟病毒感染所引起，而這些病毒感染並未被醫學界發現。這些白血球武藝高超，也肩負比保護肝臟入口的白血球更困難的工作。這是因為你的肝臟是身體的過濾器，所以它可能充斥著大量堆積的毒素，妨礙了白血球的工作。這就像戰場上從燃燒中建築物發出的濃煙會阻礙士兵的視線一樣。重金屬逕流、病毒和細菌的廢棄物、過往的農藥（如 DDT），以及其他製造麻煩的物質會汙染肝臟，遮蔽了肝小葉白血球的真正目標：活躍的病原體。（這就是為什麼保持肝臟清潔和健康是保護自己免受疾病侵襲的關鍵原因之一。不只是肝病，而是所有的疾病。）

因為製造膽汁是肝臟的首要功能之一，我們有特殊的膽管白血球會負責看管膽管系統，但目前醫學界也尚未發現。這些細胞是免疫系統中唯一能抵抗強烈膽汁的，因為它們有保護罩。醫學科學和研究尚未發現這些保護罩，但它們就像防護衣或消防員的裝備一樣。膽管白血球會在膽汁中尋找可能導致肝臟、膽囊、十二指腸或腸道感染，或甚至是會上行侵入胃部的過客，並在它們造成麻煩之前將其攔截。偶爾也會有病原體溜走，這時會有訊號被發出，膽管中的單一白血球就會發動自殺式攻擊，跟著入侵者離開肝臟，進入膽囊、十二指腸和小腸的其他部分，無法再回到肝臟。在旅程的最後，膽管白血球的保護層會被消耗殆盡，膽管白血球也就會死亡。不過，有一段時間，細胞的保護罩可以讓它抵擋胃中的鹽酸和飲食中可能攝取的有毒物質，因此當它執行自殺式追擊病原體的任務時，一開始還不會馬上受到傷害。

有時在威脅性較高的狀況下，幾個膽管白血球會一起從肝臟出動。這些勇敢的白血球知道自己在不久後將走到生命的盡頭，而為了獲得超級細胞的特質並好好完成自己的任務，它們會吸收腎上腺分泌的，用來幫助消化食物的腎上腺素（腎上腺會分泌的五十六種不同的腎上素其中一種，而醫學界還沒發現）。如果某人的腎上腺功能較弱，無法製造這種特定的腎上腺素混合物，肝臟就會釋放它所儲存的，希望白血球能找到並加以利用。「幾個」膽管白血球看起來並不是很多，但請記得，打從一開始這些白血球的數量就不多。它們都是強大的存在，並被肝臟的靈魂視為英雄。

最後，肝臟淋巴細胞會在肝臟的外圍巡邏。這些白血球通常會待在肝臟外部，在淋巴管內和周圍相當於「瞭望臺」的所在。但在必要時，它們也會進入肝臟。它們也有強大的戰力，特別是當它們發現 EBV 試圖透過淋巴液進入肝臟，並造成單核白血球增多症時。肝臟淋巴細胞也有對抗其他皰疹病毒的能力，包括人類皰疹病毒第六型、第七型，尚未發現的第十到十六型，輔因子鏈球菌以及各種變異的細菌和病毒，甚至是危險的超級細菌，例如艱難梭狀桿菌和抗藥性金黃葡萄球菌。

當肝臟的毒素負荷過重，充滿了來自周遭的毒素、自身的病毒，或常吃的有害食物，過濾系統就會阻塞，而這些毒物通常會滲入淋巴系統，大大增加肝臟淋巴細胞的負擔。他們的瞭望臺會被毒素塞滿而被迫撤退，也由於淋巴液中充斥著淤泥和碎屑，肝臟淋巴細胞更難游過，所以在試著和彼此聯手並接觸病原體時也會變得動作遲緩。這可能會變得很危險，因為當 EBV 等病原體在淋巴系統中時，它們會特別具有攻擊性並處於戰爭狀態中，拚命想在肝臟等器官中占據一席之地。有時候，病原體會群起攻擊並摧毀孤獨的淋巴細胞並贏得這個戰役。但你不會輸掉整場戰爭，只要你能給肝臟和淋巴系統它們所需的支持。

知識迎來曙光

當你出生時，母親的肝臟傳達了一個訊息給你的肝臟：它可以照顧自己。追溯數千年的人類歷史，我們的肝臟已經根深蒂固地知道人們在生活中不太會向它們伸出援手。因此，肝與肝之間傳承著一種知識，那就是肝要自己照顧自己。

這並不是說它不需要幫助。隨著時間過去，它能做的越來越有限，也因為缺乏支持而變弱和崩壞。當我們不知道肝臟在為我們做什麼時，它就只能靠自己。肝臟的免疫系統得不到它需要和應得的外界幫助。因此，當它在歲月的洗禮中逐漸失去力量並變得充滿毒素，肝臟的免疫系統就變成了穿著破爛軍靴和戰服在荒野與戰壕間逃竄的殘兵敗將。急需的食物和水只能被限量配給，彈藥供應也快要見底。

我們可以改變這一切，我們可以有所作為。我們可以療癒和避免疾病。我們可以保護肝臟的儲備及其珍貴的免疫系統。我們可以從生病走向康復。許多人生病後會以為病痛是必然的，但我們可以改變這個想法。我們可以運用自由意志來做出以前從未有過的選擇，即使當時我們還沒有意識到肝臟的恩典，現在的我們可以做出選擇了。我們可以改變我們的方式，而不需要改變我們是誰。

我們需要我們的肝臟，我們的肝臟也需要我們。這就是拼圖中缺少的最後一塊。儘管肝臟來到這個世界上時就已經知道必要時沒有我們的幫助也要繼續前進，它還是渴望我們的愛和感激。當我們以關愛的方式去想著肝臟時，肝臟免疫系統就能感受到，甚至從中獲得能量。但如果我們要為肝臟提供更上一層樓的幫助，所需的不僅僅是這些。當我們給肝臟營養和滋養時，像是富含礦物質的食物，我們就滿足了肝臟的生理需求，而肝臟的免疫系統也能增強。當我們結合精神與實際的支持，肝臟的免疫系統就能發揮應有的功能。你的肝臟就可以以它本來的方式來療癒和運作，以肝臟的專屬免疫系統所擁有的知識、真理和答案，取代關於疾病的迷思和誤解。你的肝臟的白血球帶有智慧，每個細胞都知道它要對抗的是哪種細菌、病毒，甚至是毒素。當我們以智慧來對待肝臟時，就是在用療癒的奇蹟在協助它。雖然醫學上的否認可能會把我們蒙在鼓裡，但我們可以聰明地知道，由理解而生的希望之光會照護著肝臟的免疫系統。

第二部

看不見的風暴：我們的肝臟裡發生了什麼事

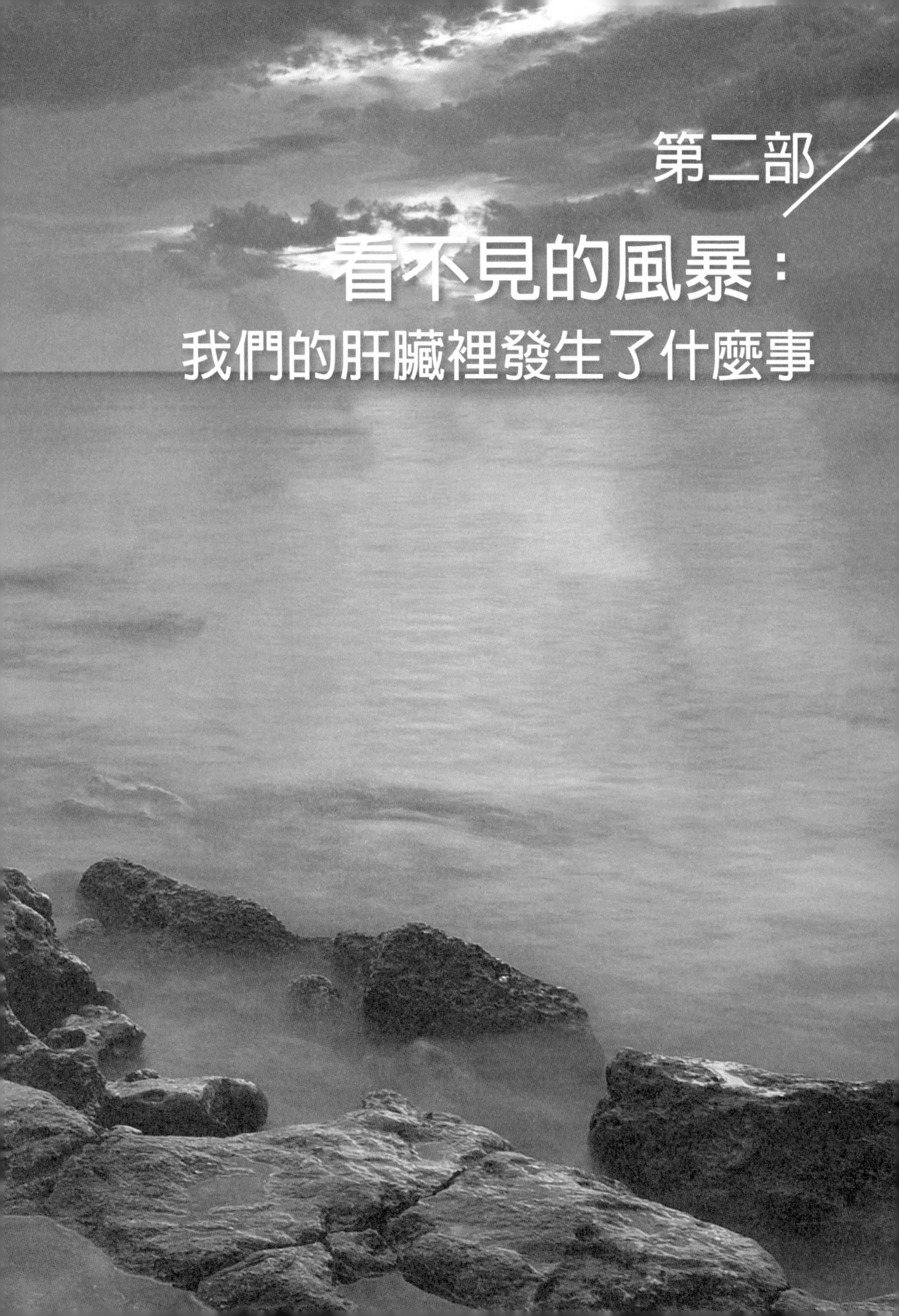

第八章

肝功能遲滯

你剛剛已經了解了一些生命的基本功能。如果我們要對肝臟為你所做的每一件事都詳加論述的話，那麼數十年後的今天，我們仍會在這裡為肝臟所執行的眾多微小任務編製目錄。但重要的是，你與肝臟擔當的幾個主要角色建立了聯繫，這樣的發現可以改變你的一生，因為它們讓你有機會窺視肝臟的靈魂，這應該就像在出海旅行時目睹鯨魚的鰭、尾巴和噴出的神聖噴霧一樣神奇。我希望，這足以讓我們體會到肝臟如何一直堅定地陪著我們，不知疲倦地為我們工作。

你也開始了解肝臟所面對的挑戰。病毒、細菌、黴菌、致病廢棄物、有毒重金屬、輻射、DDT 和其他殺蟲劑、除草劑、殺菌劑、溶劑、污染物、藥物、藥物濫用、酒精、過量腎上腺素、高脂肪飲食等等，都會對每天都在努力保護我們的肝臟造成損害。但這不只限於我們自己接觸到的，我們也可能遺傳到父母的病原體和毒素，而他們又從他們的父母和前人那裡繼承而來。也就是說，肝臟所必須拚命對付的汞、DDT 或 EBV 等等，有一部分是來自於過往。這是一項艱鉅的任務，而肝臟卻能光榮勝任。

但到了某個階段，工作量會變得太沉重。我們不知道要讓我們的肝臟偶爾休息一下，就像是學刷碗、洗車、清空吸塵器袋子和洗衣服一樣。我們也沒有從一開始就學會要減輕肝臟的負擔。因此，當我們接觸到的所有事物不斷累積時，肝臟不但無法自由運作，反而變得更加沉重。最後就變成我所說的「遲鈍的肝臟」。

暗地裡的掙扎

為了真正了解功能遲滯的肝臟，我們需要把肝臟當成一個人來看待。我們知道肝臟是活的、會呼吸的、高度活躍的，它承擔著超過兩千種與儲存、輸送、加工、排出、清潔、創造和製造有關的責任，這些我們在第一部分中已略知一二。每天它都在忙著為你工作；每晚，它都在為你升溫。為了你的健康無私的奉獻，這一切都是為了你自己和你周圍的人。如果你過得好，最親近的人也會過得好。

肝臟是身體的和平守護者。它應該是磐石，是家庭中那個即使是面對挑戰，也會讓一切都變好起來的成員，就像一個冷靜、沉著、理智，能夠依賴的好手足，懂得如何在危機中力挽狂瀾。它犧牲自己來保護你免受酒精中毒、血液污濁、高血壓等等的傷害。對大多數人來說，肝臟的這項功能可以運作數十年之久。然後，就像任何人一樣，如果它的負荷超過了極限，被視為理所當然的時間過長，它就不再有過往維持平衡的能力。它會生病、憂鬱、不滿、沮喪，甚至憤怒，喪失理智而進入戰鬥狀態。

其中第一種戰鬥模式是肝功能遲滯。如果在這個階段沒有及時察覺，就會出現更大更激烈的戰鬥，出現更大更激烈的症狀和狀況，就像你將在後續的章節中讀到的許多症狀和病況一樣。

你的工作和責任是什麼？你要處理的雜務是什麼？你的挑戰是什麼？當你每天努力贏得戰鬥時，你的感覺如何？你累嗎？你掙扎嗎？在你的生命中，是否曾有過或大或小的挑戰讓你疲憊不堪？把你打垮或把你吃掉又吐出來？你有沒有跑完一場比賽，或者為了趕在截止日期前完成工作，然後在後面的幾天覺得動彈不得？這就是肝功能遲滯的感覺。

肝功能遲滯是非常普遍的現象，十個人中就有九個得面對它。十五年之後，如果還是不了解肝臟遲滯的真相以及如何保護自己，就會是百分之百。肝臟遲滯是其他任何問題的先兆。它解釋了我們今天所面對的許多問題，但卻不在醫學研究和科學的關注範圍之內。肝硬化、肝炎、黃疸、脂肪肝、肝癌，當談到這個器官時，這些大名鼎鼎的疾病都會引起人們的關注。當然，這些都是重要的疾病，而且對於那些被迫面對這些病症的人來說，是沉重的負擔，有時甚至令人心碎，在本書中也會探討這些問題。不過，這些問題一開始時並不嚴重。一個人不會在某天早上醒來就患上肝硬化或其他疾病。首先，肝臟的遲滯是一點一點形成的。慢慢地、悄悄地，隨著時間流逝，如果我們沒有意識到它的發生以及該如何對抗它，肝臟就會負荷過重。結果，肝臟變得不再活躍，無法好好地保護你，疾病就會乘虛而入。

肝臟功能不全所導致的症狀和病症，其實不只是你想像中的那些，也不僅限於醫學研究和科學文獻記載。舉例來說，濕疹和乾癬其實都是由於肝臟負荷過重引起。另外像是青春痘，我們一直以為只是荷爾蒙或皮膚相關的問題，而它卻是肝臟承受不同類型威脅時的表徵。莫名的高血壓、沒有來由的心悸、第二型糖尿病、季節性情緒障礙、黑眼圈、長期脫水、靜脈曲張、體重增加、對化學物質的過敏、脹氣、便秘等等，這些以及更多的問題其實都源自肝臟，只是沒有人知道。在演變成可辨識的健康問題之前，它們都是由肝臟開始的，因為肝臟需要處理的事情太多，而獲得的支持又太少。它們的起因都是肝臟功能遲滯。

這就是為什麼這些知識是非常重要的。如果你不知道如何保護自己，就沒辦法好好活著；而如果你根本不知道這些問題的存在，保護自己就會淪為空談。

肝功能遲滯以及其他的說法

「遲滯」只是描述肝臟負荷過重的一種方式。「停滯」是另一個能幫助我們看清它真面目的詞。我們在學校學過，積水是病原體和帶病昆蟲的溫床，我們也知道亞馬遜的積水甚至會滋生食腦阿米巴蟲！因此，我們會小心確保院子裡沒有積水，否則蚊子會趁機繁殖。但同時，我們卻不知道我們的肝臟也會有類似的情形。直到現在，有了這個腦海中的圖像，我們就能明白，我們最不想要的就是一個遲滯的肝臟，一個讓毒素和病蟲都積聚在裡面，無法保持正常的流量來沖走這些不速之客的肝臟。

另外，我們也可以把遲滯的肝臟看成是效率不佳的垃圾清運服務。沒有人喜歡被虧待、被倒垃圾、遺忘或忽視，尤其是日復一日在處理垃圾的工作人員。你曾被人占過便宜嗎？這是我們最糟糕的經歷之一，不管是在情緒上還是身體上。如果這件事發生在你身上，可能會讓你感到沮喪和壓力，甚至造成傷害。你可能已經盡力避免讓它發生在別人身上。因此，我們會很小心地付錢請人將我們的垃圾拖走，或是我們繳納稅款讓政府幫忙，又或是我們自己把垃圾拖走並在轉運站繳費。我們會正確地將垃圾裝袋，定期清理垃圾，並在垃圾桶變得骯髒時將其清洗乾淨。甚至在此之前，我們也會盡可能先回收或做堆肥，以減少需要處理的垃圾。

然而，我們又忘記了肝臟，這個屬於我們自己內部的垃圾處理服務。我認識一些人，他們的廚房找不到一塊碎屑，地毯也沒有一粒灰塵，但是他們的肝臟卻是一團糟。流汗跟上廁所並不足以處理我們接觸到的所有垃圾，至少在現今的世界裡不是這樣。我們沒有學習如何支持肝臟的自我清潔，也沒有學習和「減少、再利用、回收」同等的法則來減輕肝臟負荷。結果是，我們不小心占了肝臟的便宜，以為一切都會像時鐘一樣正常運作，而實際上的運作卻已被喊停。這就好比我們一次又一次地把垃圾送進垃圾箱，卻從來沒有意識到垃圾處理服務已經罷工，過去幾個星期根本沒有人來收垃圾。肝功能遲滯是肝臟罷工的一種形式。像你現在知道肝臟總是在你的背後支持你，你就能理解這是合情合理的罷工。它讓我們明白了更重要的事：我們需要像倒垃圾一樣主動參與身體的排毒過程。否則，我們就是在替病原體著裝準備，給它機會趁虛而入，占肝臟的便宜。

最後，我們可以把負擔過重的肝臟想像成一個不幸被塞爆的房子。想像一下，有個人繼承了用鉛和石棉做的一整套傳家寶，就像我們來到這個世界時，肝臟已經被前人的病原體和污染物影響了。這位囤積癖者，儘管面臨這樣的挑戰，還是試著把自己的家整理好。現在想像一下，他家裡來了一群沒禮貌的訪客，這些訪客身上沾滿泥巴甚至汽油在房子裡走來走去，帶來一堆裝滿垃圾的行李，把發黴的衣服扔在壁櫥裡，帶著老鼠、跳蚤和臭蟲弄髒傢俱，最要命的是，他們把櫃子裡的儲備糧食都吃光了。這些不速之客讓主人疲於奔命。隨著時間過去，主人越來越難跟上家務工作的進度，最後由於情勢所逼，他只好放棄部分例行工作，才能避免房子坍塌，讓這屋內的混亂不至於影響鄰居。

這是讓大多數人都難以忍受的事。然而，這與肝臟面臨的窘境非常接近，因為我們每天都會遇到很多不想要的病原體和毒素，迫使肝臟耗盡珍貴的後備營養素。我們一路上都沒有被教導，我們的肝臟會清除病毒，例如 EBV、細菌、重金屬（從廚房中使用的鋁箔到接觸到的汞）、除草劑、DDT 及其較新的殺蟲劑等。我們的肝臟，原本是用來淨化、過濾和保存我們日後需要的好東西，但為了保護我們，卻變成了壞東西的囤積地。症狀的發展就像響起的警鈴，由於我們不知道它們的真正原因，我們就用藥物來抑制它們，讓肝臟在已經很吃緊的狀態下又多了一個處理處方藥的任務。

這一切的同時，我們對周遭的世界非常關心：拋棄不需要的物品、整理好要保存的、使用空氣濾鏡器、完美地布置擺設，為的就是擁有一個乾淨、安寧的家。但我們卻不知道自己正在摧毀我們的肝臟，從不給它喘息的機會。人們用有毒的清潔劑打掃周遭，插上危險的空氣芳香劑讓一切都保持清新潔淨，卻從來沒有意識到，在他們嘗試淨化周圍環境的同時，也在傷害自己的肝臟。

這就是功能遲滯的肝臟：一個無私的和平守護者卻被逼到極限，像是一灘死水；一個罷工的垃圾處理服務；一個充斥著污垢、小蟲和化學品的家。沒有人想選擇這樣的環境，更不會選擇這樣的身體。在此之前，由於不知道這一切正在發生，所以你對於肝臟功能的遲滯沒有任何發言權。現在，這個世界已經不同，你不需要接受這一切或承受伴隨著的無解痛苦。因為這對你來說已經不再是個祕密。

救人一命的症狀

在我們繼續之前，讓我們再說清楚一點：我們不該對於功能遲滯的肝臟感到自卑。我們絕對不該把肝臟不振和懶惰混為一談。你的肝臟永遠不會懶惰；它無法如此。

你知道那種當你覺得不太舒服時，反而更努力地撐過一天的感覺嗎？遲滯的肝臟也會這樣。當它有障礙要克服時，它就會更努力地工作。事實上，在遲滯的狀態下，肝臟會以兩到三倍的努力來彌補它的不活躍。無論如何，即使是在最停滯不前的時候，肝臟也會想辦法突破重重障礙，強迫勞動。當你還在子宮裡時，它就透過來自母親肝臟的化學物質溝通學會了這麼做，而且它會一輩子都這麼做。

你的肝臟內藏著勇氣的靈魂。它在捍衛你的生命時所表現出的勇敢和膽識是無與倫比。它會不惜一切代價來保護你，就像一匹戰馬在保護自己的主人。不管承受怎樣的攻擊，肝臟也要保住你的安全。

但承受這些攻擊確實使它處於被壓制的位置。首先，它會開始失去記憶。有鑒於肝臟是人體的第三個記憶庫（前兩個是大腦和甲狀腺），這是一件大事。這意味著，當肝臟被重金屬、病原體、病原體的副產品、殘骸和有毒化學物質飽和時，它就無法像它需要或想要的那樣幫助身體，也就會開始失去識別、吸收、編目、改變和輸送重要生化化合物和荷爾蒙的能力。

它也開始失去中和身體不想要的物質的能力。正如我們在第一部所介紹的，肝臟的兩千多種功能中有很多都跟排毒有關。當肝臟阻塞或負荷過重的時候，它就無法像往常一樣好好地轉化這些物質，最終只能將它們儲存起來，這又讓過濾速度變得更慢。如果你能想像水族箱的過濾器被魚類排泄物弄得髒兮兮的，或是吸塵器的袋子被灰塵和污垢弄得鼓鼓的，你就會明白肝臟可以被弄得有多糟。由於肝臟在這種狀態下無法達到預期的過濾效果，廢物就會逃逸出來，並開始倒流到血液中，造成我們在第二和第三部分中要討論的一些問題。這是一個持續不斷的循環：肝臟接觸到的殺蟲劑和其他有毒化學物質、病毒、細菌、輻射、酒精、抗生素、藥物、有毒重金屬、塑膠和高血脂越多，肝臟就越遲滯，越不能有效地中和有害物質和篩檢血液。而有毒、不乾淨的血液又會導致黑眼圈、熱潮紅等問題，這些都涵蓋於下一章節。

它也會轉化為肝熱。就像引擎在使用失去黏度的舊機油時，零件會發熱，並被迫更努力地工作一樣。肝臟也會在淤血過多時產生熱量。這會轉化為熱潮紅和「發熱」等症狀，我們會在接下來的章節中探討。（或者，如果肝臟還沒有完全負荷過度，你也可以感覺很好。稍後再詳述）。

發熱是否意味著肝臟在偷懶呢？絕對不是。試著承受這種折磨只是肝臟在清理其他五十個爛攤子之外的另一項工作。在生活中，你有沒有被砲轟過？承擔不管它們是否完全屬於你的責備和責任？不只是承受壓力，你有沒有以保護別人的名義，為別人背鍋承受打擊、懲罰、虐待？這就是你的肝臟的日常生活，它所保護的人就是你。它不斷地為了我們這過度污染、過度壓力、過度刺激和營養不良的生活挑起重擔。

肝臟也有一種抗疲勞的緊急警報反應。這是一種化學誘導的反應，能帶來新的、有生命力的能量，以打破停滯。這種反應就是肝臟痙攣。這種痙攣可能導致一點刺痛、抽搐、輕微疼痛、溫熱、發燙、拉扯感、脹氣、刺痛、側面刺痛，或者，大多數的時候，一點感覺也沒有。它通常是悄悄地發生，不明顯或甚至沒有感覺，但它可以為發生痙攣的肝臟部分帶來新生，並讓肝臟暫時恢復一些控制能力。

正如你在第二章〈適應調節的肝臟〉中所讀到的，肝臟投入戰鬥的主要原因之一是為了保護一個重要的腺體：胰臟。如果有人進食的脂肪熱量比例過高，超過了胰臟所能負擔的上限，肝臟就會疲於奔命。肝臟需要尋找其他方法來吸收和處理脂肪，以減輕胰臟的負擔。這也是肝臟必須有強大適應力的原因之一。肝臟受到的打擊越多，它的葡萄糖儲備就會一降再降。當肝臟沒有足夠的葡萄糖儲備時，它就無法釋放葡萄糖給胰臟來停止胰島素阻抗的過程。結果，醫師可能會說你的糖化血色素升高或超標了，判定你得了糖尿病前期或二型糖尿病。我們會在第十五章〈糖尿病和血糖失衡〉中談到這個問題。肝臟會對胰臟盡心盡力，它還會釋放出一種讓這個腺體專用的，像是 OK 繃的化學物質，來幫助修補和療癒胰臟。

肝臟想要保護的另一個珍貴部位是你的心臟。肝臟會處理並過濾血液中的毒素，這樣心臟就不會因毒素排擠氧氣而窒息，而斑塊就不會在心臟瓣膜或動脈中積聚，血液被稀釋後也可以讓心臟不必那麼辛苦地工作。

當肝臟承受過多壓力時可能會發生許多其他情況：疤痕、囊腫、腫瘤、免疫系統衰弱、肝臟腫大、發炎等等。這些都會涵蓋在接下來的章節中。

肝功能遲緩卻又長期不見任何症狀也很常發生。這是肝臟的另一個奇蹟：它會堅持下去，盡可能長時間地為你遮風擋雨。你可能知道這種感覺：面對著無盡的任務，同時又受到各方面的圍攻，但又不想讓生活中的任何人因你的掙扎而感到失望。你無怨無悔地勇往直前，只有當你的身體已經無法再堅持下去時，你才會叫出聲來。

肝臟的勇往直前是人們在三十多或四十多歲時才首次出現肝功能遲滯症狀的原因，而在這時候，女性的症狀通常會被誤認為是更年期所致。看似突然出現的熱潮紅、易怒和失眠其實一點也不突然。肝臟已經遲滯了數十年，只是現在才顯現出來。由於荷爾蒙替代療法的市場廣大，荷爾蒙一直被當成代罪羔羊，而醫學研究和科學界對此仍然不甚了解。直到今日女性仍然不知道究竟是什麼引起這些症狀。

肝臟究竟是在如何不知不覺中超載過勞則取決於每個人的生活環境，而每個人也都有不同的組合。例如，長期、慢性、低度的 EBV 感染，或其他任何一種病毒的低度感染，都可能導致肝功能遲滯。也可能是一路上累積的有毒重金屬、定期服用處方藥物、在許多慶祝的場合和聚會中飲用酒精、幾十年來的不健康高脂肪食物、大量的咖啡、拿鐵和卡布奇諾，以及生命中的「戰鬥或逃跑」的壓力所引發腎上腺素分泌充滿了肝臟等等。

無論你的肝臟面對哪種特殊的挑戰，多年來它都奇蹟般地搭橋滅火，讓你遠離威脅，免受痛苦。最後，終於有一天，它再也無法獨自應付了。它給你帶來了一些症狀，像是盜汗和腦霧，一晚的失眠，小片的玫瑰疹或濕疹，想要藉此向你求救，希望有一天你能理解現在的狀況並且伸出援手。這個世界還沒準備好，人們還沒發現這些症狀和疾病與肝臟之間的連結，也就更別提理解這些問題和肝功能遲緩之間的關係了。

我們覺得症狀很討厭，認為這代表身體在跟我們作對，但實際上，它們是非常有用的線索，顯示出身體深處出了問題。我們不會因為煙霧而惱怒，怪罪這是空氣在對我們不利。相反的，我們知道煙是火的信號，所以我們會感謝它，並跟著它找到失火的源頭。

肝臟遲滯的五種類型

就像不同類型的煙霧可以提醒我們不同類型的火災一樣，特定的症狀也可以提示我們肝臟出了什麼問題。要找出問題所在，其中一個方法就是了解五種肝臟遲滯的症狀。沒錯，肝臟遲滯不一定會發生在整個肝臟，而肝臟也不見得會整個都健康。可能只是你的肝臟的一部分遲滯，其餘部分功能正常，而很多人則有好幾處的肝功能都出現遲滯。以下是五個肝臟遲緩的部位。請記住，你也可能在一個或甚至五個部位都有肝功能遲滯，但卻沒有出現任何症狀。

- **肝臟中部**：肝臟最深處的遲滯最有可能出現以下症狀：熱潮紅、盜汗、糖尿病前期、浮腫、體液滯留、體溫波動、能量不足、體重增加、腦霧、黑眼圈、低血糖、高血糖、疲勞、皮疹、憤怒、沮喪、易怒、孤獨感、憂鬱、焦慮、不安、膚色不佳、皮膚色素問題（包括雷諾氏症）以及過度口渴。
- **肝臟底部**：這裡的遲滯會使你在夜間輾轉難眠，導致其他睡眠障礙和失眠，或產生便秘、不安的感覺、在不合理的狀況下感覺冷或熱、容易嫉妒，或動不動就覺得受傷，甚至被貼上「臉皮很薄」的標籤。

- **肝臟上方**：消化不良、胃酸倒流、脹氣、胃炎、腹部有壓迫感、易怒、沮喪、肩膀僵硬、肩膀酸痛、舌瘡、口腔潰瘍、唇角潰瘍、其他口瘡、體溫波動、上腹隆起突出或變硬，這些都可能是肝上部遲滯的症狀。
- **左側肝臟**：當肝臟左側（左葉）遲緩時，會有左腿或左臂無力、噁心、焦慮、缺乏飢餓感、無止境的飢餓感、腹部隨機出現胃痛、喜怒無常、易怒、情緒敏感和背痛。
- **肝臟右側**：肝臟右側較大的一邊（右葉）變得遲滯會導致指甲變脆或變色（由於缺鋅）、右側肋骨刺痛、右側身體輕微無力、腿部痙攣或抽筋、舌頭輕微變色、舌尖潰瘍、有莫名的冷熱感以及難以讓身體暖起來。

破解密碼

換個角度來看，症狀就像是一種外語，我們在學校甚至在家裡都沒學過。我們要做的就是為身體（在這個例子中是肝臟）翻譯，讓它終於能夠表達自己的意思。世界上有很多症狀和疾病都是身體出了問題的徵兆，但事實上，這些症狀和疾病都是由疲勞或受損的肝臟向我們求助而引起的：如果你感到疲倦，醫師可能會說是因為你壓力太大，但事實上可能是肝內感染了 EBV。如果你出現熱潮紅，別人會說這是荷爾蒙的問題，是更年期前期、更年期或更年期後的徵兆，但事實上，熱潮紅是肝臟長期積聚病毒、重金屬或毒素的結果。對於神祕的體重增加，醫師可能會說你暴飲暴食、吃得不對或需要多做運動，但與此同時，這其實是病毒、過量腎上腺素和其他麻煩製造者造成肝臟負擔過重的跡象。如果青春痘困擾著你，診斷結果會是青春期或其他荷爾蒙變化，但實際上它是由於鏈球菌在阻塞的肝臟中繁殖，導致淋巴系統也負荷過重。這些問題都不代表你的身體正在崩潰，它們是你的肝臟在說：「請幫幫我」。

於本書「看不見的風暴」的這部分，就是要解釋我們的肝臟想告訴我們什麼，讓我們能從煙霧追溯到火災，幫助我們解碼那些大多數時候都沒有被意識到的，來自肝臟的難解訊息。正因如此，我們才終於能夠向前邁進。在接下來的章節中，我們將更深入地探討與肝臟相關的症狀和狀況，其中有些是你意料之中的，例如肝炎，而有些則是你以為和肝臟無關的，例如糖尿病前期、濕疹、牛皮癬和小腸細菌過度增生。

你不再需要討厭或不信任你的身體。它不是要害你，不會讓你失望，也並不軟弱。你的身體是站在你這邊的。請不要再把接下來要探討的健康問題當成是基因造成的無期徒刑，以為是身體讓我們失望，或是無法控制且會自行引爆的自體免疫定時炸彈。讓我們開始理解肝臟呼救訊號背後的祝福。畢竟，當肝臟告訴我們它正在掙扎時，就給了我們機會去回應，讓它恢復健康，並找回屬於我們的生活。

第九章

肝酶猜測檢驗

假設一個叫諾亞的人去醫院做例行體檢，醫師幫他抽了一點血。幾天之後，諾亞接到電話，說實驗室的血液檢驗結果出來了「你的肝酶指數偏高喔。」醫師告訴他。

「那是什麼意思？」諾亞問。

「你再來醫院一趟好了？我們再做一些其他檢驗之後再討論這個問題。」

諾亞來赴約時，又問：「肝酶偏高是什麼意思？」

這次，醫師說：「我們真的不知道。我們只知道這表示肝臟出了問題。可能是肝臟受損。」

「我怎麼會肝臟受損？」

「有可能是肝臟出現了問題或是正在發病。不過你在其他方面看起來都很健康，所以我猜應該不是。你喝很多酒嗎？還是承受了很大的壓力？聽著，諾亞，這可能什麼都不是。也可能是肝細胞發炎。我們得再抽點血，再做些檢查。」

數以千計像諾亞一樣的人都經歷過這種肝酶莫名偏高的經驗。很明顯的，肝臟出了問題，但包括專家在內，沒有人確切知道是什麼問題。一個常見的結果是，諾亞做了肝臟的電腦斷層掃描或正子電腦斷層掃描、核磁共振掃描和超音波掃描，卻都沒有找到任何值得進一步調查的問題。由於沒有任何對肝臟進行活體解剖檢查，諾亞會收到這樣的指示：「吃好一點，控制好壓力，多睡一點。三個月後再回來做檢查。」

另一個可能的結果是，如果諾亞的掃描結果確實有明顯的病變，例如極度明顯的發炎、疤痕組織或囊腫的活動。那麼，在醫師的眼中，肝酶升高的原因就有跡可尋。

許多病例就像這樣，除了肝酶偏高外並沒有其他問題的跡象。這導致醫學研究和科學界認為酵酶測試只是個猜謎遊戲，容易出錯又不準確。有些人有囊腫或疤痕組織，但肝酶測試結果是正常的。你也可能有脂肪肝，肝酶有可能升高，也有可能不會。即使掃描顯示某人的肝臟發生了明顯可見的異變，肝酶測試也無法說明那是什麼或該如何處理。

這就是為什麼本章的標題是〈肝酶猜測檢驗〉。在此，我們將探討肝酶釋放時到底發生了什麼，以及這些檢測雖然不是萬能，但仍有其價值。我不想貶低肝酵素檢測的價值，因為我認為它們確實有其存在價值。畢業生在完成醫學院學業後，他們不會獲得的眾多東西其中之一，就是預知的工具和能力。相反的，他們需要在力所能及的範圍內努力。因此，能有肝臟檢測來幫助他們，真的是個奇蹟般的恩典。這些檢測是重要的指標，讓醫師可以運用一些醫師的直覺來指引病人。

我最喜歡肝酶檢測的地方是，它能讓醫師和病人意識到肝臟可能有問題，否則他們根本無從得知。當人們聽到自己的肝酶偏高時，對某些人來說這是一個改變生活方式的警訊。這也促使醫師告訴諾亞要好好照顧自己。諾亞現在很可能會更注意自己的飲食，進而降低心臟病發作的機率。即使他的醫師或某潮流醫學保健文章在飲食的方面給了他錯誤的指示，他最終也還是有可能會多吃點有益的食物，多注意自己的健康。這是很有價值的。

肝酶的真正意義

最常測試的兩種酶是血清轉氨酶（ALT）和天門冬氨酸氨基轉移酶（AST）。其他常見的檢測還有鹼性磷酸酶（ALP）和丙麩胺轉移酶（GGT）。

醫師通常也會要求進行血液檢測以分析白蛋白的含量，白蛋白是一種血液蛋白質，被認為可以在血液中傳輸重要的營養成分和可能的荷爾蒙。如果檢測結果顯示白蛋白偏低，醫師很可能會認為你的飲食有問題，醫學研究和科學認為這是營養不良的指標。如果檢測結果顯示白蛋白偏高，他們就會以此為依據，進一步調查身體是否有什麼地方出了問題，例如細菌感染或受傷。與肝酶檢測一樣，這項檢測無法清楚指出問題所在（但白蛋白的過高其實代表病毒的大肆繁衍）。

醫師也可能發現血液中的膽紅素偏高。膽紅素是肝臟分解紅血球並幫它解毒時產生的。膽紅素分為兩種，一種是在肝臟內產生的，另一種是在血液中流動，而肝臟必須將其收集並轉換，才能將其用作有效的肝臟膽紅素。如果血液檢測中膽紅素偏高，則可能表示胰臟出現問題、有問題正在肝臟形成、膽管出現問題，或甚至是膽管出現腫瘤。

所有這些檢測都很準確，當檢測結果異常時，很有可能是肝臟出了問題，但究竟是什麼問題，醫學界往往完全不清楚。儘管現今的肝臟檢測能夠在問題最嚴重之前發現問題，但卻無法在一開始就先發現。當任何肝臟檢測顯示有問題時，其實病人的肝已經經歷長時間的病變了。如果成人的檢測結果顯示肝酶或膽紅素過高，這通常代表有些東西可能早在十年或三十年前，甚至更久以前就已經在肝臟裡扎根：像是肝功能遲滯、舊的病毒感染、所謂的自體免疫性發炎、C 型肝炎的早期階段，或其他問題（對於嬰兒或兒童，情況就不同了。有關兒童肝臟問題的資訊，請參閱第二十八章）。只有碰到急性感染，成年人的檢測才有辦法迅速反應。為了診斷這類情況，醫師還會根據肝臟迅速升高的發炎指數以及免疫系統對感染反應的其他跡象，例如白血球數過高以及發燒、虛弱、噁心或皮膚變色等症狀。

這些只是基本的檢測。在遙遠的未來裡當新的檢測方式出現時，就會發現肝臟問題的早期症狀，因為還有很多東西可以檢測。例如，血液中出現的酶不只四種，還有數十種尚未被發現的酶及數百種尚未被發現的化學物質，都可以協助醫療專業人員明確辨識肝臟中到底發生了什麼，以及發生在哪裡。究竟是 A 型、B 型、C 型、D 型、E 型肝炎，還是醫學界最終會發現的其他各種肝炎？（更多有關肝炎的資訊，請參閱第二十九章。）殺蟲劑和除草劑是否會在肝臟中積聚，妨礙肝臟運作？未來的測試將能給出確定的答案，因為肝臟釋放的酶和化學化合物是特殊的、特定的信號，每種酶和化學化合物都是個關鍵密碼。

要取得真正的進展，醫學機構必須坦然面對一切。這將意味著醫學界承認有毒重金屬的普遍性和它們的來源，以及我們日常生活中遇到的除草劑、殺菌劑和殺蟲劑有多危險，例如從空中噴灑的滅蚊劑，對肝臟的危害有多大。一旦能夠誠實面對，才有機會發現肝臟釋放的酶和化學化合物其實是信號彈。只有到了那個時候，研究人員才會發現某些肝酶的緊急信號實際上包含了說明它們為什麼會被釋放的資訊。他們將解碼某些信號彈代表殺蟲劑，而另一些信號彈則與汞和鋁有關。每種毒素和每種病原體都有不同的肝酶包覆，而且這些信號絕非隨機出現，它們其實能清楚描繪出一個人的肝臟所面對的特定困境。

研究和科學目前還無法走到這個地步。拼湊這些線索就是要揭露殺蟲劑和重金屬的全面影響。這代表我們要誠實地面對那些將這些物質投入我們日常生活的行業，以及醫療產業是如何與它們攜手合作的。舉例來說，大家都明白藥物和藥品可能含有重金屬，那麼我們該將重金屬和肝臟的關係連結起來呢？殺蟲劑、除菌劑和除草劑也與醫療產業有關，這也是為何這些線索無法相連。未來還需要很長的一段時間我們才能走到那一步。需要有一些重大的改變，醫師們才能獲得相關的資料和訓練，才能說：「哇！這種酶是你的肝臟正在處理病毒的信號，等一下，另一種酶是由除菌劑中的一種用在各種產品上的化學物質觸發的。還有一種酶來自於你的鎮上為了控制蚊子而投放的殺蟲劑。」對醫療產業來說，我們最好一直被蒙在鼓裡：「你的肝酶過高嗎？我們永遠都別研究它的來龍去脈吧！」

順帶一提，我們剛剛講到了一個肝臟發炎或受損時會釋放酶的原因：作為信號彈。如果你在海上遇到困難，你的船長會擊發信號彈，希望有人能看到並前來救援。你的肝酶及上面包覆的物質比這還要專門。如果這艘船開始下沉，就會發出紅色信號；如果它在遠離陸地的地方擱淺，就會發橙色信號；如果有海盜襲擊，就會發紫色信號。不過，肝臟想吸引的是誰的注意呢？並不是醫師。不像你的貴賓狗去看獸醫時，牠能看到發生了什麼事，並知道獸醫在盡力幫忙。肝臟沒有眼睛，它甚至不知道什麼是醫師。肝臟知道的是你的體內如何運作。以酶和化學化合物的形式發出的信號彈是為了讓身體的其他部位接收，是向其他器官和腺體發出的警告，說明肝臟出現了狀況。症狀和狀況提醒了你肝臟正在遭受傷害，而肝臟的酶和化學化合物則是給身體其他部位的線索。最了不起的是，當醫學研究和科學有一天終於發現了這些物質被分泌的各種含義時，他們將能夠像身體一樣解讀肝臟的訊息。

與此同時，現今的血液檢測只能捕捉到一小部分正在發生的事情。打個比方，我們可以想想池子裡的一灘死水。我們知道這些死水可能含有數百種有問題的污染物，其中包括寄生蟲、細菌、有害的真菌和藻類、變形蟲、原蟲和環境毒素。現在請想想，如果水的檢測結果顯示只有四種非常類似的微生物，除此之外水是可以安心飲用的。你不會相信這樣的結果，因為現今檢測的正常水準絕對不只那樣。你會知道這只是一次低劣的測試，還需要取另一個樣本進行評估才能得到真正的結果。然而，現階段我們做的所有慢性疾病的血液檢測依舊都是不完整的。我們可以把它看成是半空的玻璃杯，表示我們已經落後很多；也可以把它看成是半滿的玻璃杯（受污染的水），表示我們還能做得更好。

回到酶和化合物的主題。肝臟發出的信號不僅是求救，也是小小的祝福，是向身體其他部位發出的訊息，請它們要有所準備。其中一個接收信號的器官是大腦，會向中樞神經系統發出重要的訊息。如果它們能控制我們並讓我們多喝芹菜汁，那就太棒了！實際上，它們的功能更勝一籌，或者根本可以說是奇蹟：這些我們無法感覺或看到的訊息是向神經系統發出，請求支援肝臟的訊號。對於腎上腺來說，這些訊號提點它們有個問題正在醞釀中，因此腺體應該稍微放慢速度。胰臟也會收到訊息，提醒它注意酶的輸出（但請不要把胰臟產生的消化酶和肝臟的警告酶搞混了）。

在發出信號之後，肝酶和未被發現的化合物還有第二個，當它們被放出來之後就被指派的角色，那就是像個清道夫並吞噬仍然活躍的有毒物質。也就是說，當有毒物質對肝臟造成損害後逃逸時，酶和化合物就會被釋放，並獲得許可去追捕逃逸的微粒、化學物質和有毒物質，像食腐動物一樣瘋狂地尋找它們，並將其吞噬。基本上，當肝臟變得太過虛弱、遲滯或負擔過重，讓肝臟和周邊細胞無法中和的東西，酶就會負責代勞解決。

有個相當重要的一點值得重新檢視：通常，肝臟只會在廢物已被解除武裝和失去活性的情況下才將它們釋放。肝臟具有自我監測和自我收集的能力。它可以選擇將哪些「垃圾」打包並釋放到血液中，通過結腸或腎臟排出體外，或者通過膽汁送到膽囊。除非肝臟功能受阻變慢，無法執行其正常功能。如果肝臟功能遲滯，一些闖禍的病毒沒有被解除武裝就跑掉了，這時肝臟就會派出肝酶去追逐未被中和的微粒。當 EBV 或 HHV6 等惡劣病毒駐留在肝臟內並產生神經毒素和其他有毒廢物時，肝臟也會出動肝酶。（雖然強壯的肝臟會在一定程度上發揮解毒的功能，但這些神經毒素仍然有相當的毒性。較弱的肝臟更難中和神經毒素，因此肝酶變得更加重要，儘管它們也不能保證可以使神經毒素失去活性）。在執行追逐廢棄物的任務時，肝酶也有能力再次收集廢棄物，並將其帶回肝臟，收納在儲存倉裡。

請記住，早期肝病也並不一定有肝酶的異常檢測結果伴隨。事實上，肝酶的信號仍在那裡；即使是最輕微的肝病先兆，肝臟也會輸出肝酶。但除非肝酶的量真的非常高，現今的血液檢測還是無法檢出。請記住：測試只能檢測出幾種酶，而實際上卻有好幾十種。另一個會使血液中的酶濃度降低的因素則是，肝臟會把酶叫去吞噬肝臟內部的毒素。由於是在現場就地解決問題，肝臟比較不需要派太多酶出門搜尋逃跑的物質，所以在血液測試中也就看不到這些酶。

由於肝酶（以及未被發現的化學化合物）具有高度活性，這表示肝臟不會把它們當成廢棄物。當肝臟讓它們離開時，一定是有原因的。與此同時，醫學研究和科學界認為肝酶只會在肝細胞破裂、受損、爆裂或死亡時才會被釋放，但他們完全不明白為什麼肝細胞會受到干擾、傷害或損害。他們通常將這視為肝臟的自然過程，而肝酶是副產品，但事實上這背後卻有更深層的意義。他們並沒有意識到其中有複雜的信號傳遞和追捕在發生。

順便說一下，肝酶並非只在肝臟受傷時才會被釋出，這也解釋了為什麼你可以在肝臟沒有明顯受損的情況下，肝酶指數仍然過高。你可以在沒有任何症狀、肝臟沒有受損、沒有發生任何狀況或預兆的情況下，依然發現莫名升高的肝酶指數，這是因為有毒的廢棄物逃出了肝臟，而肝臟釋出肝酶來進行食腐和清理的工作。

如果這是一本超過一萬頁的書，我們就會有足夠的篇幅來詳細描述肝酶和那些特別的化學化合物的點點滴滴。

肝酶檢驗能給我們什麼

我支持肝酶的檢驗，即使這檢驗可能導致誤診，或最佳的治療方案根本不存在，因為它可以顯示某人正在處理隱藏的肝病，不然將沒有人會知道。不過，在考慮檢測結果時，我們需要知道這檢測仍然是非常陽春的。首先，檢測結果並不會說出問題所在。醫師只能尋找問題的可見跡象，如果掃描結果沒有顯示明顯的阻塞、增生或疤痕組織，他們就只能純靠猜測。

多年來，我也見過數以百計的病例，有些人的肝酶指數過高，顯示他們的肝臟確實出現了一些問題，無論是腫瘤、囊腫還是疤痕組織等等，但這並不是導致他們症狀的真正原因。要了解他們為什麼會疲勞、疼痛、眩暈、虛弱、憂鬱或焦慮，他們必須了解我們在這本書中所探討的問題。

若要了解肝臟疾病的早期病徵和訊號，只要看看糖尿病前期或第二型糖尿病、低血糖、血糖失衡、濕疹和乾癬、體重增加、化學敏感、腦部霧氣、季節性情緒失調、加速老化、甲基化問題、荷爾蒙失衡、脹氣、痛風、黑眼圈、靜脈曲張、脂肪團、體液滯留、淋巴水腫、手腳腫脹、小腸細菌過度增生，甚至是胃酸過少，這些都與肝臟有關，而且還有很多其他的症狀，就像病毒在肝臟中紮營時出現的各種症狀一樣多。我曾和一些有這些症狀和病症的人談過，他們的肝酶指數都升高了，有些人的肝酶則顯示在正常數值。很多第二型糖尿病患者的肝酶沒有升高，也有很多人的肝酶升高，但不論是哪種情況，糖尿病都源自肝臟。痛風是一種嚴重的肝臟疾病，但肝酶指數也絕不是一個判定它的好方法。很多體重增加的人會出現肝酶過高的現象，但也有很多人不會，即使他們有脂肪肝或脂肪肝前期。

即使在一個星期或一個月內，肝酶指數也可能時高時低，這一切都取決於肝臟在某一特定時刻在處理什麼問題。如果連續幾天進行肝酶檢驗，第一次可能幾乎看不出問題，三天後的檢驗可能顯示急遽升高，兩天後又可能消失。肝酶檢驗結果在很大程度上取決於你哪一天去看醫師：是檢驗結果上升的那一天，還是下降的那一天，還是介於兩者之間的那一天？由於肝酶檢驗通常都是只做一次，不會有連續幾天的結果可供比較，所以你也沒辦法確定。

儘管如此，我們仍不能忽視肝酶檢驗的用途。正如我剛才所說，當測試結果顯示肝酶升高時，就表示我們應該更仔細地觀察，然後不管是用什麼方法，更妥善地保護我們的肝臟。我們需要記住的是，就像所有的檢測一樣，它永遠不會是百分之百完美和準確。我們從萊姆病和人類免疫缺陷病毒（HIV）的檢測中了解到這一點。許多人在 HIV 檢驗中呈陽性反應，再次接受檢驗時卻呈陰性反應，這是很平常的事。萊姆病檢驗也是一樣，紅斑性狼瘡和類風濕關節炎檢驗也是。這些檢驗的目的是尋找發炎或免疫系統升高的現象，但卻沒有找出免疫系統會過度活躍和發炎的真正原因。你可能會得到錯誤的結論，因為檢驗結果的解讀都只是靠猜測。

早起的鳥兒有健康的肝

即使檢驗能指出某些問題，我們也不能把它視為肝臟問題的唯一指標。我們不能像諾亞一樣過於怠慢，只靠肝酶檢驗來警醒自己。我們也不想比諾亞更糟糕，只因為肝病從未在檢驗中被發現或從未給我們警示就以為它不存在。你也不想成為糖尿病、體重增加、痛風，甚至是由慢性低度 EBV 等病毒的感染所造成慢性疲勞症候群或橋本甲狀腺症的患者，直到五十、六十或七十歲發現肝酶指數過高才開始照顧自己。與其等待和猜測我們可能會出現什麼煩人或危及生命的健康問題，我們必須更主動更自立自強。我們需要學習閱讀肝臟相關問題的徵兆和症狀。我們必須比這些檢驗更強。談到肝臟健康時，我們要先發制人，趁早反應才是。

第十章

污血症候群

地球上的幾乎每個人在童年和成年時都會有輕微或長期的脫水現象。人體對此有著驚人的適應能力。或者應該說，我們體內某個被我們忽略了大半生的辛苦器官，具有驚人的適應能力。這不是在說肝臟輕輕鬆鬆的就幫我們度過了數十年的缺水困境。一個長期處於脫水狀態的人，由於肝臟承受了過多的壓力，總是處於出現嚴重症狀的危機。而這些症狀是否會出現則取決於個人的體質。

什麼是良好的體質？你可能會聽到有人將它歸咎於基因：體質較弱的人在基因抽獎裡運氣不好，而體質較強的人則運氣很好。但事實並非如此。這種說法只會讓我們忽略良好的體質真正取決於什麼：身體中的毒素越少，器官就越強壯，也就越不會對健康造成傷害。而虛弱的體質則是因為體內毒素越多，器官就越虛弱，也就越容易受到傷害。

如果某人體內有毒素堆積，並且有一種或多種低度病毒或細菌感染，慢性脫水的問題會對此人的系統造成更大的壓力。這會造成明顯的差異，讓慢性脫水突然對生活造成嚴重干擾。

舉例來說，如果你有低度的鏈球菌感染（你可能不知道自己有），慢性脫水的程度可能會決定你是否能依舊感覺良好，或是罹患尿道感染、鼻竇感染、胃炎、針眼、小腸菌叢過度增生，甚至爆發痘痘等症狀。醫學界仍未意識到許多人都有慢性鏈球菌感染的問題，而以上這些病症都與鏈球菌有關。如果你有低度病毒感染（同樣的，你可能不知情），慢性脫水也可能代表著正常的生活與突然出現嚴重疲勞、疼痛、耳鳴、眩暈、刺痛和麻木、頭暈、精神錯亂或心悸等症狀之間的差異。

如果你覺得自己完全沒事？為什麼你得要關心慢性脫水問題，如果你沒有已知的肝臟問題、低度病毒或細菌病症、過敏、偏頭痛，或其他眾多脫水會使病情惡化的症狀和狀況，為什麼還要在乎呢？首先，你可能不知道自己有潛在的問題，因為目前的醫學檢測還不能檢驗出表面下的所有問題。其次，因為只要我們一不小心，慢性脫水最終會害死每個人。它是壓垮駱駝的最後稻草，在六十五歲時中風，血液因為數十年的水分攝取過少而變得太稠、太污濁。它是在懸崖邊推你的那隻手，就算你一輩子都在運動，它還是可以讓你心臟病發作。你覺得自己很健康，出海旅遊、打高爾夫球、享受樂趣、努力工作、取得成功，但在這一切之後，中風或心臟病發作卻打倒了你。慢性脫水贏了。但我們絕不能讓慢性脫水在最後取勝。

我所說的這種脫水並不是偶爾發生的脫水，例如在長途步行時忘記帶水壺。這是一種每天都會發生的脫水現象。匆忙趕課的學生、在辦公室忙碌的上班族，以及四處奔波的人，都經常會出現這種情況。有時候，這種情況也會出現在像是花一整天在逛街購物的青少年。可能三、四小時或更長時間沒有進食，他們就會開始頭暈、頭痛、眼花、輕微昏厥，甚至是顫抖，因為長期缺水會導致血糖急遽下降。就是這麼微不足道的差別，只要一個早上的購物時間，就可以引發症狀。購物者在中途喝的汽水和吃的披薩可能會讓他們暫時覺得舒緩一下。但這並不足以修復長年累月的慢性脫水問題，反而會讓問題更加嚴重。

我們都知道在極端情況下要小心水分不足。在沙漠中遠足、救生筏在海中漂流、緊急情況讓人們喪失資源時，我們都知道缺水有多恐怖。但由於我們沒有意識到它的嚴重性，對它不夠認真，忽略了慢性缺水其實只是個稍微友善一點的幽靈，它會坐在雙面鏡後面，窺探我們，和我們一起生活，造成我們看不到的麻煩。一開始它還不怎麼可怕，但到最後它可能會害慘我們。它就像你認識了很久的朋友，你一直和他相處得很好，直到有一天他做了一件讓你無法釋懷的事。

慢性脫水症總是跟著你，而且已經久到讓你感覺不到了。如果經過幾個月的時間，你終於適當地補充了水分，但後來又放任自己，回到以前的生活方式，你就會覺得慢性脫水的現象像是隻賴在你背上的猴子一樣又回來了，而你絕對不會喜歡這樣。

我們並沒有學習如何補充水分。相反地，當我們還小的時候，我們就以為只要有一塊餅乾和一杯蘋果汁，我們就可以在幼稚園或托兒所度過一個下午。雖然，如果這蘋果汁是有機且不含防腐劑的話會很不錯，但這個分量並不足以讓幼兒度過幾小時的遊戲時間。然而，這已經成為我們數十年來的習慣。在整個童年、青春期，以至成年期，我們也一直習以為常。當我們有自己的孩子時，我們會不知不覺地教導他們，讓他們以為生活中缺水也沒關係。但當我們水分充足時，這之間的差別是驚人的。就像在游泳池裡玩遊戲，將一個人扛在肩上來回走，從一端走到另一端，一遍又一遍，最後在一次扣籃勝利後才把這個人卸下來，在那個當下你感受到的如釋重負，就是水分充足的感覺。如果你正在與任何類型的慢性症狀或病症糾纏不清，不論它是否已被正確診斷，或是它是一個謎，水分的充足與否可能會對這個健康問題有決定性的影響。

我們以為正常的飲食習慣並不能支持血糖的穩定，也不足以支持慢性脫水的修復和逆轉。人們所選擇的飲料幾乎從來都不足以真正補充水分（是的，我也是在對著你們這些運動愛好者說話。你們在長跑之後會喝一些花俏的電解質飲料，但不要以為這樣就完成任務了。許多以運動為生活重點的人都長期處於脫水狀態）。整體來說，人們的飲食普遍水分不足。再加上酒精、隨處可買到的藥物，以及許多食物中添加的低品質鹽分和防腐劑，每天都可能造成嚴重脫水的結果。

你早上起床後會喝一公升的檸檬水嗎？很少有人會這麼做。但這是保護你的好方法，即使你一整天都在進食正常的食物和飲料，最好也能這麼做。一天的第一杯檸檬水，可能就能支持你一整天。西芹汁或果昔也是如此，但這取決於果昔中的成分。如果是最近的流行做的果醋，很有可能會讓人脫水，因為果昔裡會充滿了過量的脂肪，像是幾大湯匙的椰子油、堅果奶油或乳清蛋白粉，而且幾乎沒有水果。時髦的果昔並不是唯一會讓人脫水的常見早餐。人們從小吃到大的傳統早餐，例如培根、雞蛋和吐司，再加上一杯牛奶，也許還有加工過、經過巴氏消毒、含有防腐劑的柳橙汁，也是如此。至於咖啡呢？很多人把早上喝咖啡當成出門上班前的唯一補給。然後可能在午餐前，他們都不會再吃任何東西。

隨著時間過去，對多數人而言，肝臟細胞會適應這種從來沒有好好補水的情況。透過一種我稱之為「駱駝效應」的神奇未知化學作用，我們的肝臟能夠長期保持身體其他部位的水分。這不完美，也不理想。只是在它還能作用時可以維持生命運作而已。

即使在飽受攻擊的情況下，肝臟也會像海綿一樣，吸收你不小心攝取的任何一點點優質水分。它一直在等你為自己做一件好事，就算是意外也好：也許六個月前，你的阿姨或奶奶給了你一個蘋果，那是你平常根本不吃的東西，但你的肝臟抓住了這個機會。它也會善用了你上週在街區派對上吃的蘿蔓生菜沙拉，以及你在看孩子足球練習時朋友分享給你的柳丁。肝臟會把水果、蔬菜和綠葉蔬菜中的活水分子當作血液中獨特而稀少的過客，就像在復活節尋蛋遊戲裡找到彩蛋的孩子一樣，緊緊地抓住它們。

接下來，你的肝臟會儲存這些水分子，以備不時之需，就像小孩把萬聖節的糖果藏起來，慢慢地花好幾個星期才吃完。你的肝臟知道人類的狀況大概就是這樣，我們通常不會為身體適當補充大量水分。這可以被追溯到數千年前，那時補水並不是一個容易的選擇，人類並不常有那樣的資源。因此，肝臟會運用智慧，壓縮珍貴的生物活性水分子，將它們集中起來。當你從汽水、咖啡、紅茶或其他脫水的水源攝取水分時，肝臟會釋放出先前儲存的高濃縮生物活性水分子，讓它們去接觸這些不具活性的、受污染、過度過濾或已死亡的分子，利用它們來擴大活躍、濃縮的分子並傳遞資訊，藉由這個過程把它們轉變為充滿活力、活化的水源。轉化後的水可以在你的全身發揮功效，跟著血液的流動為心臟和大腦等其他器官補充水分。

在不知不覺間，你已經仰賴駱駝效應很久了。這就是為什麼你可以像許多人一樣慢性缺水這麼多年。再一次，又是因為肝臟你才得以生存。如果肝臟開始衰弱怎麼辦？肝臟需要更乾淨、更有效率、更充滿水分，才能維持傳送濃縮生物活性水分子的能力，為血液補充水分。肝臟必須仍能維持其自然排毒的能力，並能應付經常造訪的麻煩製造者的襲擊。另一方面，如果我們沒有照顧好自己，神奇的駱駝效應化學功能就會慢慢開始消失。如果我們從小就有不好的飲食習慣或補充水分的方式，它可能會在生命的早期就消失。如果我們夠幸運，在小時候就能吃到較多的蔬果和較少的脫水物品，那麼駱駝效應就能持續較長的時間。無論如何，到了某個階段，當肝臟變得遲滯、虛弱，或因其他原因過勞，並長年累月在水分過少的情況下工作時，它的適應能力和保護我們的化學功能就會減弱。肝臟會變得非常淤滯，以至於毒物會倒流到血液和淋巴系統中，而這，我的朋友，就會造成我所說的污血症候群。

我們的血液非常複雜，複雜到如果我們認為我們這個社會知道它所包含的所有奧祕，那就大錯特錯了。如果我們相信醫學研究和科學已經發現血液中所有數百萬種化學功能，那就大錯特錯了。如果我們相信所有在我們血液中流動的荷爾蒙都已被發現，那就大錯特錯了。如果我們相信已找到、發現並了解我們作為血液內部運作一部分的免疫細胞和有益微生物的複雜與龐大，那我們就真的搞錯了。我們的血液被許多毒素汙染，光是這個簡單的事實就能讓實驗室的科學家們頭暈目眩——要是他們知道我們的血液裡漂浮著什麼東西就好了！要檢視污血中的一小部分，就必須進行多項血液檢驗，才能讓科學研究了解導致人類痛苦的原因。我們的血液就像一條河，而除非你把它清理乾淨確保它真正安全，否則不會想喝這河裏的水。

當你脫水時，血液會變得更髒。你不會想要骯髒的血液。骯髒的血液黏稠且充滿大量毒素和其他問題物質，會導致本章所述的症狀和狀況，以及稍後第二和第三部分專章所述的症狀和狀況。這一切都取決於你的污血屬於哪種類型。

體力問題

體力問題不該和疲勞混為一談，不論是慢性疲勞、腎上腺疲勞、神經性疲勞，甚至是輕度疲勞，你都可以在我之前的書中讀到這些問題的未知成因。我在這裡所說的這類體力問題，在肝臟遲滯初期的人身上非常普遍。這些人以前精力充沛，可以延續一整天。然後，當肝臟開始負擔過重和脫水時，他們開始出現輕微的污血症候群，他們的精力開始減退。對於那些習慣以每小時一百英里的速度前進，沒有任何事情能阻止他們完成所有任務的人來說，體力的下降不足以阻擋他們參加公司的棒球比賽，也不足以讓他們去看醫師。但這足以讓他們在一天中的不同時刻，在他們最意想不到的時候，感覺到自己跟不上了。這是由污血導致的肝臟功能失調的最初徵兆之一。當心臟必須更努力地泵送血液通過身體時，這種陌生體驗會讓人感覺很疲憊。

同樣的，這並不是高度活躍的 EBV 所導致的慢性疲勞症候群，雖然這也不代表某人的肝臟裡面一定沒有那些等著要移動到甲狀腺並產生橋本氏甲狀腺炎或各種詭異神經性症狀的病毒。這也不是新陳代謝的問題。新陳代謝是一個常被用來掩蓋人體內不為人所了解的，像是污血症候群這樣的問題。這種體力問題是指有些人一直都過得很好，現在才開始注意到體力的變化。在這種情況下，改變飲食習慣、清潔肝臟和血液可以很快地恢復體力。這時無論你選擇什麼樣的飲食，即使它不適合有嚴重症狀和病況的人，肝臟也會因為這些改善而向你起立鼓掌致謝。

黑眼圈

黑眼圈可以從孩童時期就開始出現。明察秋毫的家長會帶孩子去看醫師，詢問黑眼圈的成因。許多兒科醫師都會說可能是過敏，也許是麩質過敏。當大人發現自己有黑眼圈時，也會經常詢問原因。他們認為，黑眼圈通常是在熬夜工作或參加派對、宿醉或感冒後的早上才會出現，如果這些因素都不是黑眼圈的成因，那會是什麼呢？人們會抹上遮瑕膏或去做SPA，在眼睛上敷一些黃瓜或海藻，但這並不能解決問題。

諷刺的是，內服黃瓜和海藻植物其實有助於療癒。當然，外敷黃瓜片對一般的黑眼圈也有效果，例如吃了有毒的食物、在壓力過大的夜晚熬夜或喝了太多的馬丁尼，導致暫時性脫水。即使是性行為也可能造成黑眼圈，不管你相信與否，將黃瓜敷在眼睛上確實可以改善黑眼圈。但對於長期黑眼圈的真正深層原因，你需要的不只是外敷小黃瓜和海藻，你需要喝黃瓜汁來真正補充血液、淋巴和肝臟的水分，並開始在你的飲食中加入一些大西洋紅藻，以排出有毒的重金屬和其他毒物，同時提供維持生命的重要礦物質。

持續數週或數個月的黑眼圈甚至眼球凹陷則表示有隱藏的肝臟問題。在兒童身上也是如此。類似「黑眼圈是由麩質過敏或腸道問題引起」這樣的診斷也和真相有一大段距離。事實上，這種症狀與有毒、脫水的肝臟所造成的有毒、骯髒的血液有關。眼睛下方的皮膚本來就比較薄，而顏色變黑是因為流經的血液缺氧且充滿毒物。這些毒物可以來自現在的周邊環境，以及我們從家族那裡遺傳來的各種麻煩製造者。

你會在第二十八章〈熊貓症候群、黃疸和嬰兒肝〉中讀到，許多孩童在長大後肝功能遲滯的問題消失了。在這種情況下，黑眼圈就會消失。但很多人沒辦法擺脫，或者年紀大了之後又再次出現肝功能遲滯，這時，這種症狀就會影響成年人。這並不是肝臟衰竭的徵兆。這表示你的肝臟一直努力保持平衡，並保護它所在的身體，盡可能地抑制毒素。但最終負擔過重，不得不放手，讓一些毒素脫離。

你可能會想：我沒有黑眼圈，所以我一定沒有污血症候群。先別急著下定論。我稱之為肝臟問題製造者的毒素和其他討人厭的東西可以分成不同的程度和類型。有些問題物質會造成黑眼圈；有些則會從肝臟被釋放到血液中，但不會造成黑眼圈

（但會造成其他問題）。當肝臟遲緩、停滯、被干擾而無法發揮其全部潛能時，它就會釋放出一整套新舊問題物質，進而造成眼下的一抹暗沉。舉例來說，藥物就是會造成黑眼圈的禍首之一。即使你目前沒有服用這些藥物，多年前服用的藥物在當時被你的肝臟儲存起來，現在也可能會被釋放到血液中。有毒的重金屬也會對兒童和成人的眼睛造成長期的陰影，各種殺蟲劑也是如此。汽油和其他石油接觸、溶劑和傳統的家用清潔劑也會造成黑眼圈，甚至在眼睛下方形成凹痕。

所以整體來說，黑眼圈代表我們的身體裡有一些污血。決定黑眼圈嚴重程度的因素是水分。每天適當補充水分可以幫助清理污血，改善肝臟，讓黑眼圈消散。然而，污血所能造成的可不只是黑眼圈和精力問題。

雷諾氏症

雷諾氏症是現今許多人生活中的一種疾病。其症狀包括皮膚變色，有時伴有刺痛和麻木感，最常見於四肢。它是肝臟中的毒物倒流到血液中的結果，也就是污血症候群。為什麼不是每個長期缺水的人都會有雷諾氏症呢？因為被積累而導致這個症狀的毒物是一種特殊類型的麻煩製造者：病毒性廢物。

儘管汞和其他有毒重金屬等其他「麻煩製造者」肯定會造成肝臟的問題，同時也會滋養病毒，使其產生更多有毒廢物，但雷諾氏症患者的肝臟確實有一個特殊的「居民」：EBV。無論醫師是否在雷諾氏病患者的血液檢驗中發現並診斷出 EBV，病毒都存在於患者體內。雖然大部分的 EBV 可能已經轉移到甲狀腺或其他部位，但仍有部分留在肝臟中。

你可以在《甲狀腺的療癒奇蹟》一書中了解更多有關抗病毒方案以 EBV 的病毒副產物、病毒屍體、神經毒素和皮膚毒素的資訊。當這些含有微量有毒重金屬的廢棄物從肝臟排出時，會在靠近皮膚的地方盤旋漂浮，改變這些部位的色素而形成雷諾氏症病患非常熟悉的深色斑點。黏稠、污穢的血液和病毒性肝臟會造成雷諾氏症的循環問題。當神經毒素、皮膚毒素和其他有害物質從肝臟回流到血液中時，它們會往血液循環較差的部位集中，也就是手指和腳趾。血液中的毒素越多，氧氣就越少，因此很多人會出現膚色不均。至於刺痛和麻木則會來自於血液中聚集的兇猛的神經毒素。

如果雷諾氏病患者的飲食助長了病毒，症狀就會變得嚴重。雖然許多雷諾氏病患者都聽說這種現象的出現是自體免疫疾病導致身體失控的結果，但他們應該聽到真相：這是病毒和肝臟的問題造成的血液問題，可以被清除，而不該將它誤認為是身體在自相殘殺，如同錯誤的自體免疫理論所推測。

痛風

骯髒的血液和痛風就像稻草人和玉米田，一把刀和一間廚房，一匹馬和一輛車子：如果你把稻草人拿走，玉米很快就會被鳥吃掉。把刀子從廚房拿走，你就只能吃微波爐食品，而無法自己準備。如果把馬從馬車拿走，你和你的約會對象就會凍僵在街道中央，你在鵝卵石街道上的浪漫之旅就無法進行了。什麼意思？沒有骯髒的血液，你就不會有痛風。

從最簡單的角度來看痛風，它是一種以關節腫脹、疼痛為特徵的疾病，通常發生在腳部和手部。當血液檢測中沒有顯示類風濕性關節炎或骨關節炎的抗體或明顯徵兆，醫學界對於眼前的症狀其實也只有一堆問號。歷史上，痛風曾造成許多不同的誤診。對於今天我們所發現的痛風，許多醫師認為是關節滑液中的結晶體導致了惡化和發炎。有些醫師認為結晶的存在就是痛風的根據，有些醫師則不需要看到結晶體，也能透過排除法判定病人患有痛風。

痛風到底是什麼？如果醫學界一切運作正常，你在醫師辦公室會聽到以下的說法：「看來你的肝臟出了問題，你的關節內有大量尿酸積聚而形成的結晶。結晶體告訴了我們肝臟的過濾功能不正常，而腎臟正在付出代價。當肝臟功能失調太久，血液變得黏稠又充滿溢出的毒物時，血液就會帶毒，也就是說，血液變得污濁了。因此，廢物會沉澱在你身體的不同部位。關節就是這樣的一個地方，因為就像雷諾氏症一樣，身體較遠處的關節自然是血液循環較差的地方。你的關節問題其實是肝臟的問題。」

因此，當有人被診斷出痛風的時候，應該是被診斷出肝臟有問題。令人費解的是，當人們在沒有結晶體存在的情況下表現出相同的痛風症狀時，結晶體卻還是被視為痛風的原因。但結晶體不是痛風的原因，也不是痛風之所以會痛的原因，你必須更深入地了解。儘管肝臟運作不正常不一定出現結晶，但結晶確實就等同肝臟的運作不正常。結晶體只是在一大堆廢棄物中偶然發現的一種成分，有時不一定會出現，但仍有許多麻煩製造者存在。如果研究人員了解我們血液中充斥著廢棄物，然後尋找其中的所有毒物，他們一定會大吃一驚。突然間，他們會說：「也許這不是結晶體的問題。看看這些我們在實驗室都沒有發現的有毒淤積物：重金屬的氧化物、藥物裡的石油成分、神經毒素和其他來自肝臟內病原體的病毒碎片⋯⋯。」要了解，毒素和毒物是有重量的。當它們流到我們的四肢時，由於其沉重的特性，往往會下沉並聚集在那裡。它們不會輕易回到血液中，因為一個遲滯和功能失調的肝臟會導致血液從四肢「拉」回來的速度比從心臟「推」出去的速度更慢更弱。

如果關節中沒有結晶，無論是尿酸鹽結晶或與假性痛風有關的鈣結晶，或甚至你有結晶，也應該聽到醫師這麼說：「這是病毒性關節發炎。病毒喜歡住在我們的肝臟內。它們也會產生大量有毒的廢棄物，讓肝臟在日常生活中需要處理更多的毒物。這意味著肝臟無法如它所願留住那麼多毒素，因此許多病毒會從肝臟出來，到達關節，造成疼痛和發炎。即使抗體沒有出現在血液檢驗中，你真正經歷的是一種類風濕性關節炎，EBV 一直在充滿搗亂者的肝臟中滋長，直到最後逃到你的關節。」

許多因為血液中的抗體而被診斷為患有類風濕性關節炎的人，同時體內也碰巧有尿酸鹽結晶，只是因為抗體的關係，結晶就被忽略了。當他們無法找到抗體時，就會說這是痛風。這就是醫學上典型的「看不到就不算」的案例。

痛風的另一個常見症狀是四肢腫脹。這不只是關節本身發炎，而是手、腳、膝蓋甚至手肘周圍的液體滯留。這些部位可能會感到疼痛，而且不管關節中有沒有結晶體都可能發生。當醫師檢測病人的心臟和腎臟，發現兩者都運作良好時，腫脹就會被視為莫名的水腫。病人應該要得到的診斷是淋巴循環不佳，原因是肝臟遲滯、功能失調、受損，淋巴液滯留對身體各部位的神經造成壓力。相反地，如果肝酶指數升高並未在肝臟檢測中顯示出來，醫師就不會有所警覺。無論是對醫師還是對更廣泛的醫學研究和科學而言，肝臟的真實狀況仍舊不為人所知。

你也會注意到關於痛風的其他有趣現象，那就是痛風患者通常也患有糖尿病。沒有人知道為什麼會出現這種相關性。不過，這並非巧合。正如你將在第十五章中所讀到的，糖尿病不只是胰臟的問題，肝臟也扮演著相關的角色。如果醫學界了解痛風和糖尿病的真相，他們就會把兩者放在一起，意識到它們都是肝臟的問題，也因此是相互關聯的。他們必須弄清楚病毒和毒素是如何起作用的，以及血液中是如何充滿這些毒物的；也就是說，醫學必須更努力擴展。

痛風患者應避免進食高蛋白質和高脂肪食物。他們吃的蛋白質和脂肪越多，肝臟就越遲鈍，症狀就越嚴重。這與飲食法的種類無關；這純粹是關於痛風患者痊癒所需。減少飲食中的蛋白質和脂肪可以讓痛風（和假性痛風）患者得到舒緩，因為這樣可以讓肝臟有機會恢復並清理血液。如果尿酸鹽和鈣結晶存在，它們就會減少。無論結晶是否曾是問題，痛風症狀都會消退。我們必須轉換思維，將結晶僅視為一個路標，是醫師在許多他們無法看到的路標中碰巧看到的。就好像科學家們在霧中駕車，只能看見一個「有鹿出沒」的路牌。倘若霧消散，他們就會看到其他所有的路牌，像是慢行、停止、限速、繞道、單程、禁止駛入、死路、合流、施工、險彎、平交道、疏散路線等等，這些路牌可以為他們指引前進的方向。

靜脈曲張

當人們出現靜脈曲張或蜘蛛網狀靜脈時，你常會聽到他們諷刺地感謝自己的祖先。在我們的記憶中，親戚的腳、腳踝、腿（通常在小腿）、軀幹或手臂上都有這些深色的可見血管，因此我們認為它們是遺傳造成。

事實並非如此。在醫師或是整容外科醫師的診所，人們通常會去做靜脈曲張切除手術，這又是一個應該立即被診斷為肝病的症狀，而不是遺傳的症狀。只是因為肝臟的麻煩製造者會從父母傳給子女，所以你才會看到這種情況跨代出現。在同一個家族中，你可能會有相同的毒物殘留在肝臟中，並造成污血症候群。就像本章中的其他症狀和狀況一樣，你可以有一個不健康的肝臟和骯髒的血液，但不一定會出現這個問題。正如在第三十六章〈肝臟的麻煩製造者〉中會讀到的，許多因素都會阻塞肝臟。但會出現哪一種症狀則取決於毒素的組合方式。

當一個人出現靜脈曲張或蜘蛛網狀靜脈時，真正的原因是他們的血液長期缺水且黏稠。你會聽到醫師和護理師報告說，有時他們幫病人抽血，結果血液非常黏稠，當他們拔出針頭時，血液就像糖蜜或紗線一樣纏在針頭上。這就是長期血液黏稠的極端情況。但即使沒有發生這種情況，也不表示血液不黏稠。

讓我們把話說清楚：我們在此或本章的任何地方都不是在討論因大量血小板而造成的血液黏稠。這並非關於血小板使血液變稀或變稠、血小板是否會造成額外血塊，或血小板不足是否會造成傷口出血。我們不是在討論血小板失調。雖然它們很嚴重，也值得關注，但它們是另一個主題。血小板問題代表肝臟和脾臟有病毒感染。

我們所說的血液黏稠是指多年來血液長期缺水，同時肝臟內的毒物年復一年地倒流到血液中。高脂飲食也是因素之一，像是有人不自覺地一天吃三餐高脂食物，血脂一直堆積在血液中而得不到舒緩，也會引發污血症候群。這種濃稠的血液對血管系統來說並不友善，因此身體會進行調整。它意識到由於血液的黏稠度，在動脈和靜脈中流動的速度通常會比正常慢，最終會造成問題。並不是說血液一直都流得很慢。無論我們是否意識到，在某些時刻我們的壓力會減輕，我們會更小心照顧自己並補充水分。血液會有一陣子變得稀薄並順暢流動。然後，當我們再次脫水時，更多的毒素會從肝臟倒流到血液中，血液會再次變濃稠。

當血液變濃稠時，我們的血管會稍微變窄，因為水是血管的天然擴張器。（這是為何我們要保持水分充足的另一個原因：它可以防止血管收縮。）血液中的水分越少，代表心臟越要更努力工作，才能從四肢末端回吸濃稠、有毒、脫水的血液，而增加的吸力會將血管壁拉向內側，使血液移動速度變慢。移動緩慢的血液會使心臟更加努力工作，進而使大腦進入警戒狀態。為了減輕心臟的負擔，大腦會要求增加血液流量。作為回應，某些尚未被醫學研究發現的蛋白質、酶和荷爾蒙會開始製造細胞，以擴大血液流動的路徑。這會刺激現有靜脈的擴張和新靜脈的生長，幾乎就像是種血管的突變。這就是靜脈曲張和蜘蛛網狀血管出現的原因。

這並非完美的解決方案，而且幾乎無法解決問題。它們的作用是作為一個警示標誌，提醒人們要改變自己的行為，為肝臟排毒，以淨化血液。如此一來，新的靜脈曲張和蜘蛛網狀靜脈生長會停止，甚至現有的靜脈曲張也會因此慢慢地減少。

發炎

發炎有兩種不同的原因，有時兩者會同時發生。第一種是受傷。你在冰上跌倒、運動時被撞到，或發生其他意外，身體都會產生發炎反應。入侵則是身體發炎的另一個原因。在慢性發炎的情況下，入侵者是病原體。不管你還聽過哪種說法，發炎的真正原因只有這兩個。

你會經常聽到有人說慢性發炎是身體的免疫系統自我反擊的結果，也就是說這是一種自體免疫反應。這是因為醫學界還沒有足夠的工具來檢測像 EBV 和 HHV-6 的病毒，以及像是鏈球菌等的細菌，到底有多常出現在我們身體裡。這些入侵者有時也會破壞組織造成傷害，它們才是你的身體發炎反應的真正來源。身體從來不會自我攻擊。任何存在的抗體，即使它們被標示為自身抗體，其實都是用來攻擊病原體，並照顧、修復和治癒受病原體傷害的組織。

你現在應該很清楚，肝臟是各種病原體（如病毒）和為其提供食物的有毒物質的大本營。當然，病毒也會釋放自己的毒物，例如神經毒素，這些毒素會侵害神經並造成發炎。病毒細胞本身一旦逃出肝臟，也會攻擊身體的不同部位。例如，正如我在《甲狀腺的療癒奇蹟》一書中所詳細說明的，EBV 會攻擊甲狀腺，造成甲狀腺發炎，即橋本氏甲狀腺炎。病毒細胞也會攻擊脆弱的部位，這就是為什麼你會發現自己的舊傷無法痊癒，或是無故發作。

比方說，你的膝蓋受到劇烈撞擊而腫脹，你會拿起冰袋來療癒發炎。如果是慢性發炎，你的身體也會想辦法讓它慢慢消退。當你採取自然的方式，吃更健康的食物並開始服用補充品時，身體就會做出相應的反應，而你也會注意到一些成果。近年來，看到發炎因天然食物和補充劑而轉好，讓許多醫師恍然大悟。在見證了一些病人因這些改變而感覺更好之後，他們會寫書，將這個訊息像福音一樣傳播開去。這很好，我也想讚揚他們採取新的和返璞歸真的方法。但為了你的健康，你需要知道的是，這些受人稱讚的方法並不代表發炎不會在某天復發，也不代表這就是最好的作法。到目前為止，這些專業人士對於為什麼這一小群病人的狀況會好轉的理解也只限於表面而已。這只是冰山一角。

在這些情況下，人們得到緩解的真正原因是，選擇更健康的食物和補充某些營養素讓肝臟和血液乾淨一點。這樣病毒和細菌就沒有那麼多燃料，病原體也就沒有那麼好的生存條件，也就不會引起那麼多發炎。隨意挑選一些即使只是「還算健康」的飲食，發炎就會減輕，因為它可以阻擋一些病原菌最喜歡的燃料，同時也讓肝臟稍微卸下負擔，以便清理血液。血液越濃稠、越髒，病原體就越能得逞，發炎也就越嚴重；血液越乾淨，發炎就越少。

去除飲食中的麩質是許多抗發炎飲食中很受歡迎的部分，因為人們相信麩質本身就是發炎的物質。但真正的原因是，這麼做可以餓死現有的細菌和病毒，因為麩質是他們最喜歡的食物之一。醫學界完全不知道這一點，因為他們不相信病原體會「吃」，但它們確實會。（你會在第三十六章〈肝臟的麻煩製造者〉中讀到更多有關病原體燃料的資訊。）如果你真的想要舒緩慢性發炎，請參考第三十八章〈搶救肝臟 3：6：9〉，以及《甲狀腺的療癒奇蹟》中的抗病毒、抗菌程序。

失眠

失眠和睡不安穩有許多不同的原因，這就是為什麼我在《甲狀腺的療癒奇蹟》中用了五個章節來講述睡眠的祕密。在此，你需要知道的是，大多數的睡眠障礙和失眠都是由污血症候群引起的。即使你的睡眠問題還有其他原因，一個不開心、有負擔、掙扎或衰弱的肝臟對此也不會有任何幫助。

污血症候群在幾個不同的方面會影響睡眠。首先，是現有的毒素。當血液中充斥著有毒的重金屬在你的體內氧化、病毒污染（我指的是它的廢棄物，例如病毒的副產品和神經毒素）、殺蟲劑，以及麻煩製造者清單上的其他化學物質時，大腦也會塞滿了這些東西，而大腦對於一夜安眠是不可或缺的要角。

還有就是肝臟本身。就像一台精細調校的機器一樣，當它無法全速運轉或無法在最佳狀態下運作時，就會出現震動、隆隆聲和咆哮。或者想想你所騎的馬，當它激動、憤怒時，很可能會驚嚇到你。無論哪種情況，你都會不得安寧，即使是在你的睡眠時間：每天半夜，你的肝臟會醒來（通常都是暴躁地）然後開始為你工作，以便在早上時藉由尿液或排便把收集到的物質排出。當肝臟開始發力執行這項工作時，它可能會因為要處理所有的有毒物質而出現輕微的痙攣，這些有毒物質會來自肝臟本身，也包括流回肝臟的不潔血液。這種痙攣甚至會將肝臟所含的一些毒物以未包裝的形式擠回你的血液中，使血液變得更髒。雖然你無法感覺到肝臟的痙攣，它會在體內造成足夠的擾亂，讓你在凌晨時分醒來。再加上血液中有毒物質造成的腦部障礙、肝臟發炎、過去睡不好所造成的焦慮和隱性的創傷後壓力症候群，也許伴侶在你身旁打鼾或外面有嘈雜聲，這就讓失眠無可避免了。照顧你的肝臟、補充水分，並將污血症候群剔除，你就有機會一夜好眠，並與睡覺這件事建立全新的關係。

療癒之井

在接下來的一些章節中，你會讀到污血症候群影響生活的其他方式。你會看到更多有關肝臟如何承受眾多壓力，直到它不堪重負，以及在這個過程中它如何失去了中和調節的能力。

在愛爾蘭有一口著名的療癒水井。幾百年來，人們都到那裡取水。那是一種有著高度活性、最強大的活水。它是非常接地的水，帶有中和的電荷。如果你把垃圾倒進井裡，一開始，井裡的水會把垃圾中和掉。不過，你丟進去的垃圾和有毒化學物質越多，中和能力就會越弱，直到它最終失去生命力。雖然水井裡仍有水，但它的消亡是我們無法測量或破解的，因為我們從一開始就對它的療癒奧祕一無所知。

這種消亡就是我們極力要讓你的血液避免的，也就是要支持肝臟繼續發揮療癒、接地、中和的奇蹟。發現如何讓肝臟免受毒害，也就是學習如何讓自己避免污血的傷害。這是你的生命中最重要的防線之一。

第十一章

脂肪肝

我們都得吃東西才能生存。從旅途奔波、資源有限到生活壓力過大，這些具挑戰性的環境都可能讓我們無法吃最健康的食物。你可能會說：「我要吃那個甜甜圈。」因為你正在奔波，試著趕上緊湊的行程，沒有時間去找其他選項。「我要吃那片披薩。」你可能會這樣決定，因為它很容易取得；它就在眼前。奶油起司貝果、牛角麵包、冰淇淋作為餐後點心、在餐廳吃帕馬森雞肉、街邊小攤上的熱狗，或是朋友請客時的烤排骨、炸雞翅、蝦仁炒飯、巧克力蛋糕，也許一兩個煎蛋、一片培根，這裡吃一點、那裡吃一點，當生活變得辛苦、步調變得太快時，這些食物就能讓我們撐過去。

不管我們是否有自覺，我們這樣吃是為了過活，也是為了快樂。在現今的世界裡，我們所面對的一切，都讓我們感到緊繃和情緒化，所以我們藉由選擇食物來尋求慰藉、滿足口慾，甚至是得到某種陪伴，這都是完全可以理解的。

但現在，如果我們能對食物有多一點的覺知呢？如果我們能不那麼忙、有更多的時間來照顧自己呢？如果你很幸運，有資源追求其他的飲食方式呢？我們可能會尋找看起來非常健康的時尚飲食方式。我們會減少吃可頌麵包、披薩和冰淇淋的次數。我們會尋找較瘦的肉類，減少穀物和加工食品。這難道不是答案嗎？如果要避免脂肪肝的發生，就不是那麼簡單了。現今流行的飲食仍然不是你的肝臟會做出的選擇。

我們的肝臟專注於接收大量的血液，這些血液需要清潔、處理、呵護、過濾、測試、測量、稱重、解碼，甚至是審問，這樣肝臟才能執行接下來的兩千種化學功能。這是你的肝臟最關心的地方：你的血液有多濃稠？血液的濃稠度決定了你是否會得脂肪肝（或脂肪肝前期），而這個濃稠度所蘊藏的危機也會決定你患脂肪肝的速度。

活著與呼吸

為什麼血液濃稠度是個重要因素？為什麼它攸關重大？因為血液越濃稠，血液中的氧氣就越少。流向肝臟的血液中氧氣越少，肝臟呼吸就越困難。是的，你的肝臟會呼吸，為了理解這一點，我們可以將肝臟想像成一組肺，左葉是左肺，右葉是右肺。另一種方式是將肝臟想像成生活在海洋深處的海膽，從海水中汲取氧氣。如果血液含有大量的有毒微粒，就會使肝臟的呼吸更加困難。結果，它的生命力就會減弱。想想你在空氣非常髒、煙霧瀰漫的環境中呼吸；也許你走在街上時，前面的人正在抽著雪茄，或者你家附近發生了森林大火，空氣中充滿了煙灰等等，這些都會讓你呼吸困難。對於敏感或哮喘患者而言，空氣品質就是一切。炎熱潮濕的天氣加上空氣污染，或是工作時室內悶熱、空氣中充滿有毒物質的氣味，對於肺部敏感的人和對空氣不敏感的人來說都很嚴重。現在將肝臟想像成你的肺部，而血液充滿了污染物：空氣品質不佳就像濃稠的血液所造成的壓力一樣。當血液中的高血脂使血液變稠時，就會引發問題。

無論是對研究人員、醫師、營養師或營養學家來說，對於健康的血脂比例判定一直都不是任何人的首要關注，而高血脂並不在醫學研究和科學的研究範圍之內，這是個嚴重的疏忽。在現今的世界中，你不可能像量體重一樣跳上秤，或是像測量體脂率一樣用儀器夾皮膚來準確測量血脂。我所說的和現今測試三酸甘油脂和膽固醇不同。你可以去醫師的診所做全面的體檢，一切看起來都很正常，包括壓力測試、體重、心率和其他生命指標、肺部的聲音，甚至是血液檢查，但同時你的高血脂卻從來沒有被發現。

醫師需要的，是一種可以當場測定血脂數值，就像用來測量糖尿病患者血糖數值的血液檢測一樣的簡單血液檢測。這應該是任何身體檢查的例行項目，這樣醫師就可以馬上說：「哇，你的上一餐是什麼？你的血脂超標了。照這樣下去，十年之內你就會患上脂肪肝、痛風或心臟病，甚至心臟病發作。」

比方說，當諾亞去看醫師檢查身體，在理想的情況下，醫師會與他對話：「諾亞，你昨晚吃了什麼？」

「我在外面的餐廳吃的，點了青花菜雞肉。」

「昨天中午吃了什麼？」

「無麩質麵包做的火雞堡」

「那昨天的早餐呢？」

「我吃了兩個雞蛋配培根，沒吃吐司，因為我想來個無碳水早餐。」

醫師會向前傾並說：「諾亞，你不吃吐司確實是件好事。但我們真正需要關注的是你的飲食中的脂肪量。一個簡單的血液檢驗就顯示你的血液中脂肪含量很高，而你最近幾餐的內容也顯示了高脂肪量的攝取。這會讓你的肝臟缺乏氧氣，為生病埋下伏筆。你不必吃小麥，也不應該吃，但你的確需要考慮在飲食中多加水果，以及其他健康的碳水化合物和額外的蔬菜或綠葉蔬菜。」

地球上的醫學界本應如此運作。我們不應該總是把焦點放在糖和碳水化合物上，以至於水果等重要食物被排除在飲食之外。可悲的是，將脂肪肝的成因歸咎於糖是目前健康產業的一大錯誤。這個錯誤的存在是因為糖從來都不是單獨食用，它總是與脂肪一起食用，或在脂肪之前或之後食用，而且幾乎都是不健康的脂肪，這才是導致健康問題的原因，脂肪才是問題所在。沒有人會大量的只吃純粹的糖。在咖啡中加入糖和奶油，在蛋糕、餅乾和糕點中加入糖，塗在豬肉上的烤肉醬裡也有糖，而在高脂肪的節日餐點之後，他們會把糖果也是當成點心來吃。不正視糖總是和脂肪一起食用的這個事實，是傳統醫學和另類健康產業魯莽行事的最佳例子。這樣狹小的視野只看得見糖，而當一個理論從有限的視野來發展，就很容易變成不容質疑的鐵則。

你可以這樣想脂肪和糖在脂肪肝中的角色：假設你（糖）和朋友（脂肪）一起開車，突然，她把車停在一家銀行前面，拿出一把槍然後衝了進去。一時之間，你會愣在當場。但最後你的回過神來，跳上了駕駛座，這時你的朋友又剛好拿著一袋現金跑回來，並把它從開著的窗戶扔了進去。當警察到達現場時，他們剛好看到你就是這台車的駕駛，在判刑時，你會被認為是整個行動的罪魁禍首，而你的朋友卻被當成根本不在場。你不會想因為一個你既沒策劃也沒有犯下的罪行而被判刑，糖同樣的也不該被誤會。

比水還濃

氧氣的短少會對肝臟造成如此大的影響是因為從消化系統進入肝臟的血流從一開始含氧量就已經比較低了。我們無法制定一個進入肝臟的血液含氧量百分比的標準，因為這取決於一個人吃什麼、什麼時候吃、吃某種飲食多長時間、有多少毒素障礙、一天中的什麼時間、一星期中的什麼日子。任何刻意的標準都是不合理的。

經由肝門靜脈進入的其餘大部分血液都需要過濾和處理，因為其中充滿了毒素、病原體、藥物、礦物質、維生素、酵素、胺基酸、抗氧化劑、其他植物化學物質和營養素、脂肪等等。對多數人而言，進入肝臟的毒素量都很高，這使得肝臟的工作更加困難；而營養素的比例通常也偏低，於是又對我們造成另一個打擊。不過，如果血液夠稀的話，這兩個因素其實還算是可以被控制。而會讓肝臟超過負荷的，正是高血脂。

光是脂肪就足以讓血液變稠，導致含水量降低，從而使人長年慢性脫水。想像一下，一個人除了一杯咖啡、一罐汽水、能量飲料、葡萄酒、啤酒或含咖啡因的茶中的水之外，幾乎不喝任何水。當一個人處於這種不喝水或新鮮果汁的狀態時，脫水的情況就會更加嚴重，這會使血液更加黏稠。就等於是幫中風、心臟病發作、腎臟損害、高血壓、腎上腺疲勞和膽固醇升高，以及任何中樞神經系統的症狀和狀況惡化等疾病開啟了大門。

「中樞神經系統症狀惡化」是什麼意思呢？假設你正在處理慢性疲勞症候群、刺痛和麻木、疼痛、平衡問題（例如眩暈）、不寧腿症候群、焦慮或憂鬱。這些都是與中樞神經系統有關的症狀，而且會隨著氧氣含量降低和血脂升高而惡化。更重要的是，每個被貼上「自體免疫疾病」標籤的症狀都會隨著血脂升高和氧氣含量降低而惡化。這是因為病原體乃是自體免疫疾病的真正成因，也是許多其他疾病和健康問題的成因，這些病原體會隨著血脂升高而生長、繁殖和擴散，導致疾病惡化。當然，高脂低碳水飲食可能會讓症狀有所改善，因為你減少了麩質、乳製品和加工食品等滋養病原體的食物。但這仍不會讓你百分之百好轉。與此同時，滿懷好意的醫師和其他專業人士卻讓自體免疫病患採取高脂肪、低碳水的飲食，希望藉此阻止他們所認為的身體自我攻擊，卻從未意識到較高的血脂實際上會讓病毒和細菌大量繁殖，也就是說，有些人的紅斑性狼瘡、橋本氏症、類風濕性關節炎和其他疾病會惡化。事實上，大多數的脂肪肝患者的肝裡都有病原體，讓肝臟變得遲滯，而持續的高血脂更是對它毫無幫助。血脂在體內不停循環也會讓氧氣含量更少，加速肝臟的老化與衰敗，進而讓你迅速老化。

任何看似新潮的日常飲食，只要是以高脂肪為主要熱量來源，就會加重肝臟的負擔，也可能導致未經診斷的脂肪肝前期或脂肪肝，不管人們是否經常運動和保持健康的體重。運動和體重不能決定脂肪肝或脂肪肝前期：流經肝臟的血液中到底帶來多少問題，以及你的肝臟必須如何拚命工作才保護你的胰臟、心臟、大腦和身體的其他部分，才是真正關鍵所在。

為生存而犧牲

我們的肝臟能感知我們所吃的東西。雖然你會認為胃也可以，但它不能。你的胃沒有自己的智慧，它只是一個從大腦接受指令的小袋子，大腦會透過各種神經（如迷走神經）以及更細小的神經與它溝通。你的胃是一個重要的工具，它受到你的肝臟和胰臟的尊重，你的肝臟對它比我們對它更友善。不過，胃並不是一個非常聰明的器官，也不應該是。如果它很聰明的話，每次我們吃了不該吃的食物，它就會懲罰我們。從某種角度來看，這可能是件好事。每當我們吃下無益的食物時，它就會立即警告我們，而每當我們吃下有幫助的食物時，它就會獎勵我們。但是，這樣我們就無法獲得自由，而胃的作用就是賦予我們自由。雖然肝臟和胰臟可以繼續負責，但胃應該要給我們一些空間，因為這個世界是如此艱難。不論是因為我們所居住的國家或世界的區域，或是因為我們的資源，我們許多人在吃的方面沒有太多選擇。因此，胃不會懲罰我們。胃是保護我們的緩衝區，而肝臟和胰臟則會照顧胃，就像工匠會照顧工坊裡最好的工具一樣。

不論是以食物或飲料的形式，當脂肪進入口中時，肝臟就會立即開始分泌膽汁，以便盡快分解這些脂肪。首先，它要把脂肪打散，好讓血液可以在較輕鬆的流動。其次，它希望在血液進入肝臟之前稀釋血液。如果肝臟感覺到一餐中的脂肪含量很高，膽汁的分泌就會變得非常多。

如果這種情況長期經常發生，肝臟就會開始衰弱，無法好好執行這項工作。結果，無法分散的脂肪就會不斷進入肝臟。因為肝臟會不惜一切保護你和你的胰臟，所以它會開始吸收這些脂肪，這也就是為什麼肝臟是人體中最先累積脂肪或變沉重的部位。在一個人出現外觀上或體重秤上的數字所能發現的任何體重問題之前，他的肝臟就已經出現了「備胎」或「游泳圈」。

當肝臟出現這樣的問題時，胰臟也會受到影響。如果肝臟有任何問題，你就會更容易患上胰腺炎，而且也更難康復。許多人都有慢性胰臟問題，我說的不只是糖尿病患者。許多人都有慢性胰臟發炎的問題，他們可能甚至沒有意識到自己有這些問題。對於任何胰臟的問題，肝臟都扮演著重要角色，能幫助胰臟痊癒，並恢復完整的功能。

由於長年累月的高血脂比例，肝臟會吸收大量脂肪，進一步變弱，無法分散和排出應有的脂肪，因此肝臟會變得遲滯，並開始出現問題。肝臟從血液中吸取養分的能力會受到影響，許多重要的營養素可能會被困在脂肪細胞中而無法取得。肝臟也變得更難收集和排出毒素，因此許多毒素會和營養素一起被囤積在肝臟內和肝臟周圍的脂肪中。慢慢的，肝臟被脂肪囚禁，發展成脂肪肝前期和脂肪肝。如果我們降低脂肪的攝取量，無論我們採取哪種飲食，這種命運都是可以避免或扭轉的，因為降低脂肪可以幫助肝臟變得更強壯，並改善膽汁的分泌。而當這品質更好的膽汁可以溶解和分解脂肪時，它就能讓你重獲自由。某些具有療效的草藥和食物，例如薑，就可以幫助你達到這個目的（更多資訊請參閱第三十七章）。

否則，由於高脂肪導致血液黏稠，膽汁分泌減弱，血液中的脂肪無法分散，特別是通過肝門靜脈（以及肝動脈，因為肝臟無法過濾掉所有通過肝門靜脈的大量脂肪，所以這些脂肪稍後又會回來）湧入的脂肪就像阿爾卑斯山的雪崩，把成百上千的滑雪者困在山坡上，就像是肝臟的諸多功能也被脂肪困住一樣。隨著雪崩的發生，一些滑雪者會爬出滑雪道，遠離危險，而另一些滑雪者則會無助地永遠被凍結。也就是說，肝臟會奮力爭取讓一些最重要的化學功能保持完整，盡其所能來拯救你。這就有點像當雪崩來臨時，如果你正帶著孩子滑雪，在你犧牲自己並被雪掩埋之前，你會盡力把孩子推向安全的地方。你的肝臟所做的犧牲之一，可能就是體重增加。

第十二章

體重增加

如果你問一千個健康與健身專家「為什麼有人會體重過重？」，大多數人會回答「新陳代謝緩慢」，緊隨其後的答案是「吃太多」、「吃太多碳水化合物」和「運動不夠」。這些都是你從醫師、訓練師、家人、朋友、頭條新聞或晚間新聞那聽到的答案。然而，如果你正在與自己的體重糾纏不清，你就會知道事情沒這麼簡單。

人們只是刻板地認為，因為他們熱愛食物，過度沉溺於油炸食品、甜食和其他美食，同時花太多時間在沙發上，所以才會超重。對莫名體重增加的人來說，這和他們的認知完全不同。這通常不是一個熱量攝入大於消耗的簡單問題，你可能試過計算三餐熱量，但發現既讓人抓狂又無效。你可能會覺得自己天生新陳代謝不好，而你的鄰居、同事或好友卻像是中大獎，這種感覺很糟糕。人們對超重或肥胖者，甚至對自己，徹頭徹尾充滿了無情和殘酷的看法。

現在是時候讓世人了解莫名的體重增加究竟為何，而第一步就是要了解它不是什麼：不是因為吃太多碳水化合物、懶惰或缺乏自制力；不是因為甲狀腺功能減退或多囊性卵巢症候群所造成的（雖然這兩種情況都可能是未來體重問題的徵兆）；也不是新陳代謝緩慢的結果——因為根本就沒有新陳代謝快慢這回事。

最後這一點可能會讓你大吃一驚，因為我們一直相信新陳代謝是一個眾所周知的醫學現實。「新陳代謝」這個詞在我們成長過程中一直被使用，彷彿它是宇宙中堅若磐石的定律，但事實上，「新陳代謝」不過是一個陳舊的發現，即人體是一個有生命的生物體，可以吸收食物並將之用來提供能量。告訴人們新陳代謝緩慢是他們難以減重或保持體重的原因，並不是真正的答案；這通常會導致絕望，讓人們覺得自己的身體天生就有問題，而且一生都會如此。事實上，人體如何增重和減重的許多機制仍是醫學上的謎團，「新陳代謝」只是一個方便的標籤，還有太多東西需要我們更深入了解。

肝臟的真正角色

體重增加的真正原因是什麼？你現在應該不會感到驚訝，因為絕大多數的狀況下時候，體重增加的真正原因是肝臟。雖然甲狀腺和腎上腺這兩個其他因素也經常牽涉其中，但重要的是要記住，它們都和肝臟有關。讓我們來看看這是如何運作的。

甲狀腺與肝臟的關聯

現在流行將體重增加歸咎於甲狀腺。然而，正如我在《甲狀腺的療癒奇蹟》一書中詳細揭露的，甲狀腺問題並不會導致體重增加。先不提全世界，光是在美國就有成千上萬的人患有甲狀腺失調，但他們仍然保持著我們所說的標準體重。無論是在診斷之前、診斷之時還是之後，許多其他甲狀腺疾病患者的體重確實有所增加，但這種相關性不應該誤認為是因果關係。無論是甲狀腺功能低下或橋本氏甲狀腺炎，甚至是甲狀腺細胞被殺死或移除，都不能歸咎於甲狀腺。

專業醫療人員開始將甲狀腺與體重問題聯繫起來，因為他們相信甲狀腺是人體新陳代謝的調節器。注意到「相信」這個詞了嗎？再次重申，新陳代謝只是個被一再重複讓人以為是事實的理論。醫學研究和科學也尚未完全了解甲狀腺究竟如何運作。所以一開始的新陳代謝迷思，加上對甲狀腺的不解，當然不會得到任何有效的結論。兩個無解加起來並不會是答案。

因為有百分之九十五以上的甲狀腺問題都是病毒引起的，而慢性病毒感染會削弱肝臟的功能，加重肝臟的負擔。其中部分原因是由於引起甲狀腺問題的病毒在進入甲狀腺的途中會先在肝臟築巢，這就是為什麼甲狀腺問題和體重增加之間會有關係。而當肝臟因病毒活動受損並負荷過量的廢物時，它就無法發揮應有的過濾功能，最終導致體重增加（我們將在後面幾頁內更深入地研究這是如何發生的）。體溫波動、腦霧、身軀中段發胖：當我們被引導相信這些都是甲狀腺引起的，但事實上它們都有肝臟的印記。如果你同時遇到甲狀腺疾病和體重問題，那是因為它們都是同一個潛在病毒問題的症狀，而不是甲狀腺本身導致體重增加。（你可以在《甲狀腺的療癒奇蹟》一書中找到更多關於這個主題的資訊）。

腎上腺與肝臟的連結

與幾年前相比，腎上腺現在受到更多關注。從某種角度來看，這是件好事。代表更重視病人受的苦，醫學界也比以往任何時候都更願意承認人體之間的相互關聯。那些不斷尋找可以幫助病患的方法的好心醫師們都該受到讚揚。

但這就是我們需要小心的地方：醫學研究和科學尚未完全了解腎上腺，但許多人卻會利用這份神祕和未知，而把許多問題都歸咎於腎上腺：疲勞？難以集中注意力？憂鬱？焦慮？失眠？目前的一些想法認為這些都是腎上腺的問題。因為腎上腺仍在被探索中，因此似乎將健康問題歸咎於腎上腺也是可行的。體重增加是另一個被貼上腎上腺標籤的項目。腎上腺疲勞、皮質醇升高、膽固醇過高、荷爾蒙失衡，這些都被歸咎於新陳代謝減緩，以致於不管有沒有運動都會讓你肚子上長一圈肥肉。但這個理論並不準確，這是另一種情況。當中確實存在相關性，只是並非表面上的直接因果關係。同樣地，這絕對不是因為新陳代謝減緩，因為新陳代謝真的無法解釋體重的增加或減少。

事實上，是我們所面對的過量腎上腺素數值引發了連鎖反應，導致體重增加。這種反應始於我們不停生活的壓力和過度刺激。正如你將在第十九章〈腎上腺問題〉中讀到的，當你寶貴的腎上腺排出大量腎上腺素時，肝臟會啟動一個保護程序。為了保護你免受過量腎上腺素的腐蝕作用，肝臟會吸收腎上腺素，並進一步利用舊的、已儲存的荷爾蒙作為誘餌和陷阱，以化解新的荷爾蒙。結合的荷爾蒙複合物就會產生，但如果肝臟不是處於最佳狀態，就無法將其全部排出。相反地，它必須儲存這些荷爾蒙，而你將會在下一節中讀到，當肝臟需要儲存太多荷爾蒙時，結果通常是體重增加。

肝臟儲存：失落的環節

體重增加的真正原因在於肝臟的功能快慢。這並不是說這是在怪罪你的身體「有毛病」。這並不是說遺傳基因會讓肝臟懶惰或更有活力。而是關於我們在這本書中反覆提到的：你的肝臟所面對的問題。

當一個人想吃多少餅乾都不會增加一盎司的時候，這並不是因為他的新陳代謝快。那是因為他的肝臟尚未達到儲存脂肪或毒物的極限，因此能以更快的速度運作。但這並不表示他的肝臟沒有負荷過重或壓力過大。你可能很瘦，而肝病仍在發展中，或有肝臟的併發症引起的高血壓、青春痘或黃疸等症狀。體重的問題，乃是關於肝臟對於麻煩製造者的儲存。對於想吃什麼就吃什麼卻不會發胖的人來說，這部分的功能還未受到折損。

脂肪儲存受到破壞並不代表問題出自飲食。對特定的人來說，吃大量高脂肪食物固然是一個因素，但也應該考慮其他因素。像是任何讓肝臟負擔過重的東西。這包括有毒的重金屬、DDT 和其他殺蟲劑、除草劑、殺菌劑、溶劑、塑膠、工業化學品和其他毒素。如果這些毒素在肝臟中積聚，就會占據寶貴的儲存空間，如果積聚到一定程度，就會成為問題（請參閱第三十六章〈肝臟的麻煩製造者〉的清單）。

此外，還有病毒和細菌造成的損害。有一種病毒會破壞肝臟功能，它就是 EBV。這種病毒會引起甲狀腺問題、纖維肌痛、類風濕性關節炎、狼瘡、萊姆病、肉類瘤病、鈣纖維化、埃勒斯當洛二氏症候群等等。EBV 在肝臟中有一段築巢期，在這段期間，它會鑽入肝臟組織並在其上留下疤痕，使其功能變得遲滯，並破壞其部分儲存功能。EBV 也會釋放有毒物質、有毒的廢棄物、神經毒素、皮膚毒素和病毒屍體的形式排出廢物。當肝臟負荷過重而無法處理時，就會把更多的殘餘物儲存在肝臟裡面來保護你。

另一個因素是過多的腎上腺素和皮質醇，在第十九章〈腎上腺問題〉中會加以說明。在肝臟搶先用舊的荷爾蒙與新的荷爾蒙結合並中和之後（醫學界仍未發現），大量結合的荷爾蒙複合物會在肝臟中累積，以至於肝臟器官的儲存庫空間不足。

最後，失控的腎上腺素會對肝臟造成傷害。有時候，在長期或高度緊張的情況下，或者當腎上腺為其他部位的錯誤（如甲狀腺激素過低）而過度補償時，腎上腺就會向體內充斥大量腎上腺素，導致無法全部中和。這種過量、活躍的腎上腺素對肝臟的影響很嚴重，事實上，它會有一種幾乎像是醃漬的效果，尤其是如果有人還吃了很多鹽、攝取了大量醋（例如沙拉醬中的醋）和酒精，像是在晚上喝了一杯紅酒。腎上腺素的損害會讓肝臟慢下來，讓它們得儲存更多東西。

在理想的情況下，肝臟會處於足夠強健的狀態，可以輕鬆處理脂肪、毒素和荷爾蒙，中和並將毒素完全排出，同時只保留對你的身體有用的優質脂肪和荷爾蒙。現實情況是，對大多數人來說，肝臟有太多的工作要做。當血液湧入肝臟時，肝小棄的流水線工人會爭分奪秒地處理和包裝所有好的、壞的和醜的東西。如果壞的和醜的太多，這些工人就會疲憊不堪，無法應付所有湧向他們的事物，而肝臟保護你的下一個最佳選擇就是儲存多餘的物質。但是要行動已經遲緩的肝臟加班來尋找能夠儲存這些物質的空間，無疑就是個艱鉅的任務。

很多時候，肝臟需要把多餘的脂肪細胞、荷爾蒙和荷爾蒙組合、毒物和有毒廢棄物儲藏在同一個隔間裡——只要有空間，必要時甚至可以把它們儲藏在營養素儲藏箱裡。像這樣將好東西和垃圾儲存在一起，並不是肝臟的正常工作。為了適應並保護你的健康，它不得不在極度困難的情況下這樣做：防止脂肪通過並在動脈和心臟中聚集，防止膽固醇堆積，防止可能導致糖尿病的胰島素抵抗等。慢慢的，肝臟會逐漸變得脆弱和遲鈍，這個保護程序也會瓦解。

隨著年齡增長而發胖

肝臟究竟發生了什麼事，才會讓體重隨著年齡增加？很多人一生中都在吃自己喜歡吃的東西，也試著盡量奉行中庸適量的飲食哲學，雖然也一次又一次地違背哲學，但仍然都能保持正常、健康的體重。但最後，除了極少數的人之外，所有的人都不可避免地碰上了：腰部線條變粗、體重上升，覺得身體讓他們失望了。

對於許多人而言，肝臟問題會悄悄地潛伏數十年之久，直到肝臟變得遲鈍、脂肪儲存能力失調為止。這就是為什麼有人會說，他們的體重在十、二十、三十、四十或五十年間一直保持穩定，但後來卻突然無緣無故開始發胖。

通常，教練會堅持這是因為新陳代謝開始隨著年齡增長而變慢，而答案就是吃更好的飲食和做更多的運動來增加新陳代謝。是的，人們通常可以從飲食和運動中獲得成效。但你要知道，這並不是因為這些因素會提高新陳代謝。相反的，多吃未經加工的食物和多做運動都有助於清潔肝臟、排毒，並為肝臟帶來更多氧氣。肝臟的一部分會因為運動和吃得更好而恢復活力，這就是幫助這些人減重的原因。這並不是因為飲食和運動「修復」了新陳代謝，這和新陳代謝無關。

有些人從外表上看起來很好，但肝臟可能處於功能遲滯的邊緣，因為脂肪開始在肝臟中積聚，逐漸成形。最後，人們往往會突然發現，儘管他們沒有做任何不同的事情，但體重卻開始增加，這時就會有人告訴他們：「你的新陳代謝很緩慢」。有一半以上與體重糾纏不清的人都在面臨這個狀況：即使是激烈運動和注意飲食也無法阻止秤上的數字上升。

在這些莫名的體重問題案例中，肝臟已經變得非常遲鈍，需要額外的特殊療癒支援。過多的脂肪細胞、病毒廢棄物、過多的腎上腺素和／或毒素塞滿了肝臟。當肝臟處於這種狀態時，它就無法像預期的那樣處理脂肪，因此脂肪細胞開始以更快的速度聚集在肝臟中。肝臟內部會變得非常擠塞，脂肪會在肝臟外部堆積，形成脂肪肝前期和脂肪肝。脂肪細胞隨後開始在腸道中積聚，最終使心臟和動脈堆滿脂肪。這時開始出現糖化血色素過高，同時也被診斷為糖尿病前期。腰圍的額外重量就開始揮之不去。

這是體重增加的脂肪細胞方面。如果每個人走到哪都把肝臟拿在手上，我們就會知道有多少人患有肥胖前兆或脂肪肝。相反的，我們只根據外貌來判斷，比較瘦的人常常覺得有理由說別人是「胖子」，卻不知道其實他們的肝臟也會被貼上「肥胖」的標籤，只是還沒有在外貌上表現出來而已。

當一個人因為外表肥胖而被稱為「胖子」，或是當他們認為自己很胖時，大多數的情況下，肥胖只是讓他們變重的一部分原因。體重增加還有另一個面向，尤其是神祕的體重增加，那就是體液滯留。如果你的體重增加了六十磅，儘管盡了最大的努力，但很有可能其中只有四十磅是體內脂肪，另外二十磅則是體內滯留的液體。這種未經診斷的淋巴水腫是由於你的淋巴系統被迫充當肝臟的過濾器。肝臟的作用是過濾大廢物，而淋巴系統則是處理小廢物。然而，當肝臟受到壓力時，就會有更多的廢物從它身邊溜走。因此，淋巴管和淋巴導管就會阻塞。淋巴液無法像正常情況下一樣流動，導致淋巴系統嘗試推送淋巴液到阻塞處。淋巴液開始聚集，也就是體液滯留。了解這一點是向前邁進的關鍵之一。

解開謎團

那些八十或九十歲的老人家，沒有明顯的原因卻仍然很瘦，那該怎麼辦？這些罕見的少數人有什麼不同？有傳言說，那是因為他們有良好的基因或強健的新陳代謝，但這是錯的。當一個人一生都能自然地保持體重時，那是因為他的肝臟從來沒有被逼到絕境。這個人的肝臟從來沒有被毒物、病毒、有毒重金屬、不同品種和突變的病原體、塑膠、藥物、殺蟲劑、除草劑、殺菌劑、溶劑和其他有毒化學物質、戴奧辛以及過多的脂肪摧毀。這個人的膽汁分泌保持旺盛，膽鹽充滿酶的活力。無論肝臟長期處理的是什麼脂肪、未經授權的病原體和毒物，都還不足以讓它失衡。

看看好幾代都有體重問題的家族，再看看幾代人都保持苗條的家族，是的，這似乎是基因可以解釋的。第二個家族看起來像是中了遺傳的頭獎！雖然基因在我們的生活中扮演著許多重要的角色，但是基因並不是答案。事實上，另一個關鍵因素正在發揮作用：肝臟中的毒素。對於那些從未與體重糾纏不清的人來說，他們遺傳到的毒素量比我們其他人要低。也許祖母沒有像其他 99% 的人一樣使用 DDT。或許父親不在工廠工作。家族中的肝臟飽和程度較低，因此，後代來到這個世界時，負擔較輕，也較少面對體重增加的問題，這與基因無關（如需了解更多關於基因怪罪遊戲和新陳代謝神話的資訊，請參閱《甲狀腺的療癒奇蹟》）。

有許多同胞兄弟姊妹的案例，即使是家族中 DNA 最相似的人，卻有截然不同的體重，這證明體重不全是基因的問題。其中一個兄弟姐妹的肝臟可能含有極高的有毒重金屬，並帶有較高的家族負荷，而另一個兄弟姐妹的病毒負荷則處於休眠狀態，不會含有那麼多的有毒重金屬，這就會導致其中一個兄弟姐妹的體重增加，而另一個則不會。我們不能忘記每個人都是不同的。

體重增加絕不應該被歸罪於厄運或命運，也不應該被批判。老是想餓壞自己、瘋狂健身或咒罵你的祖宗，這些對現在的你來說都是過去式了。體重過重其實是體內有多餘的液體，與這個真相聯繫在一起會讓你感到無比的自由。減肥並不是艱苦地消耗卡路里。它是關於釋放堤壩，讓重量可以流走。我們還要記住，某人身上多餘的脂肪細胞通常不是因為吃速食、坐沙發的生活方式造成的。可能是因為 EBV 或其他肝臟疾病妨礙了肝臟。

下次當你注意到有人超重，或是失望地看著鏡中的自己時，請抹去成見，認清現實的感受。不要馬上想到跑步機，而是運用你的慈悲心，提醒自己多餘的體重不是任何人的錯，而體重也不是命運。我們有一條可以前進的道路，而這條道路來自於對真相的了解：治癒肝臟，並首先解決造成肝臟負擔的因素，像是病毒量、腎上腺負荷以及和有毒物質的接觸。這些才是減重的真正關鍵。

第十三章

莫名的飢餓

就像體重增加一樣，莫名的飢餓感也是經常被魯莽對待的健康問題之一。如果你正在處理無論多少食物都無法填補的飢餓感，請放心，無論他人如何對待你或你如何看待自己，你的個性都沒有問題。這不是貪吃，也不是性格上的缺陷或道德上的失敗，更不是你的錯。莫名的飢餓之所以會困擾某些人，有一個非常真實的解釋。

對於持續、異常、讓人困擾的飢餓，心懷慈悲的專業人員們提出了不同的理論。一種是心理上的暴食症。另一個理論是他們的飢餓「關閉開關」會由於腦部或胃部的失調或狀況而失靈。當女性懷孕、排卵、經前、經期、更年期或更年期過後感到飢餓或有暴食衝動時，通常會被歸咎於荷爾蒙。最近，另一個備受關注的理論是甲狀腺功能亢進症。許多人被告知，甲狀腺功能亢進導致他們的新陳代謝率升高，也就是說，他們燃燒卡路里的速度比正常人快，進而使他們比正常人更容易餓。還有一種理論認為，某人身上的額外重量正是他們神祕的飢餓感的來源，這真是令人沮喪。無聊也是一種理論。季節性情緒失調、憂鬱症和糖尿病也是如此，但沒有人意識到它們與肝臟有關。最後，還有一個理論，就是胃酸倒流所引起的不適會促使人們一直想吃東西。

請不要誤會：這些仍然是理論——未經證實的可能性，被拋出來只是希望能給患者一種找到答案的感覺，儘管它們並非真正的答案。在以上所有的理論中，最古老的理論是心理學上的「一切都是你的想像」。這也是最令人痛苦的診斷之一；它會讓你覺得自己與自己的心靈不和。食物並不是我們可以完全從生活中移除的元素之一，因此只要少吃一點，忽略內心持續要求多吃的想法，就會讓人覺得是無法克服的挑戰。當然，我們也不能忽略了飲食失調的可能性。的確，我們有些人暴食是為了紓解難過的情緒，而且食物、創傷和上癮可能會互相影響。但這並不是問題的全部。

它遺漏了一個關鍵的生理需求，而這個生理需求在一開始就觸發了暴食的衝動。在不涉及食物上癮的情況下，同樣的生理需求也會造成神祕的飢餓感，那就是飢餓的肝臟。

重要的乾淨碳水化合物

如果一個人一直在進食，肝臟怎麼會飢餓？因為飢餓的肝臟並不會渴求脂肪熱量。它是一個用光了葡萄糖和糖原儲備的肝臟，所以它呼喚著以重要的乾淨碳水化合物的形式來補充。**你可以把它記成 CCC，也就是三個 C，重要的（Critical）、乾淨（Clean）、碳水化合物（Carbohydrates）**，這樣就可以很容易地聯繫到你的身體想要什麼。

想想懷孕的女性，她總會為下一餐做好準備。她的飢餓感通常會被貼上荷爾蒙的標籤，或者人們會將她的飢餓感解釋為需要吃兩餐——這至少比責怪荷爾蒙要好。事實上，懷孕期間的飢餓感是因為孕婦的肝臟需要大量的天然糖分來儲存更多的葡萄糖和糖原，以保護和餵養正在發育中的寶寶的肝臟。嬰兒的肝臟在很大程度上取決於母親的肝臟狀況，母親的肝臟在向嬰兒的肝臟提供精心準備、高吸收率的營養物方面扮演著重要角色，嬰兒的肝臟會識別和吸收這些營養物，並將其納入肝臟細胞生長的過程中（有關嬰兒和兒童肝臟的更多資訊，請參閱第二十八章。）正是這個肝臟渴求葡萄糖餵養嬰兒的呼聲在促使母親無論到哪裡都要帶零食。

不只是孕婦需要天然糖分來餵養肝臟，我們每個人都需要「CCC」。許多人都面臨葡萄糖和糖原儲備不足的問題，導致我們的肝臟，甚至神經系統都會感到飢餓，並將這種飢餓感傳遞給我們。當我們的儲備不足時，我們的心臟、腎臟、生殖系統和脾臟也會受到妨礙，雖然是肝臟和神經系統在對抗飢餓感——主要是肝臟（至於神經系統，在面臨危機時，你的大腦需要葡萄糖，所以它呼籲肝臟釋放葡萄糖，以幫助保護和撫慰大腦）。

肝臟壓力來源

我們是如何耗盡肝臟的葡萄糖及儲存的糖原呢？那是由於肝臟承受了過多的壓力。其中一種常見的壓力來源是病原體的活動，也就是病毒和肝臟中的細菌以肝臟儲存的毒物為食，例如有毒的重金屬、其他病原體的副產品和污泥、塑膠和藥物中的石油。當病毒進食時，它會留下廢物，在肝臟深處形成一個更大的垃圾掩埋場，這使得肝臟更難獲得其運作所需的燃料：葡萄糖。

EBV 是一種非常常見的病原體，它會在肝臟中駐紮，而且還會引起甲狀腺機能亢進，這也解釋了為什麼甲狀腺機能亢進和飢餓感經常會同時出現。甲狀腺功能亢進症患者經常感到飢餓，但這並不是新陳代謝的問題，而是肝臟在對抗 EBV 的過程中消耗了大量的葡萄糖。許多甲狀腺機能減退症患者也因為相同的病毒原因而飽受飢餓之苦。

（值得注意的是，甲狀腺功能亢進症可能導致體重下降，但這並不是如目前的醫學理論所說，因為甲狀腺激素分泌過多影響了新陳代謝率。體重下降的真正原因是，引起甲狀腺功能亢進的特定類型的 EBV 會釋放對人體過敏的毒物，促使腎上腺素不斷分泌，這種腎上腺素的作用就像安非他命一樣，會使某些人的體重下降。事實上，甲狀腺功能亢進的患者中，體重增加的人比體重下降的人要多，這是一個令醫學界感到困惑的事實。幾乎所有一開始體重過輕的人，無論是被診斷為新陳代謝加速，還是被診斷為甲狀腺功能亢進伴有新陳代謝加速，最終都會在晚年體重增加。有些人可能會瘦個十年、二十年、三十年或更久，最後到了五十歲左右，肝臟多年來所承受的負擔終於超過臨界點。有人會被告知：「你的新陳代謝因為年齡的增加而變慢了」，但事實上，肝臟已經阻塞了。但只要你學會與它合作，就能逆轉。）

當有人體驗到莫名的飢餓感，同時又超重時，這通常是脂肪肝前期或脂肪肝的跡象。在這種情況下，器官內和周圍積聚的額外脂肪細胞會對肝臟造成壓力，妨礙其儲存葡萄糖的能力。如需複習脂肪肝前期和脂肪肝，請重溫第十一章。

如果有人體重過輕或體重正常卻經常感到飢餓，很有可能是腎上腺素過多造成的。腎上腺素過多，不論是因為需求、情緒挑戰，或是數小時沒進食，都會使肝臟塞滿腎上腺素，妨礙肝臟建立葡萄糖儲備的能力，基本上會餓死正在努力工作、需要燃料的肝小葉。最後一點「數小時不進食」尤其關鍵，因為這是我們最能掌控的。半天不吃東西並不是證明自己的價值和征服飢餓的方法，反而是讓自己在當下，以及長時間都變得更飢餓的方法。當你不常進食時，血糖會下降，沒有葡萄糖儲備，你的腎上腺就會排出過多的腎上腺素來補償。肝臟被迫吸收多餘的腎上腺素後，當你終於進食時，肝臟卻已經充滿腎上腺素而無法裝進真正需要的葡萄糖。即使填飽了肚子，也可能永遠不會有飽足感，或者即使你當下有飽足感，飢餓感也會很快再次騷擾你。這也解釋了為什麼其他種類的腎上腺素爆發也能造成莫名的飢餓感。你的飲食可能很有規律，但如果你不斷經歷「戰鬥或逃亡」這樣的刺激，腎上腺素就會充斥肝臟，也就沒有機會從你的正餐中攝取葡萄糖來補充能量。

人們在經歷情感危機（如失去至親或失戀）時，通常會停止進食，當腎上腺素以及他們的痛苦、悲傷和煎熬一起吞噬著他們時，食物是他們最不會去想的事情。幾十年來，我見過很多次這種情況，你可能也見過。這令人心碎。隨著時間的流逝和生活的改變，情況往往會發生逆轉。在一段時間後，無盡的飢餓感會反撲，因為肝臟在瀕臨餓死之後會乞求食物。

有些人可能同時經歷三種導致莫名飢餓症的肝臟壓力：病原體活動、脂肪肝或脂肪肝前期，以及腎上腺素過多。在這種情況下，肝臟更需要葡萄糖儲備。因此，這些就是解決神祕飢餓的一些初步步驟：降低病毒或細菌的負荷、照護腎上腺（請參閱《醫療靈媒》系列的前幾本書，以了解更多關於這兩方面的資訊）、幫助肝臟甩掉多餘的脂肪（請參閱第三十八章〈搶救肝臟 3：6：9〉和第四十章〈救肝冥想〉），無論你是否認為自己有體重問題。接下來是關鍵的一環，就是給予我們的肝臟所需的葡萄糖。

葡萄糖障礙

我們被騙了，以為我們攝入體內的葡萄糖比實際攝入的多。畢竟，我們不是經常聽到，現今的社會的人們吃了太多的糖和太多的碳水化合物嗎？一片蘋果派、蜜糖烤花生、用多汁熟透的番茄和全穀麵包做成的 BLT 三明治，我們不是一直在提供肝臟珍貴的葡萄糖來源嗎？事實上，我們所吃的糖只有在不受抑制的情況下才能幫助我們；為了讓我們的肝臟受惠，我們攝取的葡萄糖必須不含妨礙其吸收的脂肪。當我們進食帶有糖分的過量脂肪時，即使肝臟很飢渴，也無法由此補充葡萄糖儲備，因為脂肪會讓肝臟無法分離糖分來吸收。

橙汁醬烤豬排是個典型的食物組合，有助於解釋肝臟飢餓的原因。不管醬汁中的糖分再多，都無法幫助你的肝臟，甚至是橘子果醬中來自橘子的優質葡萄糖也一樣，因為豬肉脂肪會阻礙它的吸收。肝臟有責任保護你的胰臟（以及大腦和心臟），因此肝臟的工作會轉為分解脂肪，甚至在必要時吸收一些脂肪來降低血脂數值。火腿起司三明治也是一樣：由於火腿和起司的脂肪含量高，濃縮在起司中的乳糖（部分由葡萄糖組成）無法用來補充肝臟的葡萄糖和糖原儲備。因為麵包中夾了的東西，麵包中的碳水化合物所提供的葡萄糖也無法讓肝臟受益。至於蘋果派，根據食譜的不同，蘋果派皮中的奶油、豬油、酥油或雞蛋都會阻礙蘋果中珍貴的糖分補充肝臟。至於蜂蜜烤花生，則是花生的高脂肪含量和烤花生的油阻止了蜂蜜中的重要糖分補充肝臟的葡萄糖儲備。而 BLT 三明治，則是美乃滋和培根中的脂肪干擾了番茄中珍貴的糖分。這些都會害我們錯過讓肝臟從零食和正餐中的葡萄糖來源獲得能量的機會。如果只是偶爾，或只是發生的時間很短，那就沒什麼大不了的。但如果年復一年、十年復十年地發生，那就變得非常嚴重了。肝臟需要整理、分離、組織和分類你的生存所需的所有元素，而重複的脂肪和糖的結合就會中斷肝臟的各種機靈和優勢。

並非只有同時進食脂肪和糖才會造成問題。因為許多脂肪會在血液中停留一段時間，所以一天中連續進食脂肪也會妨礙葡萄糖的吸收。即使你中午吃了凱撒雞肉沙拉，等到下午兩點才吃蘋果，沙拉剩下的脂肪仍會留在血液中，而蘋果的天然糖分就無法像你在血液中沒有激進脂肪的情況下吃蘋果一樣，為肝臟提供幫助。一般來說，豬肉製品的脂肪在進食後需要十二到十六小時才能散去，其他動物製品的脂肪需要三到六小時，植物脂肪則需要一到三小時。這是連設計飲食的專家也不知道的原因，也就是為什麼高脂肪、高蛋白飲食開始加入更多植物性脂肪。醫師觀察到，當病人的蛋白質來源來自酪梨、堅果、種子和椰子時，他們的健康狀況會更好。他們不知道這是因為這些植物脂肪在一到三小時後就會散開，讓更多重要的糖分，例如午後蘋果中的糖分，可以進入肝臟。（順便說一下，蘋果是 CCC 家族的重要成員，也是你的最佳盟友。蘋果內含數千年的內建資訊，因此至少就它們所能做的來說，幾乎可以說是超越你所吃的任何食物）。

酒精是終極的葡萄糖偽造品。一旦肝臟嘗到酒精的滋味，它就會拚命使用酒精的糖分來填補葡萄糖和糖原的儲備。與此同時，肝臟必須吸收酒精來保護你，這就會打擊肝臟提取糖分和發揮功能的能力。還記得第一部的那些肝小葉精靈嗎？這些小精靈只有一粒沙那麼大，對酒精沒有耐受力；酒裡那些冒充的、甲基化的、似是而非的糖分會在瞬間使它們中毒。然而，糖還是一種誘惑。就像地平線上的海市蜃樓，每一口酒精都會在精靈面前懸掛著強效的糖分，因此即使他們真的用不到，也會不斷呼喊著要喝更多。

了解這一點有助於解讀對酒精的渴望。避免進食碳水化合物，但每晚都要喝酒的人，之所以會被酒吸引，是因為這是肝臟攫取糖分的機會。由於酒精會阻止肝臟吸收糖分，所以葡萄糖儲備從未真正得到補充，因此肝臟在第二天會再次發出這種渴望。酒精的上癮通常只有一部分是針對酒精，它極也可能也是肝臟在渴求葡萄糖的徵兆。

回應呼籲

除了處理潛在的肝臟問題外，告別持續飢餓的最佳方法就是餵飽你的肝臟，也餵飽你自己。要經常進食（每一個半到兩小時），並吃得好，而這是為了補充葡萄糖和糖原儲備。請注意，酒精不能算作葡萄糖的補充。利用上面的脂肪消化時間表來規劃一天中脂肪不會影響葡萄糖吸收的時段，在這段時間內，選擇第三十七章的食物或第三十九章的零食來滿足你的肝臟需求。像第三十八章中的「救肝早晨」一樣，在一天的晚些時候再進食脂肪，是一種非常有效的技巧。

請記住：你的飢餓感並不需要被克服，它不是個缺點。它是肝臟發出的求助訊號，而現在你知道該如何回應這個訊號，並可以再次感到滿足了。

第十四章

老化

在我們的社會中，對衰老的恐懼以及衰老對身體的影響，驅使了許多事情的發生。抗老化的方式五花八門：護膚液、精華液、面霜、乳液、運動計畫、補充品、美容注射和整容手術。飲食計畫和超級食物被標籤為「逆轉年齡」，不管它們是否真的有助於保護你。荷爾蒙替代療法被稱為青春之泉（儘管我在《醫療靈媒》中揭露，它只會讓你更快衰老）。即使是能讓思考和行為更年輕的方法也會吸引我們的注意。我們不斷試著打敗時間，讓自己看起來更年輕，感覺更年輕，以阻止時間的流逝。

想要避免衰老的禍害並不是件新鮮的事，也沒什麼不對。當然，就像我們之前的世代一樣，這可以追溯到很久很久以前，我們希望在年老時保持健康，保持自我。但是，真正的答案就是，不要被各種抗老化熱潮的虛假承諾給迷惑了。答案就在於，要了解真正讓我們衰老的原因。

那麼是什麼決定了我們身體的老化過程呢？我們知道，地球每繞太陽轉一圈，我們就會老一歲。我們認為基因可能扮演某種角色，我們相信壓力會讓我們快速老化。有許多真相和許多理論，因為許多因素確實會影響我們老化的速度。然而，即使我們經歷了這麼多不同的經驗和接觸，有一個基本因素卻扮演著最重要的角色——它可以讓我們更快老化或減緩老化。它是藏著祕密的源頭，那些我們相信存在於宇宙中或隱藏在地球上某處的古老祕密，其實就藏在我們身上。

人類的神奇時光機？這不是什麼未來的幻想發明。青春之泉？這也不是虛構的歷史。時間機器、青春之泉，無論你喜歡怎麼稱呼它，我們每個人都已經擁有一個；它是我們自身古老的一部分。它比你所知道的還要真實，在你出生之前，它就已經在你的身體裡耐心地等待著，隨時準備行動。它是更新生命的泉源，是恢復青春的聖地。它擁有答案、力量和真理；它擁有青春。它是長壽和逆轉年齡的起源。

你的肝臟：對青春永駐這個追求來說，它就是一切。

如果處理不當，可能會適得其反。在無知、缺乏資訊和粗心魯莽的情況下，它會被迫進入求生模式。它不會欺騙你，它不會在你背後捅你一刀，它不會遺棄你。它不會把你的心挖出來踩碎。它不會故意讓你變老，或讓你看起來更老，它不會因為軟弱和不忠而離開。肝臟只會在長期低迷甚至被濫用之後，才會轉身離開，取走自己僅剩的東西，並在無可奈何的情況下，將資源用於保護你身體的其他方面，讓你的生命得以延續。皮膚變得鬆弛或褪色、失去彈性是一種常見的抱怨，就像其他提早衰老的症狀一樣，這是肝臟慢慢失去各種化學功能的徵兆。加速老化和憔悴是有很好的理由的，它使你免於更糟糕的命運。肝臟如果到了這個地步，以其高智慧的化學功能資料庫意識到它沒有得到保持自身健康和讓你保持年輕所需的東西時，它就會把最後的儲備全力用於保護大腦、心臟和胰臟。

我們如何照顧我們的肝臟，決定了我們的健康、老化過程，以及隨著年齡增長，我們在精神、身體、甚至情緒上的許多福祉。人們用許多不同的方法來照顧自己的健康，儘管他們經常不認為這些方法是專為肝臟而設的。他們會去水療中心做按摩和全身海藻敷膜；他們會進行飲食排毒，服用維生素和其他補充品；他們會去看醫師做檢查——這些都是在照顧肝臟的過程中一點一滴地發生。隨著年齡的增長，這些偶然的、間接的關注確實能幫助我們的肝臟保持一定的健康價值和健康存量。然而，這只是一種賭注、一種挑逗，就好像有人在你的肝臟前面懸了一根胡蘿蔔，而它只有在極短的時間內能抓住那根胡蘿蔔的一點點 β- 胡蘿蔔素。短暫的喘息就像是在告訴器官：「現在你有了，現在又沒有了」、「給你。現在我要拿回去」、「這可以給你喔，可是只有一點點」、「這是你需要的嗎？哎呀抱歉，你動作不夠快」、「這個可以幫到你嗎？不行喔，今天不行。抱歉」。這荒唐的遊戲就這樣繼續下去。

常保青春的戰鬥

你年少時是否有過這樣的經驗嗎：拿到第一輛車的鑰匙，搖下車窗倒車駛出車道，上路時覺得自己就要征服世界？當我們無意間給予肝臟略施小惠時，儘管它還想要更多，但這一點好處對它來說已經算是很大的恩典了。這些稍縱即逝的自由與活力時刻，就像是讓我們擁有青春之車的鑰匙，但這些快樂都稍縱即逝。如果沒有肝臟意識，我們就會像個自以為無敵的年輕人一樣，似乎什麼都知道，直到一場事故終止了我們的歡樂旅程。如果運氣好的話，這就是它的終點：一個小意外、一個肝臟的小負擔或小障礙，就能警醒車主這輛車需要更好的照顧。否則，長期疏忽照顧，任由它變得髒亂、生鏽、破損，那輛車根本就不再是年輕人的座駕，而是一輛在路上一瘸一拐、噴著廢氣的破車。

如果我們不想未老先衰，就不該讓肝臟承受所有的衝擊。我們不希望它被生活弄得遍體鱗傷，以至於無法帶領我們進行所有我們為自己想像的冒險。我們希望它能獲得真正的解放，而不是在獲得一絲自由後馬上就崩壞；我們希望完全避免崩壞，讓自由成為理所當然的狀態。因為好好關心肝臟——不任意玩弄它——才是永保青春的真正秘訣。

一旦能善用這點，我們的肝臟就能發揮特殊的化學功能，讓我們永保青春。其中一些功能當然是圍繞著排毒能力存在。清除垃圾對於保持肝臟健康非常重要。而這當中最深奧的抗衰老功能，就是肝臟能夠把它已儲存或新鮮獲取的，來自最重要的來源（水果）的抗氧化物，和它儲存的胺基酸相結合，然後將這些新的、改良的植化素送入血海中，執行鎖定的任務：阻止健康的細胞衰亡。這跟直接從食物中攝取抗氧化劑所提供的好處——像是透過清除體內的自由基來防止氧化——並不相同。這些抗氧化物對於抗老化確實非常重要，它們被灌輸了廣泛的任務，像是修復、支持和矯正整個器官和身體的組織。但是，經過肝臟升級的抗氧化物則更上一層樓。當肝臟改變某些抗氧化物時，它會包覆這些抗氧化物，並為它們編碼特殊的資訊，為它們注入救命的知識。這不只是支援，還能阻止細胞死亡。這個抗氧化劑升級的過程能阻止我們的衰亡。這是真正的盔甲，它不會像脂肪只提供保護和力量的假象。

另一方面，當我們傷害肝臟時，它會隨著時間，在各種大小鬥爭中，被我們的生活方式以及無法控制的環境因素傷害而慢慢死去。為了保護你，讓你不要太早吃苦，肝臟會比身體其他部位先衰老。一路上，它為了讓你保持年輕而奮鬥。然後，到了某個時間點，如果你不知道如何支持它，它那以胺基酸增強抗氧化物的高超化學功能就會被耗盡或削弱，特別是如果你沒有使用適當的食物來補充它的儲備就更是如此。肝臟的寶貴逆齡力量和能力就會因為電池電力不足而逐漸減弱，最終被迫將能量都盡可能地用在維持你生命的化學功能上。

DNA 指標

對於老化，我們很快就會想到基因。「你的 DNA 狀況如何？」是今日的趨勢所在。

我們總是先看到哪裡出了問題，然後才意識到背後的原因。醫學研究和科學並沒有找出我們的 DNA 為什麼會衰退，卻把重點放在有瑕疵的 DNA 上，這等於是本末倒置。他們將問題指向 DNA 本身，把問題歸咎於我們自身，認為是我們本質上的錯誤。但如果你想真正了解衰老，就得把眼光放遠一點，不是只看基因。基因只是一個指標，而不是答案。基因只是某些事情發生的徵兆，而不是原因。改變的基因不是罪魁禍首，它只是「池塘裡顯示池塘乾涸的量尺」。

事實上，DNA 與衰老毫無關係。DNA 的狀況並不能證明我們的家族遺傳有缺陷；它只是我們肝臟狀況的警告標示。當 DNA 變弱、磨損、斷裂或受傷（科學界誤以為是突變）時，這是一個信號，表示肝臟正在失去讓我們保持年輕的力量。肝臟所具有的防止細胞死亡的化學功能，正是防止 DNA 變弱或損壞的抗氧化物。當我們做任何事情來支持我們的 DNA 時，也就在不知不覺間支持了肝臟，給了它復甦的機會。我們的 DNA 會有改善的跡象，是因為我們幫助了肝臟。

如果某人看起來很好、很強健、很年輕，而且沒有出現疾病症狀或其他健康問題，我們不應該說「嘿，你的基因很好」，而應該說，「嘿，你有一個很好、很堅實的肝臟。那玩意兒是個超強清潔機器。你的人生中一定沒有接觸太多毒素。」

你已經掌握的關鍵

那些熱心追求長壽的人得小心，別在錯誤的地方尋找抗衰老的答案。這並不是在評論他們的智慧。即使你是這個星球上最聰明的人之一，仍然可能會弄丟車鑰匙然後在家裡亂找。一旦上了車，你還是有可能轉錯方向走錯路。就算是聰明人也會犯錯，而這也就是為什麼最聰明的人在追求最新的基因技術的當下，卻沒有意識到他們根本沒有在對的地方尋找對抗衰老的鑰匙。

事實上，我們所做的一切有助於肝臟的事，都有助於延緩甚至逆轉老化過程。人們偶然發現了一些方法，卻沒有意識到肝臟正是關鍵。運動、在脂肪過多的飲食中加入更多水果、綠葉蔬菜，以及抽空去做可以降低腎上腺素分泌的活動，像是靜修、尋找靈性連結。這些剛好都能照顧肝臟，並且解決老化的問題。

當我們了解肝臟在保護我們不受傷害中所扮演的角色，以及當我們學會利用抗氧化物、氨基酸、葡萄糖還有你在這本書中讀到的其他肝臟救星的隱藏力量時，我們也會知道自己能做的事還有很多。不需要拋下生活去尋找青春之泉。因為一旦掌握了這些知識，你隨時都可以從中受益。

即使有時你覺得自己無法堅持下去，這些話語也會為了你堅持下去。它們會牢牢抓著你，用力的拉你一把。

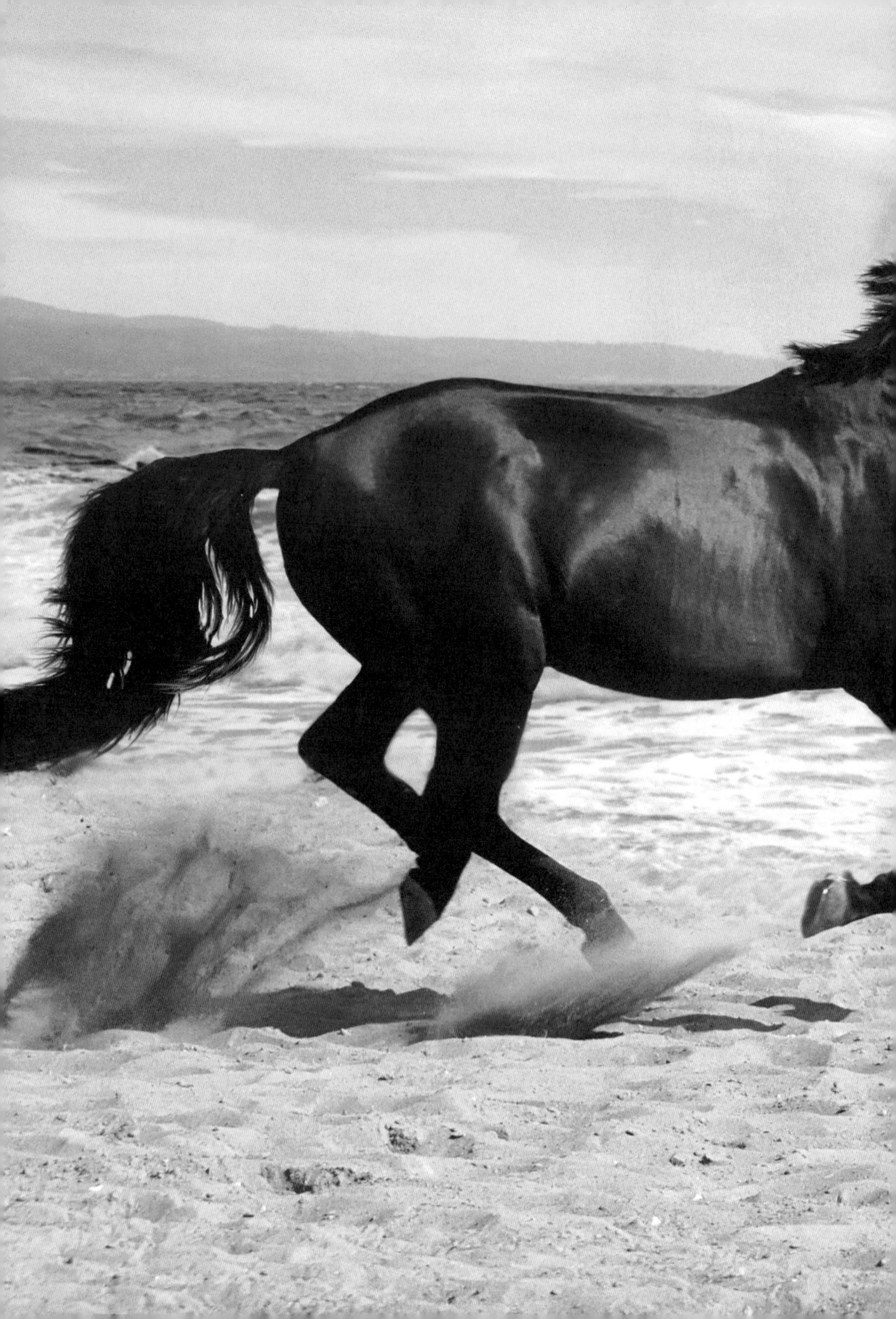

第三部／戰爭的召喚：更多的症狀與病症啓示

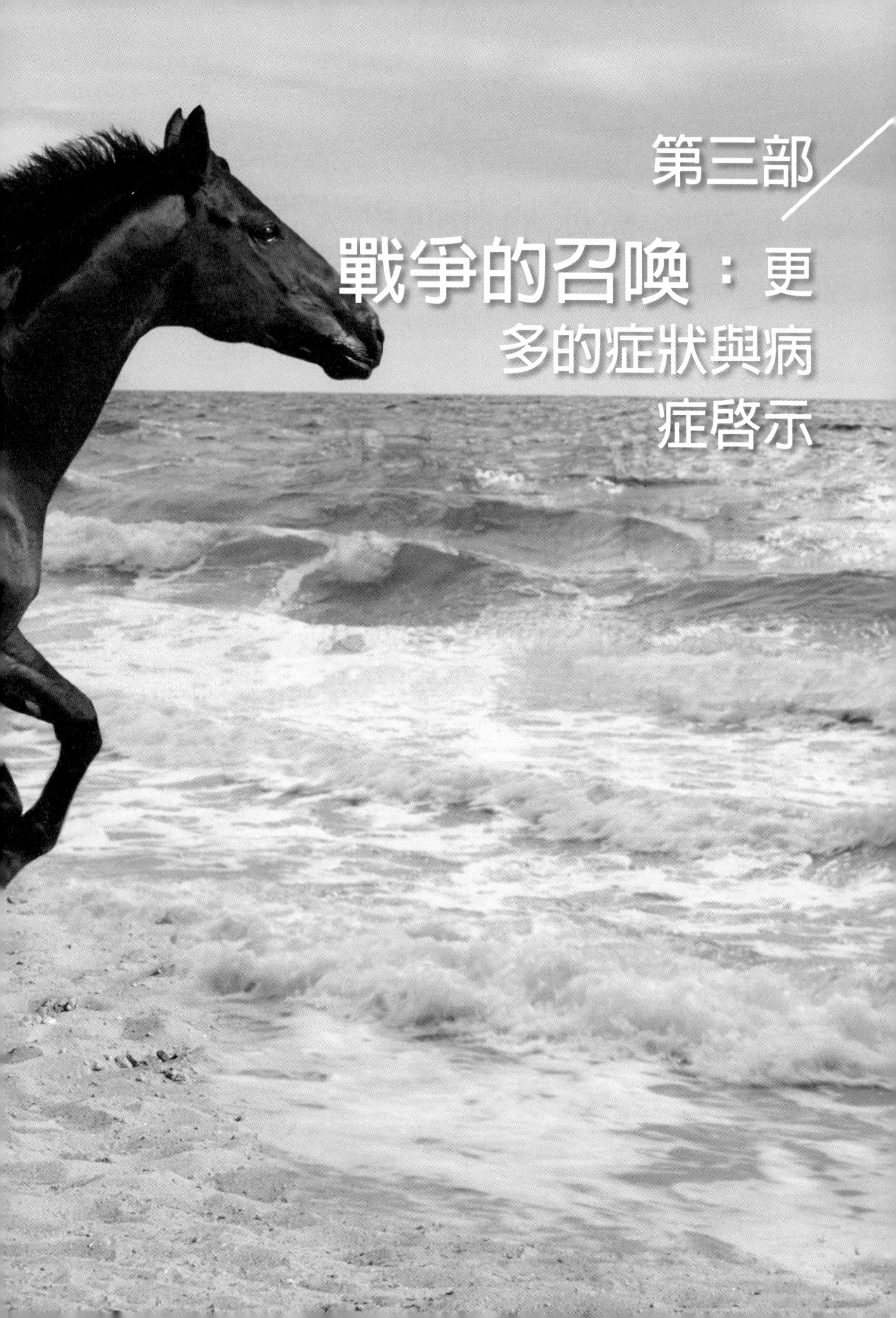

第十五章

糖尿病和血糖失衡

說起糖尿病時，你可能會想：不就是那麼一回事嗎？我們被教導糖尿病和血糖都與胰島素有關，所以它們都與胰臟有關。而關於一型和一點五型糖尿病，我們被教導這是自身免疫性疾病，是身體在攻擊胰臟。關於這個醫學研究和科學已有定論的疾病，又和肝臟有什麼關係呢？糖尿病怎麼會出現在一本關於肝臟的書中呢？也許這一章被放錯地方了吧。

真的是這樣嗎？追根究柢，儘管醫學機構看似已對血糖瞭若指掌，但事實上卻仍未觸及「皮毛」——醫學界對於糖尿病的成因仍是一知半解。

胰島素的產生確實與胰臟有很大的關係，而胰臟無疑是糖尿病的一部分。因此，我在第一本著作《醫療靈媒》中〈第二型糖尿病與低血糖〉這一章中，仔細研究了這個腺體。與此同時，該章節還探討了腎上腺，以及我們將在此更詳細探討的肝臟。因為在糖尿病患者身上，胰臟並不是唯一出問題的地方（請注意，身體從來不會攻擊胰臟。稍後我會再詳述第一型和第一點五型糖尿病）。

光是停留在明顯的問題上並不夠，這就像水管工只是暫時堵住漏水一樣——這並不是說我們不感激這一時的修補，但如果水管工不知道該關掉哪個閥門或修補哪個弱點，一直噴出的水就會毀了房子。現代醫學也是一樣：如果沒有監測血糖、施打胰島素和藥物的專業知識，我們就會有很大的麻煩。然而，儘管有這些優良的糖尿病管理方法，醫學研究和科學仍未找到問題的根源。就像水管工關掉閥門或修補水管一樣，除非找到真正的問題所在，現今控制糖尿病的措施只是權宜之計。因此，如果我們想要了解健康的真相，就必須尋找根本的原因和方法。為何糖化血色素會上升？我們為何會出現胰島素阻抗？為什麼糖會被視為敵人？我們要如何扭轉糖尿病的真正病因？

猜謎遊戲

我們這個時代的代罪羔羊，就是不良飲食和缺乏運動，我稱之為「烙跑羔羊」，因為它們讓醫學界可以輕易脫身（想像穀倉門上有個洞，讓羊可以逃走）。餅乾、蛋糕、快餐、窩在沙發上太長時間——最好的專家告訴我們，我們只需要多做運動，減少攝取甜食、油炸、加工和含防腐劑的食物，就能解決問題。這種說法掩蓋了醫學研究和科學界最初觀察到的糖尿病的明顯隨機性，而這種隨機性促使他們相信糖尿病沒有可識別的病因。兩個年齡相同的人，讓他們愛吃什麼就吃什麼，從不運動；一個可能會得糖尿病，另一個可能不會。隨著時間的推移，專家們變得更聰明了，他們觀察到對於那些患有糖尿病的人來說，改變飲食和運動方式確實會使病情得到改善。

但這並不能解釋病因；他們需要第三隻「烙跑羔羊」。為了解釋這麼多沒有好好照顧自己的人卻從未患上糖尿病的事實，他們推論，遺傳因素會決定哪些人會患上糖尿病。把責怪基因和飲食以及運動擺在一塊，是醫學界對於「誰會患上糖尿病」這個謎題感到安心的唯一方法。它讓醫學界能繼續享有特權，讓它的成員們可以高枕無憂，不需要進一步尋找答案。

確實，飲食和運動在預防糖尿病前期和第二型糖尿病有著某種程度的重要性，但這並不是全部；而儘管基因在我們的人生中也扮演著重要的角色，但它並不是糖尿病（第一型或第二型）或血糖失衡的罪魁禍首。光只是觀察某一群人，觀察誰會罹患糖尿病，就要以此作為了解糖尿病成因的基礎，會產生一些問題。舉例來說，如果某人的血液檢測沒有顯示出糖尿病，並不表示她或他不是糖尿病前期患者，只是病程的發展還沒能被醫學研究和科學發現或診斷出來。這個人在研究結果中會被顯示為非糖尿病患者，但事實上，她或他正朝著糖尿病的方向前進。

這帶出了一個重要的問題。目前醫學研究和科學界認為第二型糖尿病可分為兩個階段：糖尿病前期和糖尿病本身。儘管醫學界意識到有些二型糖尿病患者需要較少的胰島素，有些則需要較多的胰島素，但糖尿病前期和第二型糖尿病仍然是主要的區別。醫學界沒注意的是，在糖尿病前期發病之前，其實還有糖尿病前前期、糖尿病前前前期，甚至是糖尿病前前前前期。希望研究與科學能發現如何偵測這些第二型糖尿病的早期階段，並為它們命名（或許稱為第一階段糖尿病前期、第二階段糖尿病前期等），因為在介入治療前，我們必須先知道它們的存在。這些檢測重點必須放在肝臟上。很快的你就會發現，肝臟和第二型糖尿病的發展息息相關。

那麼第一型糖尿病呢？對於一型糖尿病患者來說，照顧肝臟至關重要，但第一型糖尿病是由於胰臟受損而引起的。這種傷害可能來自食物中毒、病毒感染、細菌感染、毒素，甚至是腺體受到物理性的撞擊。這和自體免疫無關。它不是來自身體對胰腺的攻擊，而是來自外界力量對胰腺的傷害。舉例來說，有人可能在餐廳用餐時感染病原體或寄生蟲，損害胰臟，進而罹患第一型糖尿病。胰臟炎可能因意外事故而產生。或者，在胃部的病毒也可能跑到胰臟，損害胰臟製造胰島素的能力。

較新的術語是第一點五型糖尿病，也稱為潛伏型成人自體免疫性糖尿病（LADA）。其真正的成因與第一型糖尿病相同，但這次胰臟受傷的時間較幼年糖尿病為晚。再次重申，這不是真正的自身免疫，只是醫學界用這個名詞來包裝第一點五型糖尿病。任何形式的糖尿病都不是來自身體對胰臟的攻擊。

雖然醫師可以檢測到胰臟上的囊腫或腫瘤，但我們在此所談論的胰臟損傷，在現今的核磁共振、電腦斷層掃描、正子掃描和超音波掃描中是無法看見的。有些胰臟疤痕組織甚至在手術台上也無法被外科醫師看見。胰臟受傷的位置是在上方、下方、左側、右側、中間嗎？他們無法分辨。就好像醫師在暴風雪中開車，視野一片茫然，而由於醫學界的上層不想讓你知道它的故障所在，他們呈現給你的影像是像晴天一樣的幻覺。其中一個他們不想讓你聽到的問題是，醫學研究和科學界對於第一型和一點五型糖尿病的根源幾乎一無所知。當談到胰臟時，為了掩飾這種知識、發展、理解和成就上的缺失，他們就又把舊有的自體免疫理論拿來當成金科玉律。

沒有人意識到的可能會長期傷害胰臟，導致第一型和第一點五型糖尿病的病毒，屬於皰疹家族病毒。這並不表示你會被診斷出感染皰疹病毒，或在血液檢驗中顯示出來；有許多未被發現的病毒品種，可能不被察覺，也不會被診斷出來。慢慢地，其中一種病毒會攻擊胰臟，長期如此會造成胰臟功能障礙。這就是為什麼許多第一型和第一點五型糖尿病患者會隨著年齡增長而出現更多問題：因為這種沒被醫學檢查發現的病毒從未罷手。

當胰腺受到傷害時，腺體會隨著時間產生疤痕組織。它周圍曾經健康的組織會變得活力不足，失去生命力，微黏著物也會成長，而胰腺的狀態也會惡化，演變成第一型或第一點五型糖尿病。醫學研究與科學還需要很長的時間才能揭開這個真相，也無法精確指出每位糖尿病患者的問題究竟出在胰臟的哪個部位。它只是被裝進盒子裡，包上自體免疫的包裝紙和漂亮的蝴蝶結後，就當成是個禮物。

儘管它被誤稱為自體免疫性糖尿病，注意到第一點五型糖尿病的存在也是醫學界的進步。但這並不完整。如果醫學研究和科學能真正發現糖尿病病例之間的微妙差異，他們也會識別出第一點一到一點九型糖尿病。此外，醫學界也會意識到，除了第二型糖尿病之外，還有第二點一到二點九型糖尿病。並且，每個人都是獨一無二的，每個糖尿病的病例在某些方面都會略有不同。有很多關於導致糖尿病的胰臟和肝臟問題，都等待著全世界去發現。

即使針對一群行為完全相同的人做研究，也無法找出為什麼某些人會罹患糖尿病的原因。研究人員並不了解為什麼不同的人遵循相同的飲食和運動計畫，會導致不同的健康結果，這背後的原因其實有好幾十個。舉例來說，一個人可能接觸過某些有毒物質，而另一個人則遺傳了重金屬或病毒含量較高。如果不是飲食和運動提供了幫助，另一個人生活中的壓力可能就會加速糖尿病前期的發生。一個人工作或居住的地方、一生中飲用的水，這些都會造成不同的結果，但這些因素在研究中卻沒有被計算在內，因此誰會患上或不會患上糖尿病，都被歸咎於遺傳因素。拿基因遺傳來轉移注意只會阻礙真正的進步。每一次看似進步的發展，其實不但無法得到真相，反而是在為真相築起一道屏障，讓你甚至是醫學界都無法找出糖尿病的成因以及如何改善病情。

儘管如此，這些額外的影響因素也沒有給我們根本的答案。很明顯，我們所吃的食物種類會在很多方面決定我們的痊癒或預防能否成功。然而，除非飲食中的食物是為了幫助解決根本問題，否則跟隨潮流的飲食並不能保證療癒或預防糖尿病，畢竟，健康方面的專業人士在不了解糖尿病的真正原因時，怎麼會有辦法擬定成功的飲食計畫呢？戒掉甜甜圈和糕點等食物一定有助於你的健康。不過，除了剔除垃圾食品和其他明顯有毒的混合物之外，飲食仍然是個猜謎遊戲，就像在風中搖晃拍打髒地毯一樣。遵循流行的飲食習慣本質上沒有什麼問題；很多人都能這樣獲得改善。但有時候，風會吹向另一個方向，把你想送走的那些灰塵和污垢直接帶回你的臉上，甚至落到你的眼睛裡，讓你無法看清真相。

換句話說，有些人的糖化血色素數值可能在採用某種流行的飲食後而改善。飲食計畫似乎可以讓第二型糖尿病得到控制。也許你最終需要的胰島素或藥物減少，也許你的糖尿病前期或第二型糖尿病奇蹟般地消失一段時間。你的壓力減少了，風向也正確了，一切都讓人覺得很有成就感。問題是，這是無法預測的。很多人會發現他們進步到了某個階段後就停滯不前，甚至又退步。那是因為你的健康、你的身體、你的器官和你的血糖，遠比「避免攝取糖和其他碳水化合物」還要複雜許多。本章之所以屬於這本書，是因為這個故事的源頭可以追溯到你的肝臟，一路與肝臟有關，最終也是以肝臟結尾。即使你的症狀得到控制，即使看起來你的低碳水化合物、低糖飲食讓一切都變好了，即使你繼續維持這個飲食習慣不變，肝臟的狀況仍然有可能變差。這意味著糖尿病仍有可能在下一個風向轉變時等著你。現在，終於到了聚焦在肝臟的時候了。

你的英雄，肝臟

是的，避免攝取無益的碳水化合物、精製糖和加工食品非常重要，醫師有充分理由建議你剔除這些食物。如果不這樣做，你的胰島素阻抗會更嚴重，血糖數值也會更不穩定，你的糖化血色素會超出正常範圍，空腹血糖和飯後血糖都會不正常。醫師會指示你大幅降低，甚至完全移除飲食中的碳水化合物和糖分。

這是第一個麻煩點：這個建議是會不分青紅皂白。水果、蜂蜜、冬瓜和馬鈴薯等食物中的天然糖分和其他健康的碳水化合物會被當成你不想要的東西，但事實上它們是「重要的乾淨碳水化合物（CCC）」，含有一些你最需要的療癒元素。第二個麻煩點是：你的飲食中也會被告知要保留脂肪。不僅如此，許多健康專家還會建議在飲食中加入更多的脂肪，而且通常他們用的是「高蛋白」這個標籤，但殊不知，高蛋白的飲食一定會伴隨著大量脂肪。

這種限制碳水化合物又增加脂肪的組合對糖尿病患者來說是一道陷阱，讓你既無法取得身體急需的健康糖分，同時又成為「蛋白質鐵則」的犧牲品，增加血液中的脂肪，即使這些脂肪是來自健康的來源，例如堅果或種子，最終還是會讓許多人的健康惡化。當你願意仔細想想，其實高脂肪飲食才是罹患糖尿病和第二型糖尿病的首要原因時，你就會醒過來了。

沒錯，糖尿病並不是因為吃糖、攝取碳水化合物和不做運動而產生的。糖尿病在早期是由肝臟問題引起的：肝功能遲滯、受阻，或是醫學沒有檢測出來的脂肪肝前期。請記住：肝臟有一項重要的工作，就是要拯救胰臟，像個護花使者一樣保護這朵嬌嫩的花朵，避免糖尿病。

肝臟的葡萄糖儲存是預防糖尿病的重要一環。正如你在第三章中所讀到的，我們的肝臟會從食物中攝取葡萄糖，並儲存其中一些新鮮的葡萄糖，以備不時之需。當肝臟使用珍貴的濃縮水分子和一種叫做「糖原」的化學物質來活化它時，它就會變回葡萄糖。肝臟儲存這些珍貴的葡萄糖和糖原有許多重要的原因，包括肝臟未被揭露的化學功能。其中一個非常重要的功能就是確保我們不會罹患糖尿病。會不會得糖尿病與基因無關，而是和肝臟是否儲存了足夠的葡萄糖和糖原有很大的關係。

肝臟知道，在地球上你並不是一直有食物能吃。它的細胞了解，自從人類出現以來，我們總會有錯過餐點的時候。我們無法保證自己總能方便地獲得營養。我們可能一星期都找不到食物，或是在現代社會中，可能我們一天只會喝咖啡，直到下午兩、三點鐘才吃第一餐。即使我們手邊有完美的療癒食物，有時候我們還是會選擇不吃，而肝臟也知道這一點。早在我們出生之前，肝臟就已經知道要如何在我們空腹時釋放儲存的糖原，並且把它轉換為可利用的糖分，進入血液中來穩定血糖。這對每個人來說都很重要，無論是患有糖尿病的人或正在發展中的人，以及沒有糖尿病並希望保持這種狀態的人。

如果肝臟因為高脂肪食物、病原體的活動、有毒的重金屬或其他毒物而變弱，它就無法像以前一樣儲存葡萄糖和糖原，特別是當它在嘗試維持身體許多其他重要功能時就被迫耗盡所有儲備去應付過量的麻煩和責任。血糖之所以失衡，是從肝臟失去糖分供應開始的。受到打擊並失去平衡後，肝臟的儲備會下降，直到它沒有足夠的葡萄糖和糖原來保護胰臟。正常情況下，胰臟非常穩定，能夠維持平穩、均衡、每分鐘所需的胰島素釋放，因為肝臟釋放的葡萄糖和儲存的糖原能夠維持血糖平衡。但如果沒有肝臟在兩餐之間提供葡萄糖來保持血液穩定，胰臟就會感受到壓力，並失去其穩定性，被迫在胰島素製造過程中忽高忽低。當胰臟盡其所能尋找每一顆糖分，並將其輸送到人體細胞中時，胰島素的分泌量就會變高。血液中過高的脂肪會使這項工作變得更加困難，甚至無法完成。因此，胰臟會衰弱，胰島素分泌減少，而胰島素阻抗會到達臨界點。血糖會變得不穩定。這時，就可能出現血糖過低的狀況，或著，醫師會觀察到你的糖化血色素數值破表，診斷你為糖尿病前期，接下來等著你的就是全面性的第二型糖尿病。

命運取決於脂肪

糖並不是糖尿病的罪魁禍首，真正的元凶是脂肪。糖只是像信差一樣讓問題現形。把糖拿走，讓人攝取高脂肪、低卡路里的飲食，問題似乎就會減輕，甚至消失，而血糖似乎會穩定下來。但真的是這樣嗎？從紙上數據來看，是的。在體內呢？並沒有。消除糖分只是隱藏生病的肝臟。如果沒有治好生病的肝臟，你就沒有治好問題的根源，因此你無法防止血糖狀況繼續惡化。任何看似對糖尿病前期或第二型糖尿病患者有顯著效果的天然飲食或補充品療法，都只是間接地通過消除糖這個信差，然後誤打誤撞地透過一些蔬菜、營養素和運動等做法來幫助肝臟。

我們不該受到糖尿病的懲罰。我們不應該活在恐懼中，被這種看似神祕的疾病宰制。就算我們無法每天堅持嚴格的飲食和運動，我們也不應該被打倒。事實上，如果你患得了糖尿病，你應該要知道其核心的病因，並從此著手。如此一來，你就可以不必戰戰兢兢，因為你知道對於糖尿病和其他血糖問題來說什麼才是真正重要的。

要知道：如果飲食中的脂肪比例偏高，不管這個飲食法得了什麼獎項、有多流行、多麼讓人信服，你看到的任何血糖改善都只是假象。隨著時間的推移，高脂肪飲食會使遲緩、停滯不前的肝臟繼續惡化。即使血糖數值已經穩定，真正的血糖問題仍會繼續默默地增加。因為沒有任何信差（糖）在你面前大喊危險即將到來。一旦你在飲食上稍做改變，放縱自己吃餅乾、飯卷、火腿乳酪三明治或你最愛的冰淇淋，情況就會失控，血糖值會開始變化。你的糖化血色素將失去控制。胰島素阻抗無法再被掩飾，它會再次顯現出來。你的醫師會說，這是因為你吃了糖或其他碳水化合物；但醫師不知道的是，你的第二型糖尿病、糖尿病前期、胰島素阻抗、高血糖或低血糖一直都潛伏在你的體內，等著要造成災難。

正如在較早的〈莫名的飢餓〉這一章中所看到的，當血液被飲食中的脂肪宰制時，肝臟就會飢餓，無法攝取足夠的葡萄糖，也就無法恢復肝臟的儲備。不僅如此，它還會完全抑制糖分在你的體內發揮作用。現在，血液中充滿了吃來的脂肪——不要把這個和過重以及體內脂肪累積混為一談。我們現在討論的是血液中的脂肪，這兩者是不同的；你可能有高血脂，但身體卻很瘦。當血液中充滿脂肪時，它就會阻礙糖分直接進入器官、腺體和神經系統，包括大腦。血液中的脂肪會使胰島素難以和糖結合或和細胞溝通，難以讓細胞開放並接受糖分，讓糖無法發揮維持我們生命的重要角色。

我們感覺到細胞被剝奪了糖分時，就會對特定食物有強烈的渴望。因為要讓身體運作，就需要糖分。但很多時候，我們會以無益的糖分作為回應。我們吃起司，因為有人告訴我們那是蛋白質，但事實上那是一種濃縮的脂肪和糖的組合，無法促進我們的健康，因為當中的脂肪不會讓糖發揮作用。我們喜歡吃生日蛋糕，因為我們的身體非常渴求糖分，但同樣地，糖分也會與蛋糕內的脂肪產生衝突。如果你對高脂肪、低卡路里的飲食感到焦躁不安，早上拿起奶油起司貝果，午餐後喝含糖的冰飲，晚餐後再喝一杯酒，血糖值和胰島素阻抗的問題就會越來越嚴重。你會認為這是因為脂肪是你的盟友，糖才是真正的問題。事實上，你的問題一直都存在，由於你所吃的所有食物讓你血脂過高，糖只是把它暴露出來而已。那些讓人沉迷的食物會讓人越來越清楚高脂飲食無法維持。我不是在說上面提到的糖是健康食物：精製和加工的白麵粉、玉米糖漿、食糖、龍舌蘭糖漿等對你的健康並沒有幫助。

真正的血糖支援

在健康的潮流下，我們被告知要吃青蘋果和莓果，因為它們的血糖值低（低GI）而且安全。專家們認為你可以把他們加入高脂肪飲食中，不過這並不表示這兩種水果受到推崇。它們只是被專家帶著複雜的感受（甚至是恐懼）勉強接受。事實上，水果的寬容度很高，這些水果的糖分含量較低，不會與脂肪產生衝突；它們是天然健康的糖分，就算是採取高脂飲食的糖尿病患者都能放心食用。還好，人們還是會讓這些上帝賜予的禮物進入他們的生活。然而，稱這些水果為「安全」是完全錯誤的。我們應該被允許吃更多的水果，而不只是一個綠蘋果和一把覆盆莓而已。即使我們有糖尿病，我們也應該要能吃所有的水果。畢竟，是這些天然糖分才能真正治癒並逆轉肝臟狀況，讓你不再有第二型糖尿病（或糖尿病前期、低血糖、高血糖或胰島素抵抗）。

高脂肪會干擾完全康復。即使是含有多樣化脂肪的飲食，像是大量椰子、酪梨、堅果、種子和較瘦的肉類，再加上大量蔬菜。即使許多專家認為這種飲食很好，它仍會造成血液中脂肪過多。雖然這是一種被升級過且較為健康的飲食，它仍然是在掩蓋血糖仍在不斷累積的問題。它還是會傷害肝臟。

最後，肝臟確實急切地需要修復，才能擺脫第二型糖尿病和相關的血糖問題。但是，肝臟真正需要的高品質葡萄糖，卻又是當今流行的飲食習慣通過限制或消除，想叫我們遠離的東西，這不是很諷刺嗎？如果肝臟無法恢復其儲存糖分的倉庫，就不可能長期地完全逆轉糖尿病前期或第二型糖尿病。唯一的康復之道就是減少攝取脂肪，並納入天然糖和其他健康的碳水化合物，也就是 CCC。

第一型和第一點五型糖尿病也可以得到改善，甚至在罕見的情況下可以痊癒，不過這需要大量的勤奮、努力、理解，以及對肝臟和胰腺的額外呵護。就像第二型糖尿病一樣，對於第一型和第一點五型糖尿病來說，食物也很重要。為了保護有這些症狀的肝臟，應該被關注的焦點是脂肪，而不是糖；血脂不能過高。當病毒性病原體長期慢慢對胰臟造成傷害時，同樣重要的是要遠離那些會滋養病毒、讓病毒存活並讓它們繼續造成傷害的食物。然而，這個領域最好的專家和你能找到的文獻中，都無法指出病毒吃什麼，甚至他們會不會吃東西，也不會指出它們會傷害胰臟，造成第一型和第一點五型糖尿病，或傷害肝臟而造成第二型糖尿病。這些應該要能被信賴的消息來源，卻一直在自欺欺人。當他們準備好時，等著他們的永恆真理就是：病毒可以利用我們吃進去的食物作為燃料，而這可以促進或者是阻礙病毒的成長，取決於我們吃進體內的食物。這也是本書第四部提供飲食指引的原因之一，藉此你可以避開滋養病毒的食物，同時吃進可以抵抗病毒的食物。如果你的飲食已經奏效，你就可以避免進食第三十六章〈肝臟的麻煩製造者〉中的病毒食物，從而更有效地控制你的第一型或第一點五型糖尿病。

無論血糖狀況如何，當你降低飲食中脂肪的攝取量時，也是在降低蛋白質的攝取量，你就是在療癒你的肝臟：你應該將脂肪和蛋白質視為一體，才能真正了解你所吃的東西。你不是用高蛋白、低糖飲食在隱藏任何東西。你正在解決真正的問題。如果你是動物蛋白質的愛好者，請盡可能選擇低脂的肉並少吃一些。如果你的飲食以植物為主，請減少堅果、種子、椰子和油的攝取。無論飲食習慣如何，如果可能的話，盡可能的避開蛋類和奶類。藉由降低血液中的脂肪含量，並讓更多食物有助於解決實際問題，我們就能擺脫發生在每一個減少攝取碳水化合物的糖尿病患者或非糖尿病患者身上的惡性循環：飢餓到快崩潰的地步，然後當我們的細胞大喊救命時，又去吃不該吃的食物，承受高脂肪加糖對於健康造成的惡果，然後又重新來過。抨擊水果的流行趨勢帶給我們的是恐懼和歇斯底里，因此當我們渴望糖分時，我們會把自己逼到走投無路。與其選擇水果，我們通常會選擇生病前所吃的、熟悉的、無助於健康的食物。

我們無可避免的需要葡萄糖來生存和成長。當血脂偏高時，這表示身體無法適當利用我們狂吃的無益食物中的糖分，因此糖分無處可去，就開始造成問題。降低大量脂肪攝取的關鍵行為有助於恢復並保護肝臟。只要血液沒有充斥著脂肪，帶入一些較健康的脂肪還是沒問題的。（我們都知道飽和脂肪這個名詞，但我在這裡說的不是這個。當我說血液中的脂肪飽和時，我的意思是脂肪，不管是飽和或不飽和、健康或不健康、壞或好的脂肪，都會對血液造成影響）。

降低脂肪代表著你可以讓健康的糖和碳水化合物回到飲食中，而不會造成血糖不穩定和耐受性不足。如果你正在降低脂肪，就可以成功地讓馬鈴薯、地瓜、南瓜、香蕉和所有其他水果進入飲食中，而不需要限制自己只吃幾片蘋果和一品脫的莓果。這可以保護你在葡萄糖儲備變得極低時，不會因為無法抗拒的衝動而狂吃壞的碳水化合物。當血脂低時，我們選擇適當的天然糖分時，它們對任何有健康問題的人，包括糖尿病患者，都有不為人知的好處。

蔬菜仍然很重要。萵苣、芝麻菜和菠菜等綠葉蔬菜；歐芹和芹菜等香草；番茄和黃瓜（雖然技術上來說他們是水果）；以及我們喜愛的其他蔬菜，都是飲食中需要的。一部分原因是因為蔬菜提供了礦物鹽——正確形式的鈉，它在與天然糖結合時扮演著重要的角色。醫學研究及科學尚未發現礦物鹽能更有效率、阻力最小地將糖分導入細胞的這個過程，但這卻是非常重要的。這也解釋了為什麼人們如此喜愛綠色冰沙，以及為什麼在吃水果的同時吃點西洋芹或綠葉蔬菜是調節血糖的理想選擇。

蔬菜固然重要，但我們仍需要南瓜、地瓜、馬鈴薯和水果來攝取熱量。瓜類本身就是一個很棒的選擇。糖尿病患者經常被告知要遠離它們，但事實上所有的瓜，包括西瓜，都是糖尿病患者的絕佳食物，因為它們含有結合著天然鈉的天然糖分。

（記住要空腹吃瓜，以免消化速度極快的它在腸道中被消化速度較慢的食物拖住而造成腹痛）。如果你喜歡喝綠拿鐵，但只加入少許水果，你就會感到飢餓。因為身體需要熱量，進而讓你以為自己需要優格、杏仁奶油或水煮蛋（這些都是脂肪來源）來維持體力。請讓更多的熱量來自天然、健康的碳水化合物和糖分，而不是脂肪，這樣就能有所幫助，因為正面的改變正在發生。

運動對控制糖尿病和糖尿病前期很有幫助，其中一個原因是運動可以燃燒脂肪，改善血液循環，將更多氧氣帶入血液，並將氧氣送入肝臟。正如你已經知道的，血液中的脂肪越多，氧氣就越少。走路、跑步、騎腳踏車、健身、運動，這些都有助於消耗脂肪，否則這些熱量就很難被有效利用。舉例來說，動物蛋白質來源所帶來的脂肪熱量，比起椰子或酪梨來源所帶來的脂肪熱量，身體從一開始就很難使用。（這是個減少動物性蛋白質攝取的好理由，例如從一天三份減至一份，然後再加入一些人體容易利用的脂肪熱量）。無論脂肪的來源為何，運動都能讓身體消耗這些脂肪熱量。如果能在運動的同時也進食較低脂肪的飲食，則會產生更大的差異，血液循環和血液含氧量會有更大的改善，從而使肝臟健康得到更快更強的改善，進而幫助修正糖尿病前期或第二型糖尿病的狀況，還能為幫助改善，甚至療癒第一型和第一點五型糖尿病打下重要的基礎。傳統和另類醫學界都認為這是不可能的，但在極少數情況下，當你知道自己在做什麼時，這並非辦不到。

問題的核「心」

現今醫學界的流行說法是，如果你有糖尿病，罹患心臟病的風險也會比較高。這是因為醫師在執業過程中發現他們經常在開藥治療糖尿病的同時也會開治療心臟病的藥物。由於他們不了解兩者之間的真正關聯，因此將這種情況歸咎於與糖尿病本身相同的因素：缺乏運動、飲食不均衡，以及用來解釋任何莫名疾病的理論——基因。

事實上，葡萄糖是心臟的燃料。而當這個滿是肌肉的器官得不到足夠的葡萄糖時，它就會萎縮或增大，因為肝臟已經沒有足夠的葡萄糖和糖原儲存了。這才是心臟病和糖尿病的關聯所在：肝臟的糖分儲存。你已經見過這會如何造成糖尿病。而為了保護心臟，肝臟也必須準備好充足的葡萄糖，直接輸送到血液中滋養心臟，就像滋養體內的其他肌肉一樣。如果我們吃高脂肪飲食，心臟就很難接收到這些重要的糖分。我們認為蛋白質可以增強肌肉，但事實上，我們是透過使用肌肉，然後再以優質的碳水化合物和糖分來提供肌肉能量。當肝臟保持血液乾淨，讓碳水化合物和糖分不會與毒素和其他骯髒血液中的問題物質混雜在一起時，肌肉就能接收到最純淨的碳水化合物和糖分。

我們的心臟非常依賴糖分，所以當我們的肝臟的儲存葡萄糖和糖原不足過久時，心臟就無法獲得每天所需的糖分，使它更容易罹患各種心臟疾病。一個沒有剩餘的葡萄糖和糖原儲備、生病的肝臟，和長年充斥著脂肪的血液，這就是形成糖尿病和心臟病的原因以及兩者間的關聯。療癒肝臟並恢復它的糖分儲備，你就能同時解決兩個問題。

腎上腺的角色

如果不談腎上腺素，糖尿病的相關討論就不會完整。腎上腺有內建的保護機制，當你的肝臟耗盡葡萄糖和糖原儲備時，腎上腺素會被釋放以供身體作為非熱量糖的替代品。但你不會想仰賴這種後備方案。你會希望肝臟或血液中總是有足夠的糖分，這樣腎上腺才不用拯救你。

問題是，我們並沒有意識到我們是在依靠腎上腺來拯救我們。在生活中，基本上我們都被訓練成就是要把肝臟操到極限，並且以履行其他義務為由（例如上學、工作和照顧家人）而跳過正餐或點心。我們不知道我們的肝臟會失去儲備，腎上腺素會變成我們的葡萄糖替代品，最後傷害到胰臟。如果就這樣靠腎上腺素過活，一直到高中、大學，甚至更久之後，那麼肝臟就會一直像海綿一樣在吸收腎上腺素，而胰臟也會被腎上腺素灼傷，這兩個器官都會進一步地受損。

對許多女性來說，腎上腺到了三十歲左右（男性大概是四十歲左右）就會出現疲乏，無法再像以前那樣提供葡萄糖的替代品。當肝臟儲存葡萄糖和糖原的庫存量也用完時，低血糖症、高血糖症或糖尿病的威脅也就近在眼前。

要預防或扭轉這種情況，除了降低脂肪、增加健康的碳水化合物和天然糖分，以及多做促進氧合作用的運動之外，**請加入少量多餐的習慣：每隔一個半小時到兩小時吃一餐營養豐富的點心或正餐，你就可以避免血糖的驟降及其迫使腎上腺的分泌**。如此一來，腎上腺、肝臟和胰臟都會得救，你也會讓自己踏上真正的痊癒之路。

第十六章

莫名的高血壓

數以百萬計的美國人，還有更多其它地區的人們，在沒有沒有明顯的心臟、血管或腎臟問題的狀況下，卻被告知自己有高血壓。但即使是坐在醫師的診間中，你被貼上高血壓的標籤，這一切卻依舊讓人感到疑惑。儘管有高血壓這個大字眼，你還是被蒙在鼓裡。很多時候，當醫師診斷出高血壓問題時，真正導致高血壓的原因對醫學研究和科學來說仍然是個謎。就像第二型糖尿病一樣，高血壓的發生往往被解釋為生活方式的問題，也就是需要多運動、吃「正確的食物」，如果還不行，就得吃藥。要是醫學界能知道這不是故事的全貌就好了！高血壓通常與肝臟有關，而非心血管系統。

高血壓不為人知的成因

你是否曾在水杯中使用吸管？你吸一口，這吸力會輕鬆地將杯中的飲料送進嘴裡，然後你就可以吞下。可樂的糖漿性質，只會讓人多花一點點力氣。如果你喝的是奶昔呢？用吸管啜飲會變得再難一點，需要更大的吸力。如果你試著用吸管吸取果凍又會如何？你會發現這非常困難。

心臟會直接從肝臟吸取血液。當肝臟運作良好時，這就像用吸管吸水一樣。當肝臟功能停滯、遲緩、發熱、呈現脂肪肝的狀態或是毒素過多時，它就會變成一個又堵塞又骯髒的濾網。因此，它會發炎和縮窄，無法很好地處理血液，血液也無法像原本那樣容易通過肝臟。它釋出的碎屑會使血液變得更髒、更濃稠，並增加心臟從肝臟泵出血液所需的吸力。當一個人因為選擇了對肝臟不友善的食物而導致肝臟的阻塞問題越來越嚴重，同時又長期處於缺水狀態（我們都是如此）時，心臟就會被迫使用正常功率的十倍甚至五十倍來讓血液在身體流動。它會從用吸管吸水，變成吸可樂、奶昔和果凍。這些吸力增加的結果就是壓力的增加，也就是高血壓。莫名的高血壓就由此而來。

為了從高血壓的壓力中拯救心臟，醫學界應該從肝臟入手，了解肝臟負荷如何導致心血管系統負荷的機制。如果他們這樣做了就會發現，即使我們在第九章〈肝酶猜測檢驗〉中所見的傳統肝臟測試沒有顯示出問題，肝臟也在這扮演了一個重要角色，這類的高血壓應該被診斷為「肝臟高血壓」。他們會發現，即使清楚診斷出動脈阻塞，這個症狀也是由肝臟引起的。這將讓患者能從根源開始處理問題，清理肝臟，從而得到緩解。也能讓那些還未受到折磨的人有能力從一開始就照顧好肝臟，以避免患上高血壓的風險。

我知道照顧任何事物或任何人，不管是寵物天竺鼠、我們自己的需求或他人的需求，都不是件容易的事。我們多數人的生活都沒有太多餘裕，只能盡所能生存下去，度過每一天。照顧肝臟和高血壓可能不會是我們的優先待辦事項。但當你能有多一點掌握和閒暇的時候，你至少知道能怎麼做了。如果沒有這些知識，你甚至連避免或真正解決問題的機會都沒有。

是的，不良的飲食習慣和缺乏運動會導致高血壓，因為它們會對肝臟造成負面影響。不過，我們還是要注意，「好」和「差」的飲食並不一定像是我們被灌輸的那樣。就莫名的高血壓而言，你需要避免的是高脂、高鹽、高醋飲食。請注意，我並沒有提到糖。雖然流行的飲食法喜歡把糖從飲食中排除，但它其實和肝臟高血壓沒有關聯。除了酒精這個明顯的肝臟問題製造者之外，你真正需要注意的是過多的脂肪、鹽和醋。這可能會讓人感到驚訝，因為許多飲食法都依賴它們。大多數人都在吃高脂肪飲食，也沒有意識到他們的大部分熱量都來自脂肪，更不知道多年來他們攝入的過量脂肪會使血液變得更黏、更稠，同時也會使肝臟阻塞和脫水，而脂肪細胞會在肝臟的內部和周圍積聚。對於鹽，當我們過量攝取錯誤的鹽類，尤其是與飲食中大量的脂肪結合時，血液中的脂肪就會被迫將鹽包覆起來，這就會形成變性、脫水的脂肪細胞，肝臟就很難將這些脂肪細胞送出體外。（另一方面，來自全食物來源的天然礦物鹽，特別是芹菜中的礦物鹽，其實對肝臟和血壓平衡非常有益，在血壓高時可以降低血壓，血壓低時可以升高血壓。）此外，人們不知道醋對於造成肝臟功能遲滯的傷害程度，其實幾乎就像酒精一樣。（有關脂肪、鹽和醋的詳細資料，請參閱第三十四章〈揭穿肝臟迷思〉、第三十五章〈高脂肪的飲食趨勢〉和第三十六章〈肝臟的麻煩製造者〉）。

還有一些人吃真正健康的飲食，飲食中的脂肪含量較低，而且也都是高品質的。他們不吃很多鹽或醋，也不太喝酒，還會做運動。那麼，要如何解釋他們的高血壓呢？正如我們在第八章〈肝功能遲滯〉中所提，肝臟遲滯、淤積可能有另一個來源：毒素。無論是重金屬、病原體（如EBV）、病毒廢棄物、塑膠、DDT、氯、氟化物或任何其他毒物，這些毒素的堆積也會阻塞肝臟，產生同樣的效果，迫使心臟更用力地泵血，進而讓血壓升高。如果你認為自己不可能接觸過這些物質，那麼就要問問你自己，是否曾在牙醫診所做過塗氟治療？即使在一生中只做過一次，氟化物進入口腔後去了哪裡呢？全部消失了嗎？它直接進入了你的肝臟，而這種鋁的副產品在接受氟化物治療後的幾十年間會一直存在。至於DDT，你可能會想，如果你的家族不是來自農村地區，就不可能遺傳到這種殺蟲劑。但很有可能，它還是發生了。

這不是在「生活方式」或「毒物」之間二選一的問題。有些人可能什麼都有一點：缺乏活動、吃得不好、肝臟內有毒素，再加上一些額外的因素。在所有的因素中，水分不足是最重要的問題。光是在美國，大多數人就長期處於缺水狀態，這會使血液變稠，加重心臟從肝臟輸送血液的負擔。

最後，我們需要考慮壓力的問題。你可能聽說過高血壓是由於壓力導致全身血管緊張。事實上，壓力之於高血壓就像是杯子蛋糕上的小點綴。要想做出整個蛋糕，還需要更多的東西。有些人承受的壓力很小，但他們每天都得處理高血壓的問題；有些人承受的壓力非常大，但卻沒有高血壓，因為他們的肝臟還沒有出現問題。這並不代表沒有高血壓的人不會隨著時間過去而患上高血壓；很有可能，她或他最終會出現肝臟問題，從而導致高血壓。

壓力和高血壓之間的真正關係與腎上腺素和肝臟有關。肝臟是勇氣之源，我們日復一日的勇氣都來自肝臟。我們每天面對的每一場戰鬥，肝臟都要付出代價。當我們被逼到極限時，我們的腎上腺就會釋放出對應壓力的腎上腺素，而正如你在本書不斷閱讀到的，肝臟必須吸收腎上腺素，才能保護身體免受傷害。

然而，腎上腺會針對不同的情況產生不同的腎上腺素。肝臟平常吸收的腎上腺素混合物，例如快步走或做夢，與在對抗、攻擊、恐懼、憤怒和失去信任時產生的腎上腺素混合物，兩者之間有很大的差異。這就是為什麼需要勇敢的肝臟來吸收這種腎上腺素，以應付激烈的時刻。無論是在高速公路上被人超車、工作上的不和，或是家庭中的緊急情況，肝臟都必須承受這些激增的壓力。這些腎上腺素就像一陣洶湧的洪水，如果肝小葉精靈沒有在最佳狀態下中和它，肝小葉就會受傷，而這種傷害會使血液更難通過，在過程中使血壓升高。肝臟會這麼做，就像父親會為女兒犧牲擋下子彈一樣：不惜一切代價。

解開這道方程式

在每個人身上，造成高血壓的方程式都不盡相同。但同樣的是，要讓血壓回到健康的數值，不可或缺的是肝臟保健。如果你沒有照顧好肝臟，就無法真正照顧好心臟和血管系統。你可以選擇所有以前聽過的方法，例如運動、遠離巧克力蛋糕、服用有益心臟健康的營養補充品，以及多吃有大量蔬菜的低碳水化合物、高蛋白飲食。不過，一般的建議無法針對心臟健康的真正來源——肝臟——提供協助。即使你全身都是肌肉，也沒有明顯的脂肪，也不代表你就能好好保護心臟。不論你是否健康、是否做有氧運動、是否舉重，在現今社會，心臟病都會找上你，不會因為這樣而有差別待遇。濃稠的血液和衰弱多病的肝臟是心臟病發作流行的罪魁禍首。照顧好你的肝臟，也就能同時保護自己免受血管和心臟疾病的侵襲。

第十七章

莫名的高膽固醇

談到膽固醇，就像血壓一樣，我們通常認為它與心臟和血管系統有關。我們知道 HDL（高密度脂蛋白）、LDL（低密度脂蛋白）、VLDL（極低密度脂蛋白），但還有更多種類的蛋白質、三酸甘油脂和脂蛋白都還沒能被醫學研究和科學發現。我們可以想像動脈硬化和心臟瓣膜內的斑塊，而實際上的情形就是如此。

它是怎麼開始的呢？它不可能憑空自行形成。你不會因為膽固醇仙女在夜間造訪，然後早上醒來膽固醇就過高了，也不會想用降膽固醇的處方藥來換取你平靜的心情。壞膽固醇過高，甚至好膽固醇過低，一定都是有原因的。

醫學研究和科學認為除了我們選擇的高膽固醇食物之外，我們的身體也會產生這些麻煩的膽固醇。這是一個簡單又能安撫人的解釋。當然，少吃油炸食品、油和起司漢堡會讓你的生活更美好，也會改善你的膽固醇指數。但莫名的高膽固醇問題其實比醫學界所了解的更複雜，更糟糕，也更直接。

肝臟與膽固醇

膽固醇升高的情況與肝臟有密切的關係。肝臟是平衡、調節、儲存、組織等的大師。你現在應該很清楚，無論我們的肝臟有多麼厲害，在每一個睡覺和醒來的時刻都在照顧著我們，如果一路上都無法得到善待恢復該有的健康狀態，它仍舊會被打垮。其中一個犧牲的就是膽固醇的調節。肝臟製造所謂的好膽固醇（高密度）的非凡化學功能就會開始減弱。當這個器官因爲脂肪（無論是來自有益或有害、不健康的來源）而負荷過重時，它就無法再保持生產良好膽固醇的生產線開放，也無法處理所謂的壞（低密度）膽固醇。

請想像，在一趟公路旅行中你沒日沒夜的開車，一直到再也開不下去了。於是你迫切地開始尋找還開著的餐廳。凌晨三點，當你終於開進尋覓已久的那家餐廳的停車場時，你看到裡面正在熄燈。你精疲力竭的坐在車裡，然後決定還是要試試看。走到門口，女服務生正在放上打烊的標誌，下面還有個字條寫著：「明天延後開門，時間待定。」

還是想碰碰運氣，於是你敲了門，她開了門說：「抱歉，廚房今晚關門了。」

你往她後面一看，看見裡面的員工正在為第二天的工作進行清理和整理。「趁還有人在工作，可以拜託你幫我拿點吃嗎？什麼都可以！」

就像餐廳的夜班員工在掃地、收集垃圾、擦拭窗戶、確保明天有足夠的奶油，以及清理喝醉酒的大學生在廁所的嘔吐物一樣，你的肝臟忙著調節和控制壞膽固醇，否則這些壞膽固醇就會開始充斥血液和血管系統。為了保護你，它不顧一切地進行清潔、儲存和重整。幾年甚至幾十年來，它都是這樣為了控制壞膽固醇而戰鬥。我們從來沒有拍拍它的背，對它說：「嘿，幹得好，肝臟，我的朋友」。它從未得到過敬意、讚譽或成就獎章。我們不了解肝臟的極限，總想在我們的生活中超越極限，理所當然地要求它做更多的事。你的肝臟就像是在你漫長旅途中，憐憫你的女服務生，在晚上關閉作業後還去幫你弄了一份奶油餐包。

當我們選擇具有好膽固醇成分的食物時，肝臟就會把這些成分儲存起來，因為它知道，在某些日子裡，我們會選擇高脂肪食物這些食物會對它造成負擔，削弱它的功能，並破壞它的重要的好膽固醇化學功能，讓壞膽固醇在體內升高。當我們攝入壞膽固醇時，我們的肝臟會先嘗試去中和它，但不會完全消除它，因為血液中的壞膽固醇只要是自由浮動的，就不會造成傷害；它不是心臟病的製造者。肝臟喜歡將壞膽固醇視為警告信號，或像是寫在古老金字塔牆壁上的訊息，期待有朝一日我們能不再誤解，轉而讀懂它的真正意義：「幫幫我！」肝臟確實有責任處理過量的壞膽固醇，因此當它在血液中留下壞膽固醇時，也會囤積一些壞膽固醇，將其儲存在囚禁單元中，希望有一天有機會透過血液、腎臟或腸道排出體外。

我們都有自己的夢想和追求，肝臟也一樣。肝臟的夢想是保護我們的安全。它知道這個夢想可能無法實現，但它仍然堅持下去。如果肝臟因為毒素、病毒和細菌的侵襲而負擔過重，它就無法安全地把儲存在體內的小量脂肪壞膽固醇釋放到體外，夢想就難以達成。與此同時，這些膽固醇沉積物會和肝臟內及周圍的其他脂肪細胞沉積物結合。這些都是來自於高脂肪飲食的脂肪沉積——無論是好脂肪還是壞脂肪。你可能會說：「高脂肪飲食？我沒有吃啊？」如果把「高脂肪」換成「高蛋白」，你可能就會恍然大悟了。無論你的訓練師怎麼說，無論飲食看似多麼健康，高蛋白都會轉化為高脂肪，這會慢慢導致脂肪肝前期，然後是脂肪肝（也有可能不會被診斷出來），再出現高膽固醇。

體重不會決定膽固醇的高低，但肝臟是否遲滯、脂肪肝前期或脂肪肝的問題才是關鍵。這也是另一個例子，你的體型可能很好，身體狀況也很好，飲食習慣看起來也很好，但是壞膽固醇仍然升高，或者好膽固醇過低。體型消瘦的人也可能出現高膽固醇讀數。如果肝臟已經是脂肪肝前期並含有大量的毒素和病原體，而且這些毒素和病原體已經在肝臟中長期積聚，那麼不管這人的體重多少，肝臟都會達到無法再儲存膽固醇和其他脂肪（無論是好的還是壞的）的地步，且根本無法產生好的膽固醇。這會讓多餘的壞膽固醇在血液中漂浮，無法中和，無法整理，且無處可去。最後，它會堆積在心臟和動脈等部位，造成我們所認為的「高膽固醇」問題。

這並不表示抗高血脂藥物是解決方案。雖然它有能力使壞膽固醇降低甚至消失在血液檢測中，但你的膽固醇只是被控制了，肝臟仍然有問題。抗高血脂藥物會創造出時有時無、像是魔術裡運用煙霧與鏡子來達成隱形術的效果，只是它無法讓你讚不絕口。想想魔術的原理之一：沒有東西會真正消失。因此，當這類藥物似乎讓你的壞膽固醇消失時，實際上並沒有。它去了哪裡呢？藥物會迫使膽固醇迅速黏附在心臟和血管壁上。比較起來，我們寧可讓它自由浮動，作為一個警告信號，提醒我們有個會導致心血管麻煩的肝臟問題正在發生。

連肝臟也知道，如果無法控制壞膽固醇，最好還是讓它自由懸浮，而不是黏在心臟和動脈上。不同於醫學界認為的，血液中升高的膽固醇本身並不是中風及心臟病發作的原因。事實上，真正的原因是高脂肪飲食導致的高血脂——一個缺乏 omega-3 脂肪酸和抗氧化物，卻有著過多的 omega-6 脂肪酸以及扭曲、機能失調的脂肪酸（也就是混合了錯誤成分、過熱，以及因煎炸等烹調技術而變異的脂肪酸）的高蛋白飲食。這些脂肪和脂肪酸會與心血管系統的血管壁結合，並且不斷累積，因為與此同時，肝臟會漸漸變弱，失去生產膽汁的強度及該有的量，而膽汁原本是可以讓脂肪消散的。血液中的高脂肪含量讓血液沒有正常流動的空間，因此當某人血液中受到輕微的、常見的病毒或細菌感染時，血管中就沒有足夠的空間讓這些感染自然好轉。因此，血栓可能會形成，或因缺氧而產生更大的感染，而這些感染可能會繼續流動，並在某些情況下，流向大腦。抗高血脂藥物會讓原本不會黏在心血管壁上的流動膽固醇與脂肪結合，在那裡形成斑塊，進一步把你帶向心臟病。

改善方式

早在可察覺的斑塊或動脈硬化跡象形成之前，肝臟疾病的問題早已開始。這表示你可以遠在膽固醇問題開始之前就阻止它；要想保護自己，避免膽固醇過高，就要學會照顧自己和你的肝臟。別在肝臟打烊之後才去敲門，要求它繼續上工。你應該採取主動，學習如何掌握自己的生活步調，才能長期維持健康。如果醫師已經發現你有膽固醇或斑塊的問題，請不要害怕，它是確確實實可以被逆轉的。結合正確的食物，並運用本書第四部的其他技巧來照顧肝臟，就能改善這些問題。

第十八章

莫名的心悸

描述心悸和其他心律失常有各種不同的方式。舉例來說，有異位性心跳：當心臟看似一切正常時，胸口卻出現神祕的落拍或跳躍感；還有心房顫動，甚至胸部肌肉痙攣，類似心律不整的感覺。

當有人出現嚴重的心律不整時，優秀的心臟專科醫師通常會找出答案，但其實還有缺乏明顯韻律或原因不明的心悸和顫動。如果你的心臟周圍有奇怪的感覺，而心臟專科醫師的檢查報告是你的心臟本身沒有問題，三尖瓣、二尖瓣、主動瓣或肺瓣沒有惡化或退化的跡象；任何地方都沒有滲漏的跡象；心室狀況良好；沒有心內膜炎或其他隨機的莫名發炎的表現（通常會被歸類為自體免疫系統造成的發炎）；也沒有心臟病或心臟肥大的明顯跡象，那麼你的問題通常會被歸類為屬於荷爾蒙性質的心悸或心跳異常。翻成白話就是在說，這對醫學科學界仍是個謎。（在這個領域中，把錯推給荷爾蒙的這個情形，源自這些心悸似乎影響女性的數量比男性多，而且發病的時間通常是在更年期前後。）對於某些心律問題，最穩當的猜測是某種放電異常，而不是荷爾蒙。近期來說，甲狀腺是另一個容易受到責難的標的。如果有人被診斷出患有橋本氏甲狀腺炎，同時也有心悸的症狀，那麼甲狀腺炎就會立即成為代罪羔羊。

黏滯難行

曾經，心血管問題無法解釋的心率不規則現象，這對我們的社會來說還是件聞所未聞的事，而且只是不久之前。我的意思是說，心臟病發作、心臟病和其他一般心臟問題已經存在很久了。儘管它們現在比以往任何時候都更普遍，但它們並不是最近才開始出現的。早在十九世紀、十八世紀，甚至更早以前，就有很多人心臟病發作。但莫名的心悸卻是個新現象。直到二十世紀的四〇年代，才有數百萬個四十多歲和五十多歲的人開始面臨這些胸腔莫名不適的問題。

這樣的情形之所以在特定的時間點，發生在特定的年齡層，都是有原因的。在十九世紀末和二十世紀初，約莫他們的童年時期，他們攜帶著某種病毒，經過適當的潛伏時間和適當的誘因後，終於浮出水面。在十九世紀晚期之前，這病毒還算溫順；但在這些人長大後，病毒卻不再是那麼一回事了。這是現代病毒爆炸的開始。這種病毒就是 EBV，至今仍與我們同在。現在，它的病毒株數量和變異都在大幅加速中。它會影響孩童和青少年時期的女性和男性，一直伴隨著他們成長。你可以在《甲狀腺的療癒奇蹟》一書中閱讀更多有關 EBV 的歷史以及它在我們生活中仍然活躍的情況。

具體來說，這種病毒對肝臟的影響造成了這些年來的莫名心悸。另一個因素則是 DDT。當病毒開始爆發的時候，DDT 也正在起作用，並且對肝臟造成損害。我們總認為自己不曾接觸過 DDT。然而現實是，我們可以透過父母、祖父母等的血緣遺傳到 DDT；再加上舊的 DDT 仍存在於我們的環境裡，而新的、被強化過的新版殺蟲劑現在仍在使用中。還有藥品和石油副產品的興起，在一九四〇年代已達到新的高度，自此之後，它們對我們的生活，以及肝臟的影響就更大了；是這些因素造成了莫名心悸以及其他我們今天還在面對的問題。我要再次強調，不是這些東西本身直接導致心悸，而是因為它們霸占了肝臟。

當莫名的心悸問題首次出現時，社會上一片嘩然。這不僅是一、兩個少數病例，在所有的診所出現，而是破紀錄的人群湧入。多年前，我認識了一位九十歲的退休鄉下醫師。為了找樂子，我們一起聊天，他會告訴我他當年行醫的故事。其中一個是關於心悸的故事，他形容這是他在一九四〇年代執業時開始出現的瘋狂現象。他和他的同事們都不曾見過這樣的事，並都為此大感困惑。他說就好像有人在跟所有的醫師開玩笑一樣。一開始，大家都以為水裡有什麼東西。不過，由於他喝的水和鎮上的人一樣，所以這個理論對他來說並不合理。慢慢的，荷爾蒙替代療法開始流行。他記得有一天，荷爾蒙成為了一切的罪魁禍首，但他並不相信。他知道這是製藥業的一場大型宣傳活動，目的是為新的、有利可圖的治療方法造勢。這位醫師打從心底裡知道，心悸並不是更年期前期、更年期或更年期後的症狀，因為以前的女性從未出現這些「生活轉變」的症狀。（更多關於更年期的資訊，請參閱我的第一本著作《醫療靈媒》。）在他之後的執業生涯中，他也從未找到莫名心悸的原因。

我情不自禁地告訴他我從高靈那學到的知識：心悸與肝臟有關。他的眼睛亮了起來。在所有的器官中，肝臟一直是他最感興趣的。我談到殺蟲劑，例如早期的DDT使用。

「哦，我記得，」他說，然後滔滔不絕地回憶起DDT是如何無處不在，如何成為日常詞彙的一部分。我告訴他DDT最終進入了人們的肝臟，他說：「很有可能在我的肝臟裡了。」

「你為什麼這麼說？」我問。

「我在花園裡用了很多年。」

當我解釋完殺蟲劑、病毒爆發、藥品、有毒重金屬和石油副產品等肝臟問題的根源，以及這些如何轉化為心悸時，他說：「天哪，我想你是對的！」

從這位醫師的全盛時期開始並延續至今的莫名心悸，是由你的肝臟，在受到某些麻煩製造者占據時所產生的果凍狀物引起的。一般來說，要到三十歲以後，肝臟才會因為負荷過重而產生這種黏稠的物質，雖然在較年輕的時候也有可能發生。這種獨特的物質通常不會造成危險。它不會直接傷害你；通常也不會導致心臟病發作或中風。它所做的是阻礙正常工作的進行。

一開始，肝臟會抓住它來保護你。在此之前，這副產品其實並不黏稠。它只是EBV在肝臟中的積聚，以它最喜歡的燃料為食，也就是那些常見的舊藥品、石油化學品、塑料、溶劑、我們都有的老舊DDT、有毒重金屬，以及其他更多。當我們從來沒有幫肝臟好好的排毒，例如在第三十八章中的〈搶救肝臟3：6：9〉所做的，那麼這些積聚物非但不會被稀釋和分解，反而會繼續堆積，並開始變得黏稠。這時候，肝臟仍然會把它控制住。它最大的心願之一就是不讓任何有毒的東西被釋放到血液中。

正常運作的肝臟通常會製造一種化學化合物來幫助溶解這種黏稠的堆積物。這種化學物質非常苦澀，你甚至可能嘗過它的味道，因為它會隨著膽汁進入胃部。只有當這種化合物接觸到血液中的氧氣時，它才能發揮去油的作用。這種化合物就像火柴，而氧氣就像它需要的火柴盒。由於血液中的高脂肪含量會降低氧氣含量，因此當血液中充滿脂肪時，它就很難找到氧氣，就像你想要點燃一根火柴，但卻有人抓住你的手，不讓你靠近火柴盒。沒有火花，你就無法點燃火柴，就像沒有氧氣，肝臟的特殊化學物質就無法成為分解副產品黏性的去油劑。

當我們毫無所知地將問題交給肝臟時，肝臟也無法創造奇蹟。我們通常都無法避免感染病毒或接觸殺蟲劑，也沒有接受過如何好好照顧自己的教育。這不是我們的錯。這些年來，我不知道聽過多少次，連醫學院都不教學生如何照顧自己。真的是數也數不完。因此，我們在不知不覺間就把這些不可能的任務交給了肝臟，而其中一項就是處理這些堆積物和其他垃圾。

我在這裡說的果凍狀副產品是一種特殊類型。它並不是一般肝臟在無法排毒的情況下試圖儲存起來的垃圾。它需要特定的毒素（我們上面討論過的）和特定的病毒（EBV）才會形成這種特殊的物質。你不需要被檢測出任何肝病的跡象，這些廢物也會讓你心悸。你也不需要有任何心臟病的徵兆。如果你在電影院第一次感覺到心臟跳動，而你決定不忽視它，好好去做檢查，那麼即使做了所有的檢查，也很有可能什麼都沒有發現。

要了解這些累積物如何導致心悸，你可以想像一片又大又濕的雪花。當溫度徘徊在攝氏零度時，從天上飄下的雪花幾乎一落在草地和人行道上就會融化，不會黏住。另一方面，如果條件合適，溫度下降，雪花就會開始堆積，形成一層積雪。如果溫度再次回升，雪花就又會隨著時間消失。

當肝臟在某個程度上無法控制果凍狀的積聚時，這種物質就會透過血液離開肝臟，壓制住只有在肝臟狀況較好時才能溶解這種物質的化學複合物，找到通往心臟的路，然後黏在心臟瓣膜入口處。這並不是心臟或瓣膜的疾病，而是在適當的條件下，這些小塊的「果凍」就像大雪花一樣，互相疊在一起（只是在微觀層面上。它太小了，即使你突然能看到你的身體內部也無法觀察到）。當這些物質累積時，會使心臟瓣膜輕微黏住，讓心臟進入輕微、不危險的痙攣，造成胸口不舒服的感覺。

造成這種黏滯的「特定條件」，就像氣溫下降會造成雪黏滯一樣，包括高脂肪飲食、過量的麻煩製造者，以及由此產生的濃稠血液。脂肪含量高的血液就是濃稠的血液，也等於骯髒的血液。脂肪多、濃稠、骯髒的血液所含的氧氣較少，而你的血液中需要較高的氧氣，因為氧氣與肝臟的專門化學物質會共同作用，成為果凍的脫脂和分散劑。肝臟中積聚的細小果凍狀物質被釋放後，應該要有機會在黏住心臟瓣膜之前就被分解處理掉。

請注意，現行的氧氣飽和度測試可以輕易顯示你的血液含氧量足夠，即使事實並非如此，因為它們是在宏觀層面進行測試。但微觀層面又如何呢？我們還沒有可以檢測到微小層面的測試，因為醫學研究和科學並沒有意識到它的存在。當他們發現這個細微的差異時，他們就能夠開發測試，幫助判斷某人血液中是否有足夠的氧氣來分解像這個果凍狀的物品。

不要把這種果凍狀物質堆積和斑塊搞混了。動脈、小血管和瓣膜中的斑塊是心臟病的開始。我們在此討論的是一種完全不同的物質，它會隨著血液氧氣含量的微小變化而改變，雖然你可能會同時出現心臟病和這種毫無關係的黏稠殘留物。這裡的氧含量變化比 98% 和 99% 之間的差異要小得多；即使四捨五入到最接近的百分點也還是不夠精準。若要達到真正的精確度，我們需要四捨五入到小數點後 100 位以上。看起來會像這樣：98.99999999999999999999999999999999999999999999999999999999999999999999999999999999999999999999999999999999999999999999999999999。

說到血液含氧飽和度，上面的數字和 99% 其實有天壤之別。

因此，血液氧合作用（或是缺乏這個作用）是決定這個物質會不會把心臟瓣膜黏住的重要因素。與此同時，你的肝臟還要有足夠的病毒在依靠毒素維生，並且又釋出更多毒物，這就會符合產生黏稠物質的條件。

心悸、心臟怦怦跳、落拍感、感覺胸口有魚跳出來、感覺心臟快要從喉嚨跳出來等等，心悸有許多不同的形式。莫名的心房震顫與這種果凍狀物質有很大的關係。當血氧含量極低、病毒活動頻繁、肝臟毒性極強時，即使器官沒有病變，果凍也會變得又稠又厚，進而導致相當頻繁的心率不整。但也並非每個莫名心律不整的病例都是由果凍狀物質引起的。較罕見的原因是，當腦部含有大量有毒的重金屬時，例如汞，腦部的電子信號會撞擊到這些金屬囊袋而順著迷走神經和其他與心臟相關的神經反覆彈跳，造成神經系統的痙攣或其它神祕的症狀。

自由流動

那麼心律不整要如何避免呢？想想看傳統醫學用處方血液稀釋劑來治療心律不

整的方法，應該就能讓你了解醫學界觀察到的有多麼不同。現在，難道你不願意從根本著手，自然地稀釋你的血液嗎？我見過很多人透過清理肝臟和降低脂肪攝取量來擺脫莫名的心悸、異常心跳和其他心律不整。如果你受到心悸的折磨，又期望能以時下流行的高脂肪飲食來作為你的答案，那麼你真的需要尋找其他的途徑。降低飲食中的脂肪不僅能稀釋血液，還能讓肝臟安全地釋放掉那些阻礙它的有害物質。

第十九章

腎上腺問題

醫學研究和科學並不知道我們的腎上腺實際上會產生五十六種不同的腎上腺素混合液來應付各種不同的功能。其中有些是溫和的，例如通電話、送孩子上學、查收郵件、整理購物清單和洗衣服。肝臟吸收日常所產生的腎上腺素，與我們在高度壓力、運動、驚慌和悲傷時所產生的腎上腺素相比，兩者間有著天壤之別。

當第二種腎上腺素出現時，我們的肝臟會特別努力保護我們，因為我們的腎上腺必須製造大量的腎上腺素，才能讓我們克服背叛、妒忌、傷害、痛苦、恐懼、攻擊、損失、對抗、被人在背後捅刀子、信賴破產、不被聆聽，以及腎上腺素激增的活動，例如跳傘、高空彈跳和過於激烈的排毒。即使是在工作場所，有人因為沒有多想而說了一句不當的話，也會讓我們熱血沸騰、心神震盪，因為當大腦接收到威脅時，會引發腎上腺素飆升，而肝臟會在事後進行清理。這是一個讓我們度過人生各種起伏的自然過程。

隨著現今的資訊、要求和各種回饋以不曾有過的速度向我們湧來，如今我們的腎上腺素激增的情形有時比理想狀態下還要激烈許多。腎上腺必須更加努力工作，肝臟更是如此。我們每個人的肝臟都值得一枚英勇勳章，好表揚他們肩負了腎上腺素管理的重責大任。

激烈排毒的副作用

對於我們嘗試的任何類型的清理、排毒或飲食法，不管它在健康界有多流行或著名，我們都需要認真考慮可能出現的副作用，這些副作用可能沒有幫助，甚至可能有害。肝臟排毒就是一個最好的例子：它們需要對肝臟是友善的。這聽起來很奇怪，不是嗎？當你進行肝臟清潔時，難道不會自然地認為它對肝臟有益嗎？你會覺得有人在產品上標示「肝臟」，就應該代表它對肝臟器官是安全的吧？好的，其實未必。而且還有比這更重要的事情。當你在幫別人執行排毒或自行嘗試時，不只需要關注肝臟及其需求，還得注意身體的另一個關鍵部位：腎上腺。第三十八章中的〈搶救肝臟 3：6：9〉兩者都兼顧了。

我記得有一次，我看著一位朋友在他的花園裡拔草。當我坐在他旁邊時，他告訴我那個月有許多責任和工作，忙到讓他沒什麼機會打理他的花園。雜草已經長到了失控的地步。他跪在那裏，把雜草連根拔除，眼看著離他珍愛的甜椒植株越來越近。在四周肥沃的土壤中，雜草更是長的特別茂盛。接著，我的朋友抓住了一棵巨大的薊草。

「你確定要拔掉那棵嗎？」我問。「要不要把它從根部剪掉就好，比較不會影響甜椒的生長？那些不是每年都能讓你在農夫市場得獎的甜椒嗎？」

「對啊，」我的朋友回答，「我已經連贏了三年。但我得把這棵薊草拔掉，不然它會害甜椒吃不到營養。」

於是我緊張到縮在一旁，看他一下拉，一下拔，一下又猛扯。一開始，他似乎有盡量小心，但很快的就像發狂似的失去理智。最後，他使出吃奶的力氣，猛力一拔，把薊草連根拔起。但除了雜草之外，花圃裡還有三株甜椒也橫倒在一旁，根部整個暴露在空氣中，一塊塊泥土四處飛濺。我的朋友立刻像戰場上的醫護人員照顧傷兵一樣地照顧他的特殊植物，細心地將它們重新栽種好，並盡一切可能彌補自己的過失，小心翼翼地為它們澆水，用他自己調製的祕方以及他從未嘗試過的新營養物灌溉它們。儘管他做了這麼多，他內心知道，他一心只想著拔掉薊草是個錯誤的決定。他的植物受到的打擊實在太大了。

那些甜椒們花了整整一個月的時間才恢復生機，而且從未真正完全恢復。雖然最終還是變紅了，他也能把它們帶到廚房裡做沙拉，但它們從來沒有長成他所要的尺寸。它們太矮小了，沒辦法帶去參加農夫市場的比賽。人們問他發生了什麼事，他只好說他必須出城去處理一些事情。後來我再見到他時，他說：「我應該要把薊草從基部剪掉，在辣椒周圍添加肥料，然後照原定計畫進行就好。這樣我就能種出我想要的辣椒，甚至可能會更好。」

當我們試圖清除肝臟中的毒物時，如果我們清除得太用力，試圖一次就把所有東西都清除掉，我們就會打亂肝臟的步調，也會連根拔起太多東西。許多坊間的排毒方法都會在肝臟內部掀起一場風暴，而且它們也會攻擊我們的情緒中樞，製造出一種以任務為主的瘋狂，驅使我們狂熱地清肝到極致。在這個過程中，我們珍貴的「甜椒」——在背部兩側各一，腎臟的上方——就會受到打擊。

沒錯，腎上腺就像辣椒一樣，會產生強烈的熱。你有沒有在寒冷的室外沒穿外套？你會開始動動手指或原地慢跑，這會讓你的腎上腺發揮作用。當你運動肌肉時，這些製熱腺體會將腎上腺素送入體內，讓身體變得暖和。有一種錯誤的觀念認為，當你運動時，光是血液循環增加就能讓你暖和起來。事實上，是腎上腺素（1）使心臟加速跳動，因此（2）血液會以更快的速度將額外的腎上腺素帶入血液中，才會產生暖身效果。現在有一些辣椒，它們會產生大量的熱量單位；我們要小心不要用錯方法而灼傷自己。我們還要多想想後面的兩個腎上腺，溫柔地對待它們。

在錯誤的排毒方式下，不僅肝臟會承受更多的壓力，腎上腺也會遭受打擊。首先，多數人的腎上腺通常已經承受不少壓力並且弱化。而有健康問題的人，其腎上腺通常也已受到輕微損害，無法達到最佳狀態。許多人都會面對反覆出現的腎上腺疲勞或持續的慢性腎上腺疲勞。當你要為肝臟排毒時，腎上腺有一個不為人知的責任：它必須將肝臟釋放出來的有毒物質與足夠的腎上腺素相匹配，以產生一股衝力，好把毒素排出體外。也就是說，肝臟每排出一份毒物，腎上腺就必須輸出兩份腎上腺素。雖然這些腎上腺素仍會對你的肝臟造成影響，但它是一種比較適合肝臟的腎上腺素。醫學研究和科學還無法測量肝臟在任何時候釋放的毒素量，特別是在排毒時，而他們也不知道毒物與腎上腺素之間的關係存在。

當這種關係正常發生時，所需的腎上腺素用量最少，因為毒素會被適當且均勻地釋放出來，不會在體內響起警鐘。另一方面，當肝臟被迫以它不該的方式進行清理時，當毒素湧入血液，全身就會響起鈴聲和警報，就像鎮上的水壩潰堤或是發生了三級火警。

肝臟本身也會發出警告。請想像，當你的任務是從山頂移除巨石，而你的工頭強迫你搬起一塊過重的巨石，你的第一個本能就會是把它固定住，因為它太難操控了。由於無法維持這個費力的狀態太久，你感覺到它離你越來越遠。這個巨石於是開始滾下山，偏離了路徑，直接滾向山腳的同事。你會怎麼做？你會對你的同事大叫：「快閃開！」你的肝臟也會這麼做：當它被迫以太快的速度大量釋放毒素時，它會釋放出化學物質，提醒中樞神經系統不受控的排毒即將開始。

中樞神經系統會立即提醒腎上腺，要釋放腎上腺素來保護身體。在這種情況下，腎上腺素扮演類固醇化合物的角色，要儘快阻止身體對任何毒物產生反應。腎上腺素仍會以兩份腎上腺素對一份毒物的比例釋放，而這就代表有非常多的腎上腺素會被釋放。在許多情況下，腎上腺素的激增會讓人感到愉悅，甚至亢奮。於是，對那些神經系統較強、肝臟和腎上腺較健康的人來說，這種亢奮的感覺可以持續好幾天甚至好幾個星期，讓他們不會感到低落。

在許多情況下，當某人正在進行新興的極端飲食，並開始感到不適，她或他會被告知這是一種療癒反應。雖然在適當的情況下，我們確實會有自然的排毒反應，但如果是過分嚴厲的排毒，那就不是療癒反應，而是太多毒物同時淹沒身體的徵兆。不僅如此：當因為聽從不適合身體的流行建議而讓肝臟釋放大量而不適當的毒物時，腎上腺就會不斷傾倒出兩份的腎上腺素來跟上毒素。對於腎上腺功能較弱的人來說，這是腺體不需要的額外工作。這時會出現與快感相反的情況，肝臟會吸收大部分的毒物而導致明顯的低潮。對於神經系統敏感的人來說，這樣做也沒有好處。腎上腺素本身雖然是用來阻止損害，卻會慢慢開始對中樞神經系統造成傷害。你甚至可能會出現顫抖、輕微震顫、疼痛或暈眩等症狀。

（關於這個「腎上腺—神經系統」之間的關係，醫學研究和科學界所知悉的也只限於表象。舉例來說，對於患有帕金森氏症的人，除非注射腎上腺素對於拯救生命真的很重要，否則醫師不建議使用腎上腺素自動注射器，因為他們觀察到帕金森氏症會隨著腎上腺素的使用而惡化。那是因為帕金森氏症是神經系統疾病，而腎上腺素對神經系統的影響很大。腎上腺素與神經系統的關係也是患有任何神經系統症狀或病症的人，或只是神經敏感的人，在壓力或緊張下表現不佳的原因。他們的神經對腎上腺素非常敏感，讓他們很難裝作若無其事）。

當你體驗排毒時，你希望它是平衡的。你會感受到一些快感，也會感受到一些低落，你會希望這一切都適中且在合理的範圍內。每個人都有不同的健康問題，而每個人對於排毒的反應可能會有些不同。沒有人會想用激進的排毒讓自己病得更重，或是做完比沒做更糟糕。但幾十年以來，我一直都在目擊這個狀況。當你的身體在幾個星期之後恢復過來，你可能會覺得這樣的極端排毒帶來了療效，但事實是，你只是從這個過了頭的排毒中康復，你忘了自己只是回到排毒前的狀態，許多提倡這些極端排毒的專家和健康專家也犯了同樣的錯。

不管是哪種排毒，我們都會要求能快速的恢復。而當肝臟被迫快速排毒時，腎上腺就會衰弱的更快，讓某些人更難從排毒中恢復過來。腎上腺越弱，恢復所需的時間就越長。為了解決從肝臟排出的毒素，腎上腺素會在體內急速分泌，因此也會導致失眠的情況，這會對腎上腺造成更大的壓力。在極端的排毒期間，人們通常睡得不像平常那麼好，因為他們的腎上腺素過多。而排毒過後，由於腎上腺需要恢復，他們通常會比過去都睡得更多。

我們必須保護我們的「甜椒」，也就是我們的腎上腺。每個腎上腺素都是獨一無二，甚至在同一個人體內也是如此。雖然我們很容易假設它們是相同的，而在觀察時它們也可能看起來相似，但事實上，在微觀層面上，在大小和形狀上，每一個都是獨特的。就像甜椒一樣，同一條藤上的兩個果實可能有不同的曲線、深淺、熱度和種子數量，兩個腎上腺也總是有點不同。幾十年來，我見過成千上萬的腎上腺，無論在誰身上，都沒有兩個腎上腺的強度是相同的。我們的其中一個腎上腺總是比另一個弱，或者，如果你喜歡樂觀的說法，那麼其中一個總是會比另一個強。我之所以這樣說，是因為我們必須知道在進行排毒時，不管是哪一種排毒都會涉及肝臟，較弱的腎上腺必須更加努力地工作來生產因釋放大量毒素而需要的腎上腺素。事實上，我們在生活中所做的任何事情，都會讓較弱的腎上腺得要更努力地工作。因此，照顧好這對腎上腺就顯得更加重要。除了本書第四部的療癒資訊之外，你還可以在《醫療靈媒》中的〈腎上腺疲勞〉一章中找到更多相關的資訊。

中和腎上腺素

讓我們更仔細地看看腎上腺素與肝臟在非排毒日常生活中的關係。每當血液中的腎上腺素過多時，肝臟就必須嘗試吸收並中和這種荷爾蒙，這既是一個神奇的過程，也是一項大工程：一個不小心，就可能會超過負荷。

儘管壓力通常被認為是個負面的字眼，但其實一定程度的壓力是好的。它能讓我們保持動力、繼續前進，邁向更遠大的目標。正如我在本章開頭提到的，一定量的腎上腺素也是健康和自然的。（有關如何善用壓力的重要資訊，請參閱《改變生命的食物》。）過多的壓力、過度的刺激、危險的排毒、腎上腺素激增的活動，以及兩餐之間相隔太長的時間，都會持續的逼腎上腺硬擠出過多的腎上腺素，如果不加以控制，這些腎上腺素會對神經系統和身體的其他部分造成毒害和腐蝕（腎上腺同時也會釋放皮質醇，它就像是跟在壞孩子腎上腺素後面的好孩子。）當腎上腺素被中和並表現良好時，皮質醇就會變得更合理、更有用。如果皮質醇在萬聖節前一晚和腎上腺素混在一起，那麼皮質醇很有可能會跟著腎上腺素的腳步大鬧特鬧。讓我們永遠記住，之所以過量腎上腺素會有毒性、腐蝕性，並不是因為我們的身體要害我們。沒有腎上腺素的救命功能，我們就不會在這裡。我們在這個要求苛刻的世界所面對的種種問題，才是讓我們得面對大量腎上腺素的原因。這不是我們身體的缺陷。

當腎上腺素從腎上腺衝出來時，全身的免疫細胞如淋巴細胞、單細胞、嗜鹼粒細胞和中性粒細胞都在指望著肝臟的救援。這些免疫系統的成員們都很緊張，它們狂奔尋求掩護，因為它們不想被烤焦。它們知道自己有被腎上腺素傷害和妨礙的危險，所以要靠肝臟來承受衝擊。肝臟的免疫系統一定是人體中最強壯、最聰明的，高智慧的白血球會被肝的化學功能所產生的薄膜狀保護罩所保護，而這種化學功能是醫學研究和科學尚未發現的，它利用一種氨基酸、一種獨特的礦物鹽和一種肝臟細胞蛋白質來幫助免疫細胞在一定程度上防止被腎上腺素灼傷。

一個運作良好的肝臟確實可以保護脾臟和整個免疫系統。在腎上腺素飆升時，肝臟，這個親切、勇敢的身體救星，就會像海綿一樣發揮作用。腎上腺素會以各種可能的方式進入肝臟，經由肝門靜脈和肝動脈流入肝臟，通過肝臟周圍的毛孔被吸收，以及從鄰近的淋巴管進入肝臟。它不懂禮貌，不會敲門，而是直接將門打開。肝臟會吸收多餘的荷爾蒙以防止其他部位受到傷害。這是一種犧牲，因為腎上腺素不會幫助肝小葉精靈。過多的腎上腺素會被肝臟吸收，它也是肝臟免疫系統的敵人。當警報響起（與肝臟一次釋放過多毒物時的警報不同）時，它提醒你的身體，你的肝臟免疫系統受到了損害，有許多任務需要立即處理。肝臟免疫細胞會去保護重要資產，就像母親在洪水中跑向嬰兒一樣。精靈們開始忙碌起來，於是一個神奇的化學功能會開始發揮作用，產生一種類似天然溶劑的物質來保護我們。

這種化學物質是由肝臟長期收集、中和及改變的、舊的、無用的荷爾蒙所組成。這些都是人體在過去產生的正常荷爾蒙，例如性荷爾蒙和壓力荷爾蒙，這些荷爾蒙已經達到它們原本的目的，也是我們從蛋類和乳類等問題食物中攝取的荷爾蒙。每當肝臟在血液中發現這些惡劣的荷爾蒙時，它的血漿製造細胞就會捕捉它們、化解它們，並將它們分解，讓它們為新的、重要的職責做好準備。當下一次腎上腺素激增時，它們就有機會履行責任：當警鐘響起時，肝臟的血漿細胞就會啟動，釋放舊有的荷爾蒙，並啟動化學反應，將它們轉換成溶液狀的物質。比方說，當你經歷大量的恐懼或壓力、墜入愛河、失戀，或經歷憤怒、背叛、傷害、悲傷、憂慮，或人生的起起伏伏，無論是好是壞。你的腎上腺會做出反應，噴出大量的皮質醇和腎上腺素來支持你的「戰鬥或逃跑」的耐力。身體知道你要為這種支持付出的代價，就是讓過多的這些荷爾蒙在生理、心理甚至靈魂層面造成傷害。如果惡劣的腎上腺素碰觸到肝臟免疫系統的珍貴白血球，就會傷到它。如果惡劣的腎上腺素碰觸到大腦或腸黏膜，也會損害它們。如果腎上腺素進入骨骼則會導致骨骼變薄或脆弱。落髮則是由於腎上腺功能減弱、荷爾蒙分泌失衡，以及某種特定激素分泌不足所引起，腎上腺素的激增會進一步削弱腎上腺功能，導致落髮情況惡化。腎上腺素飆升可能會加重現有的憂鬱症，或是讓人患上憂鬱症。腎上腺素還會助長肝臟內的病原體，包括 EBV、帶狀皰疹病毒和 HHV-6 等病毒。有一種物質可以阻止這一切，也就是為了防止這些損害而在體內建立的平衡：由舊的、重建的荷爾蒙所形成的新化合物。

一旦被釋放，這種物質的工作就是成為新的、過量的皮質醇和腎上腺素的誘餌和陷阱。這些新的、不受控的荷爾蒙會感覺到舊的荷爾蒙所帶來的熟悉感，並向它們靠攏，認為能藉此一起變強。如果你不認為荷爾蒙能為自己思考，那麼你得再想一想。在像荷爾蒙這樣的生化物質中，存在著無法用現代科學或電腦解碼的資料，而且可能永遠也不會被解碼。如果人類因為仇恨、貪婪和嫉妒而陷入戰爭和其他破壞行為，在一千年後仍然存在的話，他們也依舊無法解碼這些資料。荷爾蒙內的資訊量是如此的龐大，就像是它自己的宇宙。其中有些資訊會引導荷爾蒙接受身體能量的引導，並插入人類靈魂的能量。這就是為什麼荷爾蒙與情緒如此緊密地聯繫在一起，也是為什麼當你的靈魂感到恐懼時，腎上腺素就會釋放出來的原因之一。

當新的荷爾蒙和舊的荷爾蒙互相碰撞時，舊荷爾蒙的膠質就會緊緊的黏住新荷爾蒙。新的荷爾蒙於是變得不那麼快速敏捷了。這是一種「以子之矛，攻子之盾」

的情況，就像人們用油清潔臉部或使用蘑菇來療癒真菌問題一樣。當這些類似的荷爾蒙互相結合時，來自原始、激烈情緒或其他極端經驗的新鮮、過剩的壓力荷爾蒙與舊的、儲存的荷爾蒙結合，神奇的化學反應就發生了。它們會合而為一。

這兩種荷爾蒙結合起來就成了一對。新的腎上腺素和皮質醇為舊的荷爾蒙注入生命，而舊的荷爾蒙則為新的荷爾蒙注入死亡，讓恐懼、混亂、損失、背叛、傷害、悲傷和壓力等資訊消散。最終的結果是舊的荷爾蒙化解了新的荷爾蒙。它們是雲霄飛車的煞車，是磚牆。當它們結合在一起時，平衡就出現了。如果肝臟運作良好並處於最佳狀態的話，就會知道過多的腎上腺素和皮質醇在可接受的中性區域內時不再具有危險性，因此可以將其排出體外或沖到腎臟。

正如你現在所知道的，情況並不總是如此。當肝臟因為本書所述的各種原因而負荷過重，它中和腎上腺素和皮質醇的能力就會減弱，它的保護能力也會減弱。在兩者之間的狀態下，肝臟仍能處理一些舊的荷爾蒙，然後被迫儲存其餘的荷爾蒙。如果肝臟受到更多的打擊，那麼它會把幾乎所有結合的荷爾蒙化合物都儲存在自身的特殊區塊中。這樣儲存的目的是希望有一天肝臟能夠得到喘息的機會而將這些化合物釋放出體外。當肝臟無法抓住這個機會時，結合的荷爾蒙化合物就會變成另一種滯留的廢物，占據器官內的空間。正如你在第十二章中所讀到的，當肝臟需要儲存太多東西時，結果通常是體重增加。當肝功能衰弱時，肝臟也會失去中和荷爾蒙的能力。雖然它仍會盡力幫忙，但並不完美，於是一些腎上腺素就會不受控地對肝臟和其他部位造成嚴重的傷害。

因此，許多人在經歷背叛、嫉妒、傷害、痛苦、悲傷、疏忽、不負責任或自戀者不當的對待，或另一種腎上腺素釋放後，就會出現一陣腎上腺疲勞。又或是他們的消化系統會變得敏感，因為肝臟在那一瞬間變得脆弱，忙著吸收腎上腺素，而任何未被中和的腎上腺素一旦失控，就會對腸道內壁和胃部產生極大的腐蝕性。由於不受控的腎上腺素是病原體的助燃劑，因此在艱難的狀況下（例如失去至親、心碎、與朋友或伴侶分手），無精打采、疲倦乏力、精神不佳，甚至因喚醒 EBV 而感染低度單核病毒、低度帶狀皰疹或甚至濕疹發作，都是很常見的現象。在這些腎上腺緊張的時刻，平時抑制著 EBV 等病毒的肝臟免疫系統就會變弱。

在極端的排毒過程中，肝臟會在眾多的警報聲中面臨抉擇：釋放舊的、儲存的荷爾蒙，去與所有多餘的腎上腺素結合，並中和它，這樣才不會造成苛刻的傷害；

或者不釋放，因為大腦給出釋放腎上腺素的信號是有原因的，為了保護身體免受從肝臟逼出的毒物的傷害。腎上腺素的作用是有意地對身體系統造成衝擊，就像蜜蜂螫傷後，腎上腺素會自動射出一劑，作用是消炎並阻止身體對這毒液的反應。肝臟一向都扮演著熊媽媽的角色，它知道在這種情況下最重要的就是讓腎上腺素發揮作用，因此它採取了關鍵性的行動，抑制儲存的荷爾蒙的分泌好讓腎上腺素發揮它的作用。如此一來，當腎上腺素最終透過血液全速湧入肝臟時，肝臟就必須承受巨大的打擊。這就是為什麼你不能總是相信所有肝臟排毒都對肝臟有益的原因之一。如果它是從迷思和傳說所衍生出來的人為排毒方法，猛然將毒物大量地從肝臟中排出，導致兩倍的腎上腺素被釋放，那麼肝臟就會被迫吸收全部的活躍腎上腺素以及離開的毒物，這的確對肝臟非常不友善。

我們很容易會誤以為高脂肪的飲食可以緩衝血液中的腎上腺素毒素，但事實卻剛好顛倒。相反地，脂肪會讓腎上腺素浮在血裡，讓它長時間留在體內。由於腎上腺素無法像往常一樣被吸收、化解、儲存或透過尿液排出體外，這種被脂肪懸浮的腎上腺素會保留與其被釋放時的資訊。這意味著脂肪肝或肝臟遲滯，也就是血液中的脂肪過多，也會使高漲的情緒持續不退，像是當你發現你被排擠在一個重要會議之外的那一刻。這個祕密也就是為什麼我們有時會發現自己無法釋懷某些怨氣。清理肝臟、放掉脂肪，你的肝臟就可以處理腎上腺素，保護你不再一次又一次地重複那段經歷。

更強壯

當我們做正確的事時，我們的腎上腺和肝臟有著有令人難以置信的復原能力。如果你不知道你的腎上腺和肝臟如何共存，那麼你可能會犯更多的錯誤，踩到更多的地雷。腎上腺的寬容度其實很高，因此認識到它們在排毒和艱難時期的功能，我們就能找出更好地照顧它們的方法。有時候，只要多一點注意，多一點了解，就能事半功倍。

當人們不了解腎上腺如何運作時，他們就會陷入困境。讓許多人卻步的原因是，坊間對腎上腺進行的了解的嘗試不具任何意義，因為沒什麼人真的了解這些腺體。只有這裡的資訊能幫助你變得更強。光是知道肝臟在支援腎上腺的角色，就能強化腎上腺。

當你更進一步用本書中的不同措施來照顧肝臟時，你就照顧到了腎上腺，並將它們從壓力中拯救出來。這並不是要你活在泡泡裡去逃避每一次衝突或困難的情緒。你有經歷這些挑戰的權利，也有權享受這些挑戰所提供的智慧，並從中獲益，而不是變得更弱。我們的身體知道如何做到這一點，只要我們能夠見證和配合它們真正的需要。

第二十章

對化學物質和食物敏感

化學過敏症對於患者來說是非常痛苦的。其中一部分是來自身體上的痛苦，另外的一大部分則是來自一個缺乏同情心的世界。從未面對過敏感問題的一般人，會將有敏感問題的人視為憂鬱症患者，或是認為他們根本瘋了。除非出現明顯的過敏反應，例如花生過敏患者因喉部閉塞導致呼吸道阻塞而臉色蒼白緊急送醫，否則沒有親身經歷的旁觀者很難辨別。（順便說一下，花生過敏其實是對毒素的敏感。）過敏性休克、氣喘發作、蕁麻疹等等，這些反應只描述了一小部分。化學物質敏感患者的反應通常不為外界所察覺，因此這些人很難找到能維護他們權益的人。相反地，他們通常會被告知，他們的敏感是編造出來的，或只是在尋求別人的注意，或這根本只是心理問題。他們可能會受到鄙視、無視或嘲笑，甚至可能會被告知是他們自身在「吸引」或「顯化」這個問題。

同理心、慈悲心才是我們需要的。面對這些問題的人知道它們有多麼真實，多麼困難。當敏感度達到中度到極端時，患者通常會讓自己只待在家裡，因為那是唯一安全的地方。有些人會陷入困境，因為他們居住的房子或公寓也會引起他們的過敏反應，不論是揮之不去的地毯清潔香味、釋放氣體的建築材料，或是家中存在的其他化學物質。由於外面的世界也有不同的威脅，而且往往是無法預測的威脅，所以這些人覺得他們無處可去。

不同的世界

對化學物質的敏感會因人而異，即使同一個人也會因時而異。就好像這些敏感性會移動、轉變，情況也會改變。你可能突然需要更換香皂；前一分鐘你對香水敏感，下一分鐘就變成對髮膠敏感；如果你從不曾對自己的全天然洗髮精過敏，那麼下一秒就可能對它敏感了。不一致與不可預測性是這個難題的一部分。

你可能是其中一個發現自己的敏感性可以控制的人。舉例來說，你已經學會盡可能避免使用插電式空氣芳香機，感覺還游刃有餘，這是輕微的敏感。但還有一種人必須避免多種物品。傳統的噴髮劑、古龍水、香水、蠟燭、有香味的清潔劑、衣物柔軟劑、清潔劑，還有空氣芳香劑（許多人無法忍受，這是理所當然的，因為它們有極大的毒性）都會成為你的敵人，只要一聞到就令人厭惡。生活所需的高度警覺則讓各項日常運作變得更加困難。你要去哪呢？去一個使用天然有毒清潔劑、插電式空氣芳香機和經化學處理的香水的朋友家嗎？你該怎麼辦呢？每個角落都有活化劑。甚至連聖誕樹也被噴上一種混合物來保持長青。即使是假聖誕樹，也是用奈米技術溶液處理過的，可能會讓人不舒服。

那些對化學物質敏感的人不得不成為專家，並時刻保持警覺。他們眼中的世界與其他人眼中的世界完全不同。任何對化學（或食物）敏感的人都必須拋開玫瑰色的眼鏡，他們必須花費大量的精力和時間閱讀標籤，找出他們接觸到的每種產品的真正成分，並研究成分的來源。他們必須謹慎看待新車、寵物和傢俱，以及涉及油漆、填縫劑、潤滑劑或密封劑的家居工程。他們必須預先打電話到飯店，要求提供低過敏的客房，但仍無法保證打開飯店房門後，不會被香味熏到。有些化學敏感患者的教育程度比工程師甚至化學家還要高。化學家可能在她的專業領域中達到最高水準，但她也可能穿著飽含多種合成洗衣化學物質的衣服，使用會滲出對人體有未知影響的油脂的空氣清新劑，並跳進她的車子，而她的車子剛經過美容。並使用了化學物質擦拭皮革使其閃亮，還配備了自己的懸掛式空氣清新劑。然後在那個週末，她可能會決定用高揮發性有機化合物油漆粉刷房子，之後又把汽油倒進割草機，沾了一些在手上，然後割草並吸入廢氣。對化學物質敏感的人其實更了解化學品對自己的危害。如果有人向化學家提及這些污染暴露，她可能會說：「殺不死你的東西會讓你更強大。」這句話在生活中的其他領域也許說得通，但在這裡卻絕非如此。

對化學物質敏感的人活得很辛苦。首先，他們會逐漸意識到事情不對勁，可能讓他們覺得極度的困惑。人生中第一次感到頭痛、口中有怪味或在某些環境中舌頭刺痛、走過百貨公司吸入數以千計的合成化學物質時容易疲倦，或是在工作場所因為空氣中的香氛而日復一日地感到胸口緊繃，這些都不是好玩的症狀。新手面臨的挑戰很艱鉅，既要找到不會說「這都是你的幻覺」或想把你塞進萊姆病這個陷阱的醫師，又要得到家人和朋友的支持；他們可能會感到困惑，或因為之前明明一切都很好，而對現在這一切感到噁心。你的身體反應並不好過，而其他人對你的反應也好不到哪去：「為什麼你不能像世界上其他所有人一樣過著生活，化妝、噴香水（或古龍水和鬍後水）、去美容院、吸汽車廢氣、在商場購物而毫無怨言呢？」對於任何正在嘗試新的敏感度的人來說，這個新的現實可能會讓他們覺得非常受限。

有些人已經是專家了。他們多年前就發現了自己的敏感，他們知道自己可以處理什麼，不能處理什麼，他們知道自己可以突破什麼界限，但仍然無法預測。他們可能會經歷感覺更好、能夠應付更多的時期，然後又經歷能夠忍受更少的時期。這是個機率遊戲。

我們不能將化學敏感與對明顯有害化學物質的反應混為一談。我們不是在討論高度管制的化學物質，例如那些會明顯灼傷皮膚的化學物質。我們說的是你看不到、聽不到或感覺不到的物質，許多人甚至連聞都聞不到。一個人是如何對無形的東西產生敏感的？發生了什麼？這一切都源於肝臟。這是連對化學物質敏感的人都還不知道的真相。

所有患者都有自己的猜測，為什麼會發生在他們身上；他們經常會有一個標記。有些人認為，這一切都始於他們在公園散步時被殺蟲劑噴到的那一天；有些人認為是從吃某種食物那天開始的；有些人說是在他們粉刷房子的那天。是的，這些經驗都可能是誘發因素，而且在這些時候可能會意識到有不對勁的地方，但它們並不是故事的全部。如果有另一個人在那天經過公園時被噴到，但他不但沒事，還去五金店買了殺蟲劑，噴灑在自己的草坪上，而且也沒有出現化學物質過敏的現象，那該怎麼解釋？也許這可能會發生在他身上，儘管還沒有。那不是他的標記。對於確實產生敏感性的人來說，這與他的內在情況有關。那天在公園的時間是隨機的。無論如何，敏感都會發生，而且已經開始了。

對化學物質敏感的祕密

這一切都要從肝臟說起。肝臟是人體的大海綿，它的職責是收集、編輯和控制成千上萬的麻煩物質，這些物質既有來自外界的，也有在你體內產生的，目的是保護你。身體製造有毒物質是很自然的，例如，當你感到恐懼時，腎上腺就會分泌出腎上腺素，這種物質有助於當下的生存，但卻非常強烈，以至於肝臟必須在它完成任務後立即將其清除，以保護身體的其他部分不受其腐蝕性質的影響。我們吃的食物也含有對肝臟有害的成分，無論是有毒的油脂或隱形的有毒化學物質。在遊輪上，為了保存食物，食物會被噴上化學劑，而我們的肝臟必須承受這些化學劑。我們攝入的任何藥物或接受的任何注射，從童年時服用的抗生物素開始，都會給肝臟帶來更多的處理和控制的工作。包括 EBV 在內的病原體會進入肝臟，在裡面安居並自行製造混亂，釋放出皮膚毒素、神經毒素和副產品等廢棄物。

有這些煩人的傢伙在，你的肝臟會一直進行比較遊戲。有多少是透過你呼吸的空氣、接觸到的細菌、逃回血液的惡劣病毒毒素，以及攝取的食物、飲料和藥物而進入的？肝臟能負擔在你上廁所時排出多少毒素而不會讓系統負荷過重？進入肝臟的物質和可以排出體外的物質之間的比例永遠在起作用。

對許多人而言，並沒有很多毒素能被排出體外。肝臟遲滯、結腸已經很髒了，但更多的毒素卻不斷從有毒食物來源、新油漆、充滿香味蠟燭的商店、插在牙醫候診室牆上的空氣芳香器、在車道上空轉時噴出廢氣的送貨車、週末在你的辦公室被清洗的地毯、噴在剛買的新衣服上的阻燃化學物質等等的這些方式進入身體。當毒素進入肝臟後，肝臟就無法快速排毒。最後，一個觸發因素終於將肝臟推到了極限。有可能是去牙醫診所鑽出水銀補牙，這會將水銀排入你的體內（更多相關資訊，請參閱《醫療靈媒》）。也可能是在公園散步時，被有毒的除草劑噴到。當身體長期處於毒性過高的狀態，而肝臟又變得遲鈍，無法控制這一切時，化學物質就會開始讓人變得敏感。最後的誘因不是病因，卻是壓倒肝臟的最後一根稻草。

敏感的中樞神經系統是化學敏感的背後原因。肝臟無法中和或控制的毒素會使神經系統負荷過重，以至於最終對某些毒物變得敏感甚至過敏。這可能表現為口腔中的怪異感覺、無法深呼吸或無法「正確」呼吸、眼花、長期頭痛或偏頭痛、疲勞、刺痛和麻木、失眠、頭暈、焦慮、憂鬱等。其中有些症狀可能是獨立發生的，例如 EBV 的神經毒素會影響神經系統。對化學物質敏感也可能會導致所有以上症狀。如果肝臟沒有負荷過重，情況沒有那麼危急，如果一個人沒有被活躍的 EBV 感染或其他嚴重的問題，那麼化學物質敏感就不會因為一次不愉快的遭遇而發生，那個開關還不會被打開。

通常來說，EBV 所產生的神經毒素和皮膚毒素，再加上某些儲存在肝臟內的毒素，就會產生對化學物質敏感。對於患有 EBV，但肝臟中沒有適當的有毒重金屬或殺蟲劑的人來說則可能不會發生。雖然中樞神經系統可能會因為病毒而變得敏感，但他們不會對化學物質敏感。另一方面，EBV 在肝臟中吸收了適當的毒物後而排出的神經毒素和皮膚毒素則會進一步削弱神經系統。它們會讓人有額外的眼睛敏感（包括光敏感）、腦霧、頭暈、舌頭刺痛和手麻。人們會以為是他們剛剛吸入的化學物質，像是商店裡的熏香、浴室裡的空氣清新劑或髮廊裡的噴霧直接造成的。事實上，病毒系統已經在肝臟中吸收了足夠的毒素，使人們變得敏感，所以當有外界刺激如合成香精時，神經系統就會立即做出反應。

當醫學研究人員嘗試找出化學物質敏感的原因時，這種在表面之下發生的未知因素組合，確實讓他們感到困惑。醫師和其他執業者需要保持開放的心態，並了解大多數化學物質過敏病患的中樞神經系統已經衰弱，而病毒感染可能在其中扮演非常重要的角色。不是每個化學敏感的人都有活躍的病毒感染。許多人都曾被某些化學物質噴灑或傷害過，因此身體產生了過度的意識，造成過敏的感覺。

以上種種就是為什麼兩個不同的人在接觸同樣的物質時會有截然不同的結果。這一切都取決於個人在當下的狀況：肝臟的負擔有多重、肝臟在排除毒素方面的能力有多有限、病毒活動的種類有多少，以及這個人在不知不覺間變得有多敏感。許多人對化學物質敏感很長一段時間後才意識到發生了什麼事。當敏感性顯現出來時，情緒成分就會啟動，讓身體上的痛苦更難忍受。接下來可能會觸發它的是什麼？情況會變好？更糟？我要死了嗎？很多人無法確定最後觸發敏感的原因是什麼，而這種神祕感也讓人很難接受。恐懼感會加劇，並從他們所經歷的事情中發展出一種強迫症。

自由來自於知道，這並不是由單一或無聲的觸發因素在一夜之間造成的顛覆。它是慢慢形成的，也就是說，它可以被解構。療癒對化學物質敏感需要耐心和理解。它需要兩個重點：照顧肝臟和照顧神經系統。我對於化學物質敏感的人排毒困難的事實並非視而不見。許多人甚至無法服用單一的補充品來嘗試舒緩神經系統或肝臟排毒，因為他們太敏感了。如果你是這樣的人，不要以為你被困住了。在這種情況下，食物就是答案：用療癒食物小心呵護你的肝臟和神經系統。

對食物敏感的祕密

如果你是一個對食物過敏的人，我知道你的日子有多難過。看起來，每天都會有一種你原本可以接受的食物，帶給你奇怪的新感覺。許多人被告知這與黴菌有關，但事實上，這又是一個病毒性的問題，它讓化學物質的敏感性提高。也就是說，大量的 EBV 神經毒素使化學物質的敏感性提高到一個新的層次。在某些情況下，這是因為食物本身就是病毒的燃料。如果是 no-food，就會滋養 EBV，產生更多的神經毒素，使消化道發炎。

中樞神經系統敏感的人腸道內膜也會敏感。其中一個原因是他們的腎上腺素會更頻繁地被釋放，因為他們的感官會增強，因為他們會掃描周圍的每一個觸發因素。當你走進一家你認為可能會造成影響的商店時，你可能會感到緊張，而這是理所當然的，因為你過去曾接觸過這些東西，也曾有過這些反應，而這種緊張可能會觸發腎上腺跳進來保護你，並發生輕微的戰鬥或逃亡反應。如果你擔心超級細菌，而你走進醫院探望朋友，情況也相同。你會帶著高度的焦慮進入醫院，這會讓腎上腺釋放腎上腺素。隨著時間過去，增加的腎上腺素會塞滿肝臟，正如你在書中所讀到的，也會充斥腸道內膜，使其產生輕微的灼熱。腸道內壁成千上萬的神經會發炎和接觸到毒素，神經感受器也會受到刺激。

吃不同的食物時，你可能會感到不適，因為它們會摩擦小腸內壁，觸及所有這些敏感的神經。當這種情況發生時，很容易產生恐懼的反應。有人可能會說：「我不能吃生菜，我會有反應，但雞蛋沒問題。」諷刺的是，萵苣實際上有助於按摩腸道內壁、鬆動碎屑和其他囊袋，使它們可以被排出而不會成為病毒的燃料，而雞蛋則會滋養病原體，例如 EBV，導致更多的神經毒素，最後產生更多的對化學物質和食物敏感。雞蛋下肚的感覺很好，因為它們會順著腸道中間往下走，變成光滑的液化膠水。另一方面，萵苣可以餓死 EBV。它的部分魔力在於刷洗腸道內壁，但由於那裡的神經感受器受到刺激，很容易讓你覺得對它產生了反應。歸根結柢，萵苣能舒緩神經；其核心的乳白色物質具有安神、鎮靜的整體效果。

蘋果是人們經常擔心不能再吃的另一種食物。事實上，蘋果過敏可追溯到某人咬了一個沾有蠟和殺蟲劑，沒有先洗乾淨的蘋果。當這種情況發生時，舌頭會立即接收到化學物質，而敏感的三叉神經和迷走神經（連接著口腔）會產生反應，可能包括癢、刺痛、麻木或灼熱感。有這種經驗的對化學物質敏感者通常必須暫時遠離蘋果，然後可能會發現當他們的神經冷靜下來後，就可以嘗試吃有機蘋果，必要時可以削皮，也不會有反應。

這似乎是一個惡性循環，有時你會對你知道應該可以舒緩症狀的食物產生反應。如果你的情況是這樣的話，那就慢慢地從第三十七章引入特定的食物，並將精力集中在盡量避免第三十六章中的肝臟問題物質上，尤其是該清單中的問題食物，這樣才能看到進展。如果你需要精神上的支持，請翻閱《醫療靈媒》中的創傷壓力症候群章節。最重要的是，請記得，你仍然可以療癒。沒有人會因為對化學物質或食物敏感而有一天無法好起來。當你照顧肝臟和身體系統時，希望就在眼前。

問題不在你身上

如果你的神經系統非常敏感，在療癒後仍可能會對某些接觸產生反應。你仍然必須遵守某些你自己決定的界限和規則。舉例來說，如果你走進亞麻布店，可能還是會頭痛，或是因為處理布料的化學物質而感到疲憊不堪。你的身體狀況會有所改善，恢復時間會縮短，而且更快恢復正常會讓一切都變得不同。

問題是：你有權對有毒的世界做出反應。問題不在你身上，而是那些有毒化學物質和持續不斷的壓力。敏感是一種價值，你就像是是煤礦區中一隻金絲雀。即使敏感症狀在妥善的照護下完全消失，它們也留下了一份禮物：提高了你對這個世界危險的意識，讓你可以在未來更好地保護自己和家人。

第二十一章

甲基化問題

如果你曾經聽過你的基因突變會造成甲基化問題，那你一定會立刻覺得你的身體和你的整個人都有問題、有破壞性、且拒絕支援。醫師也許已經開了某些維他命和其他補充品給你，以增強正確甲基化的能力，但這可能無法消除你的挫敗感。光是有某種因素使你身體不適就已經讓人很難忍受了，要是再加上被告知你天生就有無法修復的基因問題，或是就這樣莫名奇妙地產生了基因突變。這些問題導致的陰鬱心情，還會讓事情變得更糟糕，特別是，這一切並非事實。

甲基化功能障礙並不是基因問題。這不是葉酸代謝基因突變（MTHFR）；基因突變不會造成甲基化的損害、分解或失調。甲基化的真實問題更大，而且與替代醫學和傳統醫學界最近流行的看法大不相同。在此，我們將探討導致甲基化問題的真相，以及導致基因檢測判讀錯誤的原因。

甲基化的意義

首先，甲基化到底是什麼意思呢？它是指身體接收、吸收和同化關鍵、重要營養素的能力，這些營養素是我們從健康的食物、飲用水、接觸皮膚的水、陽光照射和新鮮、乾淨的空氣中獲得的。當我們攝取植物化學物質、維生素、礦物質或其他營養素時，我們的身體會改變其化學結構，讓它變成我們最需要的東西。這是一個分解、改變和使營養素更具生物活性的過程，因此它們能以更有利的方式使我們受益。

主要來說，甲基化是肝臟所扮演的神奇角色，從早到晚，從醒著到睡著都是如此。肝臟在迴腸的幫助下完成這項工作，迴腸是小腸末端，結腸之前的一小片消化區域。為了讓身體能充分吸收養分，肝臟和迴腸會互相合作、互相配合、互相依賴、互相溝通、互相支援。當其中一個受到傷害時，另一個也會盡力幫忙。

肝門靜脈將重要的營養素從迴腸的微血管系統引導到肝臟，流入肝門靜脈系統，以便最終由肝臟妥善處理。當迴腸運作不佳時，大部分從迴腸流入肝門靜脈的營養素都會減少，而肝臟只能自行應付。

檢測：非你所見

當 MTHFR 基因突變檢測結果呈陽性時，患者會被診斷為基因突變，通常是 C677T 或 A1298C。基因突變檢測似乎可以告訴你是否有基因突變。問題是：這並非真正的基因突變。基因並沒有受傷、變異或改變，儘管我們被告知那是測試的結果。不只是測試過程本身有問題，它也無法準確測量基因變異。儘管科學界能夠在顯微鏡下檢視 DNA，但這並不代表他們在這裡也是這麼做。（而當他們在其他情況下檢視基因時，也不代表他們了解基因的一切）。

所有的「基因突變」檢測都只是檢測是否有發炎，而不是發炎的成因，也不是發炎的真正意義，只是其標記而已。檢測的正面意義在於，它能發現你是否有同型半胱氨酸數值過高以及甲基化相關的問題。如果你曾經做過同型半胱氨酸檢測，你會發現在血液檢測中，它被歸類於在「發炎」底下。如果有發炎和甲基化問題的話，發現這些問題是很好的。對化學物質敏感的人也會有甲基化的問題，而這可能會導致基因突變檢測呈陽性反應，以及顯示為同型半胱氨酸數值過高。

即使如此，基因突變檢測的正面意義並不足以蓋過負面意義，也就是當某人被告知其基因有問題時，可能對身心造成的傷害。你會覺得「基因有問題」這個答案能讓人安心，因為它是以答案的形式呈現。但事實上，這並不能讓人安心，因為這根本不是答案，而是場騙局，也是進入醫療官僚世界的迂迴路線，以避免找到慢性疾病在全球範圍內快速增加的真正原因。請做好準備，你將會在平面廣告、動態廣告、研究、報告、文章、書籍中，隨時隨地都會看到基因是一切的罪魁禍首。這是場沒完沒了的戰爭。

如果你已經接受了葉酸代謝基因突變的診斷，你需要放掉基因突變的部分，專注在甲基化問題的部分，並認真解決真正的病因來改善你的健康。請了解為何測試會顯示出基因突變的真相：因為測試檢查到的是發炎的標記，而非突變本身。

錯誤的來源

甲基化問題是如何發生的？發生了又會怎樣呢？正如我們所提到的，肝臟超過兩千種功能的其中之一就是能夠改變營養素，並將其轉換成、更可用、生物性上更接近的形式，這樣你就能從所吃的食物中獲得最大的營養，從而存活下來。舉例來說，如果你吃菠菜沙拉，那些菠菜葉中就含有各種 B 群維他命。這些 B 群維他命在其天然、原始的狀態下是有幫助的。同時，你的肝臟也知道你的身體當下的需要。因此，如果你的身體因為壓力過大或身體某處生病而導致腎上腺素過度分泌，你的肝臟會從菠菜中找到並加強你所需要的特定 B 群維他命。雖然醫學研究和科學界都知道甲基化的基本存在，但沒有人知道在甲基化過程中，肝臟將「超級食物」這個概念提升到一個全新的層次，而迴腸在很多時候都扮演著重要角色，從一般的營養素中創造出超級維生素和其他超級營養素。這個令人難以置信的化學過程是由身體，而非科學實驗室所完成的。它使得營養更容易被身體其他部分所利用。

這個過程的另一個顯著特點是，在你吃菠菜沙拉之前，你的肝臟就已經記錄了對特定 B 群維他命的需求。當維他命來到時，肝臟就可以馬上將它派上用場。與此同時，肝臟也會留意那些當腎上腺素飆升、生病和其他挑戰，像是接觸殺蟲劑、新油漆或其他麻煩事時所需要的營養素。當你吃沙拉時，肝臟也在儲存其他 B 群維他命以及菠菜中的其他營養素，它知道這些維他命有一天會派上用場。它所收集的都是針對你和你的需要，別人的肝臟所儲存的營養素組合與你的肝臟為你儲存的是不同的。你的肝臟會繼續依賴你持續提供營養給它。因此，如果你不吃菠菜沙拉和其他營養豐富的食物，肝臟又從何處獲得基本所需，來製造甲基化的超級化合物，並儲存起來，然後通過血液輸送到身體急需的部位呢？

有一種維生素對身體將許多其他營養素甲基化的能力非常重要，那就是維生素 B_{12}。事實上，人體數以萬計的日常功能都仰賴 B_{12}。它就像糕點廚師的麵粉一樣，沒有它就無法製作麵包櫃中的任何物品，更別提珍貴的結婚蛋糕。肝臟仰賴這種維他命 B，並大量地儲存它。肝臟的日常功能之一便是會不斷地吸收 B_{12}。而當肝臟缺乏必需的營養時，它也需要 B_{12} 來自行製造微量的特定營養素和化學化合物。只有當你的主廚——肝臟，有足夠的 B_{12} 這個關鍵成分時，才能將它傳送到大腦、其餘的神經系統、心臟，以及體內其他迫切需要它的地方。

你可能還記得在第一部中我們提過，在理想的情況下，維生素 B_{12} 是會從迴腸傳送到肝臟的營養素之一。甚至在此之前，B_{12} 的甲基化過程會在迴腸中進行。肝臟十分仰賴 B_{12} 的製造和甲基化。當肝臟所需的營養素，包括 B_{12} 這個寶貴的黏合劑面臨短缺時，肝臟也會排出一種化學物質到膽汁，經由腸道傳送到迴腸。如果一切正常，迴腸就是個 B_{12} 的金礦。事實上，它比礦山還要好；它就是個 B_{12} 生產中心。稀有的「崇高的微生物」（可以從吃新鮮、未經加工、有機、未經洗淨或輕度洗淨的農產品取得，例如直接從花園或農場採收的黃瓜和綠葉蔬菜）只會生活在迴腸中，而它們也負責製造甲基化形式的 B_{12}，利用各種管道吸收到身體裡，並在需要時透過通往肝門靜脈系統的微血管回到肝臟。

這種 B_{12} 是肝臟的頭號重要灰泥，將你的健康城堡中所有磚塊砌在一起。如果有足夠的 B_{12}，肝臟就會大量儲存它，並將它輸送到血液中，作為幾乎所有維生素、礦物質和其他肝臟釋出的營養素的助手，來幫助你的身體。正是 B_{12} 讓一切順利進行：它是催化劑、魔毯，也是讓我們活力充沛的祝禱。醫學研究和科學發現了這件事，這當然是件成功之事。但同時，進展也僅限於此。就像發現了某種原住民文化卻又決定不需要花時間去研究它的語言或學習它的文化。關於 B_{12}，醫學界還有很多東西需要發掘。

你的肝臟知道你的迴腸在做什麼，而你的迴腸也知道你的肝臟在做什麼。它們會互相交談、通訊、來回傳遞資訊。當一切正常時，它們會完美地協調工作來確保你的身體不會失去正常甲基化以及接收和使用重要的甲基化營養素的能力，這一切都是為了確保你不會出現營養缺乏的情況。只要不出錯，這一切就能和諧地運作下去。當你失去正常甲基化的能力時，通常會被診斷為 MTHFR 基因突變。你可能會找到一位很好的醫師，他會提供一些建議，例如服用一些好的補充品，這可能會對你有所幫助。不過，這並不能告訴你病因爲何，也不會讓你覺得自己有能力改變命運，因為這看起來就是這麼理所當然：你的基因是罪魁禍首，而且無法改變。

當肝臟慢慢充斥了過多的淤積物，甲基化過程就會出問題。其中一部分可能是由父母遺傳下來的，然後，隨著時間的流逝，肝臟堆了更多東西。在這種情況下，讓你的肝臟掙扎的就是你在這本書中所看到的那些常見物質，包括除草劑、殺蟲劑（如多年前仍存在於環境中的舊式 DDT）、有毒重金屬、抗生素、其他處方藥以及有問題的食物。不過，光是這些問題還不夠讓你被誤診為 MTHFR 基因突變；這還需要一個關鍵因素：病毒。

沒錯，要造成真正的甲基化失調，必須有病毒的參與。還不是一般的病毒，而是皰疹病毒家族中的病毒。這包括帶狀皰疹、HHV-6，甚至巨細胞病毒，但頭號嫌犯還是 EBV。對某些人來說，這種病毒是父母遺傳下來的，它可以安靜地在肝臟內生活，慢慢地在肝臟內累積病毒數量，並排出有毒的病毒廢物。病毒廢物在肝臟中積聚，再加上肝臟中的其他問題物質，就會導致肝臟功能變得遲滯，妨礙肝臟與迴腸正常有效地溝通以及儲存足夠的 B_{12} 以及將 B_{12} 準備好並輸送到全身的能力。慢慢的當肝臟的負擔變得越來越重，它會需要迴腸提供更多的幫助，同時也讓迴腸負荷過重。如果我們的飲食不健康，不能明智地選擇食物，迴腸就會喪失自行製造各種各樣的輔酶甲基化 B_{12} 的能力，也就無法支持肝臟和我們的健康。

肝臟手邊沒有足夠的 B_{12}，迴腸的生產線也沒有 B_{12}，而肝臟又無法自行製造 B_{12}，這種麻煩的組合才會帶來最嚴重的甲基化情況。當肝臟將其他儲存的營養素送入血液供其他器官使用時，就沒了那種像是膠水、又像是糕餅廚師的麵粉，那種生物可用性高、預先準備妥當、經甲基化的 B_{12} 來伴隨它們一起被最有效地吸收來幫助預防缺乏症。即使血液檢驗結果顯示你的血液中的 B_{12} 含量很高，這並不表示你的器官、中樞神經系統和身體其他重要部位已預先攝取足夠的 B_{12}。醫療研究和科學並不知道，即使血液中的 B_{12} 含量很高，中樞神經系統和身體其他部位也可能缺乏 B_{12}。即使測試的高數值也無法反映 B_{12} 的存活能力、甲基化程度或可用性。事實上，血液中大量的 B_{12} 反而可能表示身體無法善用它。

（順便說一下，雖然補充實驗室製成的甲基化過的 B_{12} 維生素是件好事，而且當我們的身體製程出現故障時確實也需要它，但是沒有任何東西可以比得上當迴腸和肝臟獲得適當的工具讓它們正常運作時身體所進行的甲基化。）

即使你的迴腸和肝臟出現這些情況，也不會自動導致葉酸代謝基因突變檢測呈陽性反應或同半胱氨酸數值升高。當病毒感染的時間夠長，肝臟無法再承受所有的病毒廢物時，才會發生這種情況。此時，一小團病毒的有毒副產物、病毒的軀殼、神經毒素，甚至皮膚毒素會滲入血液，使同型半胱氨酸數值升高，讓血液污濁。

最後，污濁的血液才是現今錯誤的葉酸代謝基因突變檢測呈陽性反應的真正原因。這些測試真正檢測到的是發炎指標的升高，是由於血液中充斥著有毒的病毒廢物以及其他毒素，例如從肝臟中脫離的重金屬。它們只是發炎檢測的美化版，例如用來診斷（有時也會誤診）紅斑性狼瘡等慢性疾病的抗核抗體（ANA）和C反應蛋白（CRP）檢測。（如果葉酸代謝基因突變檢測呈陰性，而同半胱氨酸數值顯示偏高，則表示肝臟內的病毒量較低，但肝臟毒素量高，且迴腸狀況不佳。）請記住：是血液中的高毒性殘渣，並且其中大部分是病毒性的，才會讓葉酸代謝基因突變檢測的結果呈現陽性，讓你誤以為自己的基因已被改變或發生突變。

相關性不代表因果關係

葉酸代謝基因突變通常都與子癲前症（preeclampsia）有關，因此如果婦女發生子癲前症，就會被歸咎於基因突變。這是典型的醫療產業案例，在這裡兩個尚未被完全了解的兩個健康層面硬是被綁在一起，只因為它們碰巧同時出現。突然間，你被告知其中一個問題導致了另一個。醫療診斷中充斥著數以百計的「相關性必然等於因果關係」的錯誤診斷。你的健康的某個方面被歸咎於另一個方面，而它們之間其實是毫無關係的，或者說，它們之間的關聯完全不是大家所以爲的那樣。

子癲前症的真正原因是病毒性疾病。是EBV存在於肝臟和子宮等生殖系統中，而EBV也是卵巢囊腫、纖維肌瘤和許多其他生殖系統疾病的真正原因。當測試顯示有基因突變時，我們就很容易將這些年來沒有人了解原因的問題歸咎於EBV數值。將子癲前症說成是基因突變的產物，就像是吃了巧克力餅乾後出現反應，卻怪罪於上面巧克力獨特的形狀。巧克力的形狀可以代表某個品牌，這有助於我們追蹤其成分。但問題確不在於形狀本身，它只是一個標誌。基因突變檢測呈陽性反應和同半胱氨酸數值升高都只是徵兆，讓我們可以藉此得知一些狀況。以現今的醫學資訊來看，我們距離了解所有事情的真相還非常遙遠。

血栓則是另一種被誤認和基因突變有關的病症。血栓形成的真正原因是遲緩、機能失調、停滯，甚至是充滿毒素、病毒和其他病原體的脂肪肝前期。這不是基因突變造成的。這是醫療產業發展中的另一個巨大錯誤，也是慢性疾病的醫療史演變成大亂鬥的另一個例子。對於血栓，我們仍需記得肝功能的減弱會讓基因突變測試呈陽性。由於肝臟也是導致血栓形成的原因，這就是為什麼你會看到兩者同時出現，因為它們都來自潛在的肝臟問題。

愈來愈多地基因突變檢測會和各種病症綁在一起。搞不好不久之後就有人會因爲流鼻涕而在基因突變檢測中呈陽性反應，然後被告知流鼻涕是由基因突變引起的。而沒有人會聽到的是，基因突變檢測只是舊式發炎檢測的改良版。如果血液實驗室能像同半胱氨酸檢測一樣，將葉酸代謝還原酶檢測列在「發炎」的檢測，醫師和病患就能知道他們所直接檢測到的，並非基因突變。但這種改變可能永遠不會發生，因為現今醫學研究與科學的重點在於遺傳學，卻忽略了數百種慢性疾病的真正成因。研究與科學就差一點就能建立真正的聯繫並找到真正的答案，如今卻越錯越離譜。

永遠站在你這邊

當肝臟和血液污濁到能觸發葉酸代謝基因突變檢測時，你的確有可能有甲基化的問題，因為這些測試的陽性反應和污濁的血液都顯示你的肝臟負荷過大，無法正常地甲基化營養素。但這絕對不代表是你的人有問題。我會不斷重複：甲基化問題不是基因的問題。一直都是病毒等外界的麻煩來源在作怪，從來都不是你自己的身體在作怪。在情況允許下，肝臟會堅強地對抗病毒，保護你的甲基化功能。直到某個時候，它不堪重負，不得將所剩的資源和力氣切換到攸關生死的幾個功能來保護你。你的身體永遠都和你同一個陣線。

當肝臟能清理、復甦、更新、療癒和強化時，營養素就會被適當地吸收和處理。它們會做他們該做的事。迴腸將會強化，B_{12} 會更容易被利用。由於甲基化問題的真正原因在於肝臟有多遲滯、阻塞和功能失調，也就是有多少病原體和毒素儲存在肝臟裡面，當這個問題解決了，你對相關疾病的擔憂也就煙消雲散了。你不必再擔心醫學研究推論的葉酸代謝基因突變與中風、心臟病或血栓的高風險之間的關係，因為你知道真相：它們與肝臟有關，而你正在照顧你的肝臟。造成子癲前症、血栓形成和葉酸代謝基因突變測試呈陽性反應有關的病毒量會降低。同半胱氨酸過高的現象（如果有的話）會消失，其他發炎指標也會不見。

有了健康的肝臟，你就能擺脫診斷的限制。有了這些知識，你的健康之路就會更順暢。釋放那個認為你的 DNA 有缺陷的誤解吧！妥善照顧你的肝臟，讓血液更潔淨，身體更健康。

第二十二章

濕疹和乾癬

現代醫學一路走來已經給各種不明的皮膚狀況貼上了許多不同的標籤：脂漏性皮膚炎、其他各種皮膚炎、紅斑性狼瘡、蕁麻疹、白斑病、老人斑、蜂窩性組織炎、酒糟性皮膚炎、日光性角化症、硬皮症、硬化性苔癬，當然還有濕疹和乾癬。不是每個人的皮膚狀況都是一樣的，而這一點經常被忽略。以濕疹為例，它常被誤以為只有教科書上列出的唯一一種。當某人的皮膚狀況不在濕疹的狹隘定義範圍內時，就會出現一連串的誤診，包括標籤為特發性（意指原因不明）。事實上，濕疹和乾癬的種類超過一百種。

酒糟性皮膚炎其實也是濕疹的一種。當某人的鼻子、臉頰、下巴或前額出現酒糟性皮膚炎的皮疹時，這只是一種碰巧出現在臉上的濕疹，而不是另一種獨立、神祕的皮膚病。紅斑性狼瘡也是一個流行的標籤。醫學界非但沒有找出這種神祕皮疹的成因，反而常將其標籤為自體免疫，解釋為你的身體在攻擊自己，這並不正確。一個誤診引發另一個誤診；一個混亂引發下一個混亂。你不知道皮疹是什麼，你不知道為什麼有人會疲勞，所以你把它歸類為紅斑性狼瘡。那什麼又是紅斑性狼瘡呢？醫學研究和科學都不是真的清楚，所以無法正確診斷。它只是個被任意用在不明症狀的詞而已。

蕁麻疹是另一個謎，一般來說被理解為由大量的組織胺引起的皮疹。如果你得了急性皮膚炎並前往急診室就診，醫師首先會問：「你吃了什麼？」如果你說你吃了火雞三明治，醫師很可能會排除是食物引起的，因為火雞算是個正常的食物。另一方面，如果你告訴醫師你吃了草莓，醫師很可能會說你似乎對草莓過敏。如果你吃了火腿三明治，醫師會說這不是引起蕁麻疹的原因；但如果你吃了蘋果，醫師就會怪罪蘋果。如果你吃了一片披薩，醫師會說那不是問題所在；如果你吃了燕麥片，醫師會說是燕麥、堅果或種子的關係。如果你吃了巧克力冰淇淋，醫師會說那不是問題；如果是覆盆莓冰沙，醫師會說那可能就是問題所在。醫師被這些顯得十分篤定的訓練教育成這個思考方式，只是這些食物過敏源的假設並不總是對的。

如果沒有明顯、正常的解釋，而且蕁麻疹反覆出現，沒有明顯的模式，也找不到任何其他關聯，醫師通常會將其歸類為特發性慢性過敏症。意思就是：「我們不知道為什麼會有這些反應。」如果皮膚狀況持續，這時候醫師很可能會說這是自體免疫，並診斷為紅斑性狼瘡。如果說是過敏或自體免疫還不夠，他們就會怪罪到基因頭上。判定這個症狀是「因為你的母親、父親或更早的祖先曾患有皮膚病所以你也有」，只能提供一個讓人不再追究的膚淺答案。即使你的祖宗們沒有皮膚病，也會被說是基因的問題。醫師總希望能為病人找到答案，這是值得尊敬的，但不幸的是，這些答案並不總是正確的。

肝臟的不速之客

莫名的疹子到底是怎麼來的呢？幾乎所有的皮膚問題都來自肝臟。腸道通常會在被迫合作的情況下被牽涉其中；然而，濕疹、乾癬、酒糟性皮膚炎、紅斑狼瘡、蜂窩組織炎、白斑病、老人斑、其他色斑等病症都是由肝臟開始，也是由肝臟結束。甚至青春痘和橘皮組織也源自肝臟（下一章將有詳細介紹）。

這些病症的起因是有東西進入了肝臟，而這些東西是不該在這裡的。你的家中有沒有不應該存在的東西？污垢、雜物、垃圾、蜘蛛、塵蟎、外洩的瓦斯？即使我們不想，這些問題似乎總有辦法找上門來。皮膚問題就是這麼開始的，因為肝臟裡的不速之客。皮膚問題的類型取決於毒物或病原體的類型以及累積的程度。醫學研究和科學並沒有意識到這一點，因為目前的掃描技術並不能讓他們看到肝臟中充滿病毒細胞和各種毒素的情況，而他們無法理解看不到的東西。與此同時，醫學界使用的自體免疫理論，將皮膚問題歸咎於你的免疫系統，把皮膚當成敵人，突然背叛你，侵蝕你的表皮，造成發炎。這種錯置的理論不可能成立。雖然你的身體可能負荷過重、功能遲緩，但它絕不會背叛你。

銅是皮膚問題的頭號毒素之一。銅管是這種重金屬的常見來源。DDT 等殺蟲劑及其現代殺蟲劑的衍生品也含有大量的銅。你可能在一生中透過直接接觸而累積了銅，也可能透過父母祖先承襲而來（注意，不是基因）。肝臟中的汞也是皮膚病的下一個主要致病因子，此外還有殺蟲劑、除草劑、溶劑、石油產品（甚至加油時也會接觸到）、抗生素和其他藥品。

當這些問題物質在肝臟中長期累積，就會讓肝變得遲滯，而且正如我們在上一章所看到的，當肝臟負荷過重，就無法妥善排毒，功能也會減緩。有時肝臟中的這些毒物就足以引發讓醫師不解的皮膚問題，儘管它可能只是隨機出現的疹子或是偶爾讓你難以成眠的皮膚乾癢。

皮膚毒素的影響

當像是 EBV 這樣的病毒也在肝臟寄居時，更具破壞性的皮膚狀況就會出現。不同的病原體，甚至同一病原體的不同菌株，對不同毒素的胃口也不同。根據肝臟中存在的病毒與毒素組合，就會出現不同的症狀。例如，一種 EBV 菌株可能偏愛銅的味道而導致濕疹；另一種 EB 病毒株則喜歡汞，會讓你感到疲倦，並出現類似蕁麻疹、蝴蝶形的紅斑性狼瘡。當 EBV 吃掉它想要的食物後就會釋放出毒性更強、更具破壞性的銅或汞，這就是皮膚毒素。

這種皮膚毒素是一種氧化的甲基毒素，可以輕易穿透結締組織和器官。如果你的肝臟運作良好，甲基毒素就會進入你的小腸道和大腸，而只要你的飲食習慣良好、運動和排泄也正常，也能相對容易地排出體外。不過，如果跟大多數人一樣，你的肝臟功能遲緩，這些被重新再製的毒物就會倒流到淋巴系統，回到血液。這並不代表你一定會有問題。一開始，大多數人的身體都很有韌性。即使肝臟毒素淤積、功能遲緩、腸道運作不佳（也許伴隨便秘發生），身體仍會嘗試以其他途徑排出甲基毒素，例如透過血液和腎臟，再經尿液排出體外。

但這些救援手段終究會失效，而敏感症狀就會開始出現。食物過敏可能是先出現的徵兆。即使是基本的組織胺反應，例如蕁麻疹，也可能代表肝臟功能失調與毒物的積聚。輕微的酒糟性皮膚炎可能會出現。或是出現較大的紅斑性狼瘡，不管是否伴有其他紅斑性狼瘡的症狀。有些人的手臂、手肘、胸部或一隻耳朵的背面可能會出現輕微的濕疹。這就是問題的開始。

如果銅、汞的甲基毒素形式（皮膚毒素）因病原體不斷進食而持續增加，身體就會不堪負荷。毒素會真正開始發威，進入皮膚，在皮下脂肪組織留下沉澱物並滯留不走。醫學界不知道皮下脂肪組織其實是你的第二個肝臟。在這裡，你有一個天然的防禦機制，可以讓毒素穿過真皮層和表皮層，到達皮膚表面，最後排出體外。幫助你排出毒素是皮膚的真正功能之一。

然而，這個自然排毒的機制是針對日常的身體毒素，而不是像病毒、化學工業所製造的最強殺蟲劑、殺菌劑、除草劑、溶劑和有毒的重金屬等等，這些經過設計、製造、人為或操控的毒素。我們本就不該面對這些殘酷的化學發明，肝臟也本就不該承受這些東西。而像 EBV 這類的病毒也不該因為吸食了這些化學物質而產生今日的破壞性。同樣的，皮膚也不該承受這些病毒吃了工業製造的各種毒素後所生的皮膚毒素。沒有任何在地球上的人應該有濕疹。雖然你可能會覺得皮膚在跟你作對，但事實上它還是站在你這邊，為你謀福祉，做正確的事。如果沒有那些人造的麻煩製造者，濕疹就不會形成。

醫師應該告訴你的是：「我們從你的皮膚細胞中抽取樣本中發現了皮膚毒素。這是一種重新製造的毒素，是一種有八十年歷史的汞與銅的混合物，同時結合了病毒廢物及其蛋白質（來自一種名為 EBV 的病毒，並以肝臟中的銅為食），而這顯示你肝臟中的病毒與毒素的組合反應讓汞和銅以毒性更強的形式出現，並引起皮膚過敏。你的身體不是問題的來源，它沒有自我攻擊，你的基因也不是問題所在。療癒的方案是追擊病毒並將其殲滅，同時在你的飲食中斷絕它最喜歡的食物。這樣就能讓你的肝臟復原，讓你的皮膚痊癒。」

從頂尖醫學院畢業的醫師應該要能這樣說明才對，但他們實際所學的並非如此。除非有奇蹟，讓現代醫學在最短的時間內掌握這些資訊，否則這不會是你從醫師那裡聽到的說法。醫學研究與科學可能還要數十年的時間才能讓皮膚科醫師正確、全面地了解病患的神祕慢性皮膚症狀。別忘了，即使是現在，醫學的發展都還卡在錯誤的自體免疫理論，認為你的免疫系統正在攻擊你的皮膚。而如果這就是他們目前最好的推論，你就能想像這和真相差了多遠。

因此，向皮膚表面釋放皮膚毒素（由病毒從肝臟中的重金屬和其他毒素中吸取營養而形成）是身體保護你的高招。皮膚知道肝臟已經不堪負荷，在恐慌之下，它急忙將毒素推到皮膚表面。至少現在皮膚毒素遠離了內臟器官，但它也導致許多不適，讓皮膚組織發炎，造成損傷、裂縫、裂紋、結痂、脫皮、疤痕、出血和各種疹子，相隨而來的刺激則是由表皮中的微小神經末梢引起。發炎時神經會受到擠壓和拉扯，造成癢、不適和疼痛。這些症狀擾亂生活的程度取決於 EBV 或其他病毒的類型、肝臟內重金屬或其他毒素的含量、肝臟的遲緩程度，以及你目前的飲食習慣，其中可能就包括正在餵養造成問題病毒的有害食物。

皮膚問題背後的原因

正如我所說，不同類型的皮膚問題來自肝臟內各種不同問題製造者所提供的各種不同病原性染料：

濕疹是半銅半汞與病毒（最常見的是 EBV）的結合。

乾癬是約四分之三的銅與四分之一的汞與病毒（最常見的是 EBV）的結合。

酒糟性皮膚炎通常以汞為主，汞同時存在於肝臟和小腸道，再加上一種病毒，最常見的是 EBV。

紅斑性狼瘡也是以汞為主，這次則涉及更多的 EBV。

老人斑是由二分之一的甲基化鋁和另一半的甲基化鎘、鎳、鉛和汞混合而成的皮膚毒素所造成；不同類型的老年斑取決於後面一半的成分。

硬化性苔癬是由肝臟中的病毒吃了銅、汞和少量遺傳而來的 DDT 所造成。所產生的皮膚毒素可能會到任何地方，不過它們往往會停留在身體較低的位置，大多數時候是腰部以下。這是因為皮膚毒素中的微量 DDT 在進入血液並在淋巴系統中定居時，往往會將它們向下拉，所以當皮膚毒素浮現在皮膚層時，往往會在身體較低的部位。硬化性苔癬常與濕疹混淆，但兩者並不相同，硬化性苔癬的皮膚會變得更脆弱。一開始也常與一般皮膚炎混淆，但如果病情無法改善，就會被認為是自體免疫疾病。請不要誤會，這是一個肝臟內的病毒問題。它也不是基因造成的，但相信這點則是典型的醫學錯誤。這些透過家族血統發生的病症都是因為 DDT 會代代相傳所致。

硬皮症是乾癬性關節炎的一種，基本上就是一種伴隨著深層組織疼痛、關節疼痛，而且通常對冷與熱都很敏感的濕疹或乾癬。同樣的，身體沒有自我攻擊，也不是基因的問題。在**硬皮症中作怪的 EBV 和常見的濕疹病毒株不同，它攝取較多的是汞而不是銅**。汞的常見來源包括殺蟲劑、殺蟲劑和殺菌劑。它的症狀來自於影響皮膚的皮膚毒素，以及影響深層結締組織和關節的神經毒素。

白斑病是另一種病毒性疾病，非關基因，也不是身體自我攻擊。這種情況與疹子不同；皮膚毒素會傷害製造皮膚色素的細胞，而這些細胞對這些毒素高度敏感。這些皮膚毒素來自於病毒，HHV-6 或有時是 EBV 的其中一種病毒，在肝臟內以甲醛、鋁和一些銅為食。**主要是較大的鋁沉澱物與微量的甲醛相互作用所造成的皮膚毒素溶劑對色素生成細胞產生破壞。**

脂漏性皮膚炎來自於充滿毒素的肝臟。這種情況與病毒無關，病原體並沒有引起問題。它是一個什麼都過高一點的肝臟，並且也接近脂肪肝前期。肝臟的功能遲緩導致血液污濁，而血中毒素跑到了皮膚表面就造成了這個症狀。

典型的皮膚炎則是由肝臟內的病毒以銅、少許鋁和殺蟲劑，以及微量的 DDT 為食所引起的綜合型乾癬。牽涉其中的病毒也是 EBV 較常見的變種之一。

日光性角化症是濕疹的多種形式之一，患者的皮膚會變得堅硬、粗糙如砂紙，或有輕微凹凸不平，而且時好時壞。這是六十多種 EBV 中的特定一種，**以較高含量的汞與一些銅為食**。

蜂窩組織炎來自鏈球菌與皮膚毒素的結合。當鏈球菌已逃逸到皮下淋巴管，而細菌與從肝臟傳出的皮膚毒素相互作用，就會形成這個皮膚病。

症狀循環

本章提到的內在皮膚毒素與通常說的外在皮膚毒素不同。這些毒素不是從外部刺激皮膚的清潔劑或其他刺激物。同樣地，它們是來自肝臟內部的不速之客，而這個由內部而生的特性解釋了為什麼有人的皮膚問題會一再循環。當我們的皮膚，這個最大的器官，拚命地將皮膚毒素清除到表面時，肝臟內部通常會產生另一輪皮膚毒素。也就是說，當一輪皮膚毒素湧到表面，引發皮膚症狀，然後消退，另一輪的皮膚毒素也在醞釀中。如果肝臟沒有得到排毒或照護，病毒或其他病原體沒有被清除，那麼通常就在皮膚看起來已經有所改善的時候（這種情況常以六週為一個週期），新一輪的皮膚毒素又會通過皮下組織進入皮膚，準備浮出表皮並引起另一次發作。

許多患有需要使用類固醇的嚴重皮膚疾病的人，在停藥後發現反應更大，因為根本的肝病問題從未解決。相反的，越來越多的皮膚毒素堆積在肝臟和皮下脂肪組織中。類固醇並沒有清除體內的毒素，僅僅是消除了對毒素的反應。當類固醇或其他免疫抑制藥物不在時，皮膚毒素仍然存在，因此身體也會做出相對的反應。

為了皮膚而服用類固醇是完全可以理解的。有些皮膚狀況在嚴重的時候真的很折磨人，所以有人會使用類固醇來度過難關，這是完全合理的。但更重要的是要了解類固醇的真正作用。醫學界認為類固醇可以阻止身體的免疫系統攻擊皮膚。實際上，類固醇藥物是在阻止人體對病毒產生的皮膚毒素產生反應。類固醇治療看似有效的真正原因，與整型手術後立即服用類固醇的原因類似：阻止身體因隆鼻或切口而發炎。手術傷口不是身體自我攻擊的結果，皮膚病也不是。

濕疹或乾癬等皮膚病通常不是對剛吃下的食物產生的立即反應。就像對化學物質敏感一樣，它是慢慢形成的，可能在任何時候出現。我們通常會把責任歸咎於當下正在做的事情：也許是昨天或今天吃的蘋果，也許是午餐時的沙拉，也許是朋友打來的電話，也許是因為看太多電視等等。我們會找出各種可能的原因來解釋皮膚為什麼會出現問題。大多數時候，我們會回去檢視食物，因為它確實有一定的重要性。是的，在療癒皮膚問題時，我們所吃的食物也很重要。乳製品、蛋和小麥會滋養 EBV 和其他病原體，例如導致 EBV 產生更多的病毒細胞，而這些病毒細胞會吸收更多從殺蟲劑、除草劑和抗生素等藥品而來的銅、汞和其他有毒重金屬。

因此，病毒會產生更多的皮膚毒素，使皮膚狀況惡化，有時還會與病毒產生的神經毒素結合，造成額外的症狀，例如疼痛、頭暈、刺痛、耳鳴、麻木，或像濕疹性關節炎的關節疼痛。

不過，就像前面假想的急診室醫師一樣，你很可能會猜是其他食物引起的皮膚反應，通常是水果或蔬菜。以下是一個常見的情況：有一天，你吃了一個雞蛋起士三明治，然後服用抗生素治療咳嗽。這會餵食肝臟中的 EBV，儘管當時你並沒有出現皮膚反應。兩天後，病毒積極地利用抗生素、蛋、起司和小麥在肝臟裡製造皮膚毒素，這時你的疹子才開始惡化。但因為你下午吃了奶奶給你的蘋果，你就以為是蘋果的問題。事實上，導致皮膚發炎的皮膚毒素從製造到透過皮膚釋放出來，都需要時間。蘋果對你的健康有好處，卻背了黑鍋。這只是關於錯怪食物的例子之一。

體內大掃除

要擺脫任何皮膚問題，就必須好好呵護並注意肝臟相關事宜。你應該會需要調整療癒過程的步調，因為當肝臟被清理時，皮膚毒素會被快速、猛烈地沖到皮膚表面，引發你正試圖療癒的同一個症狀。如果你一下子把它們全部沖走的話就會感到非常不舒服。此外，因為皮膚對於皮膚毒素的反應已經被養成，因此需要時間讓皮膚冷靜下來。濕疹或乾癬病情嚴重的人，肝臟深處通常會有多一些的銅、汞和病毒廢物，因此需要較長的時間才能痊癒。如果這剛好是你，請盡量保持耐心。

飲食是至關重要的。無論你的皮膚狀況有多嚴重，都要一定避開第三十六章〈肝臟的麻煩製造者〉中的 no-food。經過一段時間，你就會看到成效。有些人會立即見效。有些人則會比較慢。但最終，隨著肝臟的清理，有毒的重金屬會被釋放出來，病原體的量也會減少，從而將皮膚問題減到最低，甚至讓你完全擺脫這些問題。

第二十三章

青春痘

當青春痘出現時，表示肝臟內有低階的鏈球菌長時間存在。當肝臟為鏈球菌提供大量食物時，鏈球菌就會在肝臟內生存。抗生素是鏈球菌最愛的燃料之一，也是肝臟最大的敵人之一。然而，抗生素以及其他肝臟難以承受的藥物，卻經常被派發給那些青春痘患者。這可以是個無止盡的循環：抗生素餵養了導致青春痘的鏈球菌，而青春痘又導致皮膚科醫師開出更多抗生素的處方。

那麼，到底是先有雞還是先有蛋，先有青春痘還是抗生素？答案很清楚：抗生素。我們的肝臟對抗生素和其他藥物的貯藏可以追溯到孩童時代，甚至是嬰兒時代。就像許多其他肝臟問題製造者一樣，抗生素也會透過家族，從祖母和祖先身上遺傳下來，因此你的肝臟中實際上已經儲存了抗生素。你的幼年時期通常也都會碰上抗生素處方。比方說，耳朵感染其實是由鏈球菌引起的，但通常會被診斷為一般細菌感染，所以就會用到抗生素。

（當耳朵感染太嚴重時，醫師通常會開立類固醇液體滴劑，有時還會插入耳管，以防止耳道因發炎閉塞阻擋類固醇進入耳道。如果感染情況嚴重，這會有幫助。但當嬰兒第一次耳朵感染時，情況通常還不會那麼嚴重。在感染早期，通常可以使用天然的抗菌劑和抗病毒劑輕鬆處理，例如接骨木果莓糖漿、歐洲山芹根、鋅、金印草、維他命 C 和毛蕊大蒜耳油等。由於這些藥物可以解決潛在的鏈球菌問題，就能避免日後抗生素的使用。）

問題是：傳統的處方抗生素無法殺死鏈球菌，因為鏈球菌有超強的適應性。它會對多種抗生素產生抗藥性。因此，當我們經歷生命中可能發生的各種感染時，從最初的耳朵感染到呼吸道感染，再到鼻竇感染等等，在不斷使用抗生素治療的情況下，我們體內的鏈球菌會產生免疫力，甚至越變越強。泌尿道感染和細菌性陰道炎都是由鏈球菌引起的，但經常被誤診為酵母菌感染，也就是念珠菌增生，因為從醫師的角度看起來就是如此，通常也都會建議使用抗真菌藥。（念珠菌本身從來都不是問題；它只是信使。欲知更多關於念珠菌的真相，請參閱《醫療靈媒》）。當泌尿道感染或細菌性陰道炎被準確診斷出來時，醫師會建議使用抗生素，但這是現代醫學的一大錯誤，因為它強化了鏈球菌，造成許多人（大多數是女性）持續、慢性的尿道炎和酵母菌感染，以及細菌性陰道炎。處方抗生素甚至抗真菌藥在肝臟和皮膚下的脂肪皮下組織累積得越多，鏈球菌就越能利用它們來增強自己的免疫力，最後人們就會遭受更多的痛苦。

抗生素永遠是首選

這些和青春痘有什麼關係？全部都有關。青春痘是人們的早期生活中的戰鬥結果，只是沒被記錄下來。每個有青春痘的人都有服用抗生素的歷史，而且是在治療青春痘之前。這就是「雞與蛋」的關係：抗生素永遠是先的。對於極少數與青春痘糾纏不清，卻從未在早期服用抗生素的人來說（連有記憶之前也沒有，例如在兩歲時因為咳嗽而服用抗生素），那麼抗生素可能是由遺傳而來，又或是透過動物蛋白質進入體內。

鏈球菌不僅會對抗生素產生抗藥性，還學會使用抗生素作為燃料。（當青春痘患者不服用抗生素時，鏈球菌仍能找到其他燃料來源。稍後還有更多相關資訊。）精煉石油，基本上就是一種機油，在所有抗生素中都有。不是因為必要性，而是因為工業交易和商業合約的簽訂，可能早在你出生之前就有了。塑膠也是抗生素的成分之一，當然，我們也不要忘了醫用的「轉基因」（GMO）（「基因改造生物」的意思）玉米。這種玉米與用於食用的基改玉米大不相同。鏈球菌會學著食用這些抗生素成分，以這種用來殺死細菌的療法為食。

抗生素不會在你用完一輪後就從體內消失。它們會留在體內，成為儲存於肝臟內的太空垃圾的一部分。「太空垃圾」這詞不只是指肝臟就像被人為碎片污染的太空，它也是指垃圾會占據空間。在生活中，當家裡東西太多、太雜亂時，會發生什麼事？你會踩到或絆倒不應該在那裡的東西，你會受傷。殘留的抗生素和許多其他的毒素和毒物都在肝臟裡，導致鏈球菌在舒適的環境裡快樂地生活。同時，也占據了能收納好東西的空間。

鏈球菌在體內會引起喉嚨痛。它不僅常見於兒童和青少年；也有成人因鏈球菌喉嚨感染而死亡的案例，而這些感染其實是由於他們在餐廳偶然吃到或在廁所感染了高度抗生素的全新鏈球菌菌株所致。當人們感染 EBV（在早期階段以單核細胞增生症的形式出現）以及病毒的輔助因子——鏈球菌時，就會發生扁桃腺炎。慢性過敏的發生是因為體內的鏈球菌沉澱物增加所致。眼部細菌大多數是由鏈球菌引起的，而鼻竇感染是由鏈球菌所引起。在兒童身上，鏈球菌可能會形成熊貓症候群（一種與鏈球菌感染相關的小兒自身免疫性神經精神異常）。再問一次，這跟青春痘有什麼關係？一切都有關係。這些疾病通常會影響年輕人，而醫師會開立抗生素處方，並讓鏈球菌有機會在體內扎根，最終形成青春痘。

你的免疫系統不斷監測並試圖控制你的身體環境，因此少量的鏈球菌會找地方躲藏起來。肝臟是其理想的藏身之所。大部分的鏈球菌進入肝臟時就會被肝臟的免疫系統攔截和消滅。然而，有些細菌卻逃脫了武裝的守衛，躲進了肝臟的垃圾處理區。一大堆的垃圾被放置在這裡，等待著屬於該肝臟的人能夠獲得資訊，做正確的事，將這裡清理乾淨。

你的肝臟總是希望你做正確的選擇，比如每天喝一杯檸檬水；多吃水果、綠葉蔬菜和其他蔬菜；有空的時候喝喝芹菜汁。但我們學到的不是這些。相反的，那些根本不知道慢性疾病起因為何的專家告訴我們要多吃脂肪。如果身為駕駛飛機的飛行員，你不能缺乏飛行的基本常識；但面對慢性疾病，卻又無所謂？這兩個標準大不相同。總之，垃圾堆越來越多，越堆越大，讓鏈球菌很容易找到一個小角落或縫隙躲起來和各種毒物窩在一起：在肝臟結締組織的某個部分或小葉的中間，水管裡的有毒銅、罐頭的鋁、鮪魚和藥品中的汞、來自於電池的毒物、塑料、殺蟲劑、除草劑、布料中的阻燃化學物質、地毯上的化學物質、奈米技術噴霧中的奈米微粒劑，或是鏈球菌的最愛——抗生素。

你覺得你從未使用過抗生素，而且你的家族中也沒有人使用過抗生素嗎？那麼請再想一想。你和你的祖先一生中是否從未吃過一塊普通的雞肉？連鎖餐廳的漢堡？感恩節時在別人家吃的傳統火雞？這些都是定期使用抗生素的來源。如果你想騙自己不去看見這些藥品是如何進入你的身體，結果就是付出自己的健康。因為當我們體內的這些太空垃圾抗生素遇到鏈球菌時，它們就有機會在肝臟的垃圾堆裡繁殖和增殖，而鏈球菌是無所不在的。

推給荷爾蒙

青春痘常被歸咎於荷爾蒙。這是最常見、最被接受的概念，也是現代醫學最大的錯誤之一：荷爾蒙會引起青春痘。（許多醫師現在認為有些囊腫性青春痘是自體免疫造成的，這也是錯誤的。）青春痘的發病時間在青春期是不爭的事實，所以可以理解醫學界犯了荷爾蒙這樣的錯誤。事實上，是鏈球菌抓住了青春期這個大好機會。因為隨著青春期的來臨，免疫系統的功能會降低。這使得鏈球菌這種適應能力極強的細菌可以神不知鬼不覺地離開肝臟，逃到淋巴系統與淋巴細胞作對。鏈球菌能察覺到發生了什麼事，因為它能嚐到充斥在青少年體內的荷爾蒙，並知道這個荷爾蒙的轉變就代表淋巴細胞正處於最弱的時候。雖然淋巴細胞可以消滅部分鏈球菌，但許多鏈球菌細胞卻逃之夭夭，跑向皮下組織。就像淘金熱時期一樣，被刺激的人們越過熊群、狼群、野貓、致命的蛇，以及嚴酷的天氣條件不斷往目的地奔去，青少年的荷爾蒙也刺激著鏈球菌讓它們不擇手段，越過淋巴系統的白血球，到達它們的最終目的地，皮膚。

隨著女性生理週期而出現的青春痘也是醫學界誤將青春痘標記為與荷爾蒙相關的另一個原因。事實上，女性的免疫系統在月經期前後會降低，這就是為什麼青春痘囊腫會在月經期前、月經期間甚至月經期後出現。但這一切還沒結束。接下來，排卵期來臨，也就是生理週期的中段，免疫系統再次降低，鏈球菌乘虛而入，青春痘就出現了。如果沒有吃療癒的食物、草藥和補充品，也沒有避免誘發因素，她們會更容易長痘痘。許多更年期或更年期後的婦女有一天醒來，發現自己不再長青春痘了。這並不是因為荷爾蒙的改變，而是因為她們的免疫系統不再固定地每月降低兩次，也就不會讓鏈球菌逃到淋巴系統，進而逃到皮膚。

青春痘是如何形成的？

讓我們再來談談，鏈球菌是如何在臉部、頸部、髮際線、胸部、背部、肩膀、腋下和上臂等常見部位，引起那些青春痘囊腫的。當你在前往歡聚地點的途中處理公事時，有沒有最喜歡走的路線？一條經過診所、雜貨店、美甲沙龍和郵局，直到最後到達電影院和一家很棒的餐廳的路線？淋巴系統就是鏈球菌最喜歡的路徑。它可以利用一連串的高速公路進入皮膚表面下的皮下組織，並在那裡大快朵頤。

就像你切開一塊生雞肉，發現凹凸不平的外皮下有一層黃色的脂肪一樣，我們的皮膚表面下也有一層脂肪，它是皮下組織的一部分。它本來就應該存在於皮下組織中，只是它剛好成了毒物和多餘脂肪細胞的避難所。就像它們會在肝臟中累積，它們也會累積在這裡。乳製品往往會進入我們的皮下組織，為鏈球菌提供大量美味的食物。早餐煎蛋卷中的蛋，晚餐雞肉中的脂肪，這些食物中的抗生素，都是餵飼動物的農場為了抵抗鏈球菌感染而餵食，還有公共供水系統中的抗生素，也都是鏈球菌的食物。這就是淘金熱中所承諾的寶藏，也是引誘鏈球菌大喊「山上有黃金！」的誘惑，因為它會和你的淋巴系統免疫系統對戰，進入你的皮膚。鏈球菌偏好阻力最小的路徑，因此它會選擇淋巴功能較弱，尚未補給更多淋巴細胞，也因此警戒性較低的淋巴通道。它選擇的路線決定了青春痘最終會在哪裡出現。這就是為什麼吉米的青春痘長在胸部和背部，而莎拉的青春痘長在前額和下巴，傑西卡的青春痘卻長在上臂和腋下。

在青春痘形成之前，鏈球菌會待在它的樂園裡好一陣子，大快朵頤，慢慢地準備前往皮下脂肪，重新壯大自己，迎接新的戰鬥。最後，它進入真皮層的底層。皮膚自己的免疫系統會開始聚集皮脂油，像流沙一樣阻止鏈球菌繼續往上爬。但由於鏈球菌在此時已獲得充足的燃料，生命力極為旺盛，因此皮脂油不足以阻止它。現在，皮膚的免疫系統進入更高的狀態，促使皮脂油以更大的數量分泌，作為困住細菌和保護皮膚的最後一擊，因為你的免疫系統不希望皮膚留下疤痕。當鏈球菌很強大的時候，它甚至可以穿越大量的皮脂，並在表皮下的淋巴細胞和殺手細胞的夾擊中存活下來，爬上你的皮膚外層。瞧，腫大的青春痘出現了。

很多時候，這些爆發是輕微和短暫的。但在極端情況下就會非常嚴重。有許多因素會決定青春痘是輕微、惡化，還是極端，包括你有多少種鏈球菌，肝臟和皮下組織有多少毒素像是重金屬可供鏈球菌汲取，一生中使用或攝取了多少抗生素，出生前遺傳了什麼，每天經歷什麼樣的腎上腺素激增，接觸到的殺蟲劑，當然，還有你的飲食習慣。

今天的另類醫學界認為，牛奶、起司和奶油等乳製品，以及小麥等穀物都有問題，因為它們會引起過敏（雖然乳酪正在復甦，因為高脂的流行飲食趨勢現在把乳酪視為促進健康長壽的食品。）他們觀察到，青春痘患者越吃小麥和乳製品，就越容易爆痘。其中的關聯並非為過敏，這些青春痘的爆發是因為鏈球菌喜歡小麥和乳製品。當飲食中含有這兩種食物時，鏈球菌就會進入狂歡狀態，對皮膚發動新的、低級別的攻擊，最終形成囊狀青春痘。雖然乳製品因造成淋巴系統遲緩而臭名遠播，但這並不會增加鏈球菌沿著其偏好路線前進的難度。事實上，它會變得更容易，因為當淋巴系統疲勞時，你的防禦機制淋巴細胞會被困住並減至最低。由於牛奶、乳酪和奶油等鏈球菌友善的食物含量較高，淋巴系統中淋巴細胞數量最少的路線就成為鏈球菌阻力最小的路線。

在接受抗生素治療時，肝臟必須吸收抗生素，這會削弱肝臟的個人免疫系統，讓更多的鏈球菌藏匿在先前的抗生素垃圾堆中。然後，鏈球菌還會以抗生素為食。這個過程會不斷重複。幸運的是，我們的身體很有韌性，鬥志堅強。

醫學研究和科學現在也知道鏈球菌的種類不只有 A 群和 B 群。雖然醫學上認定的群體數在二十六個字母中間就停了，但事實上，鏈球菌的族群量足以超過 Z，而這些不同的族群也和一個人會出現哪些不同類型的青春痘有關。舉例來說，攻擊性很強的鏈球菌會造成疤痕和大量的囊腫。在生活中，很容易透過接觸、餐廳食物、浴廁等途徑感染多種鏈球菌。你也可能不知不覺染上具有強大抗藥性的類型。有些婦女在晚年經歷了新的性關係之後感染了她們的第一次尿道炎，或是比以往更嚴重的尿道炎，因為她們被一種很難打敗的鏈球菌纏上了，需要使用強效抗生素才能控制病情。

解方就在不遠處

這就是為什麼在你的全身建立強大的免疫系統是解決和預防青春痘和其他鏈球

菌相關疾病（如小腸菌叢過度增生症）的關鍵步驟，你會在下一章中讀到這一點。最重要的起點是你的肝臟。採取主動，讓肝臟這個內臟器官成為對鏈球菌不友善的環境，對於保護肌膚來說，這遠比使用最好的美容產品、最好的洗面乳、最好的乳液、最好的藥丸，以及最受歡迎的祛斑藥水來得更有效。增強淋巴免疫系統也會產生巨大的影響。你所依賴的淋巴細胞可以在淋巴道中阻止鏈球菌，並從水果、蔬菜、草本植物和香料中吸取維生素和礦物質。這使得食物成為療癒青春痘的重要一環。在第四部中，你會找到提升免疫力、強化肝臟、殺死鏈球菌的指引，讓你終於能夠從中解脫。

第二十四章

小腸菌叢過度增生症

「SIBO」是小腸菌叢過度增生症的縮寫，是當今最流行的新診斷之一。儘管到處都能聽到這個名詞，但究竟是哪些細菌、為什麼這種情況會困擾病患，以及該如何處理等問題，對醫學界而言仍然是個謎。若要真正了解它，我們必須拋開標籤，思考人體運作的真相。

消化鹽酸

當胃酸失去平衡時，就會出現各種腸道健康問題。其中一個就是你的消化鹽酸變得稀少、濃度降低，最後失去效用。鹽酸可說是我們胃液的黏合劑、平衡劑、領導者、照顧者、結合劑，所以當鹽酸不足或減少時，胃液的強度就會明顯減弱。鹽酸從何而來？不是來自肝臟。它來自胃，由胃腺和胃組織產生。那麼，為什麼要在肝病的書中提及鹽酸呢？因為過少的鹽酸是肝臟問題的指標。醫學研究和科學至今還未了解這個事實。

醫學界知道的是一種稱為「膽汁」的綠綠又黃黃的棕色液體（由膽鹽、膽紅素和膽固醇等元素組成），它由肝臟製造，儲存在膽囊中，並在需要時輸送到你的消化道以幫助消化。但其實還有很多是他們不知道的部分。首先，膽汁的成分比他們所知道的還要多，例如礦物質簇，也就是微量礦物質們聚集在一起所形成黏稠的薄膜狀溶液，由肝臟所分泌，是肝臟的兩千多種功能之一。礦物質簇能強化膽汁，使其即使在小腸最深處也能保持活性。

膽汁的其中一個作用是分解脂肪，這一作用非常重要：它可以防止脂肪堆滿腸道內壁而腐敗。當脂肪在消化道中變質時（任何大量脂肪的來源都可能發生，不論是豬肉、豬油、奶油、炸薯條、堅果奶油、酪梨或最純淨的油）都可能滋養病原體。不只會造成小腸叢菌過度增生症，也會造成其他腸胃疾病，例如腸躁症、克隆氏症、結腸炎、潰瘍和幽門桿菌增生等。

當肝臟衰弱、遲滯、脂肪肝前期或脂肪肝，或從出生前到現在都充滿毒素時，它就無法製造充足或夠強的膽汁。它會求救，利用另一種神奇的化學功能來保護你：在這種情況下，它會將化合物透過膽管送至十二指腸，再像信差一樣從十二指腸送至胃部。這些化學物質向胃部發出警報，提醒有太多脂肪入侵，而膽汁正在減少並失去其功能。這會對胃腺造成壓力，讓它過度分泌鹽酸和胃液的其他成分，以求將它們分散到平時無法到達的地方，像是小腸的入口。所有這些都是為了降低血液中的脂肪比例，以防止肝臟毒性過高，血液變得過濃，進而避免心臟所需的氧氣不足，甚至是腦部急需的葡萄糖不足。

但最終，鹽酸的供應會開始減少。我們不能怪責肝臟在急需幫助時的呼救。相反的，我們需要從飲食方面著手。標準的現代飲食並不足以支持胃部額外製造鹽酸和其他胃液成分。事實上，一些人的飲食可能就是導致肝臟和膽汁功能減弱，並產生額外胃液需求的主要原因。即使是週週都會出現的各種最新「健康」飲食也不夠好，因為提供這些飲食計畫的人並不了解膽汁分泌和胃酸的真正運作方式，所以他們無法對應支援身體的這些重要任務。如果不知道該吃哪些食物來幫助胃部製造鹽酸並讓肝臟恢復活力，那麼飲食計畫的效果就會大打折扣。只有當設計飲食的人真正熟悉肝臟，而不是裝模作樣時，這個飲食方式才能起到支持作用。

即使是被推崇的高蛋白飲食也不像我們希望的那麼有效，它們甚至會讓事情變得更糟，因為飲食中的蛋白質越多，脂肪也就越多。高蛋白幾乎總是代表著高脂肪，當一個人有低鹽酸的問題時，充滿脂肪的零食和餐點就會很麻煩。醫學研究和科學尚未發現鹽酸的作用不只是分解蛋白質。肝臟也會透過化學複合物傳遞資訊，允許胃部參與分解脂肪。這與分解蛋白質不同；這是肝臟給鹽酸的許可，讓鹽酸在胃中就先替脂肪做好被分解的準備，使其能更適當地被膽鹽和液體分解和分散，這樣酸敗的脂肪黏在小腸道內壁腐爛的機會就會減少，血液也不會因為脂肪而變稠（正如你所讀到的，血液一旦變稠，就會對你的心臟造成負擔）。請記住：如果你沒有照顧好肝臟，就是沒在照顧腸道，也沒有照顧好心臟。

鹽酸會先將脂肪處理過，好讓膽汁進行下一階段的工作，這是胃內將脂肪與蛋白質分離的一部分程序，只是尚未被發現。當蛋白質和脂肪到達小腸時它們應該已經被分離了，只是實際上並不一定如此，這還是取決於我們吃的東西。我們所選擇的食物組合、飲食習慣，以及我們被現實所逼或被旁人勸誘所吃下，對胃來說像是炸彈般的食物，都可能讓強大的鹽酸分泌和強健的肝臟無法負荷。試想一下，如果你的肝臟遲滯、鹽酸偏低，會有多少脂肪和蛋白質在沒被分離的狀態下進入了小腸？

為什麼這個分離過程很重要？因為分解脂肪並使其對身體盡可能有價值和安全乃是肝臟的職責所在，但肝臟並不負責分解高密度蛋白質，例如那些來自動物產品的蛋白質。當脂肪仍與蛋白質結合在一起時，肝臟的膽汁無法有效地分解、消化和分散脂肪。當過多的脂肪（無論是健康或不健康的）與過多的蛋白質（無論是健康或不健康的）混合在一起進入小腸時，災難就會發生。首先，這會大量餵食病原體。念珠菌和其他微生物會開始爭奪食物。

就算你壯的像頭牛，也不要以為災難就不會降臨在你身上——如果你吃了可怕的食物組合。吃一頓海陸大餐，再加上一些油炸食品，配上一瓶啤酒，就足以讓多數人胃部的脂肪和蛋白質分離過程出錯。請記住：你的肝臟在你有感之前就已經喝醉了。當這個器官覺得微醺的時候，它的膽汁分泌量會大幅下降，鹽酸會迅速被稀釋，淡的像七〇年代留下來的拍立得一樣。儘管你的頭腦可能仍然非常清醒，在駕駛時也沒有問題，但換成是肝臟被攔檢的話，它就無法通過走直線的測試了。我們必須知道，即使是一杯紅酒，肝臟也會醉，因此我們也可以知道，喝酒的同時還吃脂肪和蛋白質的話，胃就無法分離脂肪和蛋白質，因此會以近乎未消化的狀態進入小腸，這就是小腸菌叢過度增生症等問題開始的原因。

SIBO 是新的念珠菌

過去三十年來，念珠菌一直是健康的熱門話題。脹氣和其他胃部不適、消化問題、酵母菌感染、結核、腹瀉、稀糞、腸躁症、灰指甲、泌尿道以及其他感染、疲勞、腦霧、疹子等等，都被說是念珠菌造成的，直至今日仍是如此。

但如我常說的，念珠菌並不是問題的根源。是的，念珠菌經常出現在人體內，雖然它有很好的理由。這種有益的真菌只會對你的身體有利；沒有念珠菌，我們就無法茁壯成長或保持健康。念珠菌扮演的一個重要角色是分解營養素，讓營養素能夠適當地被器官吸收，經由血液流遍身體其他部位。它的另一項工作是吞噬系統中沒用的食物和殘渣，清理會傷害我們的有害廢物。念珠菌是由醫學研究和科學永遠無法解釋的力量來引導做這些事情的：一種來自於天上的，無法否認的力量，引導它協助我們。

是的，如果我們吃了無益的食物又不好好照顧自己，念珠菌就會過度繁殖。它可能會變得累贅，甚至礙手礙腳。因此，出自於誤解，它被當成壞人，被健康專家視為許多症狀和疾病的罪魁禍首。可惜他們不知道，念珠菌其實是一個重要，甚至是英雄般的存在。

念珠菌是你的身體衛生部門的一部分。你有聽過紐約市歷史性的垃圾清運罷工事件嗎？當時成千上萬的垃圾袋堆積在街道上，數以百萬計的老鼠在垃圾堆中大吃垃圾並滋生疾病，完全接近瘋狂的狀態。直到衛生部門達成協議，清潔員們重新行動起來，把垃圾運走，街道才再次變得乾淨。念珠菌是正常輪班的清潔員，它會在老鼠攻占城市之前把垃圾清理掉，從老鼠手中搶走食物。在你的身體裡，這表示念珠菌以垃圾為食，而如果到處都是垃圾，就會滋生壞菌、病毒以及糟糕的黴菌和真菌。當這些微生物和其他無益的微生物避開念珠菌，當它們像老鼠一樣從我們內臟中的垃圾（如劣質食物、酸敗的脂肪、藥物和抗生素）中滋生時，我們就必須擔心了。這時它們就會導致小腸菌叢過度增生症。

人們脹氣、消化道不適、便秘、酵母菌感染等問題的背後，從來都不是念珠菌在作祟。然而，即使醫學界最近翻開了新的一頁，將這個問題稱為細菌過度增長，並貼上「小腸菌叢過度增生」的標籤：雖然有進步，但仍不足以解決問題。

SIBO 應改名為「小腸鏈球菌叢過度增生症」，因為事實上鏈球菌才是導致 SIBO 的主要細菌類型，而且在許多情況下是唯一涉及的細菌。可以的話，鏈球菌過度增生的整體診斷應該取代 SIBO 的診斷，重點也不應該只限於小腸。鏈球菌不會固定在局部過度生長。如果小腸道內有鏈球菌，那麼結腸和直腸區域以及胃部也很可能有。你可能會聽說過在肚子裡，細菌只能在腸道繁殖，而不能在胃部。但事實並非如此。只要鹽酸濃度夠低，細菌可以在胃部滋生數年甚至數十年；細菌甚至可以在胃部形成潰瘍，並在食道底部形成疤痕組織。鏈球菌甚至還會往上移動，這表示患有小腸菌叢過度增生症的人其實可能從口腔一直到直腸都有鏈球菌增生的問題。它也能進入胰臟。別忘了，肝臟中也可能藏著大量的鏈球菌，靠著那裡的垃圾維生。特別是，肝臟中的舊有抗生素含有石油副產品，為鏈球菌提供了充足的食物讓它繁衍。

如果醫師知道的話就會告訴你：「小腸菌叢過度增生症的發生可以一直追溯到缺乏支持的肝臟。」正如我們剛才研究的，當肝臟負擔過重，膽汁分泌也會減弱，肝臟就會需要調用鹽酸來幫助消化脂肪。如果肝臟長期沒有機會透過有益食物來改善問題，反而讓狀況持續惡化，也沒有進食適當的食物來強化鹽酸，那麼胃腺產生的鹽酸最終也會減少。於是未消化的脂肪和蛋白質就會一起進入小腸，在那裡變質腐敗，成為病原體的美味大餐。

念珠菌就是下一道防線，為你的身體奮戰，充當有益的清道夫，甚至是信差，以任何在腸道中孳生的細菌為食。鏈球菌就是這樣的一種細菌。它是一個老對手，可能已經在你的體內存在了很多年，甚至一生，而我們在日常生活中還會接觸到新的鏈球菌菌株。念珠菌視鏈球菌為敵人，但念珠菌不會一直攻擊鏈球菌，除非鏈球菌的強度變弱了。如果念珠菌因清除腸道中的有毒食物和物質而變得更強壯，數量也越來越多，而鏈球菌卻因失去燃料而飢餓，這時念珠菌就會發動攻擊，並試圖將鏈球菌困在腸道的角落並使其窒息。一旦鏈球菌死亡，念珠菌就會吞噬死亡的細菌細胞。這是一場自然、共生的戰爭，對你的健康有利，常常發生且都沒被察覺。我們只知道念珠菌增加了，但醫師和病患卻都不清楚原因為何，也不知道這些症狀的意義。

鹽酸應該要將像鏈球菌這樣的細菌在進入腸道之前就殲滅。當胃液中的鹽酸濃度或量不足時，鹽酸就無法殺死胃中的鏈球菌和其他細菌，因此細菌就會溜進小腸開派對狂歡。當鏈球菌從肝臟進入皮膚引起青春痘時，也有可能繞道到腸道。（這也就是為什麼青春痘和小腸菌叢過度增生症常常一起發生，因為都是鏈球菌引起的。）最後，當膽汁和鹽酸的生產狀態降到某個低點時，即使是念珠菌也救不了我們。一旦鏈球菌取得主導，小腸菌叢過度增生症就會肆虐。

你應該要了解小腸菌叢過度增生症是如何形成的。如果不了解，我們就會傻傻地失去這些免疫能力。有了「細菌過度增生」這樣的大略統稱和臨時湊合的診斷，我們或多或少得到了一些緩解。但我們內心有一種更高的智慧，知道這並非真相的全部，也知道發現真相之後就能解決一半的問題。「小腸菌叢過度增生症」這個模糊的標籤是不夠的。要有答案，我們才能痊癒。

很重要的是，我們必須了解鏈球菌是背後的細菌種類，以及這並非只是一般細菌在小腸中出了問題。你可以這樣想：你帶著孩子去鄉村市集享受一個愉快的週六下午，那裡有許多小馬，你的孩子可以選擇一匹來騎一下。你聽說其中一匹小馬桀驁不馴、暴躁魯莽，甚至到了危險且不可預測的地步。它仍然存在著野性，需要更多的關注、愛、訓練和管教，才能讓人安心地騎乘。身為家長，你會想知道那是哪一匹小馬嗎？你是否會願意冒著可能會騎到野生小馬的風險，讓你的孩子隨便騎上任何一匹小馬嗎？確切知道哪一隻是野生動物，讓你的孩子遠離野生動物，可能會永遠改變你和孩子的生活。它可以讓你的孩子免於受傷，讓你和孩子免於情緒創傷和終生的恐懼。這就是知道小腸菌叢過度增生症背後是鏈球菌的重要性。這會啟動免疫系統，讓它去尋找鏈球菌並馴服這些惡劣的細菌，同時也會告訴你要留意什麼以保持安全。鏈球菌所造成問題的遠比所知的更多。

小腸菌叢度過增生症的另一個問題是，它已經變成一個像念珠菌一樣的百病通包的診斷，疲勞、疼痛和腦霧等症狀都被歸類為小腸菌叢度過增生症，但實際上它們並不是念珠菌引起的。這些健康問題通常都是病毒問題，我在之前的書中已經詳細介紹過。鏈球菌是一種非常普遍的病毒輔助因子；也就是說，它是病毒的伴隨物，這就是為什麼人們經常會在出現這些病毒症狀的同時，也出現小腸叢菌過度增生症。將細菌與病毒區分至關重要，這樣才能妥善處理，就像我們必須確切指認出鏈球菌，而不是僅僅將其視為一般細菌。

抗生素的困境

抗生素是治療小腸菌叢度過增生症的主要方法，卻也是治療的主要錯誤。鏈球菌在這裡的故事與前一章中鏈球菌與青春痘的相同。很多時候，鏈球菌的出現都是來自過去使用抗生素或世代的承襲。大多數人的鏈球菌都是童年時期就在了，可能是從父母那裡得到，新生兒在出生時體內就可能已經帶有鏈球菌。孩子也可能從托兒所或學校感染鏈球菌，因為它很容易在孩童之間傳染，也很容易在成人間傳染。

由於鏈球菌是一種細菌，所以抗生素似乎是治療它的不二選擇。不過，關於鏈球菌最重要的一點是：很久以前，在抗生素革命之前，鏈球菌只是一種細菌。鏈球菌不是，也從來沒有變成超級細菌。它比較寬容，因為在以前的原始狀態下，它不會對我們不利，甚至還有可能對我們有點益處，不像金黃色葡萄球菌這類的超級細菌，從一開始就對我們不利。

鏈球菌不再是單一的菌株。經過數十年抗生素的摧殘，它找到了生存之道，它開始適應。適應不僅讓它變得更強，也讓它變種並產生不同的菌株和品種，每種菌株和品種都能抵抗研究和科學所開發的越來越強的藥物。醫學界的鏈球菌分類有到 H 種（八種），不過正如你在青春痘一章所讀到的，事實上他們需要發明新的字母才能涵蓋人群中所有的鏈球菌群。甚至在已知的群體中，也還有些菌株沒被確認或記錄。

即使有才華洋溢的實驗室技術人員發現真正鏈球菌的菌株和種類比目前已知的還要多，這項突破也可能不受關注。科學家也無法為這個在醫學上舉足輕重的領域找到經費，因為目前的經費都被錯誤的領域所綁住，例如基因與疾病的關係。

你需要知道的是，鏈球菌會造成許多你讀過的疾病，像是小腸菌叢過度增生症、青春痘、中耳炎、泌尿道感染和細菌性陰道炎。這些疾病通常會被歸類為酵母菌感染，包括實際的酵母菌感染和念珠菌過度增生。這些病症在治療後又會復發，因為它們其實是由任何藥物治療方案都無法消除的鏈球菌所引起。還有，像是鼻竇炎和其他與鼻竇有關的問題，例如慢性過敏：即使有花粉等額外的東西刺激鼻竇腔，導致組織胺上升，也不能排除其實細菌一開始就存在並且造成發炎和敏感。骨盆腔發炎和針眼雖然看似不同，但都與鏈球菌有關。甚至慢性盲腸炎也是鏈球菌引起的；數以十萬計的盲腸切除手術都是由於鏈球菌導致盲腸惡化和發炎。至於便秘、結腸發炎或腸道其他部位發炎，也可能是由鏈球菌引起。（扁桃腺炎則是鏈球菌加上 EBV 的結合）。

就像青春痘一樣，你幾乎總會發現患有小腸菌叢過度增生症的人在年輕時曾接受過抗生素治療。無論是支氣管炎、耳部感染，甚至是基本的傷風感冒，通常在患者有記憶前，就已經使用過抗生素。由於這並非真正的療癒方案，因此很可能會再復發，所以就又需要更多的抗生素。如果你曾因任何原因接受抗生素治療，即使只是基本的傷風感冒，體內的鏈球菌就有機會變得更強、更耐抗生素，並在體內待到你成年。

別誤會我的意思，在現今的醫學世界中，抗生素仍有一席之地。有些緊急情況需要使用抗生素，例如在樹林裡踩到釘子而受感染，或是伴有嚴重腎臟感染的泌尿道感染。我們的目標是強化免疫系統，盡可能避免緊急情況，這樣才能不依靠抗生素。我知道這可能是個兩難的局面。當我們的免疫系統低落，而我們又沒有好好照顧自己時，不論是因為資源或教育的問題，我們都可能成為醫學界對鏈球菌缺乏認識的犧牲品而患上慢性尿道炎或鼻竇感染，但卻只有不斷使用不同種類的抗生素才能控制病情。最後，我們可能會因為病情緊急發作而到急診室或緊急護理中心求診，結果又用了更多的抗生素！然而，就算真的發生了，也不是你的錯，因為一路走來，沒有人知道導致這些問題的是對抗生素產生耐藥性的鏈球菌。

如果你有小腸菌叢過度增生症，也不是你的錯。如果可能的話，這也會是我們想要避免的惡性循環。如果醫學界知道鏈球菌就像馬房中那隻頑皮又難以預測的小馬，會造成許多不同的健康問題，他們就會思考其他治療小腸菌叢過度增生症的方法，而不會讓病情持續惡化。鏈球菌會對抗生素產生抗藥性，這在醫學界並不是個陌生的概念，研究人員和醫師都知道這一點。如果他們知道鏈球菌才是小腸菌叢過度增生症的罪魁禍首，他們就不會想開那麼多抗生素來火上加油了。

因此，鏈球菌不是一種超級細菌，因為它不像金黃色葡萄球菌和艱難梭狀芽孢桿菌這兩個惡劣的菌種。鏈球菌原本算是溫和，只是接觸了抗生素後才變成更惡毒的東西。抗生素可以抑制許多緊急狀況，這也難怪我們會在需要的時候使用抗生素。學習答案可以讓你向前邁進，真正治癒和預防這些緊急狀況非常重要。知道我們可以追蹤體內的鏈球菌，並致力於療癒小腸菌叢過度增生症或任何其他鏈球菌相關病症則是關鍵。只要有一把鑰匙，就有一扇具有療癒機會的門能被打開。

消化的奧祕

當婦女懷孕或計畫懷孕時，醫師會檢查鏈球菌，以策安全。雖然陰道鏈球菌檢測的敏感度和精確度無法保證能給我們答案，但醫師們受過要在特定情況下尋找和識別這種難以理解的細菌的訓練，就已經是個進步。至於鏈球菌性喉炎，它比你想像中還難辨識。你可能已經進入鏈球菌喉嚨炎的後期，鏈球菌已深入喉嚨或扁桃腺內壁，無法藉由喉嚨拭子和檢體培養檢測出來。就小腸菌叢過度增生症來說，要辨識出鏈球菌為主要菌種也是近乎不可能。小腸遠遠超出了簡單的拭子所能觸及的範圍，因此無法直接診斷，如此一來，醫師也無法做出明確的診斷。除非醫學研究人員有一天能獲得經費，開發出檢測小腸內細菌過度滋生的新方法，否則情況仍會如此。

正如我經常說的，醫學研究和科學並不了解食物進入胃部後的全貌。這仍然是個謎。在理論的層面上，他們知道酵素，知道養分會被消化和同化，也知道鹽酸會分解蛋白質；但這些發現仍然是粗略的，就像從地底鑽出來的石油，需要先提煉才能運用。還有很多東西仍深藏於表象之下，等待著被萃取出來。醫學界之所以不了解消化的真正奇蹟，其中一個很大的原因是神在消化過程中扮演了一個角色。醫學研究和科學不喜歡把神的插手當作答案。但如果他們一直抱持這種心態，他們可能永遠不會發現消化過程中所發生的一切。

要想告別小腸菌叢過度增生症，多一點對胃液的了解很重要。醫學研究和科學都不知道鹽酸並非單一成分，它其實是由七種不同酸的複雜混合體。也就是說，即使你接受鹽酸測試，而健康專家告訴你結果顯示是強健的，但當中的組合卻未必如此，讓消化液的有所折扣。有些組合的混合物已受損，進而使消化液作用削弱。如果這七種鹽酸混合體中的某些部分被削弱，而你又攝取了外來微生物，例如進入胃部的細菌或寄生蟲，你的胃酸可能就沒有足夠的強度來殺死它。他們測試得知單一種類鹽酸濃度夠高，並不表示胃酸的整體成分完全符合需求。七種鹽酸中可能有三種偏少、偏弱，但測試結果仍可能顯示鹽酸夠高。有許多人患有由細菌引起的胃潰瘍，這些細菌在胃裡過著非常愉快的時光，因為這七種混合的鹽酸中有大部分正在減少，這代表的是鹽酸過低，與此同時，他們的檢測結果卻會顯示他們有足夠的鹽酸。雖然這聽起來很複雜，但就「食物進入胃部後到底會發生什麼」這無窮盡的資訊來說，卻只是九牛一毛。你需要記住的是，別以為鹽酸測試就能準確地了解腸道，因為醫學研究和科學界並不知道有七種混合酸的存在，所以沒有任何測試可以測量他們所不知道的另六種，也就沒有任何測試可以判斷某人的胃液是否在健康範圍內。

回到平衡

多年前，我將西芹汁帶到全世界的面前，其中一個原因就是因為它對腸胃道好處很多，也有益功能的修復。西芹汁中未被發現的輔助因子微量礦物鹽，能有效地恢復七種酸混合物中所缺失的酸，同時，對於無益的細菌也有毒性。**這讓西芹汁具有雙重功效：（1）補充胃酸，讓胃液能再次殺死入侵者；（2）實際上是一種抗生素（和抗病毒劑），讓鏈球菌等有害細菌無法產生抗藥性或免疫力。**經過胃部後，芹菜汁中的礦物鹽會下降到小腸道，擊退在那裡過度增生的細菌，像是鏈球菌。這就是為什麼如果你有小腸菌叢過度增生症，西芹汁會是你最好的新朋友。事實上，西洋芹是專門對抗鏈球菌的武器。西洋芹礦物鹽的力量不僅止於對抗小腸中的細菌，它會繼續進入大腸，在那裡繼續對抗過度增生。此外，芹菜礦物鹽會被腸道壁吸收，並從那裡進入血液，一路作為對抗鏈球菌的殺菌劑進入肝門靜脈和肝臟內部。

醫學研究和科學並沒有發掘和追求隱藏西洋芹中的非凡療癒能力，反而把重點放在把基因當成生病的主因這類理論上。請記住：科學研究的重點是既得利益的所在，因此芹菜仍然被放在未開發的領域。健康專業人士僅將芹菜汁視為鹽的來源，對於西芹汁中真正含有的複雜的有益鈉卻一無所知。

西芹汁能增強你的全身免疫系統。你的肝臟個別免疫系統也仰賴芹菜中未被發現的礦物鹽；它們專門被用來增強淋巴細胞（白血球的一種），讓肝臟為我們打更多的仗，有更大的機會讓我們擺脫鏈球菌和其他小腸叢菌過度增生症的菌。白血球透過其細胞結構，像是吸收花蜜一樣地吸收礦物鹽，然後將其作為一種攻擊機制，而不僅僅是防禦機制。你知道在以前，鹽會被放在傷口裡來消毒嗎？這種表面處理方法是有點道理的。但對於身體內部來說，食鹽並不是消毒的適當種類；芹菜中的礦物鹽才是。你的肝臟淋巴細胞會利用西洋芹的礦物鹽來製造化學武器，擊退無益的細菌，像是鏈球菌。你會常聽到我說，某些真理還要數十年的時間才會被醫學研究和科學發現。這一點則需要數百年的時間。

我總是說，找出痛苦背後真正的原因是療癒的重要部分。這是因為你的免疫系統從你的思想和靈魂接收資訊。我知道有些人可能比較喜歡把ＯＫ繃貼在傷口上，而不願意仔細觀察；只想得到一套說詞，再吃一點藥就當做沒事了。然而，當你知道健康問題背後的真正原因時，你的免疫系統也會茁壯成長。當你知道你要對付的細菌是鏈球菌時，你的內在就會產生一種自信。也就是說，如果你有本章或上一章所提到的任何病症，你已經在療癒的路上了，因為你現在已經精準地聚焦在這個病原體上。

免疫系統可以單憑你的知識就能更好地武裝自己，然後當你提供白血球所需的資源，例如西芹汁，白血球就會更強壯。當你意識到自己的需要時，這份意識甚至可以增強免疫系統從芹菜的珍貴礦物鹽中形成的化合物。同時，它還能增強所有你在第四部中將發現的其他療癒工具。

第二十五章

脹氣、便秘和腸躁症

正如你剛剛讀到的，腸道健康從肝臟的首要任務之一開始：製造膽汁。膽汁的責任是與胃液中混合了七種不同酸質的鹽酸一起吞噬食物，幫助消化食物。有了理想的支援，這些液體就能完美而和諧地全力協同運作。

當肝臟衰弱或功能遲緩時，像是有 EBV 等病原體和有毒重金屬等毒物的造訪或出現脂肪肝時，它所產生的膽汁的質與量都會降低。這不是個肝臟會喜歡的時刻。對肝小葉來說，品質控制最為重要。因此，如果肝臟釋放的膽汁狀況不佳，這就一定代表它的負擔超重了。即使在功能欠佳的狀況下，它也會使用所有的儲備來產生最強大的膽汁。儘管如此，由於肝臟仍有超過兩千種的化學功能得執行，其中有些功能，像是免疫系統支援的重要性就超過分泌膽汁。而當膽汁的強度或分量不足時，食物的分解就會有問題。

另外，我們在其他章節中也得知腎上腺素這個變因。如果一個人承受著巨大的壓力，就會導致肝臟製造膽汁的能力減弱。當腎上腺素的分泌一直處於高檔時，整個肝臟會充滿著這個壓力荷爾蒙以至於肝臟來不及將它中和，於是只能努力吸收並儲存腎上腺素，以保護你的身體其他部位，這就會大大影響膽汁的分泌。當這種情況反覆發生時，肝臟就會因為腎上腺素過量而變得皺巴巴，就像個在海裡游泳太久的人一樣。

正如我們在前一章所探討，當肝臟的膽汁分泌減少，需要預先協助時，鹽酸就會減弱。過多的腎上腺素也會降低鹽酸的分泌。情緒攻擊、精神虐待、與配偶或伴侶間持續爭吵、工作上的不滿意，以及伴隨著高壓力的各種截止期限，都會造成腎上腺素持續飆升，干擾你的胃液。腎上腺素就像被扔進精巧複雜的瑞士老爺鐘裡的板手，也像是那個把一瓶啤酒倒進你用祖母的完美食譜熬煮的湯鍋裡的鄰居。

由於膽汁分泌量降低、膽汁中的膽鹽含量降低、鹽酸分泌量降低，以及胃酸的七種混合物中珍貴的礦物鹽含量降低，食物進入消化道後沒有得到足夠的按摩、改變和充分的消化準備。這就像舒芙蕾因為太早從烤箱裡拿出來而變得扁平一樣。小腸無法正常吸收營養：雖然有酵素可以幫助小腸消化，但這些酵素無法要做全部的工作；當食物沒有被充分分解時，酵素的功能就會受到妨礙。最終，腸道的整體消化功能會減弱。

脹氣背後的原因

當這種情況發生時，脹氣就會開始出現。脹氣的部分原因是腸道在應付未充分消化的食物。另一部分原因是，當肝臟不開心，功能遲滯到膽汁分泌減少的地步時，代表它也負擔了過多的有毒物質，這些有毒物質會滲出到膽汁，最終回到腸道，或者從肝臟底部排出，漂浮到下方並充斥在大腸周圍的淋巴管，然後通過腸壁被吸收到大腸中。細菌和病毒的廢棄物，例如舊的病毒外殼，以及毒素與病原體結合所產生的黏稠果凍狀淤泥，都是可能滲入腸道的物質。氧化的重金屬也會隨機流過。這些物質都會覆蓋在小腸和大腸的內壁，造成更嚴重的脹氣，因為它會妨礙任何存在的好菌並餵養壞菌和其他無益的微生物。最後，鏈球菌的過度增生會導致小腸菌叢過度增生症，鏈球菌在腸道一個個小囊袋的空間中繁衍，產生的氣體會將腸道內壁向外推，造成脹氣。在小腸菌叢過度增生症被診斷出來之前（如果可以被發現的話），有些人可能能夠忍受這種情況很久，而鏈球菌自始至終都不會被發現而成為病因。

由於膽汁和鹽酸產量低落，未消化的食物殘渣，特別是脂肪和蛋白質進入後，最終也滋養了病原體，覆蓋了腸道，造成了全面的災難。我稱之為氨滲透（醫學界把它跟腸漏症混為一談）的狀況發生了，食物在腸道中分解並產生氨氣，氨氣會導致腸道更加膨脹（產生脹氣、痙攣、不適和脹痛），並會從腸道上升到胃部，進一步導致鹽酸甚至是胃腺和組織中製造鹽酸的原料儲備。

幽門螺旋菌等細菌會在這種環境下大量繁殖，導致潰瘍甚至病變的形成。其他細菌，例如艱難梭狀桿菌、大腸桿菌和葡萄球菌，也會大量繁殖。念珠菌也可能增加，雖然你已經知道，它只是想幫助你，以未消化吸收的蛋白質、脂肪和其他食物微粒為食，讓它們更快分解，避免腐爛後又滋養更多病原體。念珠菌會火力全開不是因為它要傷害你；而是為了防止鏈球菌、大腸桿菌、葡萄球菌和危險真菌等入侵者變得強大。在這一切發生的同時，無論是否已被診斷出來，慢性胃炎也可能發生，也會有氣體也可能靜止在小腸或大腸中，因為幾乎不會移動，所以不一定感覺的到，但卻會造成更多脹氣。

便秘的原因

便秘的一個常見原因是，由於病原體吃了它喜愛的燃料而引起發炎，導致腸道在不同區域收窄和擴張。很多人感到輕微便秘時，會輕輕地摩擦腹部，就能感覺到有東西或硬塊塞在某處。嚴重時可能就感覺不到阻塞的點，因為可能整個大腸都被塞滿了。病原體的燃料包括小麥麩質、蛋和乳製品，以及其他在進入腸道前沒有被充分分解的食物。麩質、蛋和乳製品有時會被認為就是過敏原，但事實上它們會產生發炎和其他反應，因為它們會滋養病原體，而病原體的活動和產生的廢物會讓人出現症狀。

當腸道發炎時，腸道的蠕動會減弱，便秘就會發生。有時只是暫時性的，有時是長時間的慢性症狀，這取決於腸道蠕動變得多弱，以及病原體在腸道內繁殖和發炎的程度。膽汁分泌減少、出現脂肪肝且負擔過重的肝臟也會釋放出病毒殼、果凍狀薄膜、神經毒素、皮膚毒素、其他病毒和細菌淤積物、有毒重金屬逕流，以及陳舊、酸敗的脂肪沉澱物，主要是透過肝靜脈和膽汁，而上述的各種有害物質也會從那裡進入腸道，導致結腸的功能遲滯和便秘。

淋巴系統中圍繞腸道的部分也可能會負荷過重，造成淋巴液積聚，對腸道造成壓力而導致腸道蠕動受阻，或形成狹窄的區域讓食物難以通過。單是這一點就會造成輕微脹氣，讓腹部變硬並向外膨脹。

病原體連同其有毒殘渣和淤積物以及重金屬，會隨著未經適當消化和分解的食物進入迴腸，導致這段小腸發炎並造成便秘。事實上，這是腸道最常發炎的區域，疤痕組織也可能在此形成。

對於男性來說，便秘可能會導致類似前列腺問題的一些症狀，如頻尿和膀胱有壓迫感，也可能除了脹氣和便秘之外沒有其他症狀。但對女性來說可能更難纏。首先，便秘會在排卵期和月經期變得更嚴重、更不舒服。患有多囊性卵巢綜合症、囊腫或纖維瘤的女性也會因便秘而感到非常痛苦，因為發炎或囊腫的子宮或卵巢壓迫腸道，會讓通道變的更窄。或者，發炎的結腸可能會壓迫子宮和卵巢，造成不適、疼痛、絞痛和便秘。結腸發炎也會壓迫膀胱，使女性有尿急的感覺，因為不同的神經結構使女性的膀胱比男性的更敏感。當一個人患有子宮內膜異位時（無論是否已被診斷出來），腸道、胃部和膀胱的症狀可能會更加不舒服。

在接受過闌尾切除手術後，結腸右下方可能會形成疤痕或黏著，使食物更難通過迴盲瓣，造成一種特殊的便秘。

當結腸因任何原因發炎時，它可能會在不同的轉彎處出現輕微扭曲。腹部左側的降結腸頂端是一個非常常見的扭轉位置。左側的降結腸底部也是如此。當發炎時，升結腸頂部也可能出現扭轉。雖然這些位置會造成便秘、疼痛和不適，但它們不是真正的阻塞或堵塞。

腸躁症的真相

當一個人吃了很多會造成問題的食物，像是高密度蛋白質、乳製品、蛋、麩質（對於較敏感的人來說，任何類型的穀物都算），你剛才讀到的問題都可能會加劇，並導致大腸激躁症。醫學研究及科學界會把它當成腸道功能失調的標籤，但並不清楚成因為何。

（乳糜瀉是另一種莫名的腸道發炎，有些功能性醫學界的人認為這是自體免疫問題，也就是身體自我攻擊，但這不是正確的解釋。事實上，乳糜瀉與我們在本章所討論的許多問題一樣，都是由病原體引起的發炎。麩質對於乳糜瀉患者來說特別嚴重，因為它滋養了細菌和病毒，讓它們可以繁衍並導致更多症狀。）

腸躁症是由結腸內充滿了致病的廢物、大量的鏈球菌、大腸桿菌、其他致病菌、因膽汁和鹽酸不足而無法正常消化的腐爛食物，以及氨氣造成的。造成這一切的原因是無益的食物助長了這種情況，像是膽汁和鹽酸無法分解的高密度脂肪和蛋白質進入腸道，迅速滋養病原體，然後到達結腸，成了這些東西的垃圾場。以上的各種壓力，都有可能引發導致疼痛、便秘、腹瀉、痔瘡、息肉甚至肛裂的發炎以及因敏感而出現的肛門搔癢。

腸道痊癒

本章所述的症狀和情況不僅會讓人感到不舒服，腸胃道狀況不佳時也無法充分吸收、改變和輸送營養。這會讓肝臟無法獲得它所需要的所有養分，進而影響患者的整體。於此同時，如果一個人的腸道有任何失調，一個失去吸收、改變和輸送營養到全身能力的肝臟，就會讓療癒的時間變得更長。本就互相依賴的腸道和肝臟，最後卻都被對方的脆弱拖累。

找出療癒的方法並不會陷入惡性循環或類似雞生蛋、蛋生雞的問題。答案很明顯：要幫助腸道，就得從幫助肝臟開始。肝臟對於療癒任何腸道問題都是極為重要的，利用這本書中的工具來幫助肝臟，最終就能讓消化系統得到舒緩。

第二十六章

腦霧

當你聽到某人有腦霧時，如果沒有親身體驗過，聽起來並不那麼嚴重。你很容易會說：「振作起來」或「你累了嗎？喝點咖啡就好了。」

那些有腦霧的人都知道，這並不像聽起來那麼簡單或容易克服。真正的腦霧，不像熬夜過後昏昏欲睡，或是多來點咖啡因就能熬過一天，它會嚴重擾亂他人的生活。它會削弱人們的活力，讓他們無法完成自己想要完成的事情。我見過腦霧讓學生無法取得學位，不只是在高等學府；我也見過腦霧讓高中生退學的情況。我見過腦霧讓媽媽們無法帶嬰兒到公園散步。我見過人們因為腦霧而失去工作和職業，必須主動辭職或被辭退。所以當我們談到腦霧時，要知道它是很嚴重的。它影響了許多人的生活。

問題的核心

近幾年來，當腦霧不被歸咎於甲狀腺時，就常會被歸咎於腸道健康，許多文章和專業人士說這都是和念珠菌、酵母菌、黴菌和腸道中的其他真菌有關。頭腦模糊、混亂、注意力不集中，讓人失去活力，無法像以前一樣運作：這被認為是消化道疾病。

事實上，即使有些人的小腸和大腸可能骯髒不堪，充滿了細菌、酵母菌、大量念珠菌、黴菌和其他真菌，但卻不會出現腦霧。沒錯；這些人可以在使用公共廁所時，從腸道排出細菌副產品的黏液，在馬桶上留下兩種鏈球菌，等著下個人來中獎，但仍然不會有腦霧。如果他們真的有腦霧，那也是一種非常輕微的症狀，他們自己甚至不會聯想到腦霧。然後，你可能會遇到一個人，他的腸道裡確實有酵母菌、黴菌和其他菌類，而且他確實有腦霧。或者你也可能遇到一個人，他的腸道乾淨如初，沒有嚴重的腸道問題，但仍然有腦霧的問題。這都是因為腦霧不是腸道的產物。腦霧與腸道有關只是一種流行風潮的錯誤觀念和假設，卻讓成千上萬的人為了尋找答案而奔波。

我們還是要保持腸道乾淨，因為腸道中的細菌和真菌過度滋生對健康一點幫助都沒有。鏈球菌在腸道內大量繁殖，確實會造成便秘、胃炎、其他發炎、腸道疤痕組織、憩室炎、憩室病、結腸炎、腸躁症、腹瀉、腸道狹窄與擴張、上腸道脹氣、胃部灼熱感、腹部劇痛和針刺感、絞痛和脹氣。不過，如果這些消化道不適的人，都沒有腦霧呢？我們不能只是為了把這個主題包裝得乾淨漂亮就把肝臟排除在外，說：「哦，是的，腦霧都是腸道的問題」，然後就收工了。少數人會說：「我不會把肝臟排除在外，我認為肝臟是腸道的一部分，」但他們仍然不明白腦霧的真正原因。但真的是該知道的時候了。

腦霧的真正原因

腦霧大部分源自肝臟，部分源自腦部。現在你已經知道，肝臟裡會藏有某些麻煩製造者，像是病原體 EBV。很多人的肝臟中都帶有 EBV 卻又不自知。如果你的肝臟也充滿了其他麻煩製造者，它們就會為病毒提供食物，而當中的一種就是腎上腺素。當你處於戰鬥或逃亡狀態時（甚至是較輕微的狀態，如在繁忙的交通中駕車），你知道肝臟會像海綿一樣吸收腎上腺素，以保護中樞神經系統免受這種壓力荷爾蒙的灼傷。以恐懼為基礎的腎上腺素是 EBV 的食物來源之一。有毒的重金屬和殺蟲劑也是病毒最喜歡的食物。EBV 等病毒在肝臟中紮營的主要原因就是肝臟中非常豐富的食物來源。而 EBV 在吃了這些食物後，會釋放出不同形式的廢物，其中之一就是神經毒素。當這些神經毒素填滿肝臟時，就會隨著肝臟流出的血液逃逸到血液中。神經毒素有一種獨特的旅行能力，一種滲透性，幾乎就像薰蒸殺蟲劑一樣，可以輕易地將它們運送到不同的地方，這也是它們可以穿過血腦障壁的原因。在大腦中，它們會混濁、干擾和讓神經傳導物質短路。血液和腦脊液中的神經毒素是造成腦霧的一大因素。

醫學界不知道化學神經傳導物質應該是乾淨、純潔的，才能發揮作用，但神經毒素使它們變得骯髒。神經毒素含有極微量的汞、其他金屬和毒物，因此是被污染的；當它們進入化學神經傳導物質時，也會污染這些化學物質。當使用不純的神經傳導物質的電脈衝在神經元中運行時，它不會燃燒得乾乾淨淨；電脈衝會被短路、減弱，或以較低的功率運行。這使得被神經毒素污染的化學神經傳導物質成為造成腦霧的原因。這至少還要五十年的時間才會被發現。

EBV 神經毒素不是造成腦霧的唯一原因。有人可能因為長期壓力過大而造成腎上腺問題，而腎上腺功能失調可能會導致腎上腺素不穩定地噴發，肝臟吸收了這些腎上腺素後變得更虛弱，進而降低效能，造成輕微的腦霧。腎上腺素也會進入大腦，在大腦中快速減少神經傳導物質和電解質，對神經傳導物質造成高度腐蝕。隨著時間過去，我們製造新的神經傳導物質的能力也會因為飲食不良和肝臟狀況而降低。

這樣的例子不勝枚舉。你也可能因有毒重金屬（如腦部的汞和鋁）氧化而產生腦霧，這些有毒重金屬會流動而充斥在大腦組織中，造成電脈衝短路，妨礙神經傳導物質的傳遞。這種腦霧與其他腦霧有點不同。它時而清晰，時而混亂，但它不是我們日常戲稱為腦筋打結的輕微混亂。

當肝臟被其他類型的麻煩製造者（如溶劑、處方藥和有毒化學品）毒害時，也會產生腦霧。患有這種非病毒性腦霧的人比起病毒感染的人較不容易感到疲倦。

病毒性肝臟、EBV 神經毒素、腎上腺素激增、有毒重金屬，以及其他肝臟問題：這些都是造成腦霧的各種原因。每個人的腦霧都不同，值得我們逐一辨識並找出真正的原因。但相同的是，不管是誰，腦霧都和腸道無關。

釐清混亂

當有腦霧的人去看醫師時，專業醫護人員不應誤以為腦霧與腸道有關。這是很容易犯的錯誤：假設一位醫師真的告訴病人，她或他的腦霧其實是腸道問題。下一步會怎麼做呢？調整飲食。結果，病人的情況可能真的有所改善，所以在大家看來，腸道的理論是正確的。但這就是造成混淆的原因。

實際情況是，當我們清理飲食，去除垃圾食品、速食和加工食品時，我們在不知不覺中促進了肝臟，讓它更有效地排毒，並為腎上腺提供比平常更多的支持。雖然很可能也清理了腸道，但那並不是清除腦霧的原因。舉例來說：有些人的病毒量很高，肝臟也因為充斥著神經毒素而功能遲緩，他們依照專業醫護人員認為對腸道健康有益的方式來改善飲食，卻還是會受到腦霧的困擾。這是因為這些飲食沒有特別針對清除病毒、強化肝臟、去除神經毒素、強化腎上腺，以及重建神經傳導物質。

因此，這樣的飲食對於舒緩腦霧的效果也只能是時有時無。知道造成腦霧的真正原因，才能真正對腦霧有幫助，這樣才能直接解決病毒問題、充滿肝臟的腎上腺素、有毒重金屬和其他麻煩製造者，以及腎上腺超載等問題。

撥雲見日

腦霧已經是這世界的一部分了。它影響了許多人的生活，包括直接經歷它的人和周遭的人。是時候讓大家都知道造成腦霧的原因了。

我們在這方面犯了許多錯誤；許多人因為腦霧而受到責難，被說是懶惰、不負責任、不求上進或沒有使命感。人們會因為腦霧而被稱為傻子，甚至是笨蛋。兒童因為腦霧而被誤解和誤診。當年輕人找不到正確的詞語來表達自己，而從口中說出來的話也不是他們想要的——這可能就是腦霧。成年人經常覺得自己不夠好或沒用，這也可能是腦霧。當任何人在做決定時感到困難重重，覺得整個過程把他們的生命都吸乾了，這也可能是腦霧。但事情從來就不該是這樣的。

了解腦霧的真實面目後，我們就能找出人們正在努力解決的問題，並停止對他人與自己的誤解和亂貼標籤。會得腦霧並不是你的錯，而你的這些痛苦經驗都是另有原因的。有了在本書第四部的工具，你就能將自己從中釋放出來。現在是我們撥開迷霧、看清真相的時候了。

第二十七章

情緒肝臟：
情緒震盪與季節性情緒失調

當我們說別人「情緒化」時，通常是指我們認為他們太敏感，甚至表現得很荒謬。在這種時候，我們會決定是否要聽這些人繼續說，聽聽他們的情緒問題，只因為我們在乎或必須和他們一起工作；或者，我們想要保持距離，不去探究他們的情緒。無論哪種方式，我們通常都會在「情緒化」這個詞上附加判斷的元素。

如果遇到情緒問題的人是你，你可能會懷疑自己。雖然你也許能夠指出引起情緒波動的誘因，像是包裹沒有準時寄到，或是其他明顯的失常行為，但你也可能知道那不是真正的問題，也會對自己說，「我以前從來不會這麼敏感」。你可能會認為這是荷爾蒙的問題，畢竟這幾十年來女性的問題都常被怪罪在荷爾蒙頭上。如果你陷入困境太久，朋友或親人可能會告訴你，你需要尋求幫助，把心底話吐出來。但沒有人會想到，肝臟可能才是問題所在。

季節性情緒失調的故事

季節性情緒失調就是一個與肝臟有關的情緒掙扎的好例子。季節性情緒失調的症狀包括有點傷感、憂鬱、被貶低、孤獨或失序，以至感到絕望、嚴重憂鬱、被遺棄，甚至莫名其妙地一蹶不振。它可以變成一種精神折磨及產生自殺相關情緒。身體上也會出現一系列的症狀，從讓你有點疲倦和遲鈍的能量低落，到讓你的手臂和腿變得沉重，甚至讓你無法輕鬆地走路的疲勞感（幾乎像是關節炎的感覺），還有酸痛、注意力不集中，甚至體重增加。

當一個人的痛苦成因並不明顯，不像磁力共振掃描可以顯示動脈瘤或腫瘤一樣，醫學界很難找出病人的問題所在。在沒有答案的情況下，醫學界尋找外在的可能性和藉口也是人之常情。季節性情緒失調就屬於這一類。當夠多的人們向醫師抱怨上述症狀的出現或惡化時，季節性情緒失調這個標籤也就在最近幾年逐漸形成，成為能將這一切歸咎於秋冬天氣變化的簡易解釋。

事情就是這樣開始的。當研究人員提出一個假設時，並不總是代表醫學界會認同這個假設；季節性情緒失調本來並不見得會被主流接受。醫學界之所以認可並採納這個標籤，是因為它是一個可以讓醫學界不必再深入尋找慢性疾病背後的答案的好理由，並省下經費去研究其他病因。雖然距今不遠，但在「一切皆是基因」的理論還未開始肆虐之前的年代，慢性疾病其實比現在還不受到尊重，「一切都是你自己想出來的」這句話甚至更是個普遍的答案。對於季節性情緒失調，現今的醫學界承認了人們的症狀，然而這個標籤卻成了一種聲東擊西的幌子，否定了人們真正經歷的事。

現在對情緒失調的看法是，當冬天來臨時，我們的褪黑激素和血清素數值會下降，帶來了季節性情緒失調的症狀。許多人也認為這是因為冬天時我們缺乏維他命D的關係。但這又怎麼解釋所有在一年中其他時間受此影響的人呢？又如何解釋所有服用高劑量的維生素D仍會出現季節性情緒失調的人呢？慢慢的，醫師們意識到這些症狀不只是在寒冷、陰暗的月份影響人們，它們也會在春天和夏天出現，因此季節性情緒失調的定義被擴大，就可以避免為了進一步挖掘真相而花費更多資金。現在，一年中的任何時間都可以貼上季節性情緒失調的標籤：挑個月份，任何季節的任何部分都行。這應該可以告訴你，醫學和科學界對於這種症狀的看法並不怎麼可靠。

事實上，它有成百上千種不同的變化。如果醫學界開始將它們一一分類，他們就會發現事情另有蹊蹺。

究竟什麼是季節性情緒失調？許多人經歷了十年的季節性情緒失調，不論是在冬天、夏天或一年中的任何其他時間，而且每年都逐漸惡化。有些人可能會從我提到的關節炎感覺進一步惡化為嚴重的疼痛和關節痛，導致另一個令人困惑的診斷：類風濕關節炎。對那個人來說，從一開始就不是季節性情緒失調，而是非常非常輕微的類風濕性關節炎，如果你讀過《醫療靈媒》或《甲狀腺的療癒奇蹟》，你就會知道這是一種與 EBV 相關的疾病。季節對類風濕關節炎有影響嗎？有可能。冬天對身體的考驗較大。在這個季節，任何症狀都會讓人更不舒服。

另一個被誤診為季節性情緒失調的例子是鼻竇過敏。當天氣轉涼時，建築物內乾熱的空氣會使鼻竇惡化，導致鼻竇在秋末和冬季才會疼痛。實際上，有些人可能是因為長期缺水，導致鼻竇膜乾燥敏感，或是因為數十年前的鼻竇感染傷害而在鼻竇內積聚了舊的鏈球菌，這可能會在鼻竇內留下疤痕。低度的鏈球菌感染在鼻竇中很常見，它們會造成鼻竇敏感，例如季節性過敏、頭痛和鼻出血，卻不容易被正確診斷出來。這些細菌非常難以捉摸，甚至可以在鼻腔內藏上一輩子。

季節性情緒失調是最可悲的錯誤診斷之一。它利用了我們在溫度適中、陽光明媚、濕度低的好天氣時，確實會感到精神一振的事實，而忽略了人們其他的問題。這剝奪了他們改善的機會。是的，季節變化會影響我們的健康。在寒冷的氣候中，當冬天來臨時，我們不會到大自然中散步；我們也不會吃最新鮮的食物，我們不會到農夫市集去，在這裡或那裡大吃一堆草莓。也就是說，我們沒有像平常一樣支持免疫系統。因此，如果我們沒有在天氣變冷時做點什麼，潛藏在表層下的問題都可能會浮現出來。幾乎所有季節性情緒失調的人都會越來越糟，在一生中都會被貼上各種新標籤和診斷，因為根本的問題並沒有被解決。被忽視的不只是風濕性關節炎或鼻竇問題：過去五個冬天都精力不足的人，可能在第六年出現更嚴重的疲勞，最後被診斷為萊姆病。雖然這可能是誤診，但卻是由於症狀惡化所導致的診斷。季節性情緒失調會讓人忽視早期症狀，但往後則可能會演變成難以收拾的問題。

讓我們來進一步談談季節性情緒失調的症狀。當你面臨憂鬱、焦慮、不安、悲傷、厭惡、疲勞（無論是輕微或嚴重）或疼痛時，請知道這些症狀通常都是神經性的。事實上，除了體重增加之外，幾乎所有與季節性情緒失調有關的症狀都可能是神經性的。無論是有自殺傾向、感到悲傷茫然或身體不適，大腦或神經系統的其他部分都受了某些更深層原因的影響，才會產生這些症狀，而這不是造成季節性情緒失調的原因。雖然季節可能會觸發它，但卻不是病因。

當脛骨神經和坐骨神經發炎時，腳部就會感到疼痛。被冷空氣或濕熱的氣候所觸發而導致惡化的頭痛、偏頭痛、刺痛和麻木，往往也是來自於三叉神經、膈神經和迷走神經。專注力和注意力問題則與神經傳導物質減弱有關。當肝臟受到病毒感染並開始釋放神經毒素時，或當肝臟因為如抗生素的處方藥物而負荷過重，並開始釋放氧化重金屬時，焦慮和憂鬱就會出現，這些氧化重金屬會進入大腦並使神經傳導活動短路。與季節性情緒失調相伴的情緒，像是憤怒、沮喪、被遺棄、被壓垮、被遺忘等這類情緒，都是因為你的大腦受到肝臟內部真正發生的事影響。

肝臟的不快樂是我們情緒不穩定的基礎。所有那些歸咎於季節的神經症狀其實都源自肝臟。首先，當血液中充斥著神經毒素時（這是病原體在肝臟中吸食像是汞這類有毒重金屬時產生），注意力和專注力就會出問題，因為這些毒素會滲入大腦，造成混亂，導致大腦中的電脈衝短路。另外，沮喪和憤怒等情緒可能源於肝功能遲滯、脂肪肝或脂肪肝前期——一個被脂肪負累、掙扎、失去力量、為生命而戰的肝臟。沒錯，肝臟是有情緒的，而且我們可以感受得到。肝臟經歷低潮時差不多足以讓我們感受到悲傷、擔憂、斷線或暴躁的身體感覺。再加上隨時進入我們大腦的毒物，以及每天出現在人生中的種種挑戰，如果出現了症狀而醫師要給你「季節性情緒失調」這樣的診斷或貼上其他標籤，說真的也不足為奇。

情緒化的肝臟

當然，你可能會問：「肝臟怎麼會有情緒呢？」答案是：肝臟能夠執行超過兩千種化學功能，同時也具有自我思考的能力。肝臟會決定何時使用這些化學功能的力量，它可以自己做主。它也會儲存我們生活的資訊。既然有這樣的能力和責任，它怎麼會沒有情緒呢？我們不是機器人。我們的肝臟不是由金屬、電線和塑膠做的。它們是血有肉且富有智慧。當一個人接受肝臟移植時，她會承襲捐贈者的模式。肝臟受贈人會以從來沒有過的方式體驗情緒。她會體驗到新的慾望、新的想法、新的信念、新的習慣、新的表達方式、對食物的新渴望、新的嗜好、新的夢，不論是捐贈者生前做過的夢，或是關於自己全新的目標和抱負。這就是肝臟的力量，因為它是我們身體中有生命、有情感、有思想、有呼吸、有功能的一部分。事實上，無論是透過移植還是與生俱來的肝臟，你的肝臟在任何一天中都要做出比你更多的決定。有這麼多事情要做，它又怎麼會不情緒化呢？

肝臟在我們的情緒狀態中扮演著重要的角色。一個最好的例子就是當肝臟痙攣時，就像人發脾氣一樣。肝痙攣是器官在感到受限或被壓制時，釋放自己並燃起新能量的一種嘗試。有時候，它甚至會引發你本身的情緒反應，讓你覺得自己被籠子關住或困住，覺得需要出去跑跑步，或有想要脫離自己皮膚的感覺。

當肝臟中毒時，它會保留大量的毒物，例如輻射、殺蟲劑、除草劑、奈米科技材料、有毒重金屬、細菌、病毒和致病性廢棄物（如皮膚毒素），有些毒物會滲入血液和腸道，就像之前讀到的。它們會造成我們研究過的一些問題，例如濕疹、乾癬和乾燥、龜裂的皮膚，這些問題也會被錯誤地歸咎於季節性情緒失調，因為它們會在冬天變得更嚴重。這些毒物會經由血液進入大腦，導致大腦出現問題，像是「前一秒振奮，下一秒就沮喪」的感覺，這就可能被診斷為躁鬱症。

我們在前面的章節中已經提到腎上腺素，而這是另一個腎上腺素與肝臟互動的重要例子。失戀、背叛、被人在背後捅了一刀，在這些或其他創傷時刻，當腎上腺素這種類固醇在血液中急速流動時，肝臟想要防止你被腎上腺素傷害，就會變得非常緊張，而為了保衛你的生命，它會釋放出一種未被科學發現的荷爾蒙，將過量的腎上腺素吸入肝臟，讓肝臟可以吸收腎上腺素以保護大腦，防止大腦中的神經傳導物質燃燒殆盡，以及防止出血。但肝臟在強烈壓力和其他腎上腺素誘發的情況下吸收血液中過多的腎上腺素這個做法只是權宜之計，隨著時間，肝臟必須將儲存的腎上腺素一點一滴地釋放出來，然後通過腎臟和腸道排出體外，以便在下次新的腎上腺素激增時預先準備好。當腎上腺素離開時，你會以一種懷舊或近乎超現實的方式來體驗其中儲存的資訊。即使腎上腺素是來自一個月前、六個月前、一年前或更久之前，你也會感到一點失落、挫折或憤怒。

肝臟會隨著季節的變化而釋放其儲存的腎上腺素。為了迎接秋天的來臨，肝臟會釋放出一點腎上腺素；為了迎接冬天的來臨，肝臟會釋放出一點額外的腎上腺素來排毒。肝臟通常會在春天釋放大量的腎上腺素，這種釋放會持續整個春末夏初，因此你可能會發現自己正在處理長達九年前的情緒，腎上腺素會慢慢將這些資訊排出體外，而這可能會讓你感到有點失落。當肝臟承接了這些在情緒磨難中被釋放出來的腎上腺素時，它也承接並保留了你的情緒經歷。它的釋放會觸發你在掙扎、釋放腎上腺素時當下的痛苦感覺，因為它承載了這些情緒的精要。當肝臟把這些東西釋放掉時，你也會有如釋重負的感覺。

（關於肝臟移植：移植的肝臟通常充滿了腎上腺素。當一個新的人要接受這個肝臟而肝臟也準備好釋放荷爾蒙時，她會體驗到儲存在裡面的悲傷、失落、空虛或其他情緒。當腎上腺素從肝臟中流出時，捐贈者經歷過的情緒挑戰或創傷會在受贈者的體內升起，受贈者可能會體驗到與捐贈者人生起伏相關的感受。如果肝臟渴望從捐贈者那得不到的某種食物，移植後它就會不斷要求得到這種食物，這甚至會改變接受肝臟的人的食慾和味覺。稍後會有更多關於渴望的內容。）

我不是在否認季節性情緒失調這件事。這些症狀是非常、非常真實。不過，不管你的症狀是什麼，當你被偽裝的標籤所遮蔽時，你就無法阻止病情惡化。另一個關於季節性情緒失調的悲哀是，當人們受到這些症狀的折磨時，他們會被提供大量的抗憂鬱劑——抗憂鬱劑會塞滿肝臟，給它更沉重的負擔，讓季節性情緒失調的症狀更加嚴重。對許多人而言，這些藥物會讓原本只在肝臟每年冬季釋放腎上腺素時才會出現的季節性情緒失調，變成延續一整年的時間。這並不是在貶低抗憂鬱藥物在某些情況下的重要性。在有自殺傾向的嚴重個案中，在能夠謹慎地引入自然解決方案來緩解情況前，藥物治療確實非常重要。但如果我們想要給某人長期的緩解，就必須知道這一切的根源。我們不能將季節性情緒失調的標籤貼在人們的真正症狀和狀況上，並裝出一副已經解決方法的樣子。出現季節性情緒失調就是肝臟有了問題。

意外因素

以下是季節性情緒失調患者在秋末冬初出現症狀的最常見原因：飲食改變。光線和溫度的變化就已經讓我們進入冬眠模式，飲食也與平常不同。接著萬聖節到來，糖果到處都是。不久之後，日光時間的調整讓我們反常，為了保持清醒，我們會多喝一點咖啡。這讓肝臟負荷了大量咖啡因，多了一項它必須儲存以保護你的物品。不到一個月之後，就是感恩節，我們不再吃夏天的草莓、散步和沙拉，而是吃更重口味的食物。黑色星期五時，節日季節的忙碌就已經開始，辦公室裡會放餅乾，派對上會鼓勵大家多喝點葡萄酒、香檳或蛋酒，還有其他每個角落都有的美食。雖然看似只是在這裡放縱一下、在那裡放縱一下，但實際上卻越加越多。人們並未意識到在每年這時候，他們的肝臟需要做多少額外的工作。正如你在這本書中所讀到的，他們也沒有意識到多年來接觸毒素和飲食不當對肝臟造成了多大的負擔。節慶假日會把肝臟推向極限。大量肝臟麻煩製造者的湧入會迫使肝臟器官吸收秋冬時節食物中的額外脂肪（這些額外脂肪就是人們在節日容易發胖的原因），或者因毒素過量而滿溢釋出。

第二個常見原因則是肝臟的「釋放」，這也是讓你在接近年尾時會感到格外情緒化的原因之一。就像在肝臟排程中釋放的腎上腺素會附著情緒一樣，附著在肝臟被迫釋放的毒素上的腎上腺素也會帶有情緒。可能是在八年前的葬禮上，你吃了一個火腿三明治來沖淡你的悲傷。一直以來，大腦已經將這段記憶儲存在資料庫中，即使你無法有意識地想起它，肝臟也已經將這段情緒資訊與廉價火腿中的氨、硝酸鹽、其他防腐劑和脂肪一起儲存起來，將它中和並承擔起保護你的責任。而今，現下的節日美食讓肝臟不堪負荷，於是它需要釋放一些很久以前從三明治中吸收的東西，這就讓你再次感到輕微的悲傷，因為你在悲傷時吃下的那些舊的麻煩製造者會在血液中游走。這只是數百個例子中的一個。

儘管肝臟會試著保持一切井然有序，為不同類型的儲存毒素設置不同的隔間，它還是保留了一個雜物儲存倉。在第五章〈提供防護的肝臟〉中，我提到肝臟可能會像個垃圾場一樣。你見過垃圾場的雜物區嗎？馬桶和水槽會被放在一堆，腳踏車和摩托車會被放在另一堆，罐子和瓶子會被放在一起，然後不可避免地會出現雜物堆，人們把床、床墊、紙板箱、窗戶、屋頂瓦片、摩托車、嬰兒車、汽車輪胎等等扔在那裡，所有這些東西最終應該都要被分類。不過，如果只有一個人看管垃圾場，而且不斷有更多垃圾進來，雜物堆就會不斷變大，直到爆滿溢出。

你的肝臟和它的雜物儲存區就是這樣運作的，當它被毒素和脂肪大量轟炸時，它就會使用這個區域來盡可能快吸收和處理這些毒素和脂肪。它會丟進一些東西，例如喪禮上的火腿三明治、悲慘畢業舞會上的髮膠、等待壞消息的室內的空氣芳香劑、經過化學處理的木頭，以及某次分手的野餐會上過量的酒精，甚至還有腎上腺素的小碎片。肝臟並不是馬虎地把這些東西扔在一起，而是在當下盡可能地提高效率，目的是利用化學功能來整理這堆雜物，並在稍後將其內容適當歸類。只有當我們善待肝臟時，它才能進入整理階段。但大多數人都沒有按部就班地讓肝臟休息一下，因為我們不知道要怎麼做，所以任由它孤軍奮戰，而不是跟它一起合作。由於整理雜物堆在肝臟的待辦事項清單上排在最後，所以它通常都來不及去做。當需要清理以騰出更多空間時，這堆雜物就會被清空。火腿三明治的麻煩成分和其他雜七雜八的垃圾都會被肝臟扔出去，隨之而來的是對特定食物的渴望。隨著悲傷（你不一定會意識到那是從那場葬禮來的），你很可能會對火腿產生渴望。

任何時候，無論你是以肝臟認可的健康方式排毒，或是當它被迫清空一些雜物時，情緒都會隨著毒素的離開而出現。這種情況會發生在肝臟的壓力炸彈時期，也就是秋冬無休無止的放縱大餐時節，同時也會發生在肝臟釋放之前儲存的過多腎上腺素的季節交替時期。如果你讀過《改變生命的食物》一書，你應該還記得「對食物的渴望」這個主題。想吃蜜糖焗火腿、雙培根起司漢堡或其他負擔重的食物，並不是你的身體在告訴你，你需要鐵或蛋白質。處理這些慾望的最佳方法是不要屈服於它們，選擇營養豐富的舒適食物，像是《醫療靈媒》系列中的食譜。

永遠寬恕

肝臟也擁有我們在本書前面所探討的記憶庫，它記錄了你所經歷的一切，以及你生活的起起伏伏。除了我們在本章中為了解釋為什麼症狀常常隨著季節轉變而出現的原因之外，肝臟還會預期到在季節性情緒失調時要作出反應。它知道在成長的過程中，年末對你來說是否會因為某些家庭經歷而感到艱難，因此，當這個時候來臨時，肝臟也會開始變得情緒化，而你會在不知覺中察覺。所以，節日並不該是我們摧毀肝臟的時候，而是我們最應該照顧肝臟的時候。

幸運的是，肝臟非常寬容。它有極大的耐心。同時，它也有一個挑戰：你的心智，如果你還沒有學會寬容和耐心的話。你的肝臟非常聰明，也多愁善感，它的聰明和理智讓它知道你可能不會為它著想。當心智不正常、沒有邏輯時，它就會做出對肝臟造成負擔的決定，無論是選擇不良的食物、使用藥物，或是腎上腺素激增的活動。在這種情況下，肝臟必須變得更加寬容、敏感和有心。是的，你的肝臟是有心的，因為肝臟的首要任務就是保護心臟。為了保護你的心臟，肝臟必須與它建立關係，就像母親或其他嬰兒的主要照顧者必須關心嬰兒的每一個需要一樣。當心智魯莽、不成熟、不合理、無理或自大時，肝臟會以至高的堅毅來平衡它。

情緒之肝就住在我們裡面。它有心，它有智慧，它有感覺。可以肯定的是：我們需要它，不能沒有它。

第二十八章

熊貓症候群、黃疸和嬰兒肝

我們帶著受損的肝臟來到這個世界。儘管我們認為嬰兒的生命是從一片白紙開始的，事實上，發育中的嬰兒的肝臟會承擔過去的一切。在子宮內，甚至在我們受孕的那一刻，我們就繼承了我們父母、他們之前的雙親們，甚至是整個家族的肝臟問題。祖先身上帶有的任何毒物或病原體都可能在我們出生前就進入我們的肝臟。此外，早期對嬰兒的標準醫療措施也會讓新生嬰兒的肝臟充滿了問題製造者。因此，一般健康的人在出生時肝臟的功能最多只有 70%，而不是像幾世紀前的原住民文化中的 100%，甚至是近代歷史中的 90% 或 95%。由於我們沒有學習如何照顧我們的肝臟，這個百分比會在人的一生中逐漸下降，有些人會比其他人下降得更快，這取決於暴露在各種病原體和毒素的情形。在生命的早期，這個比例就已經開始慢慢降低，而早期的肝臟問題是導致嬰兒和兒童出現許多神祕健康問題的源頭。

嬰兒肝的徵兆和症狀

肝臟問題之一是胃部不適。即使在沒有慢性胃酸逆流的情況下，不少新生兒會無法吸收液體（無論是母乳或配方奶）。當嬰兒的腸道才剛開始發育時，出生後就開始的口服食物對寶寶的系統來說其實是個衝擊。雖然為了生存和成長而攝取這樣的營養是生命的自然進程，但卻可能會導致嬰兒反芻液體（也就是吐奶）。有時候，嬰兒吐奶的次數非常頻繁，以至於嚇得媽媽帶著寶寶去看醫師。醫師通常會將問題診斷為胃食道逆流，並在許多情況下提供相關藥物。

但問題的真正原因是什麼呢？大多數小兒科醫師都害怕碰到這個情形，因為對於醫學研究和科學而言，嬰兒胃食道逆流完全是個謎，除了良好的床邊護理和抗酸劑之外，他們沒有什麼可以提供。他們有一些理論：認為嬰兒的腸道或胃部尚未發育正常、扭結不正確或仍在發育中。也有理論說由於嬰兒的腸道非常柔軟，以某些角度坐著會對十二指腸（小腸頂部）產生壓力，造成極輕微的障礙而導致胃酸逆流。幾乎在所有情況下，小兒科醫師都會說長大就會好，而大多數情況確實會隨時間改善。在一週、一個月或一年之內，類似胃食道逆流症的症狀似乎就會消失。但永遠不會消失的是：為什麼一開始會發生這種情況呢？在某些情況下，如果問題發生時嬰兒正在哺乳，母親的母乳就會受到責難。這個令人心碎的理論可能會讓她轉成餵配方奶，然後又轉換另一種，結果卻發現胃酸倒流的問題仍然無法解決，而她的母乳其實根本沒有任何問題。經過這場猜謎遊戲、困惑和恐懼之後，她很可能必須重新建立自己身為母親的信心。

嬰兒胃酸逆流背後真正的原因是肝臟和膽囊。這是我所說的「嬰兒肝」的徵兆和症狀，當肝臟從生命的一開始就為了從血緣上的繼承而掙扎。特別是嬰兒胃酸倒流是因為嬰兒的肝臟正在努力製造第一輪膽汁。嬰兒肝一開始不會自然產生大量膽汁。他們只需要少量的膽汁，因為母乳中的糖分比脂肪多。母乳中的少量脂肪是現存唯一需要膽汁的極少量脂肪，因此很容易分解、消化和分散。它的結構也讓它可以與母乳中的糖分共存，而不像我們飲食中脂肪與糖分結合時通常會造成的情況一樣會造成胰島素抵抗。（這與酪梨中的糖分和脂肪共存的方式類似，這也是酪梨是最接近母乳的食物的原因之一）。

嬰兒的胃在一開始也只會產生少量的鹽酸，因為母乳中的蛋白質含量很低，而且母乳中的蛋白質比地球上任何其他蛋白質都更容易被同化。由於母乳基本上是營養糖水，而糖有預先消化的因子，嬰兒不需要用太多的消化來分解它，所以不需要太多的鹽酸。

儘管如此，嬰兒所需產生的膽汁和鹽酸仍然非常重要。如果嬰兒的肝臟從一開始就很脆弱，就會造成消化問題，因為嬰兒肝會導致膽汁分泌不足和鹽酸偏低。如果嬰兒的肝從一開始就虛弱或淤滯，出生時就帶有毒物和毒素，從出生開始就受到標準醫療程序的影響，膽汁和鹽酸會減少得更多。即使是母乳中僅有的少量脂肪和蛋白質，嬰兒也很難好好吸收，才會導致那些類似胃食道逆流的症狀，而這些症狀對醫師來說是個謎。

黃疸的真正成因

但是，如果嬰兒同時出現黃疸（嬰兒肝的另一種症狀），皮膚、眼睛或舌頭發黃，醫師會立即知道他們要處理的是肝臟問題。不過，他們不會把胃食道逆流也與肝臟有關這一點聯繫起來，因為他們不是這樣被訓練的。

新生兒黃疸的理論是說（沒錯，它只是一個理論）：因為嬰兒的肝臟是全新的，尚未發展到足以完全處理、分散和排毒紅血球的正常肝臟責任。但其實並非事實。黃疸實際上是嬰兒的肝臟在嘗試克服高毒素的負荷，在面對醫學研究和科學無法理解的障礙時的引擎啟動，而嬰兒最早得面對障礙之一就是嬰兒一出生面對的醫學措施，其他則是家族遺傳而來的麻煩製造者。

同時，黃疸是嬰兒的肝臟受到驚嚇，試圖啟動超過兩千種化學功能，卻在過程中發生短路。想像一下，一位農夫走到田間，嘗試啟動多年未用的舊拖拉機。當她轉動點火器時，引擎會發出「砰砰」的響聲，也許會噴出一些煙霧，而且當引擎嘗試排出積聚物時漏跳了一拍。嬰兒肝的情況正是如此。生命初期遺傳和接觸到的問題物質，就像嬰兒肝臟裡的舊機油一樣。是的，新生兒的肝臟有可能很髒，因為它在嬰兒出生時和在子宮裡就繼承了毒素。可能是父母二十年前的飲食、代代相傳的毒物，或其他任何因素導致嬰兒的肝臟有了麻煩製造者。

醫學界沒有理由拋開其理論，認為黃疸是新生兒的肝臟還沒跟上速度，因為黃疸最終會消散，紅血球會排毒，過多的膽紅素也會減少。實際情況是，大多數嬰兒的肝臟在經過最初的掙扎後，很快就能克服障礙，達到可接受的平衡。黃疸消失並不代表嬰兒肝臟的併發症已經消失，也不代表嬰兒的肝臟功能完全正常，更不代表沒有其他肝臟問題的徵兆，只是醫師不會將這些徵兆與肝臟聯繫起來。嬰兒腹部脹氣正是嬰兒肝的徵兆。胃痛和腸道問題最終常被診斷為寄生蟲、念珠菌、乳糜瀉，但其實肝臟是導致這些症狀的主要原因。

帶來麻煩的答案

大多數情況下，嬰兒的胃病不會伴隨黃疸出現。其他肝臟症狀（例如濕疹或乾癬）可能會出現，只是醫師也不會知道這與肝臟有關。通常，嬰兒的肝臟最終會隨著她或他長大而恢復、強化和療癒，胃食道逆流也會消失，而且沒有人會意識到是肝臟出了問題。如果日後肝臟問題再次出現，也沒有人會將其與嬰兒時期的掙扎聯繫起來。一個人真實的健康故事就是這樣被遺忘，我們本應該能夠建立起聯繫，從而了解我們的生活，但這些聯繫卻被掩埋、遺失或未被發現。

嬰兒一出生就有肝功能受損的這個問題完全不在醫學研究和科學的研究範圍內，是其來有自。如果我們祖先遺傳給我們的毒物能被正確地辨識、編目和記錄下來，一直追溯到歷史上哪個化學工廠製造了每種有毒化學物，每種有毒溶液最終進入了我們的日常生活環境，從我們祖父母的草坪上噴灑的殺蟲劑，到製成品上噴灑的奈米技術材料，再到塑膠，甚至是以這些為食物的病毒等等，那麼地球上的每一位母親都會有新的奮鬥目標。她們真的會讓改變發生。當她知道她的嬰兒在她的肝臟、她父母的肝臟、她祖父母的肝臟、她曾祖父母的肝臟中，在未經同意的情況下所累積的物質對她的嬰兒造成了部分的障礙，知道這些工業上的錯誤乃是她的嬰兒看急診、夜不成眠背後的原因，每位母親都會要求必須有人得負起責任。這將翻天覆地。醫學研究和科學界不希望看到這種情況發生。這將會是他們最大的噩耗，因為沒有了基因或身體自我攻擊理論作為依據，醫療產業將會有史以來第一次被追究對媽媽和嬰兒的責任。

兒童肝病的症狀

如捅馬蜂窩般帶來麻煩的答案也揭露，關於肝的遺傳影響的不僅是嬰兒，還有兒童。不正常的便秘、胃痛、腸道痙攣和胃炎，這些都是在之前的章節中讀過的以肝臟為基礎的症狀。當這些症狀發生在年幼的孩子身上時，就表示他或她從一開始就有個功能遲滯的肝臟。如果孩子還吃了麩質或乳製品等問題食物，或經常服用抗生素，消化道情況也會惡化。一些食物本身會受到質疑怪罪，但事實上是麩質、乳製品和抗生素等等使原本就存在的肝臟狀況惡化，或餵養肝臟內的早期病原體，使它無法發揮應有的功能，並導致便秘或其他腸道問題。

其他問題包括克羅恩氏病和結腸炎這類疾病也可能會從一個充滿遺傳而來的毒素和病原體、自幼受損的肝臟而來，我稱這樣的肝為兒童肝病。就結腸炎而言，它是三十一種帶狀病毒之一的病毒，先從肝臟開始，然後在結腸中展開新生。包括鏈球菌在內的許多其他病原體都存在於兒童的肝臟中，因為肝臟會收集這些病原體，以防止它們擴散到兒童身體的其他部位。肝臟的目標是消滅生活在其中的無益病毒、細菌等；但是，如果肝臟中有足夠的毒素食物，包括汞和鋁等重金屬，病原體就會存活下來，有時甚至會變得肆無忌憚。在等待之後，病毒和細菌變得天不怕地不怕，會逃離肝臟並引起腸躁症、其他消化道發炎問題或其他部位的問題，像是早期的單核白血球增生症、細菌性喉炎、耳部感染、青春痘、支氣管炎、三不五時的膿疹、神祕的癤腫，蕁麻疹、不定時出現的腺體腫大、發燒和水泡等。

兒童肝病對兒童健康和幸福的影響比我們所知道的要多。除了上述以及許多你會在第二部和第三部中發現的症狀和狀況之外，兒童肝病還會產生大量肝熱，尤其是當器官中充斥著有毒的重金屬時。這可能會轉化為不明原因的煩躁、憤怒、沮喪，甚至大發脾氣，讓許多父母和照顧者感到無能為力。當肝臟在為自己掙扎時，它可能在年幼時就缺乏葡萄糖的儲存，形成一個飢餓的肝臟，造成我們在第十三章所看到的莫名飢餓。當肝臟飢渴地需要葡萄糖時，小寶寶也會變得非常暴躁，伴隨著發作，低血糖、疲勞，以及看似隨機的疲倦，這是因為腎上腺素在葡萄糖儲存量不足、血糖下降時的也會被釋出。大約在三歲、四歲或五歲時，肝臟通常會走出滯留的狀態，症狀和情況也會消失，至少暫時是如此。

熊貓症候群

熊貓症候群（PANDAS）是現今醫學中另一個難解的疑惑，這令人遺憾，因為特別是當涉及到孩子時，我們希望能把事情做對，不希望還存有難解之謎。目前，熊貓症候群（鏈球菌感染相關的小兒自身免疫性神經精神異常）還是個大家都知道的假設。相關症狀包括抽搐、痙攣、驚厥和強迫症急性發作，一般推論是指向由鏈球菌所引發的人體自身免疫反應而造成的神經問題。

醫學研究和科學發現，在熊貓症候群發病之前，兒童通常會經歷一次鏈球菌感染，有時是以發燒伴隨疹子的形式出現，因此就自動假定鏈球菌是誘發因素。鏈球菌和這些症狀之間唯一真正的聯繫是，這兩者都可能出現在某些兒童身上。但鏈球菌也可能出現在沒有這些症狀的兒童身上。當它存在時，它會是種共同感染，而另外兩個被忽視的重要因素才是兒童在這方面掙扎的真正原因。

事實上，熊貓症候群是一種病毒感染，因為只有病毒才能製造出可導致強迫症、驚厥、痙攣和抽搐的主因，即是神經毒素。當鏈球菌同時存在時，它只是和病毒共同發生感染。不是鏈球菌造成神經症狀，也不是鏈球菌引發自體免疫反應造成症狀。神經毒素才是病因，而鏈球菌不能產生神經毒素。即使鏈球菌可能造成任何形式的腦部發炎，也不可能造成抽搐、痙攣、抽動和強迫症。只有病毒性神經毒素才辦得到。

當熊貓症候群在小孩身上發生時，他們感染病毒的同時也接觸到大量的汞。造成熊貓症候群的主要病毒之一是 HHV-6 病毒及其許多變異體。HHV-7 造成的病例比例較小，而帶狀皰疹造成的比例更小，最後才是 EBV。大多數情況下，HHV-6 是病因，它會因為兒童接觸汞而瘋狂進食，不論汞是從哪裡來。出生時接觸到的早期醫學處置可能藏有汞，而孩子也可能天生肝內就有汞的沉積，這是來自於家族遺傳。

病毒加上汞的這個結合會產生爆炸性的後果。當病毒以汞為食時，會釋放出高濃度的神經毒素。當這些神經毒素衝上大腦時，會立即充斥在神經傳導物質中，造成電脈衝短路，這就是導致強迫症、抽動、痙攣、顫搐，甚至溝通困難的原因。

鏈球菌感染會剛好就在附近出現，是因為鏈球菌會利用免疫系統變弱的機會趁虛而入。鏈球菌不僅是 EBV 的共同感染因子，正如在本書前面所讀到的，它也是 HHV-6 的共同感染因子，而 HHV-6 正是導致大多數熊貓症候群的原因。醫學界把這一切歸咎於鏈球菌和身體的自我攻擊是個很典型的錯誤。如果產業界能將熊貓症候群歸咎於鏈球菌和汞的話反而會更貼切一點，但他們還是沒這麼做。如果業界將熊貓症候群歸咎於 HHV-6 病毒吸食汞進而產生神經毒素，那麼就完全正確了。

與熊貓症候群相關的紅疹是來自於 HHV-6 瘋狂攝取汞而產生的皮膚毒素。它們是浮到皮膚表層的病毒毒素，所以醫學界以為疹子與鏈球菌有關，但事實也非如此。

順帶一提，猩紅熱也不是細菌性的，它也是病毒性的。誤以為猩紅熱是由鏈球菌引起的是醫學界的另一個錯誤。事實上，猩紅熱是由另一種 HHV-6 型病毒，甚至是早期 EBV，吸收兒童肝臟或身體其他部位大量沉積的汞後釋放出的神經毒素和皮膚毒素所造成。

醫學界確實知道玫瑰疹是病毒性的。是由 HHV-6 和 HHV-7 病毒引發。與猩紅熱和熊貓症候群不同的是，醫學並不專注於玫瑰疹的鏈球菌感染，儘管它實際上也是一種併發感染，只是比較輕微，而且不足在測試結果中顯現出來。出現嚴重的玫瑰疹的當下，兒童仍可能出現抽搐、抽躍、痙攣和強迫症，因為所有這些症狀背後都有病毒在產生神經毒素和皮膚毒素。

就熊貓症候群而言，醫學研究和科學界的焦點都放在鏈球菌上，但鏈球菌只是一種併發感染，而不是神經症狀的起因或誘發因子。要形成熊貓症候群，孩子體內必須有來自某處大量的汞。如果沒有汞的話，病毒應該不會在兒童生命的早期就發作。它會被留到下一階段，以另一種病毒性疾病的形式出現，這在《醫療靈媒》的系列書中會另有闡述。

真相就在肝臟裡

遺傳性的肝臟問題可能會伴隨我們到成年。對我們當中的許多人而言，在成年後所經歷的肝臟問題，其實最初都是由嬰兒肝或兒童肝病引起。我們必須弄清楚，這種承襲而來的問題並不是基因性，而是一種毒素和病原體的繼承，既來自懷孕過程的父親，也來自胎兒成長過程中的母親。嬰兒的肝臟與母親的肝臟有很大的關係。當媽媽的肝臟和生殖系統中含有大量重金屬，如鎳、鎘、鋁和鉛時，正在發育的嬰兒的肝臟就會吸收這些重金屬。此外，當媽媽的肝臟遲滯時，就會製造出第十章所提到的污血，而這種污血是無法用任何科學模型來衡量的，因為醫學研究和科學還未發現這種血液毒性。當媽媽的血液不乾淨，而嬰兒得透過臍帶獲得營養以促進發育時，這些營養就會與更高含量的毒素相結合。在這種情況下，由於媽媽的肝臟沒有好好過濾血液，嬰兒的肝臟就會成為血液的過濾器。在這個過程中，嬰兒的肝臟就會吸收一些毒素。

這一切都不是母親的錯。是工業製造有毒化學物質、助長病毒和細菌，讓我們在日常生活中接觸到這些物質，這不是她的錯。她沒有在學校學習如何或為什麼要照顧她的肝臟，這不是她的錯。醫師不知道如何檢測遲緩的肝臟和骯髒的血液，以及如何清理它們，也不是她的錯。兒科醫師沒有受過訓，不知道如何找出嬰兒和兒童莫名的消化道、皮膚和其他病症的根源，這不是她的錯。這也不是父親或醫師的錯。跟我一起說：這不是你的錯！

重要的是，你終於知道真相在哪裡，而真相就在肝臟裡。你的肝臟、嬰兒的肝臟、孩子的肝臟：這些都是寶貴的寶石，需要你用生命去保護，而現在你有了保護它們的工具。

第二十九章

自體免疫性肝臟問題和肝炎

當疾病影響了肝臟，但卻沒有發出任何正常該發的警報幫助醫師找出問題所在，或是肝臟對治療沒有反應，就不會被納入 A 型、B 型、C 型、D 型或 E 型肝炎的分類，而醫師通常會將它診斷為莫名的自體免疫情況。這是慢性疾病被誤解，而錯誤的自體免疫理論被運用的最佳例子。有些跳脫框架思考的醫師，有時候會將這種神祕的情況標籤為自體免疫性肝炎，認為即使它不是一種容易識別的形式，但仍未完全脫離肝炎的範疇。他們的想法是對的。任何被稱為自體免疫的肝臟發炎仍與肝炎有關。

肝臟發炎

所有肝臟發炎的診斷都存在於灰色地帶。沒有任何神奇的按鈕可以決定肝炎字母表中的哪一個字母是正確的。血液檢驗也無法區分開來，因為血液檢驗真正測試的是肝酶和膽紅素數值、功能障礙、可能存在的抗體和白血球計數、是否有血液疾病，以及整體而言，是否有任何發炎現象。如果殺手細胞和其他淋巴細胞，以及嗜鹼性粒細胞、嗜中性白血球、單核白血球的指數升高，或免疫球蛋白的檢測顯示有新的感染或某種感染後的症狀，那就不足以區分不同類型的肝炎，所以你得要繼續下一個檢測：當醫師按壓肝臟時，是否有疼痛的感覺？輕輕觸摸肝臟部位是否會痛？如果答案是否定的，那麼當醫師站在那裏觸診時，她或他會感到困惑，也許會開始排除 A 到 E 型肝炎的可能性。第三項測試是通過核磁共振、電腦斷層、正子掃描或超音波掃描來顯示肝臟的樣子。是否有疤痕組織？細胞損傷？是否有腫塊？阻塞？這些問題都會影響肝炎的診斷成立與否。這些因素加起來，你還是無法得到百分之百透明且正確的診斷。

如果某人的肝臟發炎為長時間且當下急性發作，加上掃描顯示沒有太多的疤痕組織，那麼可能會被歸類為 A 型肝炎；如果發炎是短期且急性的，並伴隨輕微發燒、肝區有觸痛感以及白血球數升高，也可能會被診斷為 A 型肝炎。如果某人的病症看起來較為慢性，有較長期的發炎，但不是急性的，在核磁共振、電腦斷層、正子掃描中顯示較多的疤痕組織損傷，以及白血球數升高或降低、減弱，偶爾伴有輕微發燒和腹部時好時壞的疼痛，則可能會被歸類為 B 型肝炎。

如果掃描顯示肝臟有更多受損、傷害或疤痕組織，像是纖維化或輕度硬化，而血液檢驗中肝酶升高，顯示似乎是長期發炎，同時抗體顯示可能有過去感染的跡象或白血球數量增加，則可能會被診斷為 C 型肝炎。

如果肝臟出現廣泛的慢性損傷，肝臟不同部位出現纖維化和肝硬化，以及輕微的非癌症病變、慢性發炎和腫脹，再加上膽紅素問題和肝酶非常高，那麼診斷結果很可能是 D 型肝炎，並且曾有 B 型肝炎。同樣地，這些都只是看得見的肝臟狀況，建立在理論上的觀察。在慢性疾病中，很少會有直接正確的答案。

最後，如果你因為持續發燒、右側急性腹痛、虛弱、極度疲勞、肝酶和膽紅素檢測數值升高、電腦掃描、正子掃描、磁力共振或超音波檢測到發炎，以及曾經經常旅行，你就有機會得到 E 型肝炎的診斷。如果你沒有旅行過，這些因素最初可能會導致 A 型肝炎的診斷，不過如果你的病情惡化且難以控制，那麼診斷可能會變為 E 型肝炎。

你看，為什麼沒有「A 型肝炎病毒」、「B 型肝炎病毒」、「C 型肝炎病毒」、「D 型肝炎病毒」或「E 型肝炎病毒」來決定每個分類？診斷都是靠猜測，解讀症狀、外部檢查、影像和間接的血液檢驗結果。其他醫師通常會尋找的指標也包括類似感冒的症狀、發燒和黃疸（眼睛和膚色變黃）。如果沒有任何症狀與教科書上的說法相符，那麼患者的情況通常會被歸類為特發性（意指不明原因）自身免疫性肝病，而不是肝炎。A 型、B 型、C 型、D 型和 E 型肝炎其實也仍是充滿謎團；只是它們被貼了標籤，讓人誤以為是比較容易了解。

神奇的是，醫療系統實際上意識到肝炎為病毒性。這是一個巨大、正面的突破。儘管不是每種肝炎都有一個獨立的病毒，也就是他們現在所認為的樣子，但其中確實有病毒。雖然那些「肝炎病毒」的標籤聽起來好像每個字母都代表一種病毒，但醫學研究和科學界至今仍不知道這只是一種病毒。事實上，他們發現的只是症狀上的差異，而非不同的病毒；醫學界沒有證據證明有五種不同的肝炎病毒，他們甚至連一種都不知道。

診斷偏差

你所聽到關於 C 型肝炎的最常見資訊是：你可能已經得了 C 型肝炎有數十年之久，但到後期才會出現問題；如果你擔心自己有 C 肝，可以找醫師做個簡單的 C 型肝炎檢測；而每三十個成年人中就有一人最終會被診斷出患有 C 型肝炎。這是個極大的誤解。

讓我們來分析一下。首先，「簡易測試」並不是那麼一目了然。它與我們已檢查過的診斷方法是一樣的：肝臟在超音波、電腦斷層、正子掃描或核磁共振中看起來如何？血液檢查結果如何？肝酶是否升高等等。這些都無法識別所謂的 C 型肝炎病毒。如果他們要尋找特定的病毒，就會陷入困境，因為他們還不知道要找什麼病毒。病毒的概念只是一種理論，在這種情況下是一種很好的理論，但卻不是一個完全開發、經過驗證的答案。即使他們在顯微鏡下展示出他們所找到的圖像，他們還是不明白。而這是他們在試圖理解 C 型肝炎和其他肝炎種類時出錯的部分原因。

更多有關診斷的資訊：血液檢驗和觸診之後，就是造影檢查。如果有可見的囊腫或腫瘤，或者器官增大，他們通常會要求進行活組織檢查來收集一些組織，檢查是否有受損、結疤的肝細胞或癌細胞。如果排除了癌症的可能性，也沒有大量的發炎現象，血液檢驗看起來也相對正常，而且只有良性囊腫存在，就不會被診斷為 C 型肝炎。另一方面，對某些醫師而言，由於是目前流行所趨，只要上述有一項檢驗結果呈陽性，就會得出 C 型肝炎的結論。於是，只要肝臟出現最輕微的功能障礙，在你的醫師還沒喝早上的第二杯咖啡前，你就可能被診斷為 C 型肝炎。

肝組織退化是一個例外。如果檢測到疤痕或纖維化，患者可能會被問他們喝了多少酒。如果他們回答說自己經常大量飲酒，而且長期如此，C 型肝炎的診斷可能就會被排除，取而代之的是肝硬化。這是塊非常大的灰色地帶。如果出現肝病症狀的人只在週末喝喝馬丁尼和其他雞尾酒，會被告知患有 C 型肝炎，而每天晚上喝幾杯啤酒的人則會被告知患有肝硬化。這是主觀的判斷。如果醫學研究和科學真的找出了肝炎病毒，他們就能夠測試這些病毒，並針對每個人的情況做出真正準確的結論，而不是停留在灰色地帶理論的猜測遊戲中。沒有了灰色地帶，診斷也不會以生活方式為基礎。但現有診斷並非如此。在醫療產業中，C 型肝炎是一種等級，而不是一種鑑別。這是個被盲目判定的疾病。

如果有藥物的使用史，診斷的思維也依然十分受限。如果出現輕微發燒、肝區疼痛、酵素升高等症狀，再加上有使用娛樂性藥物（而非處方藥）的歷史，你很可能會被診斷為 B 型或 C 型肝炎，並被告知這是不乾淨的生活方式造成的，但具有相同症狀的非吸毒者確會得到一個非肝炎的診斷。即使其他人經常使用處方藥，結果亦然。這都是主觀的判斷。

還有另一個更有歷史的醫療錯誤：如果你的肝臟部位有一點不適，核磁共振或超音波檢查顯示有一點發炎，血液檢驗顯示肝酶稍微過高或白血球數失衡，而你又是同性戀，你的症狀很可能會被診斷為 A 型、B 型或 C 型肝炎，而具有相同症狀的非同性戀者則可能不會被診斷為肝炎，因為醫學界沒有找出一種病毒，無法確定到底發生了什麼事。早期醫師接受的訓練會教導他們在診斷時將人們的性向列入考量。這些年來，我見過很多人的診斷都帶有偏見，而這種偏見在外面的世界裡並未被談論。儘管現在這種情況可能不像十五或三十年前那麼常見，這個不公平的現象仍然存在。

對於毒品的使用，事實上，有很多過著所謂「乾淨生活方式」的人和那些在毒癮中掙扎的人一樣，他們的肝臟都會生病。任何類型的藥物，不論是娛樂性或處方藥，都會削弱免疫系統。如果你是一位得吃十種藥物來治療各種症狀的病人，包括止痛藥、安眠藥、抗憂鬱劑、抗精神病藥、降血壓藥、糖尿病藥等等，那麼肝臟所面臨的挑戰，就跟吸食街頭毒品的人的肝臟一樣大。由於免疫反應降低，你們都一樣容易受到病毒感染。不同的是，吸食海洛因的人會被告知患有 B 型或 C 型肝炎，即使他發誓因為潔癖的關係，每次吸食都會使用全新的針筒。醫師多半不會信任他。他們會根據不同的行為，認定為不同的病毒。

肝炎的真正成因

因此醫學界被教導，當涉及到肝臟時，會有不同的病毒：A 型肝炎病毒、B 型肝炎病毒、C 型肝炎病毒、D 型肝炎病毒和 E 型肝炎病毒，而這幾乎是正確的。肝炎背後確實有一種病毒，儘管它只是一種病毒，卻有許多不同的品種和變異。這種病毒就是 EBV，也就是引起單核白血球增生症的病毒。這種病毒也會讓許多同時患有肝臟疾病的人脾臟變大。我寫了一整本關於這種病毒的書《甲狀腺的療癒奇蹟》，因為它也是甲狀腺疾病的根源。

EBV 會刻意偏好在肝臟裡安家，它可以在那裡休眠幾年甚至幾十年。當醫師說你可能長期患有 C 型肝炎而不自知時，他們是對的。你的肝臟中可能終生都有 EBV，然後它才會在你的身體中響起警報，促使你的醫師進行調查。

在人的一生中，EBV 會與肝臟建立一種持續的關係，有好也有壞。在早期，EBV 是一種有益的病毒，能保持免疫系統的正常運作。但是，如果肝臟沒有得到照顧，一個人的免疫系統也沒有得到照顧和補給，那麼正如你在本書中所見，麻煩製造者就會進到人體內部造成問題。當各種挑戰、處方藥、缺乏資源或正確飲食等因素造成腎上腺素分泌過多時，慢慢的，EBV 就會對肝臟造成損害，可能最後被診斷為肝炎。另一方面，如果你的飲食正確，關心自己的身體和肝臟，EBV 就會變得無能為力，不再造成傷害，於是你就能痊癒了。

許多人一生都活在低度病毒性肝病的陰影下，最後導致確診為肝病或是令人困惑的其他診斷。許多人因為病毒性肝病而被診斷出患有肝炎，而數以億計的人並沒有得到任何診斷，他們只是帶著低度的肝臟病毒感染走來走去，從來不知道是什麼導致了他們的症狀和其他健康問題。

不是每個感染 EBV 的人都會自動得到肝炎。只有特定種類的 EBV，如果放任不管或處理不當，才會對肝臟造成深遠的傷害。以 E 型肝炎為例，它是一種侵襲性很強的 EBV 變異的嚴重病毒感染，大多數患者都是從外源感染，而不是從孩童時期就開始感染。但即使在這種極端情況下，你仍能重新奪回主導。

肝炎的未來

在醫學研究和科學界找出 EBV 是肝炎的成因、哪種 EBV 菌株會導致哪種肝炎，以及如何在肝臟（而不只是血液）中檢測 EBV 之前，他們無法改善診斷方法。引起 A、B、C、D、E 型肝炎以及自身免疫性肝炎的不同 EBV 菌株和突變之間的差異可能很微妙。EBV 有超過六十種，而如果條件合適，某些 EBV 會造成更多的肝臟損害，這仍然是一個灰色地帶。再加上你的免疫系統狀況、你如何照顧自己的身體、你繼承和接觸到哪些其他病原體和肝臟麻煩製造者，以及你所處的環境因素，都會微妙地影響肝炎病例的差異性。

醫學研究與科學會越來越注意到肝炎病例之間的差異，並持續擴大肝炎字母表的範圍，因為他們會發現肝病遠比任何人預期的都複雜。他們會不斷發現越來越多的 EBV 變異，卻意識不到這是什麼，而不斷增加肝炎字母的字串，就像他們對鏈球菌所做的一樣。當他們不斷在肝炎種類越來越多時，只會證明醫學界尚未找出真正的病毒。如果他們找到了，就會把它當作真正的皰疹家族病毒來命名：EBV。

請記住，肝炎所使用的字母只是一種尚未被完全發現的病症的示意圖。字母只代表肝臟內不同的病毒致病路徑，而非病毒本身，因為病毒本身至今仍未被發現。因為如果不同類型的肝炎被標記為 EBV 的不同變異，就會引起太多人對這種病毒的關注，而他們希望這種病毒被埋葬和遺忘。EBV 的各種蛛絲馬跡會讓許多產業難逃法網。

自體免疫問題與肝臟

我們先把肝炎擱在一邊。病毒性肝臟不僅會引起肝炎。它可以朝另一個方向發展：病毒性肝臟在每一種自體免疫性疾病中都扮演著重要的角色。如果你有乳糜瀉、風濕性關節炎、紅斑性狼瘡、萊姆病、熊貓症候群、類肉瘤病、風濕熱、單核白血球增生道、硬皮症、薛格連氏症候群、一型糖尿病、硬化性苔癬、白斑病、潰瘍性大腸桿菌、格拉夫氏病、吉蘭巴利綜合症、橋本氏甲狀腺炎、纖維肌痛、自體免疫性肝炎、愛迪生氏病、視神經病、僵人綜合症、埃希氏綜合症、埃勒斯當洛綜合症、子宮內膜異位症、克隆氏病、巨大淋巴結增生病、雷諾綜合症、不寧腿綜合症、間質性膀胱炎、幼年關節炎、多發性硬化症、梅尼爾氏症、慢性疲勞症候群、多發性綜合症，或任何其他自身免疫狀況或疾病，真正的禍首就是住在你肝臟內的病毒。

但我們卻被告知，是身體在攻擊自己。事實並非如此。你的身體永遠站在你這邊，絕不會背叛你。這些症狀和狀況都是真實存在的，而且都是病毒活躍的徵兆。無論你的自體免疫問題是什麼，其背後都有病毒在作祟，而病毒在體內的其中一個據點就是肝臟。不同的病毒、不同的病毒株和不同的病毒燃料會引起不同的自身免疫疾病和症狀，因此病毒性肝臟不會自動就轉化為肝炎。病毒性肝臟可能以完全不同的形式出現，甚至是看不太出來。不過，無論病毒是什麼或它造成了什麼問題，如果你知道你的肝臟藏有病原體，你就能照顧好你的肝臟，而不是活在恐懼中，害怕你的身體會對你做什麼。你的身體無條件地愛著你。

脾臟發炎

如果在沒有身體受傷的情況下出現脾臟腫大，也會是病毒感染所致。任何類型的脾臟疾病都屬於病毒性，而只有一種病毒家族會導致脾臟發炎：皰疹病毒家族。所有類型的皰疹病毒，從單純皰疹第 1 型到尚未發現的 HHV-10、HHV-11、HHV-12、HHV-13、HHV-14、HHV-15 和 HHV-16 型病毒，以及它們的所有變種，都會使脾臟發炎。導致脾臟發炎的最常見病毒是 EBV 及其超過六十種的變異株。

通常來說，任何患有肝臟疾病的人，在他們生命中的某個時期都曾經有過某種形式的脾臟發炎，無論他們是否知道。這種情況可能是輕微的，完全未經診斷就自行消退，也可能是極端嚴重，需要進行緊急脾臟切除。如果你的肝臟狀況已達到可察覺的階段，可辨識為肝炎或特發性自體免疫疾病時，脾臟很可能也受到慢性病毒感染的影響。

恢復控制

現在你有了掌控權，了解是什麼原因造成肝病、肝炎診斷、自體免疫性肝病，甚至是發炎的脾臟。你可以等十年、二十年或三十年後到醫院去被人欺瞞，也可以選擇現在就馬上清理肝臟，完全避免肝病，或者治癒和逆轉現有的肝炎或其他肝病。這就是知識的力量。要向前邁進，關鍵就在於馴服病毒。了解當下真正的情況，不受無知所困，就有機會改變。

第三十章

肝硬化和肝臟疤痕組織

當我們聽到肝硬化這個名詞時，往往會聯想到一個人因為酗酒或吸毒而過著「不乾淨」的生活。但我們不應該這樣看待肝硬化。沒錯，酗酒和吸毒常常是導致肝病的催化劑，正如你在前一章所讀到的，當病毒存在於肝臟時，濫用藥物和酒精會降低免疫系統，讓病毒有機可乘。濫用藥物和酒精也會隨著時間慢慢傷害肝臟。兩者結合會形成疤痕組織，開始肝臟損傷的過程。但如果只是專注於譴責某些人的掙扎，不僅會讓我們無法以慈悲心看待，它同時也讓我們對一個骯髒祕密視而不見。

類肝硬化

讓我們給醫學界一個合理的解釋，這個祕密之所以還沒被揭開，是因為醫學界也不知道，全球有超過十億人患有我所說的「類肝硬化」，醫學界可能要花數十年的時間才能發現這個病症。這是肝硬化前的過渡期，悄悄地發生在肝臟的各個細小部位，長期不為人察覺。

藥物和酒精無處不在。很大一部分人喝酒，很大一部分人服用處方藥。更不用說我們大多數人的肝臟中都有病毒。隔沒幾天就喝杯酒、吃太多牛排或服用處方藥二十年的人都可能發生類肝硬化。在很多情況下，類肝硬化和肝硬化甚至不是因為藥物或酒精對肝臟的損害而發生的。有更多的人處在「肝硬化前期」的邊緣卻一無所知。（「肝硬化前期」是醫學界開始認可的一種情況；它是一種輕微的早期肝硬化，在影像上是可見的。類肝硬化則是發生在更早的階段，醫學掃描還無法檢測。）難道每個人都應該被譴責並背負污名嗎？

類肝硬化的跡象在診所裡看起來並不明顯，特別是因為它還未被記錄在案，醫師沒有可以檢測它的工具。由於肝臟非常善於在掙扎中苦苦堅持奮戰，因此不管是任何肝臟疾病，在現今測試和檢查肝臟技術的限制下，都不容易在早期就被發現。請想像你正在路上開車。你不會迷路，因為你的汽車電腦或個人裝置可以輕鬆提供方向指引。儀表板上的油量計會隨時告訴你最新的油量。如果你想知道天氣預報，可以查看你的個人裝置，車內的溫度計會告訴你當下的溫度。如果輪胎開始漏氣，感應器會提醒你。現在，如果所有這些警告都消失了呢？你沒有油量計來告訴你油量快用完了，不知道天氣會如何變化，沒有方向感，甚至沒有像以前一樣有一張地圖在手套箱裡，如果你的輪胎開始漏氣也沒有信號。如果你的機油尺也不見了，你就無法知道引擎裡有多少機油呢？你就只能盲目地駕駛，漫無目標地遊蕩，直到最後出現問題——爆胎、死胡同、引擎過熱、暴風雪——讓你停下來。這就是肝臟在今日的醫學研究和科學所面臨的狀況。

正如你在第九章中所讀到的，目前的肝臟檢測都是建立在猜測上。在某天早上你被問題嚇醒前，沒有可靠的方法可以檢測出問題。如果你的腹部右側劇烈疼痛，並伴有噁心，你就得去看醫師了，核磁共振、電腦斷層、正子掃描或超音波可能會揭示出多年累積的廣泛損傷。以現代設備和現代人對肝臟認識的極限，他們不可能在病症還處於早期階段時就發現它——那時它還是類肝硬化，還不會讓你的腳步停下來。肝臟目前在醫學界並不是個重要的議題。因此，尋找肝臟疾病的早期階段並不重要。這就是為什麼當涉及到健康時，你必須自己扛起來。畢竟你要保護的，是你自己的身體和生命。

當肝臟無形中受到損害時，只要有一點差錯，就像是暴風雨中的一道閃電，老橡樹就會被從中劈開，讓我們看到已在內部蔓延了數十年的腐爛。當肝臟受損時，不管是任何東西，只要過了臨界點，都會使器官負荷過重，無法承受。這就是肝硬化患者的生活。難道多吃一個這樣或那樣的東西，就會是最終導致肝衰竭的一擊嗎？我們常說「不要對你的朋友太苛刻」和「不要對你自己太苛刻」，但我們應該告訴彼此，「別對你的肝臟太苛刻」。

在我們的一生中，我們都曾吃了處方藥來幫助我們解決問題。同時，如果我們不小心的話，這些藥物自身也會造成問題。如果你正在服用一位好心醫師開的藥物，而該醫師了解你的全部健康狀況，那是理所當然的。你不該活在痛楚、焦慮和其他症狀中。當你服用藥物時，要記得在其他方面對肝臟溫柔一點，以達到平衡。如果你在服用藥物的同時，肝臟內的毒素過多，而且像幾乎每個人一樣都有低度病毒性肝臟感染，再加上在社交場合喝了太多的酒，這可能就會打破平衡。對於酗酒上癮的人來說，肝臟問題可能不會那麼快顯現出來。它會是一個緩慢的進程，但最終都會走向相同的地方。

肝臟內的疤痕組織

肝硬化是肝細胞損壞的速度快於其復原的速度的問題，應該要是簡單明瞭的。光是在美國，就有數以百萬計的人肝部有疤痕組織。在形成的過程中，人們的生活、處境和環境都會有所不同。當一個人的肝臟因積存過多毒素而淤積，這會是形成疤痕組織的其中一種方式。

在很多情況下，肝臟內的一種或多種病毒會導致發炎反應升高。如果不易中和的攻擊性病毒或細菌逃過了分配給肝門靜脈和肝動脈的白血球，病原體就可以避免被囚禁的命運而造成麻煩。舉例來說，EBV 就可以在沒有通行證的情況下，像個壞學生在學校的大廳裡遊蕩，慢慢地製造災害，並造成各種疤痕組織，而這些疤痕組織卻不在醫學界的注意範圍內。

無論是來自有毒食物、血液中的有毒物質、殺蟲劑或其他化學品接觸、處方藥物或類似物質，當肝細胞在下一輪誘因出現之前沒有足夠時間恢復活力時，肝臟疤痕組織就會慢慢形成。對很多人來說，要等到肝臟中的問題物質，也就是毒物和病原體完全塞滿肝臟時，疤痕組織才會被診斷出來。在所有與酗酒或濫用藥物無關的病例中，他們永遠不會知道疤痕的真正成因。

我在第六章〈負責淨化的肝臟〉中提到的微小黏著，就可以造成我在這裡所說的肝臟疤痕，不過只有在肝臟的超負荷狀態失控時才會發生。雖然這些天然的微黏著物是作為一種保護措施來阻隔可控制的毒素數量，但當肝臟被逼到某個程度時，病毒和高毒性的麻煩製造者也會製造出它們自己的微黏著物，甚至是病變。當肝臟面對這種快速的細胞死亡時，它會進入求生模式。健康的肝細胞無法存在於危險區域，因此肝臟必須保護你和它自己，於是將整個充滿太多毒素的區域圍起來，就像將整個輻射區域圍起來，或像是當一艘潛水艇發生洩漏，即使有人被困在裡面，也必須將一個隔間封起來。肝臟的生命力必須從這些失去活力的區域中退出，它必須跳脫原本的自然程序，啟動緊急措施，因為它所面對的一切已經失控。它將整個區域的微小黏著物集中在一起，因此形成了更多的疤痕組織。但幸好，肝臟也有內建的安全機制。

更多的保護措施

整個肝臟裡其實都有著保護膜。這些又薄又細緻的條狀物質就像屏障一樣，讓整個肝臟不會在同時受傷。醫學研究和科學界都不知道，肝臟會嘗試把像是殺蟲劑的傷害控制在肝臟的某個區域，以免一次的接觸就把整個器官淹沒。肝臟膜是一堵活生生的牆，能夠適應各種情況並學會如何在適當的時候關閉自己，讓麻煩製造者無法輕易穿越。想想長輩們講過的某個經典往事：他們以前去上學時會在寒冷的雪地裡走上七英里，鞋上有洞，抱著書本，沒有手套，走了幾個小時的路，只因為有農夫蓋了高高的圍欄，害他們不得不繞遠路。這就是這些微小薄膜的目的：讓惹事者走遠路，以免他們同時鬧事。或者，你也可以把它們想像成堤防，盡可能地阻擋毒物。

這就是為什麼肝硬化會悄悄地、緩慢地發生，而且每次只發生在肝臟的某些區域。當而某些區域受損時，肝臟內建膜的安全機制能讓細胞在其他區域繼續再生。否則，整個肝臟一下子就會被破壞。這也是為什麼當有人喝酒時，血液中的酒精濃度需要一段時間才會上升。肝膜一開始會把酒精分隔開來，這樣肝臟就不會立刻充滿酒精。由於酒精會繞一個大圈，但如果越喝越多的話，就會有更多區域被酒精占據。

一劑慈悲心

當人們的外表有傷疤時，他們總是在尋找那種可以讓傷疤更快癒合的神奇藥膏。甚至，沒有人喜歡皮膚上的瑕疵或皺紋，大家會不惜付出難以置信的代價來找出解決辦法。事實上，是裡面污穢的血液讓疤痕無法癒合。當血液有毒，充滿毒物時，像是喝太多酒，氧氣就無法進入疤痕組織所在的真皮深層，也就限制了身體從下方修補疤痕的能力。每個人都試圖從上面修復皮膚的疤痕組織，但其實他們應該從肝臟著手來修復皮膚。

在肝臟中，一切都在內部，無法觸及，所以療癒必須從內而外。污血同樣會妨礙內部疤痕組織的癒合。而由於污血來自負擔過重的肝臟，如果你不好好保養肝臟，疤痕組織就很難癒合。

這時候，優質的、天然的、具清理效果的、抗病毒的食物就真的很重要了。把致病的入侵者推到肝臟的某個區域，讓肝臟免疫系統的武裝守衛（白血球）能夠把病毒標記起來進行破壞或捕捉，或者甚至通過類似沖刷的技術把病毒細胞推出去，讓在肝臟邊界巡邏的鄰近白血球捕捉到病毒細胞，這是邁向痊癒的一大步。你將在第三十七章了解到的強效抗病毒療癒食物，正好可以滿足這個需求。你也需要抗氧化物來癒合疤痕組織，因為它們可以使肝臟免於死亡。水果和蔬菜中的有些抗氧化物甚至還沒被研究和科學發現，但它們對軟化疤痕組織和恢復肝臟非常重要。如果你攝取的脂肪保持在低量，並引入最重要的食物來療癒肝臟，你就可以阻止類肝硬化甚至是肝硬化的進程。

「知識就是力量」這句話再真實不過了，當我們面對這種缺乏同理、不被理解的症狀時更是如此。當你需要記住身體內真正發生的事情時，請回來閱讀本章，這樣你才能真正向前邁進。

第三十一章

肝癌

你的生活本來一切如常，突然出現了一些症狀讓你不得不去看醫師，或是在例行檢查時，醫師建議你做電腦斷層掃描、正子掃描或核磁共振，因為在你的肝臟發現一個腫塊。你會問的第一件事就是：「怎麼會這樣？」或是：它是哪來的？是生活方式造成的嗎？遺傳？偶然？為什麼是我？為什麼是癌症？為什麼是現在？

如果你的醫師是個肝臟專家，你很可能會得到一個貼近現實又略有成果的答案。儘管許多醫學真理仍未被發現，但在這個領域，醫師之間相傳著一個事實，那就是病毒在肝癌中扮演一定的角色。醫師們並不確定，也無法保證，這還不是個確定的理論。不過，對他們來說，這是一種可能性，因為他們知道 B 型肝炎和 C 型肝炎等問題都是病毒性的，可導致細胞損傷和肝細胞癌（HCC）等癌症（HCC 的一種分支稱為纖維板層型肝細胞癌 [FHCC]，較常發生在女性身上）。病毒確實與肝癌有很大的關係，因此在這方面醫學界未來的發展看來是很有希望的。

更全面的真相是，肝癌的形成是由於病毒利用肝臟中的毒素為自己提供燃料。寫成方程式就是：**病毒 + 毒素 = 癌症**。

並不是說每次你的體內有病毒和毒素，癌症就會形成。癌症是由某些病毒的特殊變異株所造成的，除非有足夠強大的毒素作為燃料，否則病毒不會致癌。最常見也是最主要的肝癌病毒是 EBV，詳情請見《甲狀腺的療癒奇蹟》。同樣的，在超過六十種的病毒中，只有一些突變的病毒株會形成癌細胞，而且只有在它們攝取了特別強烈的毒素時才會形成癌細胞，因此，感染 EBV 並不代表會罹患癌症。其他病毒如 HHV-6、HHV-7、未發現的 HHV-10、HHV-11、HHV-12、HHV-13、HHV-14、HHV-15 和 HHV-16 病毒、帶狀皰疹病毒、巨細胞病毒，以及它們的所有變異和未發現的病毒株，都可能在肝臟內產生騷動進而導致癌症。

病毒的天堂

你會聽到生病與生活方式有關。尤其是在另類療法中，一切都被簡化成信仰和教條：如果你不吃這種「健康」或那種「健康」的食物，或是吃了被標籤為「不好」的食物，就一定會發生不幸的事。但如果他們不了解癌症的真正作用，又怎麼能說什麼是健康或不健康呢？如果不知道病毒以哪些食物為食，他們又怎麼能說哪些食物會保護你或讓你萬劫不復呢？無論如何，以他們目前的了解程度是無法說得準的。

我們在醫學研究及科學上所遇到的最大問題之一也傳給了健康照護專業人員：病毒不會吃任何東西。這個大錯特錯的理論從來沒有經過徹底的評估、測量、測試和證明，卻一直被奉為圭臬。對這些不正確的資訊的確信讓我們無法知道究竟要如何阻止某些肝臟疾病，像是癌症，或是良性的肝臟腫瘤和囊腫。當有一天，醫學研究和科學打破了這個完全屬於舊時代的定律，終於允許新的、傑出的科學家打開研究的大門並正確地研究病毒時，他們會發現病毒確實需要食物來維持生命和成長。他們會發現，所有的肝臟增生，不論大小、癌性或良性，都需要這兩個元素才能形成：病毒（通常是 EBV）和病毒的食物。

對病毒來說，肝臟就像是伊甸園。周圍都是大量美味食物，只要它不去吃能殺死它的食物，就可以茁壯成長。它的助燃食物包括乳製品中的化合物和製劑、乳製品中的乳糖、蛋中的蛋白質和脂肪、有毒的重金屬，例如汞、鋁、鉛、鎘、鎳、鋼、砷，以及從父母那承襲的金屬合金、溶劑、殺蟲劑和其他殺蟲劑、除草劑、儲存多年的舊藥，例如抗生素、塑膠、石油燃料、含有化學成分的工業用油、傳統的家用清潔劑等等，它們形成了豐富的大雜燴選擇。

對病毒而言，禁忌食物就是：水果、蔬菜、綠葉蔬菜、特定的草藥、馬鈴薯等根莖類食物。如果病毒以這些食物為食，就很有可能無法獲得能量。許多植物，像是水果，病毒吃了甚至可能自我毀滅。我知道你在想什麼：又不是整個蘋果又都會直接進入肝臟。非常正確。蘋果在消化道中被消化和分解，植化素會被萃取出來，並以神聖的方式被同化，而這些物質會透過肝門系統的血流進入肝臟。

這些禁忌食物的植物化學物質對病毒很有誘惑力。有些病毒（視品種或菌株而定），特別是那些不太聰明的病毒，甚至會試著品嚐它們。沒錯，不同類型和突變形式的病毒有不同的智能系統。有很多 EBV 品種會去吃蘋果的禁忌化合物，這些禁忌化合物附有葡萄糖以及我所說的「超抗氧化劑」。「超抗氧化物」是一種尚未被發現的超強力抗氧化物，強大的能量可以殺死人體內的病毒等壞東西。當這些好奇的 EBV 菌株和其他病毒如 HHV-6 以及細菌透過它們的細胞結構吸收蘋果中的食物時，它們就會噎著窒息而死。比較聰明的病毒，像是 EBV 家族和皰疹病毒家族中的其他病毒，會忽略蘋果和其他水果的複合物，轉而進食它們知道可以提供能量的食物。有些非常聰明的病毒甚至不會在肝臟附近徘徊，因為很明顯有人攝取了足夠的水果，它們會避開那些超抗氧化劑，試圖在身體的其他部位尋找燃料。而當病毒細胞旅行時，它們就會暴露在渴望找出並消滅它們的白血球面前。如此一來，超抗氧化物也就間接阻止了病毒。

如果有人一個月只吃一個蘋果，智慧型致癌病毒先生會很高興地留下來，只要避開那一顆蘋果就能平安。在天堂裡，病毒先生和他的家人發現了豐富的資源，可以用來為自己建造一個家，這些建築材料就是肝臟組織細胞。病毒先生用有毒的副產品毒害其中一些細胞，並將細胞變成癌細胞，用它們來建造他完美的棲息地。為了要有能量建造他的夢想之屋，又要能排出足夠的有毒廢棄物讓一切繼續運轉，病毒先生需要食物。幸運的是，猶如在伊甸園的肝臟裡，唾手可得的美味佳肴讓他和他的病毒表親家族保持強壯。他有他需要的所有食物。

肝癌如何形成

癌症不會突然出現。肝臟內有一個複雜的地下世界在不斷演化。像病毒這樣的入侵者會在街道上飛馳，而你的肝臟免疫系統則會追逐它們。當病毒遇到來自蘋果或其他肝臟盟友的超抗氧化物時，例如紅色火龍果，就會像是見到紅燈，馬上往反方向逃竄。你的肝臟是一座繁忙的城市。

或者想一想螞蟻農場，你小時候有沒有養過螞蟻，或者在科學課上看過螞蟻？它給了你一扇窗戶，讓你看到一個原本隱藏的世界，你可以看到螞蟻一直在動，牠們的世界不斷在改變。你再也不會用同樣的方式來看螞蟻山了，因為你現在好像有了 X 光視覺，可以看到地下。我們也需要從同樣的角度來看待肝臟才能了解它的內部情況。肝臟腫瘤只是憑空出現的嗎？不，需要毒物和病毒才能引發肝癌的形成過程。我的意思是這樣：

當具有致癌潛力的變種病毒進入肝臟後，如果有適當的毒素供給，它就會繼續變種。它會吸收毒素並進行處理，將毒素重新製造，讓它毒性更強，然後再以副產品的形式排入周圍的肝臟組織中。這些毒性更強的毒素會再次成為病毒細胞的燃料，使其副產品的毒性更強。這樣就形成了一個持續的循環，最後只有最強大的病毒細胞能存活和繁殖。

當這種毒性越來越強的副產品充斥著肝臟組織的某個區域時，就會破壞肝臟組織，甚至會導致它的死亡。良性腫瘤和囊腫可能會在此時開始形成，而這些腫瘤和囊腫僅來自死亡的組織。病毒也會開始以死亡的肝臟組織為食，但由於組織已充滿著高辛烷值、重新製造的毒物，因此對部分的病毒細胞而言是致命的。在此時，肝臟中的病毒量可能反而會減少百分之五十到七十。

但對於頑強存活的病毒細胞來說，另一個暴食狂潮又要開始了。它們會以肝臟中的新舊毒素和副產物為食，並使肝臟組織充滿它們排出的更強效的副產物，進而殺死更多的肝臟細胞，病毒細胞隨後會吞噬這些肝臟細胞。由於死亡的肝細胞比以往更具毒性，因此存活下來的病毒細胞又越發強大。

這一切都可能在緩慢的循環中發生，時有時無，持續數年，這取決於多種因素，包括情緒化的腎上腺素釋放和生活中出現的其他誘因。

在病毒細胞以死掉的肝細胞為食的第三輪過程中，它們用更強的病毒副產物毒害肝細胞，結果會有一點不同。這一次，吞噬飽和組織的病毒細胞在面對其毒性時會達到變種能力。病毒細胞在掙扎求存的過程中，會產生一種酵素化學化合物，將它們轉變為活躍的癌細胞，等同是死後新生。這些新結構的病毒癌細胞轉頭去吃充滿毒素的肝臟組織，以癌症的形式繁殖和增生，然後又釋放出一種新的酵素生化物質到周圍的健康肝臟組織中，慢慢地讓人體細胞也變為癌細胞。

無論是先前的病毒細胞或人類細胞，癌細胞們都是活的，它們聚集在一起生存。在尋找食物的過程中，這些癌細胞集群會形成微小的血管，穿過將它們固定在一起的微小薄膜吸取養分。（血管的形成是一個稱為芽生性血管新生的過程，以概念來說，醫學科學和研究算是已經發現了它，只是他們還不了解這些具體細節）。與此同時，肝臟中仍有活躍的病毒細胞，這些細胞尚未經過這麼多週期，也尚未達到它們的變異高峰。它們吞噬和排出毒素，然後再吞噬和排出有毒的副產品，繼續殺死活著的肝臟組織。鄰近的癌細胞團透過其微小的血管，吸食副產品和已死亡的肝臟組織，並將它們用作燃料，這就是惡性肝臟腫瘤或囊腫的形成、生長和擴大的過程。

原發性，而非次發性

無論別人怎麼說，肝癌永遠都是原發性的。雖然醫學研究和科學界認為肝癌通常為次發性，也就是說，肝癌是先在身體其他部位發展，然後轉移到肝臟，但這並不是事實。肝癌是透過我們剛剛說明的過程直接在肝臟中形成，而不是由前列腺、肺部、生殖系統或其他部位的癌細胞擴散形成。

病毒喜歡在肝臟裡找好自己早期的住所。在病毒最終擴散到人體其他部位並造成問題之前，它們最初的大本營就是肝臟。如果肺部出現增生，形成過程與肝癌完全相同時，這就意味著病毒從過去到現在都在肝臟裡，那就是它的原生位置。只是在這時候，可能由於肝臟的免疫系統還夠強，病毒無法在肝臟形成足以被辨識的癌細胞成長，所以當病毒在人體中四處旅行，並在其他地方（如肺部）找到較弱的連結，就會在那裡形成癌症。移動的是病毒細胞，而不是癌細胞。

最後，如果肝臟隨著時間變弱，病毒也會在那裡形成癌變，因為病毒一直都在肝臟裡。某些癌症治療方法也會削弱肝臟的免疫系統，讓長期在肝臟內生存的病毒有機可乘，轉變為癌細胞。由於這些增生是在身體其他部位形成癌症之後發生，因此在醫師看來，就像是癌症本身擴散到了肝臟，所以會稱之為次發性癌症。

但請記住：無論用了多少時間發展，肝癌都是原發性的。製造癌症的病毒（如EBV）最喜歡在肝臟築巢。了解這一點就能知道肝臟是我們保護自己免受其他癌症侵襲的重點所在。在病原體有機會在體內擴散之前，殺死肝臟中的病原體，並盡量減少在肝臟中積聚的有毒病毒燃料，就是對抗癌症的第一道防線。就是這樣！

新智慧的力量

每個人的肝臟都不一樣，有著不同程度的毒物，會被存在的病毒作為不同燃料。有些人有較多的 DDT，供癌症病毒吸食和增殖；有些人有更多的汞；有些人有更多的石油；有些人有較多的抗生素；有些人有較多的脂肪和較少的氧氣；有些人則有較多的蛋類衍生物，因為他們的飲食習慣非常偏重蛋類。許多人的病毒會造成麻煩，只是不是癌症麻煩；他們所帶的病毒株不會造成腫瘤和囊腫。沒有兩個人會擁有完全相同的肝臟狀況。

不良的飲食習慣並不保證一定造成肝癌，因為即使有些人吃了垃圾食品，或者自以為健康的不健康食品，肝臟裡也不一定有病毒。這肝臟可能又髒又臭，就像你所能想像到的一雙最難聞的鞋子，甚至發出讓人們會買有毒噴劑來掩蓋的臭味。（順便說一下，有毒的噴劑會被吸收回肝臟，成為「麻煩製造者」）。這個肝臟也許完全停滯不動，並發生在前面幾章讀到的問題。然而，如果沒有致癌病毒的滋養，它就不會形成癌症。要形成癌症，必須要有一種比較罕見的特殊病毒品種。就像蟎或真菌進入骯髒的鞋子，從潮濕的污垢中吸取養分，大肆繁衍。

或者，有人的肝臟乾淨到一塵不染，他已經用第三十八章中的〈搶救肝臟 3：6：9〉清潔了所有毒素，並通過多吃水果和蔬菜、避免攝入大量植物和動物脂肪及蛋白質來維護肝臟，但他的肝臟裡仍然可能有病毒。但由於肝臟非常健康，病毒就沒有太多的依據，無法製造腫瘤或囊腫，因為它被各種「禁忌食物」包圍，周圍也沒有真食物能替它提供燃料，讓它產生有毒的副產品。而舊有的藥品、殺蟲劑、有毒重金屬和其他麻煩的毒物大多已被清除。即使病毒仍有可能造成其他問題，例如慢性疲勞、纖維肌痛、類風溼性關節炎或多發性硬化症，這裡已經不再是病毒的伊甸園了。

這也就是為什麼光是說「保持健康的生活方式來預防癌症」是不夠的。你需要確切知道何謂「健康」的肝臟，而解鎖的鑰匙就在第四部「肝臟的救贖」，以及在〈肝臟的麻煩製造者〉等章節中，你可以發現清除各種毒素的時間表，以及〈對肝臟有益的強大療癒食物、草藥和補充品〉，你還可以找出還有哪些食物會成為阻止病毒細胞的紅燈。

學習病毒和癌症本身，並不要是一件讓人心生恐懼的事。事實上，這些資訊讓你能掌控一切。你不必說：「我不想知道那輛巴士，除非它撞到我。」你的人生也不必隨著年齡的增長而憂心忡忡。你在本章所讀到的癌症真相會讓你接觸到自由意志的力量。你可以成為一個知道如何避開那台公車的人；你可以成為一個知道如何保護肝臟的人。這樣你就可以預防肝癌和全身其他癌症；這樣你就可以用你的智慧保護你的朋友和家人。

第三十二章

膽囊疾病

你的膽囊是藏在肝臟右側下方的一個小器官，它除了儲存膽汁之外，還有一個謎題需要解決。它有故事，一段滄桑的往事，也有一長串傷痕和戰爭故事要分享和傳授：它有一個滿載知識和資訊的寶庫。

對醫學界而言，這是潘朵拉的盒子。他們不想打開這個盒子，因為盒子裡有他們不想揭露的真相。這裡說的不是想為病人解除痛苦、滿懷善意的醫師；而是凌駕於醫師之上的醫療產業，他們害怕膽囊會透露不可告人的祕密。

醫學界將膽囊內的結石當成誘餌，讓我們無暇顧及其他。當然，膽結石是完全真實存在。但他們想要我們把焦點只放在結石上，這樣我們就不會尋找更多的答案。如果我們看得更遠，我們就會發現膽囊征戰後的傷疤和它們所隱藏的真相。

想想科學家評估池塘的方式吧。他們衡量池塘健康的方法之一，就是分析池底的淤泥。化學家、生物學家和自然學家都知道，淤泥充滿了池塘的生命資訊。在我們的膽囊內，有一堆祕密的碎屑、淤泥和污水，醫學界通常將它視為「沙」。當它出現在超音波、電腦斷層掃描或其他影像上時，外科醫師可能會稱之為只是一堆小小的石頭，然後只專注於任何可見的膽結石。雖然醫學研究和科學界都知道這些淤泥的存在，有時也稱之為膽囊淤積物，但卻沒有加以篩選或徹底研究。如果他們深入觀察，就會發現其中隱藏著一個深刻的故事，就像污血要告訴我們的故事一樣。

如果能看到我們膽囊裡面的東西，一定會很震撼。在這些淤積物包含著我們每天都會接觸到的受污染的空氣、水和食物中最微量的數百種防腐劑和數千種有毒化學物質。它會告訴我們一生中所面對的真實故事，從我們已經知道的煙霧和污染，到更深、更廣、更隱密的污染物。如果我們知道製造一張保鮮膜從開始到結束的真正過程，或是將石油提煉成汽油的過程，或是某些藥物的成分，或是一路上會碰到哪些病原體：如果我們知道我們的肝臟和膽囊裡藏了什麼，我們絕對無法保持冷靜。我們將永遠不會以相同的方式來看待我們的世界。

相反地，膽囊就像一本塵封的圖書館舊書一樣，被擱在書架上，早已被人遺忘。如果有適當的資金和動機挹注，讓我們好好翻開這本書，它就會告訴我們日常生活中遇到的關於各種毒害的戰爭，其證據就埋藏在這個器官底部的污泥中。它會帶我們找到自工業革命以來就存在的化學公司。膽囊雖然小，卻值得我們重視。

膽囊感染

食物中毒是全球的主題。任何有食源性病原體存在的地方，人們都可能因這些細菌和其他高毒性微生物而食物中毒，而且食物中毒通常會伴隨著對膽囊未知的攻擊。不論是二十年前讓你腹瀉、嘔吐、發燒、腹部劇痛而住進醫院的經歷，或是嘔吐一、兩天後慢慢恢復的輕微病例，膽囊都很可能受到傷害。這是因為食物中毒背後的病原體並不只停留在口腔和腸道。它們也會進入膽囊。

通常，當食物中毒影響到膽囊時，人們會因為肝臟分泌更多的膽汁而倖免。肝臟產生的膽汁具有未知的強效成分，能夠消滅腸道中無益的微生物，像是細菌，同時保護益菌和其他有益的微生物。膽汁其實是最強的益生菌。肝臟越健康，膽汁就越強壯，酸鹼度也就越平衡。隨著年齡的增長，膽汁可能會變弱。再加上我們的膽囊也會因為結石、沉澱物或淤積而變弱（稍後將會詳細說明），我們的膽汁就無法在適當的時間和強度下進入膽囊，這表示下一次食物中毒時，我們可能就沒那麼幸運了。我們可能會因為食物中的病原體進入膽囊而導致膽囊發炎或慢性膽囊痙攣。在需要住院的嚴重食物中毒案例中，患者通常會多住幾天以便接受膽囊手術。（病原體會尋找人體的弱點，所以如果有人有敏感的闌尾，細菌在腸道中肆虐時就可能會入侵此處，造成闌尾炎，增加痛楚並使外科醫師認定得進行闌尾切除手術。）

因此，食物中毒是膽囊損傷和感染的來源之一（這種感染未被發現，在醫師看來只是發炎，並因此被貼上膽囊炎這個標籤）和損傷。我們的膽囊可能長期帶有食物中毒的細菌，因為細菌喜歡在膽囊裡棲息。即使是輕微的食物中毒病例也可能讓我們出現傷口（如疤痕組織），卻又未出現任何膽囊感染或發炎的症狀。

而我們體內可能會有鏈球菌菌株，可能是從父母那裡承襲的、從孩童時期就有的細菌性喉炎，和我們成長過程一路上接觸到的（更多內容請參閱第二十三章〈青春痘〉和第二十四章〈小腸菌叢過度增生症〉）。這些鏈球菌會進入膽囊，久而久之會削弱膽囊內壁，形成疤痕組織，讓膽囊形成縫隙和凹洞。

另外也很重要的是，鏈球菌和大腸桿菌會造成憩室炎和憩室潰瘍，過程與膽囊結疤的過程相似。這些細菌在腸道內壁製造稱為「憩室」的裂縫和凹坑，然後就會出現感染。這就有點像啄木鳥會在樹上打洞，結果卻為蜘蛛、螞蟻、線蟲和其他爬蟲創造舒適的洞穴。在大腸的憩室中，細菌可以把自己埋藏起來，遠離免疫系統。當無益的食物經過時，細菌會伸手抓取一些作為自己的燃料。當健康的食物經過時，細菌會盡力躲進去，以免被驅逐。具有強大藥效的水果、蔬菜或草藥就像啄木鳥一樣，會鑽進去把蟲子抓出來。

回到膽囊的討論上。鏈球菌喜歡在器官癒合之前就鑽進任何空隙。在這種情況下，膽汁就是能夠驅害蟲的啄木鳥。厲害的是，健康、強壯的膽汁也是膽囊內組織修復的基石。這是醫學研究和科學所不知道的。事實上，好的膽汁含有豐富的維生素、礦物質和未被揭露的化學化合物，這些物質會隨著時間持續發揮作用，修復膽囊內壁。

但問題是：在現今的世界裡，大家的膽汁都不夠強。這有點像農夫想用辛辛苦苦播種收穫的血汗錢買一些土地，走到了想買的田地中央，把手伸進泥土裡一抓，他有足夠的經驗，不需要通過實驗室檢驗那些泥土，他可以聞到它、感受到它、甚至嘗到它，而在那一刻，他知道這塊土地沒有受到尊重；這是不好的泥土。這就是我們對待肝臟的方式：壞膽汁。如果農夫檢查的是這樣的泥土樣本，他就會拒絕交易。

雖然食物中毒的有害微生物會立即在膽囊中造成問題，但日復一日都在那裡的鏈球菌不會立即在膽囊中造成破壞。它會利用膽囊所面對的崎嶇命運，以及我們的高脂肪飲食耗盡肝臟膽汁生產的機會，扎根於此數年甚至數十年。直到有天，鏈球菌找到了機會感染膽囊，導致膽囊神祕地發炎，使得醫師要求進行核磁共振、超音波、電腦斷層掃描、正子掃描或 X 光檢查。而實際上很多時候，慢性、低度的膽囊感染都會被忽略。

如果被發現，通常也沒有足夠證據要求切除膽囊，然而，這並不是一件壞事。

不過，這對醫師和病患而言都會造成困惑。尤其是當病人沒有膽結石或膽結石很少時，更會讓醫師感到困惑，因為他們以為膽囊有問題的人一定會有一大堆結石在裡面，就像舊時代的人在西裝外套裡隨身攜帶的錢包一樣。巧合的是，人們習慣將這些袋子掛在右邊，也就是膽囊所在的位置，若他們打架，就可以用較有力的右臂保護自己（如果他們是右撇子），同時用左臂守護他們的寶藏。就像一個錢包一樣，當膽囊裝滿結石時，它就會變得很重，這會對右側造成壓力；醫師們都知道這一點。令醫師困惑的是他們在膽囊裡找到的竟然是污泥、淤積物或沉澱物（如果有發現的話）。雖然他們可以在超音波檢查中發現這些物質，但這些物質不像膽結石那麼容易識別，所以對醫師來說似乎是毫無價值的發現。與此同時，淤積物會跑到膽囊內壁的縫隙中，而由於膽汁功能減弱，啄木鳥沒有足夠的能力把蟲子從洞穴中挖出來，慢性感染就會發生，造成神祕的痙攣，引起膽囊不定時的疼痛。

有時候，就像我剛才說的，根本沒有人會發現感染和發炎，所以膽囊就不會被移除。有時候，有些人的膽囊其實不需要切除，只需要改善飲食習慣，不要跟隨高脂肪的趨勢，膽囊就有療癒的機會。即使患者不清楚自己的病因，長期發炎的膽囊仍然可以痊癒。膽囊切除術並非永遠都沒有必要。如果不及早發現，功能失調、膽汁分泌不足的肝臟、受傷的膽囊，再加上我們在生活中接觸到的大量細菌，包括全新種類的鏈球菌以及受污染食物中的大腸桿菌，都可能導致膽囊受感染，甚至在造影掃描時出現明顯的壞疽。

膽結石

如果你沒有膽囊感染，而是膽結石呢？讓我們來談談那些結石。醫學研究和科學發現有兩種結石：膽固醇結石和色素結石（也稱為膽紅素結石）。首先，我們來看看色素結石，它是由被丟棄的紅血球細胞中的膽紅素所形成的。當肝臟要應付持續的毒性時，就會產生這些結石。肝臟中的溶劑、殺蟲劑、重金屬、藥物、酒精和塑膠等有害物質，再加上高脂肪飲食，肝臟必須不斷排毒，於是加速了紅血球的死亡，肝臟在排毒過程中會掙扎。通常會被丟棄的死亡紅血球就開始聚集，形成一種軟軟的果凍狀物質。像黏土一樣，黏在一起。

這時，如果肝臟所含的毒性很高，其內部溫度就會比應有的高。肝熱是東方醫學所認同的概念，儘管還未被完全認識或理解。事實上，有一種肝熱是好的，會在溫和的排毒過程中支持肝臟。然而，當肝臟被排毒壓得喘不過氣來，而且被不斷地推擠而沒有任何休息時，它就會開始過熱。想像一個朋友借了你的車。在他還沒離開你的車道之前，他就在那裡狂催油門，在不需要啟動引擎的時候把引擎加速。當他終於離開你的車道時，你注意到他在停車標誌前又狂催了一次。你決定當你的朋友回來時，你會告訴他你再也不會借車給他了。然後十幾分鐘之後，你接到他的電話，說他在高速公路邊上等拖車。當你在修車廠見到他時，你發現引擎熱到熔解，兩個部位都鑄在一起了。儲備的冷卻液量完全無法應付這種錯誤的使用。

當肝臟因為要同時排解過多毒素而過熱時，肝臟的責任就會有所衝突。它為了保護你而儲存的毒物所產生的化學物質，會與死亡的紅血球撞在一起，而強烈的熱能會將它們鍛造在一起。肝臟會將這些鑄造的物質推到膽囊，因為膽紅素會在膽汁中排出。由於膽囊的溫度比肝臟低，在運送過程中會出現尚無人知的冷卻過程，這就是果凍球變成色素石的原因。如果醫學研究和科學能徹底分析色素結石，就能揭露肝臟內部的祕密。

膽固醇結石也是以同樣的方式形成。當肝臟過熱時，壞膽固醇（不只一種）和肝臟內的有毒物質結合在一起所形成的塊狀物質在膽囊內冷卻，就形成了結石。事實上，如果肝臟力有未逮，膽汁分泌不足，就算是良好、健康的膽固醇也會造成膽固醇結石。高脂肪飲食（請記住任何高蛋白飲食都是高脂肪飲食）會促成膽固醇結石的發生。

了解這一點很重要，因為這代表肝臟的毒性越大，加熱又急速降溫的情況也會更多：因為肝臟越熱，膽囊就必須越冷。膽囊位於肝臟右側下方，在良好的情況下，膽囊與肝臟之間有足夠的血液和液體來保持冷卻。這種液體尚未被識別出來，反而被醫學界誤認為是一般的血液。實際上，肝臟和膽囊之間不只是血液，還有一層很薄的保護性冷卻液，它有黏液、凝膠般的稠度，看起就像糊狀物或果凍，在兩個器官之間扮演潤滑冷卻罩的角色。事實上，肝臟的化學功能之一就是為其底部製造這種化學製劑。你用肉眼看不見它；但是如果醫學研究和科學家們知道它的存在，他們就可以用棉花拭取它，然後在顯微鏡下進行研究。因此，在這些血液和液體之間，膽囊有一個來自肝臟的冷卻保護罩，而且不論結石是否已形成，身體都會盡可能讓膽囊保持冷卻。即使你現在還年輕，沒有膽結石，仍然可能有大量的肝熱發生，以及一個想降溫的膽囊。

很多時候，肝臟會變得很熱，以致無法製造大量的果凍保護層。膽囊不應該過度發熱，因此身體必須努力降低膽囊的溫度，這可能會形成更多的結石。此外，肝臟的毒性越大，體內就必須進行更激烈的冷卻。這會造成冷與熱之間的持續拉扯，帶來典型的熱潮紅症狀，而這經常被誤以為是更年期引起的荷爾蒙問題。這些熱潮紅發生在女性停經前後的真正原因是因為需要長時間的累積才會有那麼多肝臟毒素。當肝臟中毒時，也就是女性剛好進入更年期或圍更年期的時候，肝臟會不斷地發冷發熱，然後試圖排出這些熱量，除了熱潮紅之外，還會造成許多人無故出汗、消化力下降、情緒起伏不定、情緒強烈不穩、易怒、沮喪、悲傷、焦慮和睡眠問題。這些症狀也可能發生在男性身上，因為它們並非真正的女性更年期障礙症狀。（關於為何有這麼多症狀被錯誤歸咎於更年期的背後原因，請參閱《醫療靈媒》。）醫師通常會開荷爾蒙給女性，這讓肝臟更難承受。不論是標準荷爾蒙治療（HRT）或生物同質性荷爾蒙替代治療（BHRT），類固醇都會在不知不覺間轟炸肝臟。荷爾蒙替代療法不但幫不上忙，反而會加重肝臟的負擔。

久而久之，肝臟會失去製造排毒熱能的能力，這也不是好事。如果肝臟非常健康，可以不需要加熱維持冷靜，那是一回事。但如果它已經過熱了幾十年，變得病入膏肓，無法再發熱，那就不是你想要的了。這意味著它無法再以同樣的強度排毒。

當肝臟運作良好時，身體有一個內建的功能來預防結石，那就是膽汁。膽汁強大時的工作之一是分散膽紅素，就像松香水稀釋油漆一樣稀釋膽紅素。當肝臟將膽汁送入膽囊時，膽汁會分散紅血球色素，使紅血球不會凝結而產成問題。膽汁對膽固醇也有同樣的作用，可以稀釋膽囊中的膽固醇，防止膽固醇結石。強烈的膽汁也會讓肝臟比較不會變熱，也就是說膽囊較不需要冷卻，這樣就會產生較少的膽結石。然而，肝臟負荷過重會導致膽汁分泌減弱，我們也就失去了膽汁的保護作用，同時，肝臟製造膽汁以幫助稀釋和分散紅血球和膽固醇的這種沒被發現的化學化合物也會變少。

成千上萬的人都在腹部或肋骨處面對這種莫名的慢性疼痛。如果醫師找不到膽結石或膽囊發炎，只發現膽囊充滿沉澱淤積物，通常就無法診斷。事實上，當膽囊充滿結石和淤血時，它的位置會因為過重而移位。膽囊位於肝臟和大腸周圍神經高度敏感的區域，因此當膽囊移動時，不僅會對膽囊頸造成壓力，也會對周圍神經造成壓力、刺激或騷動，任何一種情況都可能引發膽囊痙攣或隨機疼痛。當有這種不適症狀的人以某種方式側臥或在床上坐起時，可以幫助緩解膽囊痙攣或疼痛。膽囊的重量左右移動是人們在這種神祕疼痛中找到片刻安寧與舒緩的莫名原因。把蓖麻油包敷在肋骨周圍是另一種鎮靜痙攣和疼痛的方法。每個人的情況都有些不同，所以這些藥包的放置的位置將以舒適為主；從腹部右側或肋骨周圍到背部都是有效的位置。

沖洗膽囊

沖洗肝臟和膽囊以清除結石是一種流行的趨勢。我無法認同的一種方法是一次喝下大量的橄欖油。如果我們喝下四、六盎司，甚至十二盎司的橄欖油，會發生什麼事？如果我們喝得比建議的還多，沒有量過就大口大口地喝呢？為什麼這是個壞主意呢？

當人們喝油時，他們通常會認為自己看到了沖洗效果，因為他們的糞便中會排出果凍狀的球「結石」。這些塊狀物質其實是他們剛喝下的油與腸道中的殘渣凝結而成，你的消化系統利用黏液將油包裝成這些小球，最後會因為油在腸道中被包裝時附近的食物而形成不同的顏色。這些小球不是被奇蹟般地排出體外的膽結石或肝結石，它們只是身體將油排出的結果。（更多關於肝臟結石的資訊，請參閱第三十四章〈揭穿肝臟迷思〉）。

當身體想幫忙時，為什麼會對這些油沒有好臉色呢？因為當你將過量的脂肪丟進胃裡時，會迫使肝臟產生大量膽汁。這不是個好主意有幾個原因。其中一個原因是，如果你的肝臟已經衰弱，這會讓它承受巨大的壓力，必須動用所有的儲備養分來產生緊急供應的膽汁送往消化道。（但誰會知道你的肝臟是否已經衰弱了呢？這還不是一門發達的科學；還沒有辦法讓你在醫師辦公室裡就發現。請不要以為沒有收到令人擔憂的肝酶檢測結果，就以為肝臟沒有問題。）不過，肝臟仍必須不惜一切代價來維護它保護胰臟的責任，所以它才會走到這個不該到的窮途末路。

你現在應該很清楚，大多數人的膽汁都分泌不足，因為他們的肝臟遲鈍、衰弱、不太健全，或是在其他方面有問題。在這種狀態下，肝臟仍有能力根據需要製造膽汁，並平衡其儲備，只是會較少（且較不強壯）。肝臟會抑制膽汁的分泌，因為它還有許多其他化學功能要執行，所以它會給身體足夠的膽汁來滿足至少 50% 的正常脂肪分解需求。如果再低一點，肝臟就知道胰臟會開始受傷。肝臟必須降低膽汁製造的程度對每個人來說都不同。因此，如果肝臟比較健康，它就可以製造更多更強的膽汁，讓身體其他部位的犧牲減少，確保胰臟不會受到脂肪的威脅。若有人的肝臟出現遲緩、滯留、掙扎，但透過健康、低脂的飲食來補償，那麼 50% 的膽汁產量就足以讓消化持續進行，同時也能讓肝臟發揮所有其他重要的功能來保護自己，讓你的肝臟和你的壽命更長。必須在此提醒你的是：在美國，我們的飲食都是高脂肪的，而且已經有一段時間了，現在更是如此。這也是導致肝臟衰弱的部分原因。正因如此，許多人的膽汁分泌不足以配合他們的飲食，胰臟就為此付出代價。

當你喝下一大堆橄欖油時，肝臟就會進入瘋狂的恐慌模式。它必須立即停止所有其他職責。荷爾蒙轉換、病原體的監控和消滅、免疫系統的運作、紅血球的排毒，以及其他多種化學功能，包括那些你在第一部所讀到的，所有這些事項都得暫停，肝臟得用所有的儲備來應付這個緊急狀況，而這一切，就只因為有人提出了這個點子，然後流行了起來。這是個在沒有充分了解人體內真正發生了什麼的情況下設計出來的人為療程。在這個緊急膽汁分泌的過程中，肝臟知道如果我們沒有足夠的膽汁來抵擋四、六、八、十、十二盎司或更多的橄欖油，我們可能會面臨胰臟炎。這種胰臟炎有別於因病原體（例如食物傳播的壞菌）侵襲而發炎的情況；這是胰臟承受巨大壓力傷害而發生的胰臟炎。

這是技術上的看法。如果肝臟會說話，它不會說：「我在努力避免胰臟炎」，它會說：「別擔心，我是來拯救你免受傷害的。」那是因為肝臟知道胰臟受到以脂肪為主的膽囊沖刷的高風險。大多數人都不知道，胰臟已經因為「標準飲食」而承受壓力，甚至也為了正常、較健康的高脂肪、高蛋白飲食或激進的生酮飲食而承受壓力，這些飲食都會導致膽汁儲備不足。再加上膽囊沖洗，肝臟就會被逼上絕路，試圖保護胰臟不生病。這就是為什麼許多人在膽囊沖洗後，會出現他們認為是清理或排毒的症狀。實際上，他們因此而生病，然後過了一天左右自然地恢復了。

另一個問題是：肝臟產生的膽汁大部分都會被送往膽囊，當膽囊充滿大量膽汁時，它可能會將原本不該被移除的結石移除，並將結石掃到十二指腸。如果是大結石，可能會卡在膽管中，造成需要動手術的感染。多年來我見過很多次這種情況，都是在嘗試了這種我從不推薦的膽囊沖洗後跑來找我。

膽囊沖洗之後你可能會感覺好一點，但那只是一種錯覺，因為你在沖洗過程中感覺太差，以至於做完後任何事情都會讓你覺得有所改善，而且它還會分散你的注意力，讓你忘記你的情況事實上比之前還差。惡化的原因是，如果肝臟一開始就很虛弱，那麼在膽囊沖洗之後，肝臟產生的膽汁就會比以前還少。它會降到百分之五十的臨界值以下，可能是你每天膽汁需求量的百分之三十而已。除非肝臟能夠恢復活力，否則這會讓你的胰臟一直面臨風險。常見的是，嘗試膽囊沖洗的人之後又會回到時下流行的高脂肪、高蛋白飲食，不知不覺中就又讓胰臟處於危險之中，因為沒有足夠的膽汁來充分分解他們所攝取的脂肪。過了一段時間之後，你可能會發現身體不太舒服，於是決定需要再次沖洗。這會變成一個惡性循環，下一次沖洗會進一步削弱你的體力，讓你覺得還需要再來一次，以此類推，你的狀況就會一直走下坡（沖洗肝結石也會發生同樣的情況）。

另一方面，如果你在嘗試沖洗膽結石前有著強壯的肝臟和龐大的膽汁儲備，肝臟在「沖洗」過程中仍然需要努力工作以產生大量膽汁，但至少你不會像肝和胰腺功能較弱的人一樣面臨這種風險。難題在於，你不會知道自己是否是肝和胰臟功能較強的人。因此，這變成了一場俄羅斯輪盤般的賭博，一場你不應該冒險的猜測遊戲。因為即使你的肝臟和胰臟非常健康，如果你真的有膽結石，就會有膽結石移位或破壞的風險，可能讓自己陷入困境。因為你有足夠的膽汁可以不斷注入膽囊來推進結石，而肝功能較弱的人只有一次膽汁推進的機會，所以結石卡住膽管的機會反而較小。不過，你不會知道自己是否會是那個幸運兒，而緊急膽囊手術也不會是你想要的解答。

探索身體的祕密

為何要讓自己承受這些痛苦呢？有更好的方法可以防止膽結石生長、溶解結石，恢復和修復肝臟，你無需經歷上述過程。在現今這個充斥著各種想法的世界裡，我們會被騙，好壞難以分辨。隨著科技的進步，我們認為自己比以前更聰明了，但事實上，在慢性疾病等領域，有時我們的社會比以前更笨。這就是為什麼慢性疾病對於醫學界來說仍然是個謎，也是為什麼我們會嘗試一些不一定適合自己的方法。膽囊沖洗就是其中之一，這不是任何人的錯。這只是因為我們不了解肝臟的真正運作原理，因為我們對膽囊內的奧祕缺乏認識。

另一個誤解就是我們的救星：水果。我們迴避水果，以為它是敵人，但其實它正是解救我們的方法。我們對水果充滿恐懼，以為我們應該不吃任何碳水化合物。請不要讓高蛋白（也就是高脂肪）加上綠色果汁的飲食騙倒你。雖然它比油炸和加工食品的標準美式飲食好，但不要以為它會溶解你的膽結石。事實上，它還是會產生膽結石（以及腎結石）。雖然富含鈉的蔬菜，如菠菜、羽衣甘藍、蘿蔔、芥菜、西洋芹和蘆筍，可以很好地去除結石，但如果它們是高蛋白飲食的一部分，它們所能做的只是對抗這些給肝臟帶來額外負擔的高脂肪含量。

要溶解結石，就需要降低大量脂肪的攝取，也就是說，無論你認同什麼樣的飲食，無論是植物性飲食或包含動物性食品，都要降低高密度蛋白質的攝取。多吃水果，如櫻桃、莓果、甜瓜、檸檬、青檸、柳丁、橘子、葡萄柚（如果適合你的話）、番茄，以及少許鳳梨，再加上綠色蔬菜。不需要將番茄去核、去皮或撕開，那樣做只會帶走重要的營養素，而這些營養素有助於療癒自體免疫疾病和其他慢性疾病，以及肝臟、腎臟和膽囊。無論你對水果的感覺如何，如果沒有足夠的水果，結石是不會溶解的。**每天早晚喝一杯檸檬水或萊姆水是促進結石溶解過程（和清潔肝臟）的好幫手，將一把新鮮、生蘆筍加入任何你放入榨汁機的東西一起榨汁也是。**

無論你是否患有膽囊炎、膽囊結石或其他疾病，又或者你的膽囊已經被切除了，這一章讓你終於了解並處理了導致膽囊切除的原因，你也就離探索自己身體的祕密又近了一步。現在，是你在說：「別擔心，我來拯救你了。」

第四部

肝臟的救贖：如何照顧肝臟，扭轉人生

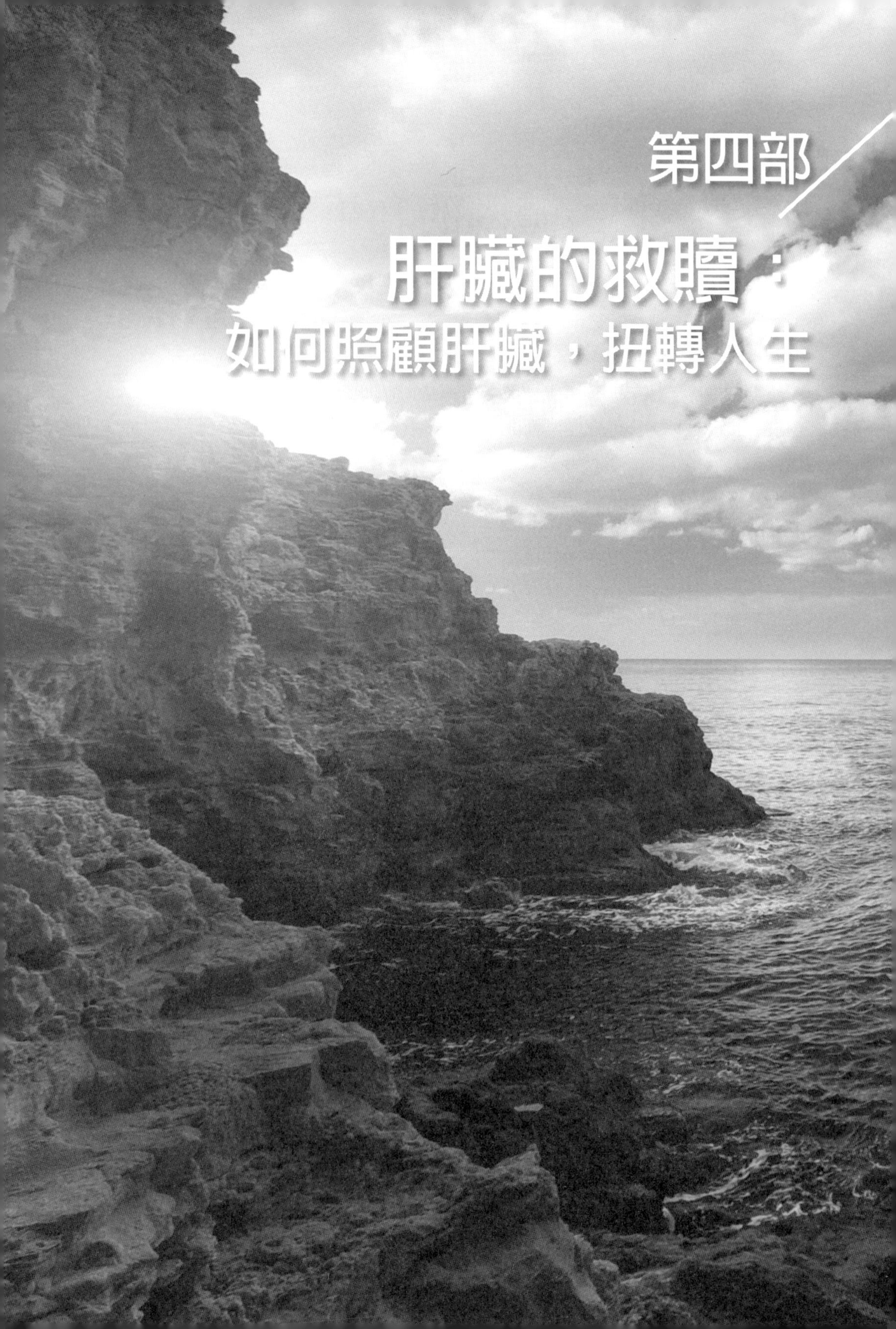

第三十三章

體內的和平

你的肝臟之所以能堅定不移、英勇地為生存而戰，是因為它要保護一個寶寶。這個寶寶就是你。從你在子宮裡開始，肝臟就為你負起責任。就像母親懷中的新生兒一樣，你是肝臟最關心的人。

當肝臟在子宮內發育時，它直接從母親的肝臟接收到寶貴的指示和資訊，這些資訊通過化學通訊傳送，內容涉及如何執行數以千計的功能。其中一項就是：永遠不放棄你。這種由母親的肝臟繼承並點燃的祝福，是我們生存的基礎。它是肝臟超過兩千種化學功能的基石，就像許多其他功能一樣，仍未被醫學研究和科學發現。

這種從肝臟傳承下來的母性特質，是一種永不放棄的心態，是母子之間超越肉眼能見的深厚情誼之一。即使在艱難的時刻，外界無法看到母親與孩子之間的聯繫，但在母親的內心深處，在孩子的靈魂深處，卻存在著一種牢不可破的聯繫。肝臟和你之間也存在著這種關係：一種「我要給我的孩子最好的」的意識。請將肝臟想像成家長在說：「哪個是最好的學校？」、「我要怎樣才能把孩子餵飽？」、「我的孩子要和誰一起玩？」、「我的孩子安全嗎？快樂嗎？溫暖嗎？」你就可以很準確地感受到你的肝臟有多麼深切地關心你，並希望看到你茁壯成長。這是肝臟之所以能堅持並保護你的原因。在出生之前，肝臟就學會了絕不向軟弱屈服。它學會了絕不逃避責任，面對挑戰也決不退縮。肝臟學會了在你的有生之年，都將你視為自己的年幼子女般照顧。

不管路途上有多少障礙，肝臟都會努力克服。它會為它的寶貝：你，做對的事。你的肝臟會努力讓你保持年輕和安全，就算是它在過程中要被迫變得衰老和遲鈍。它甚至會為你擋下子彈，只希望有一天你能理解這一切並對它伸出援手，就像這些年來它義無反顧地為你付出一切。

肝臟應該是我們最能認同的器官，它工作過度、過於疲累、有做不完的事、沒有足夠的支援。它是最能代表這個年代的器官，和我們一樣，需要處理多項任務，並在面臨挫折時適應和勇往直前。這也代表我們對它有獨到的見解。我們可以體會到它是如何迫切需要片刻的舒緩，從像是在流沙裡求生，日復一日努力跟上步伐中解脫出來。我們可以體會到它因為同時要面面俱到的壓力而產生的疲憊。我們能體會到它在做了一輩子的保護者之後，也需要有人來愛護它，支持它。還記得在這本書的開頭，我說過各種症狀其實也是我們的救命恩人嗎？付諸行動來「救命」的時候到了。這麼多年來，我們的肝臟一直在拯救我們，現在，我們終於可以成為它們需要的英雄了。

拯救你的肝臟

在第四部中，我們將探討你可以做些什麼來成為那位英雄。當我們思考該如何照顧自己的身體時，往往都是以外表為主。在追求瘦削的體型和柔嫩光澤的肌膚時，我們對真正需要照顧的東西卻毫無概念：肝臟。這是可以理解的。我們無法忽略外觀，因為外觀會被直接看見。與此同時，除非閱讀了超過三十章有關肝臟的書籍，否則我們平常都不會真正想到我們的肝臟。生活讓我們忙碌，也讓我們面臨許多挑戰，要不是高靈提醒我，連我都會忘記了我的肝臟。肝臟並不在我們的視線範圍內，我們也沒有「肝臟入門課程」來教導我們關於它無形的力量。照顧孩子的肝臟也不是任何學校校訓的一部分。沒有人告訴我們：「嘿，別讓你的肝臟遲鈍、脫水和充血！」或「嘿，每年至少清潔肝臟幾次，就像洗車一樣。而且一定要以真正安全、溫和的方式進行。你得照顧好你心愛的寶貝！」

正如我常說，這是一個眼見為憑的社會，這可能會傷害我們。如果看到車上有污垢，你就會去洗車。如果看不到肝臟的污垢，那麼它就不存在。如果我們看不到從一開始就遺傳下來的毒素，如果我們看不到病原體的巢穴，如果我們看不到黏膜的形成⋯⋯。因此，外在的事物占據並吞噬了我們。我們專注於合適的衣服、裙子、襯衫、襪子或牛仔褲，希望它們能讓我們看起來好看，同時也舒適，但我們從來沒有確認過肝臟也是舒適的。它是否被脂肪層層包束著？是否有毒素和其他毒物的圍著讓它窒息？肝臟的頭上是否被一頂太緊的重金屬帽子箍住了？

當我們將焦點放在內在時，我們不必放棄追求美麗的希望。相反的，當我們將焦點轉移到肝臟時，我們可以減緩皮膚老化、幫助減輕體重、加強營養處理的過程以增強肌肉、使外觀更美觀：所有這些還能幫助我們從症狀和疾病中解脫出來。那些只注重外表的人可能會在做水療時來杯馬丁尼或香檳，然後以牛排大餐和大量的奶油結束一天的工作，卻沒有意識到他們正在加重肝臟的負擔，而這樣做卻與他們想要達成的目標越離越遠。

無論從哪個角度去護肝，不管是為了讓自己看起來更好、感覺更好，還是為了向肝臟所做的一切致敬和報答，或是為了預防問題的發生，都會是一個致勝的角度。它有助於清理血液和淋巴系統，鬆馳肝臟中的脂肪細胞，並讓腎上腺得到休息。如果不管怎麼努力節食和運動，但體重仍然增加或持續增加，那麼給予肝臟適當的溫柔關愛一定有助於改變一切。如果肝臟因爲酗酒、處方藥或娛樂性藥物而受損，或有謎樣的疤痕組織，你可以努力讓器官恢復正常。這不是你的錯。無論如何，由於肝臟負責中和有害物質，並將毒物和病原體沖出體外，因此讓肝臟恢復功能對身體健康至關重要。如果你只能慢慢地跨小步地做，那就這樣慢慢做。你不會孤軍奮戰，我們都會和你一起努力。

你將在接下來的章節獲得許多工具。在第三十四章，我們會打破一些肝臟迷思。避開這些流行、趨勢、錯誤和誤解，為肝臟提供重要保護。其中〈高脂肪的飲食趨勢〉充滿各種資訊，因此第三十五章將深入探討為什麼這種趨勢對你的肝臟不利。接下來是第三十六章，我們將探討整本書中所提到的肝臟問題製造者；在這裡，你會發現更多關於該避免什麼、為什麼要避免，以及當你致力於清除不同類型的麻煩製造者時，它們通常需要多久才會離開肝臟的詳細資訊。在第三十七章，你會找到關於如何使用強效食物、草藥和補充品來幫助和療癒肝臟的重要見解。

接下來的章節，會讓你的生活更上一層樓：第三十八章〈搶救肝臟 3：6：9〉。這九天的排毒療程會讓肝臟得到前所未有的疏通，而隨附的晨間例行活動則像是簡單的小型排毒，幫助你達到或保持所有的進步。在接下來的第三十九章〈救肝食譜〉中，你將學習製作美味的零食和餐點，還附有全彩照片，讓你興奮地在廚房裡大展身手。接下來是第四十章〈救肝冥想〉，你會找到九個針對肝臟的不同需求量身打造的冥想，例如釋放脂肪、逆轉疾病，以及強化肝臟的免疫系統。

這份指南中的所有內容，在清理肝臟和積極預防可能到來的威脅之間，你終於可以做肝臟的最強後盾。當你讀到我在〈風暴將過，平靜伴你左右〉中為你寫的臨別贈言，並翻完最後一頁時，你將完全準備好改變你的肝臟與人生。

一個肝臟和樂的世界

我們以各種形式尋求和平：在我們的思想、身體、靈魂和心中；在鄰居之間；在家人之間；在工作場所。我們尋求世界和平，想知道我們能為這個星球做出什麼貢獻。人們甚至走遍天涯海角尋找和平，卻從未意識到其中一個最重要的答案就是在我們裡面的這個卑微器官。

這不可能吧，不是嗎？即使讀了一頁又一頁關於肝臟的文章，你一定還是會問，一塊組織怎麼會改變世界？好吧，我們都知道大腦負責推動社會進步，而你也可以稱它為一塊組織。即使知道心臟只是一塊空心的肌肉，但我們仍將它視為情感和身體的中心。肺部雖然只是幾個氣球，但我們知道它賦予我們生命的呼吸。那麼，為什麼我們不將肝臟提升到它應有的「和平守護者」的地位呢？原因很簡單，因為我們還不知道如何或為什麼。現在，你才知道肝臟就像母親照顧新生兒一樣照顧著你身體的其他部分，它是你對抗無數健康問題的防線。在守護你的體內和平時，肝臟即使被逼到極限，也依舊無怨無悔。

請想像一個沒有長期憤怒、沒有嬰兒和兒童的痛苦、沒有疼痛、沒有不眠之夜、沒有失控的體重增加、沒有飢餓感、沒有心律不整、沒有熱潮紅和盜汗、沒有情緒波動、沒有肆虐的皮疹、沒有翻滾的腸道、沒有排便不順暢、沒有血糖飆升和下降、沒有中風、沒有心肌梗塞、沒有癌症的世界。這是一個肝臟和樂的世界。

和樂的肝臟就等同平和的身心。我們的精神也非常依賴肝臟的力量。試想一下，如果我們不總是感覺很糟，或者害怕感到感覺很糟，我們可以對彼此和自己多麼友善？現在想像一下，如果我們都更友善，世界能變得多麼和平？有了這種力量，我們還有什麼不能實現的呢？

透過改善肝臟健康，你能做的還有很多。我真心為你感到驕傲，在深入了解了接下來的幾章後，你將與其他讀者一起，為身體和世界創造一股至深至厚的療癒力量。

第三十四章

揭穿肝臟迷思

肝臟在古代思想中占有顯著的地位，但有趣的是，在今日我們的肝臟現在並沒有得到足夠的肯定。我們的祖先覺得肝和強烈的情緒有關，正如在第二十七章〈情緒肝臟〉中所看到的，他們的看法並沒有差得太遠。在普羅米修斯的神話中，一個永遠受損、又永遠再生的肝臟故事的重點要素，正如你在本章稍後會讀到的，這與肝臟的實際機制並沒有完全不同。然而，當我們回顧過去對肝臟的執著時常會認為那是愚蠢的。我們告訴自己：我們現在聰明多了吧？

肝臟仍然受到一些的關注，儘管現在的肝臟迷思遠比過去離譜的多。有時候，它們只是一些沒有實際效果的流行、趨勢和本月主打的健康口味。有時候，它們是在坊間流傳更久的理論和信念，但我們必須知道這些理論和信念對我們毫無幫助。無論如何，我們都必須檢視它們，以免在不知不覺中被現代神話所束縛。

細胞每七年會完成一次再生

關於人體內所有細胞需要多少時間才能更新、替換或再造，存在許多理論。目前還沒有確切的科學可以提供真正的答案。這是我們身體尚未發現的奧祕之一，就像我們進食時，食物究竟會發生什麼變化一樣。這遠遠超出現代醫學工具的範圍，無法稱量或測量。

許多因素在細胞再生過程中扮演重要角色，而且每個人的情況都不相同：營養、壓力、病原體、缺乏症、遺傳的和新遇到的毒素（例如重金屬）、個人所面臨的環境挑戰，甚至是個人所面臨的情緒環境挑戰，以及個人可用的資源。這些因素都會影響細胞再生的速度。醫學研究和科學無法鎖定各種器官、腺體、組織和骨頭

（可更新的部分）中的細胞需要多少年才能自我更換，因為並沒有固定的時間表可以鎖定：除了肝臟。讓我們來一窺肝臟未被發現的再生過程。

肝臟是人體的磐石，是蜻蜓棲息的草地中央佇立的巨石。這塊巨石無法被我們的雙手滾動、推動、移動或連根拔起，因為巨石的放置是有目的的。大自然的力量和時間的指針已經完整了它的存在狀態。儘管它會隨著時間、天數、年數，甚至是世紀的變化而改變，因為風雨、寒冷和太陽都會影響它，但在大多數情況下，它都是以完整的形式存在。就其本質而言，這種完整的狀態也適用於你的肝臟。雖然肝臟與巨石不同，它有更新的能力，但它也有巨石的穩定性，這是身體其他部位所沒有的。巨石是時間的守護者，你可以問問地質學家。科學家可以利用巨石破解過去發生了什麼。巨石永遠不會搖擺不定，肝臟也是如此。它是身體的時鐘，它不會也不能落後。就像比賽中的計時者或監考的老師一樣，它必須是可靠的，它有責任去維護這一切的運轉。身體在消化、中樞神經系統功能、腎上腺功能等多向運行，再加上我們讓身體經歷的一切，總得有人確保一切都能精準進行。

為了讓肝臟成為維護和平的計時者，它必須擁有一個精準的細胞更新時鐘，無論身體內外或肝臟本身發生了什麼，都要能知道現在是什麼時候。在傳統的時鐘上，將一切結合起來的數字是「12」：它是午夜敲鐘、中午吃午餐、上午與下午之間，以及一天結束與新一天開始之間的標記。12 將各種時間連結在一起。而對於肝臟來說，把所有時間連結在一起的數字是「9」。這個數字存在於生命細胞的核心結構中。**9 包含了肝臟的責任：細胞更新（即數字 3）、維持生命的能力（即數字）6，以及巨石的完成感（即 9 本身）**。開始、中間和結束，是人類生命的精髓，居於肝臟之中。就像鐘面上的「12」，「9」是凝聚肝臟的數字。

肝臟用著與其他器官不同，甚至與大腦也不同的方式，承載著過去的資訊。我們的肝臟承載著世世代代的智慧，並將這些智慧傳遞給每一代新的人，特別是當你考量到我們的肝臟也會傳遞毒物和病原體，這是一個正面的訊息。你的子女和孫兒的肝臟會儲存父母、祖父母、曾祖父母，甚至更遠的家譜裡的資訊。即使我們可以瞞過大腦或心臟，我們永遠也無法騙過肝臟。肝臟對人類的愚蠢行為免疫，因為它擁有世世代代犯錯的資料。以本質上來說，肝臟是永生的。

肝臟的更新能力比身體任何其他部位都要強，這也平衡了它無法像身體某些部位一樣能夠完全自我更新的這個事實。這是因為，作為你熱心的保護者，肝臟會隨著時間過去變得傷痕累累、破損不堪，細胞會被病原菌和其他麻煩製造者破壞。正如你所讀到的，沒有人的肝臟百分之百正常運作。由於疏忽和誤解而造成的肝臟損傷與身體其他部位的損傷不同。儘管一些受損的肝臟組織仍可維持有限的工作狀態，並能夠部分更新，但如果我們沒有積極地對肝臟進行修復，肝臟就無法對嚴重受損的組織進行任何更新。這就是它和數字「9」產生共振的原因，也是讓肝臟有如巨石般沉重且屹立不倒的特質。

深奧的是，為了維持生命，肝臟有種獨特能力，它能按照特定的時間表更新自身健全的部分。它在這方面計時能力是人體中其他任何部位所無法比擬的。你的身體狀態、你的身體資源、毒物負荷等等，這些都是本節一開始列出的因素，它們會決定其他身體部位的更新。對肝臟來說，更新是必然的。你可以相信，就像相信自己的生日每年都會在同一天：肝臟會在你生命的每一個九年內完全更新所有的健康細胞。

雖然有些細胞更新是持續進行的，但這並不是一個有規模的、持續的、每天都在更新的狀態。**肝臟會在這九年中分三個階段進行自我更新**。通常，在滿三年的前三個月，更新速度會加快，肝臟會進行快速、嚴謹的細胞大修繕。就在這幾個月內，肝臟可以再生三分之一的工作細胞。同樣的事情會在下一個三年期再次發生，肝臟會再更新三分之一。接下來，當肝臟的壽命接近九年時，肝臟會更新該週期的最後三分之一。每個人的時間表都相同。當我們接近三歲生日、六歲生日和九歲生日時，這一切都發生了，然後循環重新開始，一直持續到我們的餘生。所以，在三的倍數的特殊生日前後，你對肝臟的任何善意都會給它額外的幫助，因為它會努力為自己帶來新的生命。（如果你是早產兒，在每個三的倍數生日之後還會有幾個月的時間可以利用）。

這裡有一個非常重要的觀點：雖然它們是新細胞，但並不代表它們是乾淨的。如果你沒有在兩次生日之間排除麻煩製造者，新細胞就會被過去的細胞和毒素污染。這就是為什麼毒素能在肝臟中殘留數十年之久，這也是為什麼持續清除病毒和重金屬等問題物質是非常重要的。而且，正如我們所討論的，如果你不積極地療癒的話，細胞更新的時間表也不代表肝臟損傷、疾病和疤痕組織會在九年後自動消失。不過，只要你能為肝臟創造一個良好的生活方式，並運用這本書中的資源為肝臟做好每一件事，就有希望在這個更新週期中復原受損傷的組織。

當這些特別的生日臨近時，請考慮讓它們提醒你多做一點。在 27 歲、36 歲、48 歲、54 歲、60 歲、75 歲、81 歲或 99 歲生日或任何三的倍數歲生日之前、之後或之間，考慮多喝蔬果汁、少吃脂肪、多喝水，並多吃富含抗氧化物的食物，例如水果。在兩個大生日之間的任何時間，只要做「3：6：9 排毒」或第三十八章的「救肝早晨」，就能幫助確保你的肝細胞能正常更換，讓你維持在最佳狀態。

牛膽汁

最近有一種以神話為基礎的趨勢，就是將牛的膽汁封裝起來，作為補充品給有消化問題的患者。這個理論似乎很對，簡直是完美無瑕：如果我們有分解脂肪的問題，而我們自己的膽汁分泌不足，那麼最神奇的補救方法一定是補充一些強效的牛膽汁，對吧？錯了。為什麼這是個迷思呢？因為人體的肝臟不喜歡它。如果肝臟可以用我們的語言大聲說話，它會說：「不要再把其他生物的膽汁放進身體裡。停！」

服用牛膽汁不能解決消化不良的問題，也無法解決肝臟淤滯、遲緩或膽汁分泌不足的問題。肝臟與生俱來的特權之一就是製造和控制膽汁數值。這些訊息儲存在肝臟內，讓肝臟不斷地編程和重新編程，盡可能長地延續你的生命。剝奪肝臟的這項責任就等於剝奪你選擇吃多少食物的權利。如果你已經吃飽了，卻無法阻止食物繼續進入你的口中呢？如果你被迫咀嚼和吞嚥，即使你的胃容量已經超過了極限到了幾乎無法呼吸的地步，你會怎麼辦？這和我們在這本書中所探討的許多原因導致肝臟功能減弱，無法產生足夠的膽汁來有效分解來自各種食物的大量脂肪，然後被強行灌入外來膽汁時所發生的情況非常類似。

肝臟膽汁不足所造成的後果就像你在書裡讀到的一樣糟糕，但這還沒有從其他來源加入膽汁對身體所造成的問題跟傷害來的大。對肝臟來說，牛膽汁就是來自於外來生物，它不具生物同質性，即使實驗室認為它足夠相容也並非如此。該實驗室還沒有研究和發現存在於牛膽汁中的其他數百種化學化合物，而這些化學化合物對我們的口腔、消化系統的其他部分以及我們的身體來說都是陌生的。我們永遠都要記住，任何科學研究的經費都是有限的。對於任何科學課題，如果有更多的經費，就會有更多的發現。舉例來說，如果有無限的經費，太空旅行可以一日千里。分配給科學專案的資源越多，該專案就會走得越遠。

膽汁也是這樣。但現實就是不會有人想投入數億美元去探索膽汁，以找出另一種動物的膽汁中存在哪些對人體有害的化學物質。在外來膽汁中存在什麼樣的未被發現的外來酵素，會擾亂人體的內分泌系統、免疫系統或中樞神經系統，或是會產生疾病，或是會傷害人體肝臟？這種保護你的研究不會發生，因為錢不在那裡。相反地，科學界知道牛膽汁至少是該動物的同等物質，而且含有類似的礦物鹽，他們只需要知道這些就可以把牛膽汁打包。對母鵝好的東西一定是對公鵝好，是吧？

事實上，牛膽汁的濃度與我們膽汁的濃度相差甚遠，因為動物的體型和重量是我們的數倍，自然會產生更強的膽汁，然而膽汁的濃度仍完全未被探索。光是這一點就需要數百萬美元才能揭開。牛膽汁也含有未被發現的化學物質，這些化學物質與我們自己肝臟釋放出來的化學物質不同，不過他們不會發現這些化學物質，也不會專注於此，因為醫學研究和科學也還沒有真正了解人類的膽汁。

一顆來自信用可靠的廠商的牛膽汁膠囊，即使是小小一顆，也會深深撼動肝臟。如果一個游泳池在一星期內有太多人游泳、太多人在裡面小便、太熱、太多雨水稀釋了游泳池的化學物質，而且從一開始就沒有足夠的氯，那麼游泳池就會變色和變味，喝起來肯定不安全，而且需要更換。只要這時在泳池中投放一些高濃度氯，就會發生爆炸。這和肝臟受到牛膽汁的衝擊很像。當肝臟已經長期處於停滯和遲鈍的狀態，並積聚了大量有毒的重金屬、藥物、溶劑、香氛化學物質、髮膠、染髮劑、在高速公路上駕駛時，前方柴油卡車排出的廢氣等等，然後再把牛膽丸丟進去，就會產生大震盪。

這並不是因為牛膽汁會像氯那樣殺死任何東西。震盪的發生是因為外來的膽汁破壞了肝臟不斷為你校準的平衡。這是一個極重要的平衡，防止這樣的混亂在有毒的肝臟內變成常態。這種衝擊就像你在工作時，試著把一個專案的五個不同部分整合在一起，而一個新員工被指示進來，拿起你的電腦檔案，並開始弄亂它們，試圖幫助你。當你知道自己在做什麼，並且試著把所有的東西都整合在一起時，你不需要別人的「幫助」；這會打破你的平衡，也會打破專案的平衡。當牛膽汁進入肝臟時，這種情況就會出現：這個入侵的傢伙打斷了真正專家的工作，它打破了肝臟的平衡。

吃牛膽會讓人想起一個可以追溯到幾百年前的古老理論：如果你有腎臟問題，吃腎可以治好；吃動物腦可以治好你自己的腦子；吃心可以治好你的心；吃肝可以治好你的肝等等。這與黑暗時代的傳統醫學同屬一類。就算「牛膽汁可以替代人膽汁」的理論被確認為真，另一個障礙依然存在：你得要弄清楚一個人到底應該吃多少牛膽汁。我們無從得知。純粹只能靠猜測，因為醫學研究和科學甚至不知道我們自己需要多少人類膽汁才能完成它需要完成的工作。同樣地，我們自身的膽汁及其所扮演的角色從沒得到充分的研究。

牛膽汁含有我們不需要的，不會在人體發生化學功能的化學物質。它也含有未被發現的胺基酸，這些胺基酸在我們人體內也不會有任何作用。當你食用含有這些身體無法使用的額外成分的牛膽汁時，這些額外成分會從胃進入十二指腸，經由腸道吸收，並直接經由血液的高速公路進入肝臟，這表示肝臟必須處理這些充滿外來牛膽汁的血液。

為什麼這樣不好呢？想像一下，這就像是你關心並信任多年的好友，你知道彼此的故事和祕密；你知道彼此的一切。現在假設你們一起開車兜風，然後決定停在一家咖啡館前。當你的朋友跑進去買咖啡時，你在車裡等著。假設那個走回來、打開車門、跳上副駕駛座位、遞給你一杯咖啡的人，結果是和他看起來相似，說話也語氣相仿，似乎可以成為你的知己，直到你意識到他其實是個陌生人，並不認識你，對你的夢想和失落、你的抱負、你的人生故事也一無所知。與此同時，這個冒名者的氣味真的非常非常難聞；那是一種你無法形容的氣味。這不是你朋友某次上健身房流汗後的體臭。它更糟糕、更古怪、更可怕，讓你非常不安，以至於讓你失去了正常工作的能力，因為你忙於找出這種氣味是否是一種威脅。是否有毒？是否有害？你需要做些什麼嗎？你決定把咖啡扔進垃圾桶，請這個人離開車子，然後加速離開。當你在路上開車時，咖啡的味道揮之不去，你開始處理剛才發生的事情。

一旦有機會從混亂中清醒過來，你意識到你需要回到咖啡店，在那裡你發現那位真正的朋友正在路邊等著你。「這段時間你去哪了？」他一進車子就問。

當肝臟被迫吸收牛膽汁及其對人體來說是異物的化學化合物時，肝臟就會處於與冒名者從咖啡店出來時相同的狀況。當肝臟為了不讓你受傷而吸收牛膽汁的額外成分時，這對器官來說是一個重大的困惑。它還有自己的膽汁得重新吸收才能保護你。於是牛膽汁會將肝臟推向過勞的邊緣，肝臟無法專注於它真正需要做的事情：迎接它真正的朋友，你自己的天然膽汁，它一直在路邊等著你。

當你的肝臟無法自行產生膽汁時，它真正需要的不是牛膽汁，而是一杯西芹汁，以幫助肝臟恢復和療癒。肝臟會在芹菜汁中找出適當的礦物鹽，並將它們累積起來，這樣它就能生產足夠的膽汁。肝臟也需要較少的膳食脂肪。當醫師確定病人的膽汁分泌量極低時，通常會提供牛膽汁，讓病人繼續攝取大量的膳食脂肪。實際上，每個人一生中都在吃高脂肪飲食，包括烤乳酪三明治、凱撒雞肉沙拉、披薩片等等。常見的錯誤是，以為只要服用牛膽汁，你就完全不必節制飲食中的高脂肪。現實是，膽汁分泌減少的數百萬人應該採用更符合第三十八章中的膳食建議和第三十九章中的食譜的低脂飲食，這樣肝臟就能從通常被包裝成高蛋白的脂肪轟炸中得到一些緩解。脂肪變少，肝臟就有機會排毒，並恢復自身膽汁的分泌。由於高蛋白飲食現在很流行，全世界都誤以為高脂肪飲食是最健康的選擇，因此人們吃下牛膽汁，吃下比以往更多的脂肪，卻從未意識到這會讓問題變得更糟。

吃肝補肝

吃肝臟的習慣仍然四處可見的原因有二：（1）許多人真的喜歡肝臟的味道（2）長久以來，人們一直相信吃肝臟對身體有益，尤其是對療癒和強化肝臟本身以及造血有益。人們會在餡料中加入火雞肝，為家人煎炸牛肝和雞肝，並將鵝肝和鴨肝視為美味佳肴，有時還用它們製作流行的法式鵝肝。「吃肝臟有益健康」的說法完全不是事實。當我們考慮到肝臟對身體的作用時，就不難發現這是一個可悲的、被誤導的誤解。首先，在地球上，無論是人類或動物很少，甚至幾乎不可能找到真正乾淨、健康的肝臟。即使我們真的找到一個來自於在純淨、原始環境中飼養的動物的健康肝臟，它仍然充滿了從該動物自身體內收集的毒素。正常的身體機能會產生毒素，肝臟必須處理和儲存這些毒素。雖然我們很容易以為在偏遠森林中以野味、青草或其他植物飼養的熊或鹿會有最乾淨的肝臟，但事實並非如此。野生動物經常處於戰鬥或逃跑模式，這使它們不斷釋放基於恐懼的腎上腺素。和我們一樣，它們的肝臟必須像海綿一樣吸收所有過多的壓力荷爾蒙。

但是，肝臟並不只是吸收毒素的海綿。吃肝臟讓人以為有很大的療癒功效，只因為肝臟非常的不可思議。這個神奇、強大的腺體器官保存並處理重要的酵素、微量礦物質、胺基酸、抗氧化劑和其他植物化學物質，因此說吃肝臟可以幫助你，在邏輯上是說得通。讀了這本書，了解了肝臟所有神奇的化學功能和複合物，你現在甚至可能比以往任何時候都更想知道：吃肝臟對我好嗎？另一個肝臟的力量是否會進入我自己的肝臟？答案是肯定的，你可能會在某方面受益。然而，這不應該自動等同要人們相信他們需要肝臟，因為事情還有另外一面。肝臟所蘊含的珍貴營養素，就像埋藏在地底深處的大量珍稀金幣、祖母綠、鑽石和其他無價之寶。你有工具可以將它們挖出來，只是上面還有一些東西：放射性核廢料。你很有可能會順利找到寶藏，不過你的生命將會很短暫，你將無法享受你的寶藏，因為這些寶藏都是有毒的。這就是肝臟的現實：既有寶藏，也有麻煩。就像是給了你一顆能讓你永生不死的補藥，但同時又給了你一顆會讓你失去一切的毒藥。

我們也會遇到補充牛膽汁時所帶來的相同問題：動物肝臟所含的東西與人體不相容。動物肝臟中儲存的好東西與人體的運作方式不符。動物肝臟會製造和儲存特殊的酵素和動物化學化合物，以符合其個別物種的特性。每一種都是針對特定生物的神奇身體而量身打造的。它們無法被我們自己的人體重新識別、標記、重塑和使用。脂肪是例外。如果動物肝臟裡有脂肪，我們就可以使用它。問題是，脂肪中多半藏有大量毒素，因為肝臟中的脂肪細胞會儲存毒素。我們的肝臟可能可以使用一些從動物肝臟中的其他物質吸收而來的微量元素，或者，如果我們幸運的話，也許可以還有些抗氧化劑，但它們不足以平衡毒性負荷。最後，你的肝臟必須處理和儲存這些毒物，以及無法使用的、動物特有的化學化合物，這會造成肝臟負荷過重。

如果你想獲得肝臟可能提供的好處，你就得吃人類的肝臟。當然，我不建議這樣做！此外，人類肝臟中的任何寶藏也會被埋在廢物之下：大量有毒重金屬、溶劑、藥物（處方藥和娛樂性藥物）、塑料、神祕化學品、病毒、細菌、輻射、DDT及其化合物（即所有殺蟲劑、除草劑和殺菌劑）等等。壞處遠遠超過好處。相信我：吃人是完全不值得的！

儘管我們可以在此開吃人的玩笑，事實上，一百五十年前的傳統醫學常見做法是以各種形式食用人體器官。當時的另類醫學並不支持這種傳統理論，更不用說祕密的黑市販賣屍體，這是過去科學的黑暗面之一。其中一種食用方法是將人骨浸泡在水中，製成類似現今動物大骨湯的補品。另一種方法是吃人類的皮膚來治療皮膚病，以及吃人類器官的一部分來強化活人的器官。這個祕密習俗源自於我們在「牛膽汁」一文中提到的黑暗時代理論，即用動物的相應身體部位來療癒人類的身體部位。這就是為什麼我們仍然相信吃肝臟可以養肝，也是為什麼今天有些補充品含有動物器官和腺體的小碎片，以為它們可以幫助你自己的器官和腺體。這種想法已經有幾百年的歷史且從來沒有治癒過任何人，但卻一直流傳至今。

如果你想保護自己，請向野外的掠食者學習。當牠們吃掉捕獲的動物時，會避免吃掉肝臟。這是被留到最後的器官，通常都留給食腐動物和瀕臨餓死的動物吃。那些被迫吃肝臟的動物最終在春天會吃更多的野菜和根，以清除肝臟中的毒素。這些動物的行為乃是根據其本能和與生俱來的理由，多注意這種本能對我們也有好處。

肝臟沖洗

「肝臟沖洗」聽起來總是朗朗上口，看起來就像一個完美、簡單的答案，可以讓我們清理乾淨。好吧，它們確實很動聽，但卻有個陷阱。沖洗肝臟是人為的理論，人們認為應該對肝臟器官有效。為肝臟著想有點像是為別人著想。你喜歡別人把他們的話當成是你說的嗎？可能不會。特別是特定的敏感話題，如果它會以某種方式改變你的生活的話。總之，我必須一再強調：硬逼肝臟排毒要付出代價。如果這麼說會讓你生氣，我可以理解。你可能是一個喜歡清肝的人，而我尊重這一點。與此同時，我在這裡就是為了替你提供指引，我的職責是替你留意這一切。

如果你一直在沖洗肝臟，這並不是世界末日。你需要知道的是，肝臟是個自主的存在，我們無法主宰它。它按照自己的時間運行。如果你的老闆讓你工作到午夜，而你本來應該五點下班去接樂隊排練的女兒，你不會喜歡吧？如果你在星期天正常休息，但在沒有任何通知的情況下，老闆要你放下盤子上的貝果，停止為孩子做煎餅，穿好衣服，趕去上班，同時看著別人在車子裡忙著週末的差事，然後老闆還要你待到工作做完，即使這等於要到凌晨兩點才能下班，這也不符合你的生活，對嗎？然後，在你被迫滿足這些額外的排程要求的同時，你也被要求每小時按時完成大量的工作，超出你職業生涯中的任何時候。這是否讓你想起一些事情？這是不是就像沖洗肝臟一樣，強迫它按照違反其意願的非自然時間表進行清潔，而你卻每小時顧著檢查馬桶裡是否有理論性的、虛構的肝結石？（稍後再詳述肝結石）。

肝臟的沖洗法有很多。有些只針對肝臟，有些是針對肝臟和膽囊的。有些只針對膽囊。這些都會對肝造成壓力。當你有了孩子，孩子開始長大，你最害怕的威脅之一是什麼？你的孩子會碰上逼他吸毒的人？我們絕不希望孩子被有害的力量所壓制，而我們也該用這樣的心態保護我們的肝臟。

當你順著常理行進，而不是逆著的時候，肝臟和膽囊會得到更多的淨化。如果你用各種不自然的沖洗和清潔方式來對抗它，肝臟每次都會擊敗你。你認為自己比肝臟聰明嗎？不可能的，你永遠不會比你的肝臟聰明。這不是說你不聰明，也不是要打擊你對自己的信心，只是我們都無法勝過我們的肝臟，它們不會就這麼算了，它們無法被控制。肝臟是一個程式設計者，一個智囊團，完全靠它自己。如果你逼迫它，它就會反擊，表現得更差。如果你更用力，它的表現會更差。如果你繼續強迫它，它就會進入關機模式，靠備用電池運行，等待你停止擾亂它。它會完全停止清理，以嘗試恢復正常並尋求平衡，直到你最後停下來，它才會喘口氣，回到實際的正常運作狀態。這是否讓你想起生活中的什麼事？如果你把它逼得太緊，它就會反抗，所以你必須仔細小心地應對才行。這個概念適用於很多情況。

肝臟保存著你出生前的古老資訊。請記住：它也擁有你根本不記得的生活資料。它能感應到你所有的古靈精怪，因為它曾一次又一次地救過你的命，比如你在大學派對上狼吞虎嚥地吃了一個油膩的芝士漢堡或灌了一品脫的啤酒。它使用這些記憶來保護你。它知道你有沒有耍壞，是頑皮還是善良。它知道你是否試圖一次沖洗大量毒素。在我們人類的腦海裡，我們只會想：一次全部沖掉。我們以為這些沖洗會將所有毒素透過腸道和腎臟排出，這樣所有東西都會進入廁所，我們就可以說再見了。

肝臟知道得更多。如果沖洗的方式不對，或違反肝臟的意願強行進行，毒素最終就會進入血液。肝臟知道，即使我們沒有意識到所有這些毒物同時進入血液時會直接威脅到心臟和大腦。有毒淤泥和碎片會湧向我們的心臟瓣膜和心室，這可不是肝臟理想的度假方式。當我們忙著馬桶裡找結石的時候，它可能會導致心跳不穩、心臟受壓、發炎、腎上腺素升高和心電混亂。

對了，那些石頭根本不是石頭，它們是充滿油的液體所產生的脂肪球。結腸中多餘的橄欖油凝固後形成果凍球，然後排出體外，我很抱歉，但在很多情況下，這些果凍球被誤認為是數百顆結石。我希望這不會讓身為讀者的你感到不安。但你應該要知道真相：它們是你的身體試圖將你從那些油中拯救出來的證據（詳情請見下一個迷思）。

我們也來談談沖洗膽囊的問題。在第三十四章中，你見到了以油為主的沖洗方式也不是清除膽結石的最佳方式。多年來，我見過太多人把膽結石推進膽管而需要緊急手術的案例。但其實有更好的方法可以去除膽結石，那就是溶解膽結石，我們已經討論過了。

還有一個更好的方法來清潔肝臟，這個方法是與肝臟一起工作，而不是對抗它，而且最終會比任何人造的方案更有效。我們會在第三十八章談到這一點。

肝結石

雖然你可能聽說肝臟可以自行製造結石，但這並不可能。在某些情況下，膽囊通往腸道的管道會被結石堵塞。但那些是膽結石，與錯誤的理論裡的肝結石不同。肝臟內部的肝管並沒有結石堵塞的情況，也就是所謂的「肝結石」，因為肝臟不會將已形成的結石通過膽囊導管。肝臟太熱，結石不可能在那裡形成。那些結石是在膽囊裡形成的，就像我們在第三十二章所探討的，因為毒素和廢物從炙熱的肝臟進入了涼爽的膽囊。

肝臟的熱度其實是一種機制，可以保護你，讓結石不在那裡形成，不論是硬的或軟的結石。如果結石真的在肝臟內形成，肝臟就無法透過膽汁排出這些結石。肝臟中運輸膽汁的肝管並非如大家所認為的那麼大。精通解剖人類肝臟膽管系統的外科醫師會知道膽管究竟有多細：結石無法通過，更不用說人們誤以為在清潔過程中排出的巨大肝結石了。肝臟也無法將結石從肝靜脈送出，因為結石會立即造成血栓或心臟病發作。肝臟也沒有辦法把結石安全地送到糞便中排出。如果結石真的在肝臟內部形成，它們就會卡在肝管裡，而肝病患者、肝臟有毒的人就會痛苦不堪。醫院裡將會有數百萬人需要進行緊急的肝結石移除手術，而且會有一種非常流行的手術方法，因為手術是現代醫學最擅長的領域之一。就算沒有比腎結石手術還普遍，至少也會是同個等級。

如果有人做了肝臟沖洗，然後在廁所裡看到了「結石」呢？那其實是腸道裡的食物和殘渣，混合著藥水的油。如果有人在進行肝臟清潔時，不使用任何橄欖油沖洗，甚至完全不含脂肪，那又會如何呢？仍然會有零碎的食物渣滓從腸道內壁脫落，混合著大量的草藥混合物，這些混合物會和消化道的黏液一起排出體外。所以在廁所裡，你以為看到的是肝結石，但根本不是。

即使許多醫療領域的專業人士都不了解肝臟的真正運作原理，沖洗肝臟結石的風潮卻已經興起。沒有人是完美的，即使是醫師和療癒師也一樣；我們人人都會犯錯。現在的重點是我們要從地上爬起來，拍去身上的灰塵，把事情做好做對。即使你曾經深信不疑，也要勇敢地拋開過去的錯誤。

果糖不耐症

如果你誤信了果糖不耐症和吸收不良的迷思，你就會被剝奪療癒肝臟的機會。果糖不耐症的混亂與肝臟有關。肝臟的毒性越大，別人就越覺得這是果糖不耐症，但實際上根本不是。乳糖（奶糖）和果糖是完全不同的東西。例如，人體中的病毒和細菌會狂熱地以乳製品中的乳糖為食，就像它們以麩質為食一樣。當一個人的細菌或病毒數量很高卻沒有被診斷出來，而這些病原體又以麩質為食時，這個人就會被診斷出腸道疾病，例如乳糜瀉。實際上，乳糜瀉不是身體在攻擊自己，而是病原體在攻擊身體。乳製品中的乳糖也會滋養病原體，使各種症狀和狀況惡化。

身體內的細菌或病毒活動會讓你麩質或乳糖不耐，但這並不代表你會果糖不耐。不能因為果糖和乳糖是兩種形式的糖，就把它們混為一談。果糖不會滋養病原體。任何實驗室或診所的任何檢測都無法分離果糖，也無法知道它在人體內的具體作用，無論是好或壞的。果糖不耐症的理論測試從來都不準確，而且很可能永遠也不會準確，因為它是由一個對水果有偏見的信念系統所支持的。「果糖不耐症」的標籤是反健康碳水化合物、反水果運動的一部分，它剝奪了人們可以幫助他們療癒慢性疾病的食物。

肝臟極需水果糖來自我恢復和抵禦病原體。由於水果有很好的淨化作用，所以吃水果的人比吃其他食物更能淨化和排毒，這也是評估果糖不耐症時常犯的錯誤。通常，長期肝臟遲緩、滯留、生病的人在開始排毒時都會有反應，無論是輕微還是強烈。一個蘋果可以清潔肝臟的方式比任何人意識到的都要多，所有這些離開的毒物都可能引起排毒反應和症狀，使病人和醫師都感到疑惑，特別是如果他的整體飲食不是以排毒為導向。

幾乎所有相信果糖不耐症的醫師也都相信高脂肪飲食，不論這些飲食有什麼花哨的名稱或品牌。即使是使用刪去法的飲食——在這種飲食中，某些食物會被試用，看看它們是否會引起反應，讓人們覺得這些飲食是量身訂做的——但它的內容仍然是高脂肪飲食。在高脂肪飲食中，血液中的毒素和肝臟中的毒素會一直存在，而當人們吃水果來清潔肝臟和排毒時，這些毒素就無處可去，因為血液中充斥著大量的脂肪和毒素。由此產生的反應不可避免地被標籤為果糖不耐症或吸收不良，使人們遠離真正能提供幫助的東西。他們只能暫時緩解症狀，無法達成長期的療癒。

另一個被人們誤認為果糖不耐症的主要原因是胰島素抵抗，你可以在第二章〈適應調節肝臟〉和第十五章〈糖尿病和血糖失衡〉中讀到。當人們不了解胰島素抵抗是指血液中脂肪過多，以及肝臟中毒、淤積時，果糖不耐症就會成為箭靶。

要注意的是，果糖不耐症（通常稱為遺傳性果糖不耐症）和果糖吸收不良之間有所區別。這兩種情況的概念或測試都不準確。關於遺傳性果糖不耐症，它其實並不是真正的遺傳——ALDOB 這個基因和醛縮酶 B（aldolase B）同功酶的缺乏與吃一片水果可能出現的症狀毫無關係。首先，沒有人會完全缺乏醛縮酶 B 同功酶。其次，當它的量減少時，也只是在肝臟功能失調時所減少的數十種酵素和數百種化學功能的其中之一，而這些其他的功能和酵素甚至不在醫學研究和科學家的關注範圍內。專家將焦點放在醛縮酶 B 同功酶上並將它的缺乏歸咎於果糖問題，這樣就落入了一個陷阱，不讓你進食那些能讓停滯、遲緩的肝臟恢復健康的食物，而這些食物能讓醛縮酶 B 同功酶和所有其他酵素及化學功能恢復正常。遺傳性果糖不耐症只是一種理論，這也是我們為什麼在這一篇討論它。順便說一下，只有極少數的人在吃水果時會有反應，而對甜味劑（例如砂糖）有反應的人才是比較常見的。吃水果所引起的症狀與脂肪不耐症有關，而脂肪不耐症來自於肝臟功能失調。果糖不耐症標籤是一個誘餌，目的是讓你以為水果的糖是問題所在，而產業卻在保護脂肪。請記住：所有不被理解的事情都會被歸咎於基因，一旦走上這條路，你就會被騙，被帶離這個有助於療癒肝臟並讓你無病一身輕的解決方案。

關於果糖吸收不良的問題，專家認為測試會發現你體內有過量的果糖，這表示你無法吸收果糖。他們不了解的是，你的腸道其實充滿了餿掉的脂肪，而這些脂肪之所以無法被分解，是因為肝臟虛弱、遲鈍、滯留、機能失調、有問題，而且可能是需要注意的脂肪肝前期。當你把一片水果放進腸道時，它會對吸收不良的測試有反應，因為水果糖無處可去，因為消化道內有硬化、腐爛的脂肪，而且水果會試圖清潔腸道並療癒肝臟。醫師會把測試結果視為水果對你無效，他們會繼續建議攝取大量動物蛋白質作為主要的熱量來源，而這正是多年來膽汁儲備耗損的主因，導致脂肪酸敗並黏附在小腸和大腸內壁。如果人們減少脂肪的攝取，進而將他們的血脂比率降到最低，他們吃水果時就不會再有症狀，也不會觸發果糖問題的檢測，因為果糖不耐症或吸收不良的問題從一開始就不存在。他們的肝臟會開始療癒、強化、運作得更好；水果會提供更多的好處；他們會開始變得更好，無論他們得到的是果糖不耐還是果糖吸收不良的診斷。那些設計高脂肪飲食的人開始領悟到，多吃植物性食物會讓人得到更好的結果，而這些冠以華麗名稱的新飲食也默默地開始改成較少量的脂肪。除非人們擺脫對水果的恐懼，開始嘗試像是每天多吃一個青蘋果和一把莓果，否則就無法進入療癒的下個階段。

凝集素

另一種流行趨勢是擔心某些食物含有大量凝集素，會對健康產生負面影響。

你必須了解，數十年來，一直有慢性病患者，未來數十年，慢性病患者也會存在。當一個人知道身體出了什麼問題，知道導致症狀或病症的原因，並知道如何療癒時，就能夠治癒它。數十年來，我見證了數以萬計的人做到這一點：恢復健康，甚至從最具糟糕的情況中恢復健康。這些人的健康復原與凝集素無關。

我們沒辦法說服自己相信「在凝集素風潮出現之前，沒有人從疾病中康復過來」。對於成千上萬的人，在沒有他們的誤導下也能痊癒，凝集素研究的支持者似乎完全被蒙在鼓裡，就好像他們故意略過了人們的痊癒，只因為這與他們的信念不符。他們假裝從來沒有人從慢性疾病中痊癒，藉此建立他們的凝集素王國。

這是典型的自以為是。這裡的問題是，他們不讓人吃那些能真正阻止人體內病毒和其他病原體的食物，而這些病毒和病原體才是真正導致症狀和疾病的原因。凝集素說法的領導者不知道這些病原體，或者不知道它們在引起症狀和疾病中的作用，例如 EBV 是引起風濕性關節炎的真正原因。他們寧願相信是馬鈴薯導致了某人的風濕性關節炎，也不願意發現馬鈴薯中的氨基酸——離胺酸（L-lysine）可以阻止 EBV 引起風濕性關節炎的這個事實。相反地，他們認為自身免疫是免疫系統攻擊身體本身的細胞，並引起自我毀滅。由於他們不了解這種自身免疫理論是不準確的，所以除了將一切歸咎於凝集素之外，他們別無他法，他們相信凝集素是一個問題，因為據說凝集素會混淆身體，並使身體自相殘殺。與此同時，他們剔除了可以療癒你的食物，例如水果和某些蔬菜、根莖和塊莖，導致你吃更多的脂肪，傷害你的肝臟。

水果和蔬菜中的凝集素不會傷害我們。請不要被任何消息來源所迷惑，以為凝集素就像某些不適合人類食用的野生植物所產生的有毒生物鹼。有毒生物鹼是一種防禦機制。有些植物的嫩芽、樹枝，如果被鹿咬了一口，就會釋出凝集素來驅趕鹿和其他動物及昆蟲進一步破壞它們。我們已經不吃這些食物了，因為我們知道它們對我們有毒，而凝集素甚至不是讓它們成為問題的原因。花園種類的水果和蔬菜，甚至我們知道可以食用的野生植物，都是屬於完全不同的類別，但卻被和含有生物鹼的問題植物混為一談。我們所吃的食物中的凝集素不會造成傷害。

有些蛋白質並不存在於水果和蔬菜中，而是存在於乳製品、雞蛋和某些穀物（包括小麥）中，這些蛋白質會滋養病原體，產生發炎。但是凝集素不是其中之一。正如你在第三十六章〈肝臟的麻煩製造者〉中會讀到的，乳製品、雞蛋和某些穀物才是我們要小心的東西。乳製品、蛋和小麥中有數十種蛋白質和化合物才是專家們在尋求緩解慢性疾病的過程中可以提出的發現，但他們卻試圖把問題歸咎於一個沒有問題的東西上：凝集素。真是諷刺。是的，請留意富含麩質的食物，但不要害怕馬鈴薯和新鮮、成熟的番茄。我看過它們治癒就算是病得最嚴重的人，我最近甚至目睹了馬鈴薯拯救了生命。

請留意反凝結素的情結，不要輕易相信它。這種時髦的錯誤觀念將會在未來繼續造成療癒上的混亂。這是另一個反水果運動，另一個帶有偏見的機制，要阻止吃能治癒肝臟和身體的水果，另一個醫學研究和科學對慢性疾病成因缺乏了解的藉口。請不要讓它剝奪你和孩子們療癒之路的所需。

蘋果醋

蘋果醋因其對胃部和消化道的其他部分有益而受到廣泛讚譽。對腸道而言，蘋果醋被認為能產生鹼性，解決胃酸倒流問題，並有助於緩解脹氣。它在清潔膽囊和肝臟方面也獲得了更多的好評。蘋果本身就是奇蹟，對消化有神奇的功效。蘋果能收集並清除整個腸道中的細菌、寄生蟲、病毒和黴菌，並在需要的地方創造穩定的鹼性環境。它們也有助於療癒憩室炎和減少胃腸道發炎。蘋果對膽囊和肝臟有非常好的清潔和療癒作用。蘋果不僅能排毒，小心地從這些器官中排出淤積物，還能幫助溶解膽結石。請注意，我們說的是蘋果，不是蘋果醋！蘋果或蘋果汁對上述各項都很有幫助，但不是蘋果醋。蘋果汁對我剛才提到的一切都非常有幫助，但不是蘋果醋。蘋果泥也對上述各項都很有幫助，但不是蘋果醋。蘋果醋不會製造鈣或淨化你，蘋果才會。

你知道那句俗語「有一好沒兩好」嗎？通常我們的意思是，我們知道生活中的好處會伴隨一些壞處。無論我們最終經歷了什麼壞事，好事都足以補償。這是一半一半的，或多或少，或者希望好的比壞的多。這算是個有點正向觀點，無論好的帶來了什麼壞的，至少是一個平等的交換。蘋果醋有好的一面，也有很多壞的一面，但並不是一半一半。好的部分來自氨基酸、礦物質、微量礦物質、植物化學物質，以及用來製造蘋果醋的蘋果中的其他營養——如果醋經過適當的發酵和儲存，並且含有「母親」（蘋果）的成分，像是活的微生物的話，那麼它至少提供了一些營養。但是，這些成分在進入胃部後都不會活得太久，即使是最溫和的鹽酸也能讓這些微生物失去生命。

請注意，如果你是醋的愛好者，那麼蘋果醋是最健康的醋。如果你的沙拉不能沒有一點醋，那麼蘋果醋會是你的首選。如果我知道蘋果醋是最好的醋，而且我喜歡蘋果對我們的益處，為什麼我不是蘋果醋的忠實擁護者呢？我不喜歡蘋果醋的原因和每個人不喜歡任何醋的原因一樣，不管他們知不知道：因為如果有一樣東西是我們的肝臟所厭惡的，那就是醋。如果你的肝臟能說話，它一定會對天大喊。肝臟厭惡醋就像厭惡酒精一樣。有了酒精，肝臟就會慢慢喝醉和機能失調。喝醋則會讓肝臟以另一種方式變糟。肝細胞在努力保持平衡和運作時還得爭奪氧氣，因為醋像黑夜裏的盜賊一樣會從血液和肝臟中偷走氧氣。

有些人使用蘋果醋似乎可以療癒喉嚨痛，但事實上，更多的人會因為蘋果醋而喉嚨痛。有些人使用蘋果醋可以緩解脹氣，但更多人會感到非常脹氣。有些人喝蘋果醋可以緩解胃酸倒流，但更多的人喝完後更嚴重。有些人用蘋果醋舒緩膽囊疼痛，但更多人會因為蘋果醋而導致膽囊嚴重發炎。即使蘋果醋看起來對某個問題有幫助，壞處還是比好處多。那是因為在我們的視線之外，肝臟也付出了代價。

基本上，當我們飲用醋時肝臟就會像黃瓜一樣被醃漬。醃漬的過程當然需要鹽和醋。你的原生有機蘋果醋中可能沒有添加鈉，但儘管如此，當蘋果醋進入血液和肝臟時，鹽最終還是會加入醋中。為了生存，我們的血液中需要一定程度的鈉，所以我們的血液是微鹹的，就像活生生的海洋一樣。（有些鈉是來自非正規的途徑，包括我們從正確的食物中攝取的微量礦物鹽，例如西洋芹。）肝臟也會儲存一定量的鈉，其化學功能之一是在急需時釋放鈉，以保持血液中有足夠的鈉。因此，即使我們在吃醋時不加鹽，我們的器官、腺體和血液中也有足夠的鹽，在我們喝醋時與醋混合。這種醋和鈉產生的反應，就會產生醃漬的效果。

有人可能會說，這跟把蔬菜保存在罐子裡以備過年之用的醃漬不同。不過，這是一種在內部發生的醃漬過程。吃一份含有蘋果醋醬汁的沙拉，對肝臟來說並不是最糟的事。不過，這可能會增加攝取量。如果你使用大量的蘋果醋，或因為聽說它對你有好處而每天服用幾大湯匙的醋，肝臟受到長期大量使用的影響，最終它也會報復。

在蘋果變成醋之前，它是中性至鹼性的。當你吃蘋果時，它可以將胃和腸道帶到更高的鹼性程度，而不會擾亂胃的中和區域；也就是說，在進入十二指腸和腸道其他部分之前，它可以平衡進入胃中的所有東西。（你的胃可以是鹼性的，但仍有很強的鹽酸；胃不只是單一環境。）蘋果是會被預期進入胃中的食物，畢竟它是人類最早食用的食物之一。它是肝臟能獲得的強大獎勵。你有沒有在生活中努力過，無論是為了某個專案、任務、慷慨、魅力，或是為了維持自己的生活而努力，並且以一種你知道自己會喜歡的體驗來獎勵自己？也許是放假一天、開車去海灘、在公園散步等等。蘋果就是肝臟的最好獎勵。

與蘋果不同的是，蘋果醋（像任何醋一樣）進入胃部時酸性極高，肝臟必須立即阻止它，並動用所有儲備嘗試鹼化或至少中和它。蘋果醋會反擊，它的酸性是如此強烈，以至於胃在這場戰鬥中屢敗屢戰。它不但沒有鹼化腸道，反而起了相反的作用。它會減弱鹽酸，分解胃液，使胃液仍然呈酸性。這基本上是對胃和腸道的攻擊。一開始當醋通過管道時，肝臟會開始變得有點歇斯底里。不久之後，肝臟很快就會出現酸中毒。雖然這只是短暫的，但足以讓它暈眩，就像朋友打了你一巴掌，想讓你從他認為歇斯底里的時刻中清醒過來。

蘋果醋都是壞的嗎？不，還有更糟糕的。重要的是蘋果醋完全不是一種肝臟清潔劑或腸道滋補劑。它不是什麼神奇的療癒食物。蘋果醬是療癒肝臟和膽囊的神奇食物，但蘋果醋與其他醋類一樣，它是對肝臟的一種侮辱。我知道現在有大規模的發酵食品推廣，人們真的很喜歡吃。不過，事實跟你我的喜好無關。這是關於你的肝臟會喜歡什麼。肝臟有它的需要。你每天都會寫一份需求清單嗎？「我需要做這個」、「我需要得到那個」、「我需要擁有那個」。那麼，肝臟也有一份需求清單，而發酵食物、蘋果醋和任何種類的醋都不在清單上。肝臟就像是個倉庫，我們在生活中也會收集很多物品。為了避免衣櫃被塞爆，我們會盡可能在物品進入家門之前就拒絕，例如：「我現在不需要一雙溜冰鞋」、「我有很多沙灘巾，不需要新的」、「不，謝謝，我已經有一把電動牙刷了」、「我不需要那些臭烘烘的蠟燭，謝謝。」如果肝臟可以像這樣選擇不喝蘋果醋，它就會這麼選。它不需要蘋果醋。

至少隨著蘋果醋的流行，人們還會想到蘋果。如果肝臟會說話，那麼每次去天然食品店都會像玩猜字遊戲一樣。當你走向蘋果醋時，肝臟會說：「接近了，接近了，蘋果這兩個字是對的。」當你拿起瓶子時，它會大叫：「不！差一點，但是不對。再試一次。」當你在農產品前遊蕩，卻因為你時尚的高脂肪飲食說要避免吃水果而跳過所有的水果時，肝臟會向你呼喊：「停下來！停下來！拿蘋果！」除了發酵過的蘋果之外，蘋果在各方面都是真正的能量之源，是健康的奇蹟。

說了這麼多，如果你想吃一些蘋果醋，沒問題。它是所有醋中最好的。如果你真的想在特別的菜餚上調味，在這裏或那裏加一點也是可以的。許多人一開始就用得不多，而且作為調味品，它比大多數的更健康。感謝上帝，因為蘋果的緣故，它含有這些營養素。至於大量使用蘋果醋來清潔肝臟的說法，只是個迷思。如果你想要療癒肝臟，就別再喝蘋果醋了，請改吃未經發酵的蘋果。

咖啡灌腸

咖啡灌腸是一種流行且歷史悠久的肝臟療癒方法，常用於療癒胰臟癌、結腸癌和其他癌症，也是治療任何疾病的一般替代療法。咖啡灌腸甚至被誇大為一種能讓已經健康的人保持健康的方法。咖啡灌腸已經不再只是另類療法的一部分，它的知名度也已經擴散到傳統醫學中。咖啡灌腸的理論是，清除肝臟中的毒素，就能讓身體痊癒。這是完全合理的說法。肝臟排毒確實有助於整體療癒。但這也是我們開始遇到麻煩的地方：首先，咖啡是強烈的、高度刺激的、極酸的、脫水的、過度刺激的。它是一種藥品。請記住：你可能會對它上癮，而這也是讓人們如此依賴它作為灌腸療法的原因之一。對於喜歡喝咖啡的人來說，咖啡所帶來的所有挑戰都是可以接受的，但是「咖啡進入胃部」與「透過灌腸直接進入大腸」是完全不同的兩回事。我們的胃適合處理咖啡。對於我們的胃部來說，咖啡不算是完美的。咖啡會挑戰胃部環境——其 pH 值、鹽酸含量——雖然這對胃部耐受性較高的人來說沒問題。對於有神經相關敏感性、症狀和病症的人來說，咖啡也有可能對神經系統造成負擔，例如焦慮、顫抖、刺痛、麻木、腦部霧氣、疼痛、失眠和雙腿不安等等。許多處於這些狀況的人，以及胃部虛弱、胃酸倒流、胰臟問題、膽囊問題、消化功能受損和不適（如克隆氏症、腸躁症和結腸炎）的人，都發現他們最好不要喝咖啡。沒有這些問題的人應該可以享受咖啡，因為他們的胃可以承受咖啡對胃的衝擊，這是他們的第一道防線。

由胃部進入應該是咖啡的唯一途徑。當物質進入胃部時，警報會響起，讓胰臟、肝臟和腸道做好準備。無論是一罐汽水、一杯牛奶、在餐廳用餐時吃到的殺蟲劑，或是一杯咖啡，都會被適當地分散，因此當這些物質進入血液時，已經被部分化解了。這是胃部神奇能力的一部分，它能平衡進入胃部的任何東西，中和他們。就像深藏在身體海洋中的潛水艇，它的首要任務是保持其系統不受干擾。一切都必須保持平靜、冷靜、專一而有條理，否則災難就會接踵而來。然而，當任何食物、任何液體、藥物、寄生蟲或細菌，不論好壞，經由直腸進入腸道時，胃部的保護措施就不適用了。如果是溫和的東西進入這個環境還不會構成威脅，但像咖啡這樣強烈的物質就完全是另外一回事了。咖啡的酸性和對人體系統的破壞作用太強了，大腸自身無法應付。

當任何刺激性或有毒的物質以這種方式進入——當它無法通過進入胃部所提供的檢查點——無論它是什麼，肝臟都會變得非常脆弱。對肝臟來說，胃就像一個朋友，永遠支持著它。胃知道肝臟也在為它的需要而工作，所以這是一種互惠互利的親密關係。肝臟不是為了應付直接的威脅或打擊而生的。當威脅或打擊來臨時，它會立即促使腎上腺釋放腎上腺素作為一種防禦機制，儘管肝臟也不喜歡過多的腎上腺素，因為它需要吸收它來保護你。但是，在這種情況下，它還是會運用腎上腺素，就像一支軍隊拿著刀槍去打仗一樣。

咖啡灌腸會引發腎上腺素激增。由將軍（肝臟）所發派的腎上腺素是為了警告心臟可能有麻煩來了。這聽起來可能很極端，畢竟咖啡灌腸聽起來是那麼的無害。從邏輯上講，它看起來不像是一種威脅；它像是一種安全的方案。當你想到許多傳統的醫療方法其實都非常非常危險，咖啡灌腸就顯得沒什麼了。但這只是我們用腦子做出的評估。在這裡，肝臟才是老大，而它認為咖啡灌腸是個麻煩。

第二波的腎上腺素飆升是來自咖啡本身的咖啡因。當咖啡經過一般的胃、十二指腸、小腸路徑時，咖啡中的咖啡因會以最微妙的方式被適當地釋放，以便在進入血液時被化解，從而保護心臟不受咖啡因的攻擊。但如果是經由直腸進入腸道，腎上腺會因另一個原因而被激發。因為咖啡因本身就是個惡棍，它會立即衝進血液，而這裡沒有鹽酸或其他胃液或膽汁成分來減緩它的速度。

有敏感神經系統和腎上腺問題的人需要注意這一點。這些人一開始就很難接受咖啡因。我相信有些高度焦慮的人不知道咖啡會讓焦慮惡化，所以他們經常在咖啡店排隊，點一杯他們最喜歡的咖啡，同時用抗焦慮藥物來控制焦慮。也有很多人知道咖啡會讓他們不安。對於這兩類人來說，透過灌腸來喝咖啡確實會引發或加重焦慮等症狀。通常情況下，愛心洋溢、關懷備至的專業人員不該被怪罪，但他們卻被教導，這樣的經驗是排毒症狀。事實上，咖啡灌腸所帶來的腎上腺素和咖啡因可能會讓身體受不了，因為消化系統實際上是我們的第二個中樞神經系統。

而那些仍有疑問的人會問：咖啡灌腸真的可以清潔肝臟嗎？答案是，雖然咖啡灌腸可能會強制清洗肝臟，但同時也會產生反彈效應。離開肝臟的毒物非但沒有被沖出體外，反而不可避免地會重新回到肝臟，因為它們並沒有被安全地清潔；肝臟會將化學化合物送入血液，嘗試儘量篩選出逃逸的毒素，以保護大腦和心臟。肝臟呼喚的腎上腺素和咖啡因會快速循環，並被肝臟吸收。也就是說，咖啡灌腸後，肝臟的毒性可能會比之前更強。肝臟不喜歡被迫進行清潔，因此當咖啡直接進入大腸時，肝臟可能幾乎關閉，進入瞬間低電池狀態，就為了在幾秒鐘或幾分鐘內增強功能做好準備，屆時它將需要進入高速運行狀態來應付腎上腺素和毒物的襲擊。如果灌腸液不是咖啡，而是在純淨的蒸餾水或水中擠入少許新鮮檸檬汁，則灌腸對肝臟的排毒效果極佳。當你喝蒸餾水或逆滲透水時它們不會提供礦物質；但在灌腸時，它們會排出雜質，而新鮮的檸檬汁會讓水更有效。這種灌腸方式比咖啡灌腸更有效，因為它不會讓肝臟尖叫著釋放腎上腺素，也不會有咖啡因來促使更多腎上腺素的釋放。當然，如果你不喜歡灌腸的話，根本就不需要這麼做。

甜菜根

「甜菜根是肝臟所需的食物」這個觀念已經存在很久了。甜菜根被認為是療癒肝臟、造血的食物。甜菜真的對我們有益嗎？是的，甜菜根確實是一種功能強大的食物，而且它們確實可以幫助肝臟清潔和療癒——如果它們是有機的、保證是非基改的話。基因改造生物的污染已經讓玉米等農作物出現問題，同樣的事情也發生在甜菜上，這些甜菜是用來製糖、做成罐頭和工業染料的。異花授粉正在成為一個問題，甚至許多為新鮮食用而種植的有機甜菜種子都可能受了基改的污染。不過，這不是為了健康而不吃甜菜的最大原因。最大的原因是你還有更好的選擇。例如，你可以在雜貨店的冷凍食品通道找到冷凍或純粉狀的紅火龍果，它比甜菜根更能療癒肝臟和促進血液循環。畢竟，如果是為了某種特定的原因而去種植或食用某種東西，難道你不想知道什麼才是真正最好的嗎？野生藍莓比甜菜根更能清潔肝臟，蘆筍和球芽甘藍也是如此。即使是蘋果也比甜菜根強。

如果你喜歡甜菜根的話請不必停止食用它，只要知道你不是為了肝臟而吃即可。有機、非基因改造甜菜所提供的是多種微量礦物質、維生素、抗氧化劑和其他植物化學物質，以及寶貴的葡萄糖，有助於提供整體能量和療癒全身（請小心基因改造甜菜根，它們具有破壞性）。

你同時必須留意一些事情。所有的普通汽車都有四個輪子和一個引擎，它們至少可以開動。但是，你會隨便選擇任何舊車嗎？還是選擇里程數更少、剎車性能更好、安全氣囊正常運作，以及我們所期望的現代便利的汽車？以現今的汽車狀況，你會買沒有空調和電動車窗的車嗎？除非你沒有別的選擇，或者你是老爺車收藏家，不過，甜菜根根本不是什麼經典款。蘋果才是終極的經典。如果你想要療癒肝臟，為什麼不選擇神奇的蘋果呢？它的果膠比甜菜根的好處還多。如果你追求的是一種強化的模式——如果吃甜菜根是為了它豐富的色素價值——為什麼不選擇紅火龍果或野生藍莓呢？甜菜是紅色的，血液也是紅色的，肝臟也是紅的，但這並不是吃甜菜根養肝的理由。火龍果和野生藍莓中神奇的、未被發現的抗氧化物會比甜菜根來得更強。蘆筍和球芽甘藍也具有淨化血液、淋巴和肝臟的功效；對於真正的肝臟淨化療效來說，沒有什麼能與它們相提並論。如果你喜歡吃自己在花園裡種植的甜菜根，請不要停止。種植甜菜根、將它們從地裡拔出來、敲掉泥土、預備根部和蔬菜，然後把它們吃掉，這些都有療癒的好處，甚至有一種與生俱來的莊嚴能量。

有了對甜菜根在療癒食物中地位的更深認識，現在你已經完全了解了，就像你在車行挑車時也會希望完全了解一樣。畢竟，一切是由你決定。對於這輩子剩下的不管多少頓飯，要吃什麼，當然是由你作主。

鹼性水

幾年來，鹼性水一直被吹捧為維持健康的必需品。一些專家宣稱 pH 值 9.5 最適合我們的需求。是嗎？適合什麼需求呢？人為消化理論的需求嗎？還是瓶裝水產業為了領先競爭對手的需求？或是讓我們覺得自己有在為健康做點什麼的心理需求？

那肝臟的需求呢？我們總是迴避這些需求。讓我們給肝臟它應得的吧！肝臟需要什麼呢？ pH 值越來越高的離子水會清潔我們的肝臟嗎？很抱歉，並不會。我不是完全反對高鹼性水或小劑量的離子水，因為有一件事是肯定的：水很可能是純淨和乾淨的。除非，它是廉價的自來水，用「天然香料」（味精）和廉價的工業化維生素和電解質（基本上是廉價的鹽）裝進瓶子裡，並貼上華麗的標籤，供人們選擇作為運動後的恢復飲料。這並不是反鹼性水的獨白。許多水的裝瓶者確實有用心，或至少曾經有過。市面上也有一些優質的水過濾系統和離子器，以及一些優質的瓶裝水。這些都是需要的。

這都和我們的肝臟有關。我經常看到或聽到有人使用高鹼性的水來療癒他們的肝臟。事實上，當非常非常高鹼性的水進入胃部時，會發生一些醫學研究和科學、醫學界和鹼性水產業都不知道的事情。基本上是這樣的：任何液體都不應該離開胃部，除非它已被平衡、調平、中和、拆解並重新組合。在進入腸道並順著血液進入肝臟之前，它會被拆解、重組和重構。正如我常說的，即使數百年後，我們社會仍然不會知道食物和液體進入胃部後會發生什麼變化。儘管我們假裝知道，但卻連其中一半都很難摸透。

說來很傷感情，但是肝臟最好的朋友和第一道防線，並不是你。雖然我們的肝臟是我們最好的朋友，但我們卻不是肝臟最好的朋友。身為人類，我們總想讓肝臟知道是我們在發號施令。我們想吃什麼就吃什麼，想做什麼就做什麼，無論對我們的身體是好是壞。在我們每個人的生命中的某天，我們都應該認識到肝臟的需要，信任這個器官，並嘗試成為它最好的朋友，即使它還不信任我們——因為人類的肝臟不信任人類的頭腦，至少不會自動自發地。幾個世紀以來，我們辜負了肝臟的信任，而在我們的一生中，我們也辜負了肝臟的信任。我們需要贏得肝臟的尊重。肝臟信任的是胃，那是它最好的朋友。

當高鹼性的水進入胃部時，它必須放下一切。你是否記得某次你不得不停下手邊的工作，匆匆忙忙地趕路——不管是因為一通電話、一個突如其來的截止日期，還是你意識到約會要遲到了，或者你睡過了頭？這就是當胃必須集中精力將高鹼性的飲料轉換成正常值時的處境。我們把自以為對的東西放進胃裡，然後胃會把它們調整成我們真正需要的東西。當我們喝酸性水時，胃部也必須進行類似的調整。自來水和一些瓶裝水都是酸性的，而瓶裝水來自水庫，經過過濾，如此而已。無論是什麼不平衡，即使只是水，也需要胃的能量、儲備和七種酸的調和液，以及胰臟的力量和酵素，才能改變水的結構，讓胃感覺到它可以安全地把水分配到身體的其他部分，達到最好的效果。

這和肝臟有什麼關係呢？首先，如果有人一次喝下大量高 pH 值的鹼性離子的水，胃有可能就得失職。它無法長時間裝著這麼多的水，沒有足夠的時間來梳理和重整它。如果一次喝下大量酸性水，情況也一樣。胃必需要讓任何一種水從水閘中流出，尤其是如果有人同時有任何種類的腸道問題（而腸道問題一開始就和胃酸過低及肝臟有關）。因此，當過多的水通過時，肝臟就會採取行動。肝臟不會怪罪胃的放棄；它知道誰該負責。為了協助消化系統，肝臟會釋放出另一批膽汁，這批膽汁主要不是用來分解脂肪，而是用來截留腸道中的水分，直到這批特殊的膽汁將酸度升高或鹼度降低到可接受的程度為止。這是肝臟尚未被發現的化學功能之一。

這種特殊的膽汁是由肝臟長期儲存的礦物質、酶和複雜的荷爾蒙混合物，以及一種能形成黏稠黏液膜的化學化合物所組成。製造這種膽汁需要肝臟的儲備，而且這是一個成本高昂的減緩過程，對肝臟和胃痛都沒有幫助，雖然它能幫你彌補剛才不知不覺間犯下的錯誤。額外的工作也代表著肝臟無法把能量用於清理，而是把資源用於中和水分。

這些都不代表你不能享受高鹼性水的好處。這並不表示它有毒或不好。如果你喜歡並且相信它，那麼我當然能理解。如果你覺得鹼性水具有真正的療癒力量，你可以使用離子機製造鹼性水。只要知道它不是肝臟療癒劑或排毒劑，不要大量飲用它，也不要把它當作你的日常飲用水。把它當成藥來用，用量要少，不要讓胃在還沒準備好之前就被迫放掉它。也要學著與肝臟喜歡的水取得平衡：pH 值為 7.5 至 8.0 的水。這種較為中性的 pH 值對身體來說是完美的，不需要額外的儲備來處理。它不會讓胃做額外的中和工作，也不會強迫肝臟使用特別製造的膽汁。它會讓肝臟繼續處理它的工作，讓你在那一瞬間保持健康。當你一直喝高鹼性的水時，就好像當肝臟正在進行一項重要的計畫時你卻背後敲打它，一次又一次地打斷它，分散它的注意力。請記住這一點，並選擇你確定要打斷肝臟的時刻。否則，請使用中性水就好。如果你想來點不同的，可以在 pH 值為 7.5 或 8.0 的水中擠一些新鮮檸檬或萊姆；這會像是個自動離子化的過程，水會對身體產生更強的鹼性，卻不會讓胃或肝臟增加負擔。它能幫助肝臟妥善的排毒。

有了這些知識，你就更能贏得對肝臟的信任。擺脫不知不覺間對肝臟造成的負擔，你的療癒能力將加倍增強。還有一個肝臟的迷思，我們需要確保我們涵蓋它才能讓你獲得所有你所需的知識，它就是我在這本書中多次提到的：高脂肪趨勢。由於這是一個獨立的問題，我們會在下一章更全面地探討它。

第三十五章

高脂肪的飲食趨勢

這個世界已經變得如此反糖和反碳水化合物，在健康保健領域裡幾乎找不到不叫你避開水果和澱粉質蔬菜的專家。怎麼變成這樣的呢？首先，健康照護專業人員在尋找最佳飲食的過程中進行了許多試驗，光是減少加工食品似乎無法改善大多數病人的各種症狀和狀況。那麼下一步該怎麼做？要如何讓人們吃得開心，同時滿足他們的熱量需求，幫助他們痊癒或至少減輕症狀？專業人士無法降低飲食中的蛋白質，因為蛋白質可以說是地球上整個醫療模式的基礎，至少自一九三三年以來一直如此，尤其是在西方文化中。蛋白質仍然是我們飲食中不容批判的話題、不可觸及的一面。已經根深蒂固的觀念是，如果沒有蛋白質，我們就會退化、死亡、消失。

我們是怎麼走到這一步的

一九三〇年代初期，食品工業與政府聯手，開始向全美中學以上的學生灌輸蛋白質的觀念。這成為一種無法打破的意識，就像穿襪子一樣：這個世界永遠不會停止穿襪子。就算有些人可能會為了迎合某種風格而不再穿著襪子搭配某些服飾，或者也許會有好一段時間，穿襪子不再是時髦的事，但襪子最終還是會回到人們的腳上。這就是我們的習慣：穿襪子。穿襪子已經是件天經地義的事，而蛋白質在傳統醫學和現今另類醫學上也都占有牢不可破的地位。

在過往的另類醫學中，蛋白質從來就不是定律。早期的另類醫學醫師，例如一九二〇年代的醫師，從未將蛋白質視為最高的營養來源。他們信任蔬菜、水果、馬鈴薯、其他澱粉的根莖類蔬菜、堅果和種子。他們並不特別重視蛋白質，因為他們知道這些食物中就有足夠的蛋白質。另一方面，從我們進入加工肉類的動物工業時代後，傳統醫學便與蛋白質結上了不解之緣。肉品包裝業與政府合作，做出了一個契約式的商業決定，然後與製藥界攜手合作，最後成了整個傳統醫學界的教條，在一瞬間變得合情合理，並將金錢利益放在人們健康的利益之前。這些祖父級的合約至今仍存放在某個保險庫裡，無法公開展示。這些不是什麼可愛餅乾的祕密配方，這些都是他們替我們所做的決定：卻沒有我們的參與、沒有投票、沒有市鎮會議、沒有讓我們知道也沒有發言權。這個私人商業交易中的決定在數十年後的今天卻仍然擾亂著我們的生活。

到了一九七〇年代，傳統醫學界意識到脂肪過多並非好事。這個覺醒其實是正面的，而意識到脂肪過多對心臟不好是一道曙光，但是這個發現卻沒有被正確地執行，因此這個進步的潛力還是崩壞了。它變成了毫無意義的低脂趨勢。這是因為當時的「低脂」飲食實際上脂肪含量極高。這些飲食增加了包括肉類在內的各種動物蛋白質的分量，只是因為排除了酪梨、橄欖、椰子、油、堅果和種子而呈現低脂的假象。這些食物幾乎被他們禁止，尤其是椰子和酪梨還被認為是有毒性的，如果你是醫療領域的專業人士卻建議病人食用這些食物，你會被視為極度不負責任。標榜「低脂」和「脫脂」的產品擺滿了貨架。它們並不是健康的產品，只是宣稱自己是低脂和脫脂。人們以為他們避開了巧克力蛋糕中的豬油和糖就可以安心了，但他們卻用動物性蛋白質取而代之，而動物性蛋白質中充滿了脂肪。

是什麼讓這些飲食在沒有人意識到的情況下成為有史以來脂肪含量最高的飲食？是一個當時被忽視、現在也被忽視的錯誤：他們沒有意識到動物性蛋白質的意思就是動物性脂肪。我們對動物性蛋白質中含有脂肪的事實視而不見，而這正是一九三〇年代早期的目標。這就是當時的大計畫：專注於蛋白質，忽略脂肪含量，而且它成功了。當你在父母和祖父母專注於蛋白質的環境中長大時，你無處可逃。總之，蛋白質這個詞就像被殭屍咬一樣，咬了我們一口之後把我們也變成了殭屍。

因此，在一九七〇年代初期，每個人都開始在商店裡購買低脂或無脂的產品，但卻要攝取雙倍或三倍的動物蛋白質，這些蛋白質含有大量的脂肪，儘管他們排除了舊有另類醫學的健康脂肪，像是酪梨、椰子、堅果、種子和橄欖。同時，他們降低碳水化合物的攝取量，不惜一切代價避免攝取糖分，並透過另一種方式攝取：酒精。一九七〇年代初，酒精的使用量創下了歷史新高。當時人們的飲食習慣建立在會讓人挨餓而情緒激動的少量碳水化合物之上，因此需要以某種方式攝取糖分。這與我們現今流行的高脂肪、高蛋白、低卡路里飲食的過程類似。人們會確保自己不錯過酒精飲料，或是狂吃糖，只因為這樣的飲食有缺陷。七〇年代的「低脂」飲食是早期有著正確想法的錯誤之一。他們的出發點是好的，意識到高脂肪對我們沒有好處，但卻做錯了——因為他們忘記了解決一個難題，那就是三〇年代的商業聯姻，讓我們相信蛋白質是鐵則。因此，儘管觀察者在七〇年代有正確的想法，意識到人們開始生病出現問題乃是高脂肪飲食造成的，但執行卻立即失敗，但沒有人意識到蛋白質鐵則就是原因。今天的飲食一直在犯這些立意良善的錯誤。現在的狀況有點不一樣了，這就是我們接下來要探討的部分。

今日的混合式飲食

市面上有無數的飲食計畫和飲食觀念體系，這些計畫和體系的名稱一再被改頭換面，重新包裝相同的概念：高蛋白、低卡路里飲食。有了新的名稱，例如自體免疫飲食，看起來就好像有了不同的變化。但事實並非如此。它只是另一種反碳水化合物、反糖分、極高脂肪的飲食法——即使它包含「瘦」蛋白質。最近，有些重新包裝的飲食很驕傲地說它們是高脂肪的，一副高脂肪對你有好處的樣子。這些只是七〇、八〇和九〇年代原始高蛋白飲食的微升級版本。今天的高蛋白飲食中加入了更多綠色食物、更多綠果汁；許多飲食都允許多放一個青蘋果或一些健康的莓果。他們提倡多吃沙拉和其他蔬菜。早期的低碳水化合物、高蛋白、「低脂」飲食讓人更痛苦，因為他們無法獲得所需的這些療癒食物。

當醫學界觀察到病人放下「標準」飲食時，他們發現許多症狀都在緩和。「這就對了！」對食物感興趣的醫師都在說。有時候長期的症狀會減退，有時候短期的症狀也會減退，儘管有些病人完全沒有好處，有些病人的健康隨著時間會惡化，但感覺就像是醫學界的障礙被打破了——因為傳統醫學終於開始注意了。在此之前，傳統醫學一般不以飲食和食物為主導，對於飲食和食物的認識也不多。在大多數情況下，傳統醫學界認為飲食與疾病或療癒無關，除了吃太多紅肉對心臟不好之外。現在，傳統醫學的分支正在形成，醫師們想知道更多、學習更多、更多地接觸食物——他們想從食物中得到更多——因為他們從自己的經驗、觀察他人的經驗或聽到另類醫療醫師的經驗中知道，醫學院對療癒食物的教育並不足夠。因此，他們嘗試突破一般的限制，採用另類醫療、全人照護的方法，而這些方法當年卻讓另類醫師和草藥學家們一直被人閃躲、嘲笑、羞辱、詆毀，或因教學而被關進監獄。在二十世紀裡，光是美國就有數百位另類療法的醫師被關進監獄，或事業被毀滅，只是因為他們做了一些與眾不同的事。今天的人們認為這些進步是理所當然的，他們可以自由輕鬆地表達他們對另類醫療的看法。他們並沒有意識到這些權利是從何而來，也沒有意識到過去發生了什麼事，才讓他們可以在現在說出自己的看法。當我們進入千禧年時，在傳統醫學中長大的醫療專業人員終於看到另類醫學所能提供的東西。另類醫學不再是孤狼或害群之馬。現在，傳統醫學專家將綠葉蔬菜和綠汁等另類智慧融入他們「少一點加工食品，瘦一點的蛋白質」這樣的傳統飲食中。他們反倒成為我們這個時代的功能醫學、全人醫學和另類醫學的醫師。

在某個階段，他們開始意識到了極限在哪。結果發現，光是避開麵包和穀物並不能解開生命的奧祕或消除慢性疾病。而飲食中過多的肉、雞和其他動物性蛋白質也無法達到他們所需要的效果。因此，他們開始進行更多的混合，引入酪梨、椰子（曾一度被認為是危險的增肥食物）以及高品質的堅果和種子奶油（他們自己以前也曾嗤之以鼻、避之唯恐不及）。現今流行的飲食是混合型高蛋白飲食：高品質「瘦」蛋白質、植物性脂肪、綠葉蔬菜、綠果汁和蔬菜，以及少量水果。這些都是經過不斷的嘗試與錯誤、過去所犯的錯，以及從另類醫學的世界中偷來的心血所形成的。治療師曾經因為提供更合理的飲食而被嘲笑，但這些飲食的一部分也慢慢成為今日的主流。沒有人知道這段歷史，而你需要知道它才能做出自己的判斷。

這比過去的加工食品飲食好嗎？是的。它是否讓人們的症狀得到緩解？對許多人而言，是的。它能治癒慢性疾病嗎？不。這種混合飲食的每個新版本是否都有一個特別的名稱？有的。在眼花撩亂的各種名稱之下，它們都是一樣的嗎？差不多。儘管這些飲食多少可能有點不同，但都是相同的模式、相同的核心。毫無疑問，這些飲食比以前的無碳水化合物、高蛋白、高脂肪飲食要好，而且如果病人有決心的話，這些飲食確實可以幫助人們遠離垃圾食品、油炸食品、蛋糕、餅乾和大多數加工食品。患者很可能會看到整體發炎情況有所改善。但我們需要記住的是，醫學模式並不知道身體為什麼會發炎，也不知道為何在特定飲食下發炎會減少。他們的理論將發炎看作是自體免疫，是由於身體攻擊組織所引起的，不然就是特定食物本身會直接造成發炎或引發身體的自體免疫反應。

這是完全不可能的事。若要獲得真正的關於療癒食物的靈感，醫師們需要回顧草本植物學家和自然療法醫師，他們早在現今的混合式高脂飲食出現之前就已經為病人取得成果。這些都是一九六〇、七〇和八〇年代，甚至追溯到一百多年前的醫師和其他執業者，他們沒有更好的技術，只有更好的飲食觀念，卻因為建議病人專注於植物性食物而被醫學界和政府迴避和羞辱。另類療法的社群在過去大多以植物性食物為主，不過他們必須小心謹慎，因為如果他們建議病人吃植物性食物的事傳出去，執業醫師可能會失去生計。早在十九世紀當肉食店就是當時的速食店時，你可以到那裡喝啤酒，然後大口吃肉。具有另類思維的醫師觀察到，這些餐點對腸道或心臟都不好，因此他們建議減少動物性食材，多吃植物性食物。隨著食品工業化的發展，另類思想者也觀察到盒裝和罐裝食品並不好。他們知道自己已經掌握了減輕疾病的方法——不管他們是否意識到，其實許多疾病都與肝臟有關。

糖、碳水化合物、蛋白質和隱性脂肪

自從一九七〇年代所謂的超低脂（但其實是高脂）飲食以來，一直保持不變的是，當飲食轉向高脂（許多人稱之為「高蛋白」，卻不知道這其實就是高脂的意思）時，也會轉向無碳水化合物或低碳水化合物。這是因為他們認為碳水化合物分解成的糖以及糖本身會造成問題，部分原因是覺得碳水化合物會轉化為脂肪。當飲食中的低品質碳水化合物增加時，醫師會觀察到病人的健康狀況下降，卻不知道原因何在，雖然將責任歸咎於碳水化合物是很簡單的。但沒有人意識到，問題在於「糖與脂肪的結合」。兩者結合在一起，就會打架。

令人意外地，人們意識到在牛排大餐後吃巧克力慕斯可能不是最好的選擇，所以他們保留牛排大餐而不吃慕斯，卻不知道這不是真正的解決方法。最後他們攻擊所有形式的碳水化合物和糖。由於醫師認為糖才是問題所在，所以他們將糖從飲食中剔除，保留脂肪，而事實也是如此：糖化血色素可以下降，糖尿病前期可以消失，如果有人同時也運動的話，還能改善糖尿病。不過，沒有人知道降低碳水化合物攝取量會產生影響的真正原因；他們認為這是因為糖本身就有問題，或是糖在身體作怪。這讓人們抓錯了嫌犯。去除健康的糖並非解決之道。減少脂肪：這才是真正長期療癒的答案，尤其是慢性疾病的療癒。

脂肪和糖——在美國和全球各地，這種組合隨處可見。甜燒烤醬淋在肥美的排骨和玉米棒上、番茄醬加在薯條上、披薩配甜番茄醬、小麥麵皮和油脂豐富的乳酪，而乳酪中還添加了乳糖、豬肉飯、炸雞和馬鈴薯泥、乳酪和餅乾、滴著奶油的烤乳酪、麵包和奶油、常見的三明治，也就是麵包加任何肉類，因為它結合了麵包的碳水化合物（會分解成糖）和肉類的脂肪。再加上其他的東西，你就可以吃到像鮪魚三明治（脂肪和糖）加蛋黃醬（脂肪）、一袋洋芋片（脂肪和糖）和汽水（糖）這樣的餐點。我們一直都是這麼做的，但基於許多已知和醫學界未知的健康理由，這種飲食完全行不通。如果你跳過了第十五章〈糖尿病與血糖失衡〉，你可能需要回去看看裡面更深入的資訊。

蛋白質怎麼辦？既然蛋白質是王道，那麼上述餐點中的蛋白質不就應該蓋過了其他一切嗎？而且時下流行的飲食中，人們通常會加入「瘦」蛋白質。所以問題出在哪裡呢？蛋白質的問題是：它會帶來大量脂肪。這就是高蛋白、無碳水化合物飲食者的生存之道——不管他們知不知道，他們都在攝取脂肪的卡路里。以前的醫師知道肉類含有脂肪，但不知何故，這已成為被遺忘的、隱藏的醫學真理，所以我們需要成為記住並看見的人。人們害怕堅果和椰子，因為他們知道它們含有脂肪；現在它們被更多人接受，因為脂肪被更多人接受。人們選擇吃雞肉，卻不知道雞肉所含的脂肪比堅果或椰子所含的脂肪還要多；我們假裝雞胸肉沒有脂肪，只是一種蛋白質來源。如果你要從蛋白質來源中剔除脂肪，那些只吃高蛋白、無碳水化合物飲食的人還真的會餓死。不過至少，他們死時會覺得自己攝取了足夠的蛋白質。第三十八章〈搶救肝臟 3：6：9〉將會更深入地介紹蛋白質。

正如你在第二章〈適應調節的肝臟〉中所讀到的，我們從來無法真的知道某種食物中究竟含有多少脂肪。即使在我們認為是瘦肉的食物中，也有許多隱藏的脂肪。我們讀到的營養標籤是平均值和估計值，請試想：你和你的鄰居的身體脂肪比例一樣嗎？和家中的每個人一樣嗎？不，你們都不一樣。雞舍裡的雞、田野裡的牛、孵化場裡的魚、野外的野味也是一樣。它們是擁有不同體型的個體，每個農場餵飼馴養的動物的方式也不同，因此每份食物的脂肪克數也會有很大的差異。堅果、種子和其他植物蛋白也是一樣：每種樹或植物都會有所不同。由於食品公司需要統一的標籤，而他們無法在包裝前分別測試、量度、稱每隻雞的體重和每個核桃的脂肪含量，因此我們永遠無法確定自己真正攝取了多少脂肪。它經常比我們知道的要多得多，所以我們攝入的脂肪也比我們知道的要多得多。我們在標籤上看到的並不準確，也不可能準確。有些飲食說自己是低脂護肝飲食，但它們仍然隱藏著脂肪，因為它們加入了大量的雞胸肉。這不是肝臟真正想要的。

不再長壽

在高脂肪、嚴格低碳水化合物和無碳水化合物的飲食法中，即使是最有毅力的人，最終也會為了滿足糖分的需求而破戒和狂吃。什麼是糖分需求？你知道血糖，也就是維持我們生命的元素：葡萄糖，而糖原的儲存倉可以讓大腦不致萎縮、讓肝臟保持強壯，並讓身體的其他重要部位持續運作，以維持你的生命。在高脂肪、低碳水化合物的飲食下，心臟會慢慢變得疲憊。它渴求人們吃這種飲食法中允許的莓果，因為它極度需要，也極度想要這些莓果所含的極少糖分。雖然這並非真的足夠，但卻至少可以讓心臟繼續運作，因為心臟是需要葡萄糖才能存活的肌肉。與此同時，由於心臟的脂肪含量很高，因此它很難在體內泵送血液。大腦和肝臟會監控它們的糖分儲存，當糖分開始變低時，它們的訊息就會引導低碳水化合物飲食的人大吃特吃，在朋友家吃兩片披薩、在午餐時吃一袋洋芋片、在旅館的迷你吧吃一顆糖果，或是在天然食品店吃一塊有機巧克力。如果你改變飲食，從水果和根莖類蔬菜中攝取高品質的葡萄糖——記得第十三章提到的 CCC（重要的乾淨碳水化合物）——同時降低脂肪，讓天然糖分能發揮作用，大腦和肝臟就不會再被迫發出緊急警號把你導向最靠近的牛奶或椰子冰淇淋。

當你吃大量脂肪時，可以搭配的最好食物是蔬菜、綠葉蔬菜、檸檬、萊姆、柳丁、橘子、番茄、西洋芹、黃瓜和紅甜椒。吃一點甜水果也可以搭配脂肪——例如，如果你想在酪梨沙拉上放一些芒果，這並不是世界末日。另一方面，酪梨香蕉果昔並不理想，除非那是給小孩喝的配方。在一天中將脂肪和糖分分開的好方法是，在進食含有大量脂肪的餐點前約二十分鐘先吃點水果（如果你想要的話，可搭配一些綠葉蔬菜、黃瓜片或芹菜條），這可讓葡萄糖有時間散去，同時讓你吃得飽飽的，就不需要吃太多含大量脂肪的食物了。如果你還要更多指引就這麼做：盡量避免大量脂肪與健康的碳水化合物（如馬鈴薯、無麩質穀物或豆類）或不健康的碳水化合物（如砂糖）的組合。避免在動物性蛋白質中加入更多脂肪也很有幫助。用油烹煮、油炸動物蛋白質，或在上面加入奶油或雞蛋，都會增加脂肪的含量，讓你的肝臟更辛苦。

如果長時間不吃碳水化合物，你的壽命可能會縮短。我不喜歡傳遞這個消息，這並不好玩，而且會激怒高脂肪、低碳水化合物的提倡者。這就像走到蜂巢前搖動樹枝，蜜蜂會變得憤怒並開始叮人。高脂肪信念系統中的統治者相信高脂肪有助於延長壽命，所以他們會變得格外憤怒。當人們畢生的心血和資源都投資在一個概念上時，最不希望的就是被告知他們錯了。當他們傾盡所有後，企圖改變方向幾乎是不可能的。他們會生氣，一部分也是因為他們的肝臟很可能已經被毒素和脂肪淹沒了。他們的肝臟會變得情緒化、暴躁、易怒。

低碳水化合物不是長壽飲食，而是短壽飲食。這也是為什麼最近流行的飲食習慣都有了一些改變，在高脂肪、高蛋白的同時，加入了多一點的碳水化合物。舉例來說，酪梨中有一些天然糖分，而不只是脂肪，這些果糖正好可以讓心臟在低碳水化合物飲食中不致受傷害或死亡。某種飲食背後的專家是否特別知道酪梨中的糖分是人們在膳食中加入酪梨的原因？我很懷疑。但無論如何，他們在引入酪梨的同時，也給了種子和堅果奶油更多空間，因為它們也含有一些天然糖分及維持生命的碳水化合物，像是莓果和蘋果，無論量多麼小。在某種程度上，專家們知道沒有碳水化合物的全動物蛋白飲食對長期健康不利。因此，他們減少飲食中的動物性蛋白質，為其他脂肪騰出空間，意外地發現會有更多效果。

過去對於低碳水化合物、高蛋白、高脂肪飲食的試驗與錯誤，留下了病痛、悔恨和無益的結果。隨著不同年代的過去，越來越多的錯誤被遺忘，而這些錯誤從來沒有被真正糾正或記錄下來讓大家學習。我們沒有從過去的經驗中學習來取得進步，而是在黑暗中摸索，直到我們終於找到一扇打開的門時，才隨機、偶然地獲得一些進步。這並不能解釋人們為什麼會生病，或為什麼會有這樣的結果。

對水果的恐懼

對於混合式飲食，我們正處於一個歷史性時刻，我們最優秀的專家們在多年來的努力後，目前是最接近創造出對我們的健康有意義的飲食的時候。但這些飲食仍然無法讓我們就此停止追尋。儘管人們在整體飲食中摒除了加工穀物和其他加工食品、垃圾食品以及速食，並且因此在某些健康領域開始有所改善，這是一件好事，但這也是有限度的。這不是萬靈丹，也不是全部的答案。在自體免疫和其他病毒相關疾病的大多數案例中，也就是數百種目前最常見的慢性疾病中，這些飲食不足以讓真正的療癒發生。

早餐喝高蛋白果昔加堅果醬和椰子油，確實比吃培根雞蛋加薯餅好，但它們仍然不是最好的。我知道這些時尚飲食法的論點是，它們似乎可以幫助患有自閉症的兒童或幫助人們減肥。的確，有些兒童、有些人在這一刻看到了不同。但這並不表示這些飲食能在基本層面上療癒任何疾病。它們可能會抑制症狀，並帶來輕微的改善，是的，這是有益的，而且很重要。任何改善都很重要。不過，我們還是需要知道為什麼我們會有任何改善，然後知道如何獲得更多的改善，因為你最不希望的就是你的進步像沙子一樣從指間溜走，消失得無影無蹤，而你卻不知道為什麼。你需要知道更多。我見過成百上千的人在做高脂飲食後症狀和狀況依然如故，甚至惡化。那些一開始確實有一些效果的人，後來卻越來越糟。話雖如此，這些飲食還是比市面上的許多其他飲食好得多，尤其是對於那些沒有真正生病、只是有一點症狀的人來說。如果有人只需要減輕一點體重，讓流鼻水的情況好一點，現在流行的飲食法可以讓體重下降、頭腦清醒一點、改善專注力、讓人更有活力、減少發炎、讓很多人的整體情況好起來。

然而，即使專家深信沒有什麼比高脂肪飲食更好的了，我還是要告訴你，還有更好的飲食適合你。這些時尚飲食法最大的缺點之一就是避開水果。這是因為在過去的十幾年裡，醫學領域的某些專業人士發表了一些關於某些食物的錯誤和誤導性資訊，這些資訊就像毒藤一樣傳播開來。他們把水果和「壞碳水化合物」連在一起，這是一個嚴重的錯誤。（請參閱《醫療靈媒》中的〈水果恐懼〉章節）。簡單的說：如果你聽到「糖就是糖」這句話，請不要相信。水果的糖自成一類，絕對不能誤以為是問題。在現今流行的飲食中，如果你是患有任何類型的腸道或認知問題的孩子，水果就會被拿走，這是基於「大腦是由脂肪組成」的錯誤理論。事實上，大腦是由糖原（葡萄糖的碳水化合物儲存）凝固成的高度活躍、可持續發電的軟組織，並在其內部和周圍含有微量的 omega-3。大腦的主要成分是碳水化合物。

當這些飲食中的水果被剝奪時，脂肪就變成了主要的熱量來源，長期下來會傷害甚至殺害你的肝臟。它對肝臟的傷害可能不會像以速食維生那麼嚴重，但它仍會減慢肝臟運作，使其功能更加失調，並可能導致本書中的所有疾病和症狀。事實是，即使你是一位經常健身的運動教練，或者你虔誠地散步，而且你很瘦、體脂率很低，你的肝臟仍然會因為高脂肪飲食而承受壓力。無論如何，這些時尚飲食都會讓你得脂肪肝，就算是要花上三十年的時間。當你進食大量脂肪時，肝臟就會長脂肪。如果飲食中的高脂肪主要來自酪梨、椰子和堅果奶油，而且你還能攝取一些天然糖分，那至少能讓情況有所改善。

不要被水果嚇到。外面有一些錯誤的說法，說吃糖會導致脂肪肝，吃水果會傷害肝臟。這種說法讓人們遠離水果，這是誤導、是欺騙且具毀滅性的。它讓人遠離了真正長壽的潛在可能。

錯誤的高峰

聽著，如果你正在採取高脂肪、低碳水化合物的飲食法，請不要恐慌。這總比每晚吃油炸食物，之後再吃一大個巧克力蛋糕要好。與此同時，肝臟想要更多它所需要的東西。它不想變得充滿脂肪。創造這些時尚的理論性飲食的專家們不知道的是，肝臟依靠葡萄糖和儲存的糖原來維持健康、長壽，保護腎上腺、心臟和大腦。我知道遠古人類在森林中覓食的畫面，他們只吃少量的莓果，為了生存而殺死任何需要的東西。但時代變了，我們現在可以挑選食物——我們可以為了健康而選擇，我們有足夠的選項。無論你抱持什麼樣的信念，遠古人類從一開始就吃得很少，有好幾次甚至餓到幾個星期只吃幾顆蘑菇和一些泥土。他們吃野味只是為了生存，如果在飢荒時期還有幸吃到野味的話。古人類吃得最多的是澱粉質塊根、根莖、嫩芽和堅果，因為這些東西最容易獲得。當他們有得吃的時候，基本上就是吃高碳水化合物的飲食。

由於我們認為脂肪是健康之道，而且唾手可得，不像瀕臨飢餓的古人類，所以我們可以不假思索地讓自己攝取脂肪。由於我們沒有被教育，不知道健康的碳水化合物對我們的健康有多重要，所以我們在葡萄糖耗竭的情況下，吃下更多的脂肪，因為我們以為這樣就可以滿足我們。這是當今的趨勢。「科學」這個標籤可以用來為傳統醫學和另類醫學中一切可能的事物加註。只要使用這個字眼，任何好的東西都可以被偽裝成壞的，而任何壞的東西也可以被偽裝成好的。請記住這一點。如果你對這裡所讀到的內容有疑慮，請翻到本書開頭的〈給你的話〉，反覆閱讀。

我必須說明，本章並非攻擊動物性蛋白質。當動物性蛋白質成為一種飲食的定義時，我們才需要小心謹慎地評估這種飲食是否最適合個人。所有流行的飲食都包含太多脂肪，包括蛋奶素食者和純素食者。純素者吃太多酪梨、堅果、種子、椰子、豆腐和油。蛋奶素食者吃太多奶油、起司、蛋和牛奶（即使是你自己的牛自己擠的牛奶）。蛋奶素食者和純素食者都沉溺於含有壞脂肪的壞碳水化合物：油膩的食物，像是用便宜的玉米油炸的廉價沙拉三明治，以及用芥花油炸的薯條。蛋奶素食者喜歡吃法棍配布里起司和烤起司三明治。對於高脂肪飲食，無論是否包含碳水化合物，無論是否包含動物製品，我們的健康都會出問題。我不是要在食物大戰裡選邊站，而是要揭露來自獨立來源、未被研究和科學發現的醫學資訊，讓你可以保護自己和家人。我的工作是要穿過醫學界的迷霧，排除醫學界的噪音。這並不是要在食品世界中挑剔，這並不是製造素食者與原始人飲食之間的對抗或任何新的食品信仰系統之間的對立，而是要給你正確的資訊，讓你能做出正確的選擇來療癒疾病。

現今較健康的蛋奶素食和純素飲食與以動物蛋白質為主的健康飲食看起來沒什麼不同。以植物為主的飲食傾向於降低碳水化合物的攝取，並加入不含麩質的穀物，減少油炸的選擇；使用更好、更高品質的油；更高品質的奶油；更多的綠菜和其他蔬菜；以及更多的椰子、火麻籽、葵花籽和酪梨。以動物性蛋白質為重點的菜單通常保持非常低的碳水化合物，並加入大量雞肉、牧場養殖的肉類、蛋和魚，以及一些酪梨、堅果奶油、椰子油、綠色葉菜和其他蔬菜。這兩個版本都保持高脂肪，並堅持低糖水果。過去二十年來，透過另類醫學與傳統醫學的混合，不同的飲食習慣已共同成長。正如我們在本章開頭所看到的，來自標準、傳統飲食的高脂肪與來自過去對手和敵人的綠色蔬菜及果汁合併，最後就形成了你在健康節目、其他書籍和最新報導中所看到的。它被認為是最好的，是我們所有問題的答案，是巔峰之作。但請先別高興得手舞足蹈，因為這是個虛假的高峰。

看清真相

如果不知道我們是怎麼來到這裡的，我們就會為仍在發生卻看不到的錯誤付出代價。還在發展中的系統可能對我們有利，也可能對我們不利；如果我們視若無睹，就無法分辨。這就是為什麼在這裡，我們需要回顧過去，了解高脂肪趨勢是如何形成的。你知道你不想在沒有被告知原由的情況下就去開會，而如果你對放在面前的餐點一無所知，你還會想吃嗎？不知道為什麼，只要是潮流，我們就會以為自己已經完全被告知。如果其他人正排隊進入會議室，我們也會跟隨。如果有炒作，我們就會吃神祕大餐。於是，幾乎每個人都吃起高脂肪飲食了。有的人多吃一點肉，有的人少吃很多肉，有的人一天吃三次脂肪，有的人有時候吃酪梨和椰子，有的人只會吃少量莓果作為碳水化合物，有的人注重培根和雞蛋，有的人多喝綠色蔬果汁，有的人會在所有食物中加入奶油，有人說這是根據你的基因設計。每天都有新的飲食法誕生。還有一些人喜歡自己決定要吃什麼，不按照計畫來，最後還是掉進了高脂肪的陷阱，即使他們允許自己吃更多的食物種類。無論我們是否意識到它們的影響，意識形態和信念系統總是會阻礙或減緩慢性疾病的療癒進展，而食物常是真正減緩進展的因素之一。另類療法之所以長期被迴避和貶低，其中一個原因是它做了相反的事：它提供了減緩疾病的方法，但傳統醫療產業卻從疾病中獲利。

在現今流行飲食之前的數十年，人們無論是吃動物性蛋白質、純素或蛋奶素，或是做任何介於兩者之間的事，都能從他們所吃的療癒食物中獲益。無論食物神話是怎麼來的，療癒性食物始終都是水果、蔬菜、綠葉蔬菜、堅果、種子、香草和香料。它們就像是搖滾樂的鼻祖。附註一下：搖滾音樂的起源並不是從英國的大型樂團開始，而是從非裔美國人與生俱來的豐富音樂遺產開始，然後被各行各業的人所採用。而傳統醫學現在從另類醫學領域中獲益，而這一領域曾長期受到排斥，在某些方面現在也依然如此。傳統醫學從遠處觀察到人們從食用新鮮水果、果汁、綠葉蔬菜、小麥草汁、甘藍、芽菜和豌豆苗的大沙拉，甚至香蕉等等得到不同的結果。

然後，當主流的混搭專家準備好要上台時，他們就挑了一些適合他們高脂肪信念系統的東西。

不管他們選擇加入什麼，都必須符合以動物性蛋白質為主的飲食習慣，因為來自於一九三〇年代的生存定律仍被牢牢地記著。碳水化合物之所以受到打壓，也要部分歸功於真正不良的碳水化合物，例如麵包、甜甜圈、餅乾、蛋糕、餡餅、麵粉和其他加工穀物。如果醫學界能在流行飲食中保留水果的話，那麼刪掉這些碳水化合物也會是個成就。然而，水果卻被歸類為不良碳水化合物，從飲食中剔除。

在設計飲食時，專家們必須做出的下一個決定是要加入哪一種蛋白質。他們選擇了草飼和放養，同時盡量減少乳製品，蛋類的出現則各有不同。他們開始宣傳他們的新高脂肪飲食，不含水果，沿途進行我們之前看過的調整，再一次借用了不同的金塊（之前才被他們譴責過的）。這一次，他們引入了蔬果汁等飲料，而這些飲料正是過去那些另類醫學社群的人曾經拼了命想要帶給世界卻也因此被認為是瘋狂的。

考慮到人們對高脂飲食的崇拜程度，無論是否有蛋白質標籤，我們很容易忘記有數百萬人仍在受苦，而疾病正以歷史上前所未有的速度增加，並且不會在短時間內減緩，因為這些飲食無法滿足眾人的需求。尤其是對於患有自體免疫疾病和其他慢性疾病的人來說，這些疾病和症狀對於醫學研究和科學來說仍然是完全被誤解的謎團。降低脂肪的時候到了，抱歉，但我得這麼說。要改變現狀降低脂肪攝取，就要降低蛋白質的量：不管這動物性蛋白質來源有多「瘦」，它總是帶著從脂肪而來的熱量。（降低脂肪並不表示飲食中要永遠完全不含脂肪。脂肪有其存在必要，而適量的健康脂肪確實有其價值。）改善飲食習慣意味著要保持重要的綠色蔬菜和蔬菜，而改善飲食和保護自己最重要的一環就是多吃水果。三十年來，我透過提供慢性疾病患者這些指引，幫助他們活得強壯、健康、穩健。他們不需要徘徊，也不需要被新的流行趨勢所左右，因為他們夠了解。我希望你也能了解得更清楚，讓你在人生旅途中能看得更清楚。

如果我們依賴意識形態和信念系統，我們就無法看得清楚。要真正看清楚，我們需要問自己：「我的肝臟需要什麼？」因為快樂的肝臟就是健康的關鍵。

有一種趨勢認為，生命和健康的關鍵在於我們自己的快樂。我認識很多充實、快樂的人，但他們生病的原因卻是因為他們有一個不快樂、不充實的肝臟。我們變得太自我，只想到什麼會讓我們快樂，卻沒有說：「嘿，我體內是否有一個完全不開心的肝臟？也許我應該開始關注這個問題。」我們的肝臟最不需要的就是過多的脂肪。你不需要我再告訴你一次飲食中過多的脂肪會對肝臟造成什麼影響。你已經看到高脂肪飲食如何使本書中的所有疾病惡化。你不需要再聽到肝臟會因為過多脂肪而變弱，膽汁分泌變差，導致大腸中的脂肪腐爛變酸。

你需要的是你自己的感官、自己的心智、自己的智慧、自己的邏輯、自己的直覺、自己的智慧，以及你自己對真實事物的記憶來保護自己。無論市場上有什麼新的噱頭、新的炒作、新的恐懼煽動、新的讚嘆，你都能看清高脂肪飲食的真面目：它幫不了肝臟，也幫不了你。這不是對任何信仰系統的敵意，也不是我的信仰與新食物方案發明者信仰的對立。無論醫學研究和科學是否跟得上，這都是關於如何正確地支持你的肝臟和抵禦疾病。我說得夠多了嗎？這是關於你的肝臟。

當你沒有被舊有的、制度化的信仰體系所糾纏時，你就可以找到它的漏洞並穿越它們，做對自己有益的事。趁著這個機會，我們會發現肝臟真正需要的是什麼，以及如何讓你的人生豐盛健康。

第三十六章

肝臟的麻煩製造者

我們每天都會接觸到威脅我們健康的物質。幸運的是，我們也擁有可以中和、過濾毒素的神奇肝臟。肝臟總是很妥善地保護我們，以至於在很多時候，我們甚至不知道有什麼有害的物質進入我們的體內。不過，對於肝臟來說，這些物質會造成不好的結果，也就是為什麼我們要將這些物質稱為肝臟的麻煩製造者。這些物質會加重肝臟的負擔，使肝臟中的資源吃緊，並且讓它不斷承受壓力地忙著去控制這些物質，因為這些物質一旦逃逸後就會成為心臟、大腦或全身的麻煩製造者。你已經詳細閱讀過關於肝臟的麻煩製造者失控時會導致哪些症狀和狀況。現在，我們將檢視最常占據我們肝臟，令人震驚的完整清單：那些不友善的強行入侵者。

如果你曾告訴自己，你的肝臟很乾淨，沒有任何的麻煩製造者，那麼要知道，這種想法對你的肝臟並不公平，對自己的健康和福祉不公平，也對自己潛在的和平與快樂不公平。本章稍後列出的清單將會讓你大開眼界，讓你知道竟然有這麼多的麻煩製造者都是我們日常生活環境的一部分。它們觸手可及，如同我們呼吸的空氣般地近在咫尺。只有了解你的肝臟在一生中，甚至在你出生之前已經接觸到了什麼，你才能好好幫助你的肝臟恢復健康，越來越好，並在未來保護你自己和你所愛的人免受疾病的侵害。

肝臟的三層結構

肝臟的兩個主要肝葉各有三大層結構：表層、皮下層和深層核心。雖然這三種層面之間還有更細微的分層，但這樣的區分就足以讓我們理解肝臟如何儲存和釋放麻煩製造者了。

你可以把表層想像為蘋果的皮，它和整顆蘋果連結在一起，如果你把表皮削除，就可能會削下部分的果肉。肝臟的皮下層有很多的空間，就像蘋果的果肉一樣。而肝臟深層的核心，當然就如同蘋果核。

如同你在接下來的清單中會看到的，有些麻煩製造者只會停留在肝臟的表層和皮下層，有些則遍布在三層結構之中。通常來說，如果麻煩製造者占據了一層以上的結構，那麼它在每層結構中濃度會是不同的。例如，戴奧辛會以不同的濃度分布在不同層的結構中。化學肥料、DDT 及其他殺蟲劑、除草劑和殺菌劑則是例外，它們最終都會以相同的濃度存在於每一層。而肝臟每一層的結構也含有不同的麻煩製造者組合。肝臟的「表皮」可能充滿不會進入肝臟的物質，肝臟的「果肉」中有各種的麻煩製造者，最糟的麻煩製造者則會被送往「核心」。

盡可能把最危險的物質埋在核心之處，就是肝臟好好保護你的機制。當這些物質被藏起來後，你甚至可以自以爲很健康，你的肝臟也仍然可以發揮作用。會造成問題的情況是，當脂肪和腎上腺素等外在因素進入肝臟時，肝臟裡也同時埋藏了有害物質，這種組合會讓人感到不適。可以把它想像成一艘橫渡海洋的船，雖然你的肝臟有能力處理儲存在甲板下一定數量的貨物，船員也有面對大海波濤洶湧的勇氣，但它也有極限。如果在船上面堆放額外的貨物，或是遇到暴風雨時，我們就有沉船的可能。所以為了保險起見，我們要盡可能讓貨艙中沒有麻煩製造者。此外，你的肝臟也需要空間來存放好的東西，像是日常補給品和緊急用品，所以我們不想讓廢物占用肝臟所有的儲存空間。

讓麻煩製造者進入肝臟越深層之處，在那當下就越能保護我們，但是日後如果想清除它們則會需要更多的時間。這是人們的療癒旅程長短不一的原因之一。你可能會在社群媒體上追蹤某人的療癒旅程，或許你的朋友也和你做相同的療癒，而你發現為什麼某人的療癒速度比你還快。如果你需要更多的時間療癒，那是因為你的肝臟有很多麻煩製造者，而且可能是肝臟深處埋藏了更多毒性更強的麻煩製造者。

在接下來的清單中，你會讀到每種麻煩製造者大概會停留在肝臟的哪個位置，你可以以此作為依據，了解它們需要多久才能清除。如果麻煩製造者停留在肝臟的表層，那麼排除的速度就會快一些；如果毒素進入肝臟的深層核心，那麼就需要更多的時間和毅力才能將它排出。需要的時間也會因毒素、病原體的強度種類而有所不同。也就是說肝臟皮下層中的麻煩製造者毒性越高，就一定會比毒性低的物質需要更多的時間排除。

另一個影響排除這些麻煩製造者所需時間的重要因素，就是你所採取的淨化方式和飲食習慣。在後面的清單中，可以找到每種物質離開肝臟所需的大概時間，前提是你主動積極地以安全、有效的方式將它們排出體外。這個時間表就是以正確的淨化方式為前提，也就是你有以下幾項條件：

A. 遠離會造成阻礙健康的麻煩製造者食物（請見後續幾頁）。
B. 減少脂肪的攝取。
C. 加入第三十七章中提到的建議補充品。
D. 盡可能遵循第三十八章的「無油早晨排毒」。
E. 定期執行第三十八章中的「3：6：9 排毒法」。

如果你根據在本書中所讀到的內容，懷疑自己體內有大量的麻煩製造者，請盡量每兩到三個月做一次 3：6：9 排毒，這樣可以幫助你以更快的速度清除日常排毒無法觸及的深層的毒素。如果你覺得頻率太過頻繁，也可以每六個月做一次。

麻煩製造者清單

這份清單上的一些麻煩製造者是眾所周知會對肝臟造成負擔的物質，例如酒精和藥物。但你可能會驚訝地發現，還有更多沒有人警告過你會傷害肝臟的有害物質，例如香氛烘衣紙和插電式空氣清新劑等等。你會在這份清單中看到「造成疾病的四大因子」以及更多的有毒物質。請準備好以全新的角度來看待你的世界吧。

請記得，這不是要我們生活在恐懼或驚慌中，也不是要你穿著防護衣出門。聽著，我們生活在地球上，而這些麻煩製造者就是生活的一部分，許多東西早在我們出生之前就已經存在了，而且是我們無法避免的。所以，請掌握好自己能控制的部分。如果你無法放棄髮膠、傳統化妝品、香水或古龍水；如果你每天必須多次使用瓦斯煮東西；或如果你在除草時吸入大量除草機和石油的廢氣，也許你可以減少飲食中脂肪的攝取，不使用化學藥劑清洗地毯，選擇不喝健怡可樂，讓肝臟淨化，好好過人生。這不是要你永遠不要自助加油或在雨中騎自行車（你很快就會知道我在說什麼）。這是關於照顧你的肝臟，讓你可以過好自己的人生，做所有你需要做的事。請盡可能的遠離最危險的物質，例如汞。而對於其他麻煩製造者，如果你能避開清單上的幾種物質就很棒了。

雖然這份清單可能會在某些程度上讓你大吃一驚、震驚甚至感到不安，但也能帶來新的啟發和知識。你會想一腳掉進坑裡，還是想知道地上哪裡有洞，盡可能避免扭傷腳踝呢？話雖如此，了解你的周遭和體內有哪些麻煩製造者，並不代表需要過度的擔心或是活在恐懼之中。因為你不可能避開路上的每一個坑洞，但是你可以藉由這份清單照亮前方道路，如此一來，即使你遇到崎嶇不平的路面，也會知道自己面臨什麼地形，身在何處，以及你要往那個方向前進。

讓把這份清單當作一扇窗，藉此窺視並了解自己沒有意識到、但可能接觸到、會加重肝臟負擔的麻煩製造者。如果你想活得健康並保護家人，就不該對這些事情視而不見，假裝這些污染物不存在，而忽視你的肝臟。這就好比你假裝蛀牙不存在，從不去看牙醫，但日後才發現問題大到無法忽視。即使你沒有直接接觸到這些有毒物質，但也有間接接觸的機會，像是二手菸，也常充斥在我們身邊。藉由了解我們肝臟內可能存在哪些物質後，我們就能了解該如何對症下藥。

石化類物質

這類的麻煩製造者物質對中樞神經系統有極強的毒性。任何有神經敏感和神經性症狀的人都會對它們特別敏感。這類物質會在肝臟的深層核心累積，這表示它們需要比較長的時間才能從肝臟中排除。你不需要擔心立即把它們全部從肝臟清除會造成不良影響。在採取我在「肝臟的三層結構」中提到的步驟後大約前兩個星期內，這些物質的冰山一角會開始浮現。之後，它們會隨著你持續的照顧肝臟，在適當的時候自然清除。

- **塑膠：**我們每天都會接觸許多塑膠產品，任何你接觸過的塑膠都有可能殘留在皮膚上。如果接觸塑膠後隔很長一段時間才洗手（或是如果塑膠接觸到身體的其他部位時洗澡），這些殘留物就有時間被皮膚吸收並進入體內。當我們使用保鮮膜、塑膠食物容器、塑膠餐具、水瓶、供水系統、藥品（它們充滿了塑膠），以及食品生產線使用的塑膠零件等，塑膠也會進入我們的體內。有些塑膠，例如高階食物處理機、調理機和榨汁機，品質比較好，也較不易滲漏，因此可以安全使用。有些塑膠品質較差，當你接觸它們時，它們會立即滲入你皮膚的油脂中。塑膠通常會於累積在肝臟的皮下層。

- **汽油**：在過去，因為加油而接觸到汽油的人僅限於加油站工作人員。現在大多地方都是自助加油，因此幾乎每個人都會接觸到汽油，甚至你的未成年女兒為她的新車加油時也會接觸到。在過去，你的未成年子女幾乎不會接觸到汽油，只有在使用除草機等極少情況下才會接觸。但現今的情況完全不同，數百萬的青少年都會為自己的汽車加油，人們在加油時都很隨意，也未曾教育過青少年關於加油的注意事項。加油時，稍微沾到有一點汽油或滴在皮膚上是常有的事；即使加油管前端有橡膠嘴也無法能阻止這種情況發生。幾乎所有人加完油後都會沾染到汽油，再加上如果你站得離油槍太近，就會吸入汽油的味道，同時也很容易從附近的加油槍聞到汽油味。像這樣在加油站接觸到汽油的情況非常普遍，幾乎每個人都會遇到。更不用說因為其他因素使用汽油的人，例如為除草機、曳引機和割草機加油。那些存放在車庫中的汽油罐也會散出氣味，你可能會因此吸入更多的汽油，而且在處理這些汽油罐的時候也很可能會沾到自己。汽油容易累積在肝臟的皮下層和深層核心。
- **柴油**：接觸到柴油的情況與汽油雷同。當你將柴油注入卡車、汽車、曳引機或任何類似器械時，不小心就會接觸到柴油。就像汽油一樣，柴油容易累積在肝臟的皮下層和深層核心。
- **機油與潤滑油**：當你打開汽車的引擎蓋檢查機油時，很容易不小心摸到潤滑油把手弄得油油的。有多少人的手指在擦拭機油尺時會碰到油？即使你只檢查過一次汽車的機油尺，而且還是十年前的事，但是任何沾在皮膚上的油都會進入你的肝臟，甚至現在很可能還在肝臟裡。雖然你可能早已忘記手上沾了油，但你的肝臟卻沒有忘記，它都記得清清楚楚。當你為的愛車添加或更換機油時，也很容易沾染到機油。甚至在你購買的全新產品（例如工具）的螺帽和螺栓上也會有機油和潤滑油。路面上也都會有一層薄薄的油垢、汽油和柴油。這表示當你在雨中騎腳踏車或步行過馬路時，路面飛濺回來的水都會有這些物質。機油和潤滑通常會停留在肝臟深層的核心。

- **廢氣**：這一點不用說大家都知道，因為它無處不在。走在街上、宅配司機送包裹但是車子沒熄火，上班途中塞車、路過正在除草的草皮或修剪自家草皮、走到餐廳吃午餐而幾公尺外有人正在發動車輛等等，你都會因此接觸到廢氣。雖然在通風不良的情況下，廢氣中的一氧化碳足以致命，但這種氣體不會毒害肝臟，反而是廢氣中的石化物質微粒最終會進入肝臟，數百種廢氣中的化學物質都會累積在肝臟深層的核心。
- **煤油**：雖然接觸煤油並不是每天都會發生，而且現代人對煤油的接觸量也比以前少了，但這並不表示在電暖器普及前你沒有接觸過煤油暖爐。此外，周遭還是有許多接觸到煤油的機會，例如，煤油經常被用來清洗工具和油漆刷。它會進入肝臟的皮下層和深層核心。
- **打火機油**：你覺得自己沒有接觸過打火機油嗎？再想一想吧。你吃過用打火機點燃的營火烤的棉花糖嗎？吃過炭火烤的食物嗎？打火機油的化學殘留物會附著在點燃的木頭、木炭和碎屑上，在燃燒時持續釋放，也就是說，你吃到的棉花糖或漢堡會有少許打火機油的味道。如果你負責生火的話，就會吸入了含有這種成分的煙霧，手上也可能沾染到一些，因為我們不知道接觸這些物質要小心。我不是想破壞你的下一次野炊或營火晚餐，烤熱狗和烤肉，你仍然可以盡情享受這些活動；但請主動積極的照顧身體，這樣一來，即使你在生活中的一些歡樂時刻裡吸收了一些有毒物質，你也可以試著將一些麻煩製造者從肝臟中排出。我們的目標是照顧好你的肝臟，讓你好好的過生活。打火機油通常會停留在肝臟的皮下層和深層核心。
- **瓦斯烤爐、瓦斯爐和烤箱**：當你點燃使用以天然瓦斯為燃料的烤爐、爐具或烤箱時，會吸入一些瓦斯，這些瓦斯會進入你的體內。當你在煮東西時，瓦斯仍在燃燒，雖然這不是純天然氣，但只要瓦斯爐還開著，你就會吸入這些瓦斯。這不是說要你不煮東西，而是可以盡量避免過度使用瓦斯烹煮食物。天然氣通常會進入肝臟的皮下層及深層的核心。

- **化學溶劑、溶液和製劑**：包括除油劑、避免門和抽屜吱吱作響的潤滑劑、首飾清潔劑、汽車清潔產品和地毯清潔劑等等，皮膚在接觸到這些物質後會在幾秒鐘內被瞬間吸收，快速進入血液和肝臟。還有當我們吸入它們的氣味時也會接觸到這些化學物質。它們會累積在肝臟的皮下層和深層核心。
- **戴奧辛**：想像地球上的每種生物都吸入和吃進了一種細小到無法看見的塵埃，而這種塵埃覆蓋了整個世界。這就是我們的世界，而戴奧辛就是那個「塵埃」。這些污染物是近百年來化工廠瀆職的結果，讓戴奧辛進入空氣、水和食物當中。現代生活就等同接觸到戴奧辛的生活，它會累積在肝臟的每一層結構之中。
- **亮光漆**：當我們使用亮光漆、密封劑或環氧樹酯等黏合劑，或在家中某處塗上這些產品，或購買剛塗上漆的物品時，我們就會接觸到這種很刺激的化學物質，這些物質會累積在肝臟的每一層結構之中。
- **油漆**：傢俱、室內或屋外粉刷，或是在剛粉刷過的辦公室工作，都可能讓你接觸到油漆的化學物質。當我看到人們拿著沾滿油漆的刷子和滾筒嬉戲打鬥時，都替他們捏把冷汗，因為我知道這些致命的遊戲對肝臟會造成什麼後果。油漆的化學物質通常會累積在肝臟的皮下層和深層核心。
- **油漆稀釋劑**：有時用於稀釋油漆，有時用於清除油漆的強烈的物質，它通常會進入肝臟的皮下層和深層核心。
- **地毯清潔劑**：這些化學物質包括處理新地毯的化學物質、舊地毯清潔所釋放出來的化學物質，以及清洗地毯本身的化學物質（最後一項化學物質應該在這份清單中出現兩次，因為它的破壞力太大了）。當我們坐在地毯上或光腳走在地毯上時，除了會吸入地毯上的化學物質，這些化學物質也會沾染到皮膚和衣服上，地毯用的化學物質通常會累積在肝臟中的每一層結構中。

化學神經拮抗物質

這類的麻煩製造者會以相同的濃度進入肝臟的每一層結構中，它們的遺傳度也很高，這代表這些物質會代代相傳，進入我們的肝臟。其中許多物質會對人類造成傷害，從類別名稱就可見一二，它們都具有神經拮抗的作用，因此對於神經敏感、有神經性症狀的人來說影響也特別劇烈。就像石油化學物質一樣，肝臟知道不能將它們一次全部釋放，相反地，肝臟會小心謹慎地釋放它們，因此清除這些物質可能需要比其他麻煩製造者更長的時間。儘管如此，肝臟仍會慢慢增加排除的量。如果你有認真排毒，你可以在一、兩週內開始將這些物質排出體外，然後，肝臟會隨著時間，以一定的安全的量持續釋放這些物質，以免身體被它們淹沒。

- **化學肥料**：化學肥料的普及度遠高於我們想像。我們很容易在草地、花園、公園、慣行農法栽種的花卉與作物、高爾夫球場、鄉村俱樂部、校園綠地、城市公共空間，以及自家的庭院接觸到這些化學物質。
- **殺蟲劑、其他殺蟲劑、除孑孓劑和除草劑**：包括各種室內和戶外的殺蟲劑。例如殺蟑劑、除蟻劑、白蟻噴霧和黃蜂殺蟲劑。也可能來自噴過殺蟲劑的食物和花卉；來自公寓、住宅、辦公室、旅館、宿舍和其他在室內或戶外使用殺蟲劑的建築物；以及在草皮、花園、公園、鄉村俱樂部和校園綠地接觸到。吃有機食物的人們卻會在院子裡噴灑除蜱蟲、除蚊和除草劑，而且這種情況很常見。請了解你居住的地區是否有固定噴灑殺蟲劑，噴藥時請留在室內。全美各地的城市大約會在六月時噴灑殺蟲劑來防治吉普賽飛蛾，這會對肝臟造成極大的傷害。在溫暖的月份，各大城市、鄉鎮噴灑殺蟲劑除蚊也是很常見的情形，通常直升機會隨時無預警地進行噴灑。如果你喜歡造訪家附近的公園，請搜尋藥劑噴灑的時間表，避開剛噴藥的時間，甚至等下過雨之後再去那裡走走。如果你要坐在噴過藥的草地上，請務必先鋪上一條毯子。尤其是孕婦須要特別留意，因為接觸殺蟲劑可能會引起孕期的併發症。
- **DDT**：雖然 DDT 屬於殺蟲劑的類別，但它卻自成一格。DDT 在美國被禁用數十年之後，仍然存在於我們的環境中，就像輻射和其他核廢料會持續影響後代一樣。DDT 的衰退期特別長，它是不斷被送出的「禮物」，仍然存在於海洋、湖泊、溪流、農田等等。過去留下的 DDT 是家族遺傳中最常見的麻煩製造者之一，它總是輕鬆地從一個肝臟遺傳到另一個肝臟，直到有人終於將它從肝臟中清除，讓它無法再傳給下一代。DDT 是一個很好的例子，它說明了為什麼我們需要淨化和照顧肝臟，才能阻止將這個「禮物」遺傳給我們的孩子。還有一些國家仍在大量使用 DDT，這些物質會隨風飄揚，甚至可以將 DDT 從一個大陸吹到另一個大陸，所以我們就會透過空氣接觸到新的 DDT。它仍然存在，而且短時間內不會離開我們的環境。

- **殺菌劑**：從牛仔褲、洋裝、內衣、外衣、襪子、鞋子、傢俱、床墊到毛毯，處處都會噴灑殺菌劑。殺菌劑最早的用途是要改善農作物發黴和醫院真菌的問題，因為醫院是真菌的溫床，所以殺菌劑的用途越來越廣泛。除菌劑的銷售和行銷成功讓業界找到新的方式使用這些產品。殺菌劑經常用在新車和轉售的二手車中，還有定期噴灑在飛機、垃圾桶和垃圾袋中。近期還有些瓶裝水品牌在瓶身外使用除菌劑，有些食品甚至會使用殺菌劑處理。殺菌劑帶有一種香水的氣味，只要你仔細注意，就會發現它的氣味鑽進鼻子裡。請盡可能在購買新的物品後清洗或擦拭表面。
- **各種煙霧**：抽菸會將讓成千上萬的化學物質進入肺部、血液和肝臟中。從娛樂場所吸入的煙霧，例如火爐、壁爐中經過處理的木頭，和燃燒經過化學處理的木材，都會讓肝臟接觸到化學物質。經常抽菸的人會比偶爾用火爐的人接觸更多的化學物質。在全美各地的農地中，焚燒一疊疊覆蓋作物的充滿殺蟲劑的塑膠蓋布也很常見。不管我們喜不喜歡，都會吸入這些有毒煙霧，它們就在我們身邊。
- **氟化物**：是一種鋁的副產品，對肝臟有很強的毒性，會損害肝細胞。
- **氯化物**：對肝臟有很強的毒性，會弱化肝臟的免疫系統。

會造成問題的食品化學添加物

只要你能提供肝臟需要的東西，這些化學物質通常可以迅速開始離開肝臟，而且不需要很長的時間就可以完全排除它們。如果能好好的照顧肝臟，你可以在六個月到一年內將所有這些化學物質從肝臟中排出，甚至在你一開始排毒時就會釋放這些毒素。

- **阿斯巴甜**：健怡可樂和調味料中都隱藏著這類物質。阿斯巴甜會進入肝臟深層的核心，而且肝臟中儲存這種物質的方式也很獨特，它會傷害肝臟內部的小血管，導致萎縮或血管縮小。

- **其他人工甜味劑**：這些人工甜味劑對肝臟也有強烈毒性，會進入肝臟深層的核心。
- **味精（MSG）**：有時候在成分標示中會標為麩胺酸鈉，有時又會匿名標示為的「天然香料」，這種成分也會進入肝臟的深層核心。
- **甲醛**：從化妝品、藥品、地毯到食物，你可以從許多管道接觸到這個麻煩製造者。它對肝臟的影響與酒精相同，只是更為嚴重，同時它也是病毒的燃料。甲醛會充滿肝臟的每一層結構。
- **防腐劑**：如果你本來就特別注意防腐劑，刻意選購不含防腐劑的食品，也不表示它們沒有潛入你的食物中。防腐劑的標示規定並不嚴謹，更不用說大家在這麼多年後才注意到防腐劑的問題，所以你的肝臟早已長時間收集不同種類的防腐劑。肝臟可能還保存著數十年前吃的熱狗、園遊會賣的棉花糖、假水果香料的奶昔、紫色的甜筒冰淇淋……多到講不完。防腐劑通常會停留在肝臟的表層。

問題食物

當你開始照顧肝臟時，這群麻煩製造者會最先脫離肝臟。只要你在嘗試淨化肝臟的同時遠離遠離它們，它們都會很快地離開。（請繼續閱讀，以了解個別食物離開身體所需的時間）。

- **蛋**：蛋會讓病原體大肆繁衍。病毒和細菌喜歡蛋，因為蛋是它們的頭號食物來源，所以當你的飲食中有蛋時，病原體就可以大快朵頤，對肝臟造成傷害。只吃蛋白也無法解決這個問題。當飲食中少去蛋時，病原體就失去了它們最喜歡的食物，轉而尋求肝臟中的其他食物。蛋中的粒子在你完全不碰蛋的九十天內能完全離開肝臟細胞。
- **乳製品**：它也是病原體的食物來源。乳製品會觸發大量黏液產生，導致黏液聚集在血管和肝臟細胞內，削弱肝臟的個人化免疫系統。乳製品和蛋一樣，如果你完全避免食用，就可以將乳製品粒子從肝臟中完全排除。
- **起司**：雖然它屬於乳製品的一種，但在這裡需要特別一提的原因是，最近有報導稱起司能促進長壽，但事實並非如此。這種食物沒有辦法保護你，這是科學研究與某些利益團體掛鉤的結果。起司是病原體的食物，會妨礙肝臟的運作，對肝臟造成傷害，也是會造成糖尿病的食物，雖然經常被誤認為對糖尿病患者很好的食物，這種誤解會造成嚴重破壞的結果，讓人懷疑其他健康的資訊是不是也都是完全相反的。起司也會造成肝臟功能遲滯和脂肪肝，而且它和其他乳製品一樣，會在肝臟的血管和細胞內形成黏液，進而削弱肝臟的免疫系統。如果你熱愛起司，請只在特別的場合享用它們，平時努力多做對肝臟有正向幫助的事情，或嘗試用未添加營養酵母的堅果起司作為替代品。

- **食物中的荷爾蒙**：這些荷爾蒙會嚴重干擾肝臟管理、製造和組織人體自身荷爾蒙的能力。肝臟可以中和並儲存一些來自食物中毒性較高的荷爾蒙，以便日後可以牽制並化解腎上腺素的傷害，就像我們在本書前幾章節所看到的部分。但這並不表示我們推薦攝取這些荷爾蒙，因為肝臟已經用體內的舊荷爾蒙在做這些事了。當你開始照顧肝臟時，食物中的荷爾蒙很快就會離開肝臟，九十天之後，除了肝臟決定保留下來當成誘餌中和新鮮腎上腺素的荷爾蒙之外，其他都可以被排出體外。
- **高脂肪食物**：飲食中含有大量的脂肪，不論是來自植物或動物來源，不管是健康或不健康的脂肪，都會對肝臟造成傷害。在本書第二、第三部和第三十五章中都可以看到很多證據。當你開始照顧肝臟時，肝臟中的脂肪會立即開始排出。整個過程可能需要一些時間，但是會自然而然地發生；當所有其他的麻煩製造者都離開你的肝臟時，脂肪肝的情況就會越來越少。
- **娛樂性飲酒**：如大家所知大量飲酒會造成宿醉，因此許多餐廳和酒吧提供宿醉的餐點，包括鬆餅、法式吐司、培根、蛋、薯條、莫扎瑞拉起司條、肉醬比司吉、起司薯條、薯條、烤起司三明治、歐姆蛋等等。這背後的觀念是：喝醉後最好多吃大量重口味、油膩的食物來「吸收」酒精。這樣的想法真的是大錯特錯。人們之所以會在宿醉時想大吃特吃，是因為在狂喝酒的期間，他們的肝臟被餓壞了。當肝臟被酒精淹沒時不僅無法正常運作，還會缺乏營養，因此在飲酒狂歡之後，我們的肝臟需要補充葡萄糖。而標準解宿醉餐的問題在於它們通常是脂肪加糖的組合，這會繼續限制肝臟補充葡萄糖的儲存量，導致人們過度進食，以為自己需要更多的食物才能吸收酒精還有增加飽足感。但實際上，他們真正需要的是正確的食物，避開脂肪的干擾，才能滿足身體的飢餓感和幫助肝臟恢復。關於酒精與肝臟的更多資訊，請參閱「藥物」類別的說明。

- **過多的醋**：醋會充滿肝臟各處，造成酒醉的效果，也就是說，醋會減緩肝臟的運作速度，讓它無法順利正常運作。醋的瓶身應該加上這樣的警語說明：喝完醋之後不應該操作重型機器。雖然醋沒有酒精對肝臟的影響來得嚴重，但也有相似之處。蘋果醋是所有醋中最適合使用的；雖然蘋果醋裡有一些好東西可以平衡發酵物的負面影響，不過還是不要過量使用最好。當你開始照顧肝臟時，淨化的過程就會立即開始，而且在一個月之內，就可以將肝臟中的醋全部排除。
- **咖啡因**：咖啡因會使肝臟細胞壁變薄，雖然肝臟細胞能很快地從中恢復，但長時間攝取咖啡因會使得肝臟的自我防禦工作更加困難，而持續變薄的細胞壁會讓更容易受到病原體的入侵，例如讓病毒造成肝細胞損傷。咖啡因在肝臟中的滲透率比其他許多阻礙健康的食物更深；咖啡因通常會於進入肝臟的每一層結構中，而且滲透速度都非常快。你可以在照顧肝臟的一個星期內，將儲存在肝臟中的咖啡因全部排出。
- **過量食用鹽**：鹽對身體到底是好還是壞呢？每十年健康界的流行就會翻盤。而真正的答案是，吃一點健康的鹽無妨，像是優質的海鹽或高山岩鹽不會對肝臟有太多的影響。但是當我們攝取過多的鹽分，尤其是錯誤形式的鹽分，以及在高脂肪飲食中加入過多鹽分，這時就必須小心了。脂肪細胞容易包覆鹽分，而鹽分又會持續讓脂肪細胞脫水，於是當脂肪細胞被迫脫水時性質就會改變，變得更不容易從身體、血液或肝臟中排出。脫水變性的脂肪細胞會黏聚在肝臟中，因此飲食中的鹽分越多，會有更多變質的脂肪留在肝臟中。過多的鹽分也會使器官、肌肉和腺體脫水。心臟和肝臟就需要維持一定的水分，而過量的鹽則會有反效果，而且也會讓腦部脫水。即使大腦依靠鈉這種神經傳導物質運作，但是鈉必須要來自食物本身，而不是添加到食物中的鹽。目前健康界常見的錯誤是在水中加鹽飲用，並認為這樣很健康，但事實並非如此。我們應該在飲食中加入西洋芹和西芹汁、椰子水、菠菜、海菜、檸檬和萊姆，它們的天然鈉不會讓我們的器官脫水。事實上，它們對肝臟非常有幫助，一部分原因是這些天然鈉會附著在不健康食物的有毒又危險的鹽分上，與其結合並排出體外，同時以肝臟真正需要的特殊鈉子群取代它們。天然鈉還能穩定血壓，在血壓過高時降低血壓，在血壓過低時升高血壓，而且不會讓脂肪細胞變質。和其他麻煩製造者食物一樣，當你開始照顧肝臟時，有毒鹽分及殘留物會立即離開肝臟，可以在九十天內完全離開。

- **麩質**：餵養肝臟內的病原體。這也是另一種可以在開始照顧身體九十天內從肝臟中完全清除的麻煩製造者。
- **玉米**：另一種餵養肝臟內病原體的燃料，可在開始照顧身體九十天內離開肝臟。
- **菜籽油／芥花油**：含有尚未發現的化學物質會刺激肝臟，會造成肝細胞衰弱。需要六個月的時間才能從肝臟中清除。
- **豬肉製品**：豬肉的高脂肪含量和特定種類的脂肪會減緩肝臟功能，加速脂肪細胞在肝臟累積並削弱肝臟的免疫系統。這種麻煩製造者完全離開肝臟的時間取決於你一生中吃了多少豬肉，以及肝臟中累積了多少豬肉脂肪。

病原體

這類麻煩製造者所造成的問題常會被誤認為自體免疫類疾病。病原體處於食物鏈的頂端，如同肝臟中的鯊魚，吃掉途經的所有毒素，因此要排除它們的關鍵就是清除它們的燃料來源。當你消除它們的食物時，病原體不是被餓死就是離開肝臟，最終被排出體外。清除肝臟中病原體的燃料和廢棄物也能讓肝臟的免疫系統有更多空間去追捕病原體，因為這些麻煩製造者會讓肝臟很困惑，所以撥開這層霧氣，就能讓肝臟的免疫系統就能真正地識別、標記和追捕這些入侵的病原體。當你開始照顧肝臟時，病毒毒素會立即開始離開，並持續被排出。肝臟清除病原體所需的時間，取決於病原體的侵略性有多強、它們在肝臟停留的時間、你攝取的補充品，以及是否定時攝取建議的補充品（請參閱下一章的補充品建議清單）。除了補充品之外，還要集中火力清除病原體的燃料，讓它們活活餓死。

- **病毒和病毒廢物**：造成麻煩的首要病毒就是 EBV，它有超過六十種病毒株。EBV 的病毒廢物（神經毒素、皮膚毒素、病毒副產品和病毒屍體）也都是具有毒性的；這些毒素會造成數百種疾病和症狀，從疲勞、紅疹、疼痛、飛蚊症到刺痛和麻木感。另外，會給肝臟帶來麻煩的病毒包括 HHV-6，以及尚未發現的 HHV-9、HHV-10、HHV-11、HHV-12、HHV-13、HHV-14、HHV-15 和 HHV-16，巨細胞細胞病毒，以及超過三十多種變種的帶狀皰疹。要馴服任何出現在肝臟中的病毒，請避免在《醫療靈媒》和《甲狀腺的療癒奇蹟》中提到的病毒誘因（當中有許多與你在本清單中找到的其他麻煩製造者重疊），並留意下一章中提到的抗病毒建議，以幫助改善病毒和病毒廢棄物造成的問題。這些物質最終會進入肝臟的各層結構中。
- **細菌**：鏈球菌、大腸桿菌、艱難梭狀芽孢桿菌、葡萄球菌和沙門氏菌，這幾種都是比較常見會造成肝臟問題的細菌。你不會在這份清單中看到與萊姆病有關的細菌，如果你對這個主題感興趣，請參考《醫療靈媒》。細菌會進入肝臟各層結構中。
- **食源性毒素**：我們相當努力避免感染旋毛蟲和食物中毒。在生魚、雞肉、肉類和蛋（通常在蛋殼外）中有數千種的微生物，其中有許多醫學界尚未記載，具有極高毒性的微生物，通常適當的烹調方式可以殺死它們。不過，人們不知道的是，一旦這些病原體被殺死後並不會就此消失，它們會變成毒素。舉例來說，當我們烹煮雞肉時，我們在意的是如何殺死沙門氏菌，但不會想到死掉的沙門氏菌仍會對身體造成傷害。大多數時候，人們感覺不到這些毒素的影響，因為肝臟會處理它們，不過，這些毒素的持續累積，在某些情況下會造成可怕的急性症狀。這些麻煩製造者通常會停留在肝臟的皮下層。
- **黴菌**：如果有人接觸到有毒的黴菌，無論是吸入還是吃入體內，都會通過肺部或腸道進入肝臟。黴菌毒素種類繁多，有些毒性會比較較強。總體來說，黴菌是一種誘發因子，它會降低肝臟的免疫系統（以及身體其他部位的免疫系統），在某些情況下會讓病毒爆發。它不是引起疾病的原因，即使大家經常把問題歸咎於黴菌。正如《甲狀腺的療癒奇蹟》書中所分享，許多病毒引起的症狀都會被歸咎於黴菌，而黴菌本身並不是問題所在。這就是為什麼某個人可能接觸到黴菌而沒有任何症狀，而對另一個人來說，卻是一個大的誘發因素，區別就在於某人體內是否有伺機而動的病毒。黴菌主要進入肝臟的皮下層，雖然有些會立即被清除，其他的則可能需要三到六個月的時間。當你排除黴菌後，身體還是可能會有病毒引起的症狀，這些症狀可能還會持續一年左右才開始復原。

入侵居家環境的化學產業毒素

當你在日常生活中做出選擇時，一切都操之在你。如果其他人的選擇在未經你同意卻影響你，這就不對了。吸菸就是個人選擇但影響到許多人的最佳案例，現在許多公共場所都禁止吸菸，情況已經好多了。你不必再像以前那樣受到二手菸的毒害，但是你可能無法完全避開這份清單中的麻煩製造者，你可以要求朋友把菸熄掉，卻無法要求火車鄰座乘客人洗掉他們的香水，要求牙醫診所清潔牆壁中累積多年的空氣清新劑化學物質，也無法要求飛機在六小時航程期間的持續的淨化過濾機內空氣。

我們的生活周圍充斥著這些居家室內入侵者，但我們可以做的是限制它們在我們自己生活中的使用，並努力排除它們以保護自己。當你開始淨化肝臟時，這些麻煩製造者會在一週內開始離開肝臟，可以在三到六個月內排出大部分的化學物質。

- **插電式芳香劑和香氛蠟燭**：即使你不在自己家中使用這些產品，也不代表不會在商店、醫院診所、公共洗手間或朋友家中接觸到。即使你覺得它們的氣味令人愉悅，你的肝臟卻一定會感到如有芒刺在背。當我們吸入這些香味、加熱的油或香氛蠟燭中充滿化學物質的蠟，最終會進入我們肝臟的表層和皮下層。
- **空氣清新噴霧**：接觸的來源與上述相同，這些物質會在我們肝臟的表層和皮下層累積。
- **香氛噴霧**：經常會使用於傢俱除臭，它們會進入肝臟的表面和皮下層。
- **古龍水和鬍後水**：即使你不使用這些產品，也請避免皮膚直接接觸它們，但當你接近使用這些產品的人時，還是有可能吸入這些化學物質。它們最後會進入肝臟的表層和皮下層。

- **香水和傳統香氛身體乳、乳霜、噴霧、沐浴乳、洗髮水、護髮素、凝膠和其他髮類產品**：請小心你在盥洗用品區購買的產品。為了讓自己聞起來乾淨清新，你可能會讓自己沐浴在化學物質中，加重肝臟的負擔。這些化學物質會進入肝臟表面和皮下層。
- **定型噴霧**：雖然現代人不像過去每天都會使用定型噴霧，但如果你以前有使用它來定型頭髮，那當時吸入和皮膚吸收的化學物質仍可能存在於你的肝臟中。正如你在本書所讀到的，「你的細胞每七年就會完全更新一次」是個迷思，儘管肝臟細胞會隨著時間自我更新，但舊的細胞會污染新細胞，這就是為什麼你的肝臟可能還殘留著舊的髮膠。它往往會累積在肝臟的表層和皮下層。
- **染髮劑**：染髮劑可分為傳統的染髮劑和非傳統的染髮劑。請盡可能選擇比較天然的選項，雖然可能還是會有一些毒素，但至少傷害會少一點。如果你覺得頭髮不容易上色的話不妨染兩次。傳統染髮劑對肝臟的傷害性很大，光是使用染髮劑就可能引發更年期以及停經後的症狀，而通常出現這些改變時，女性都會使用傳統有毒的染劑來染髮遮蓋白髮，最後可能會因為症狀去看醫師，然後被告知是荷爾蒙的問題，實際上卻是染髮劑引起的。染髮劑會滲入你的皮膚和血液，直接進入肝臟。那些接近四十歲的女性開始染髮，引發各種健康問題被診斷為更年期症狀，卻沒有人知道實際上是染髮劑中的化學物質餵養肝臟中的病毒所造成的。傳統的染髮劑會進入肝臟的每一層結構中。
- **滑石粉／爽身粉**：一般大家可能會認為爽身粉只是拍在皮膚表面的東西，但這些細小的粉塵其實會進入肺部，透過口腔進入腸道。所以當你把爽身粉拍在身上的時候就等同於同時吸入和吃進了一些，滑石粉會進入肝臟中產生毒性，通常停留在肝臟的表層與皮下層。
- **傳統化妝品**：如果你平常沒有閱讀化妝品外包裝小字的習慣，那麼包裝品中的成分很可能會讓你相當震驚。而且化妝品產業也有一些產品專利配方不會寫在成分表上，也就是消費者看不到的特製成分，因為一旦公開就等於把祕密配方洩漏給競爭對手。這種情況已經存在了一個多世紀了。在粉底液等產品中的化學物質，甚至是重金屬，都會進入皮膚當中，無論你使用的是口紅、唇蜜或蜜粉，最終可能都會吃到一部分。幸好現在化妝品公司知道鉛不安全，鉛是過去化妝品的主要成分。然而，今日的化妝品中仍含有鋁和銅，這些化合物會進入肝臟的表層和皮下層。

- **仿曬噴劑**：當這種產品覆蓋全身肌膚後，對肝臟的毒性特別高，這樣做會讓肝臟窒息，皮膚無法淨化，肝臟也無法透過皮膚減輕負擔。仿曬噴劑本身會進入肝臟的皮下層，讓皮膚無法釋出毒素，導致肝臟的核心深處充滿有毒物質。
- **指甲用品的化學物質**：指甲油、去光水和甲片黏合劑的氣味臭名遠播，這也是它們成為麻煩製造者的原因之一。指甲油含有油漆稀釋劑，讓它接觸到皮膚時不會變硬，而指甲油沾到指甲旁的皮膚和角質是很常見的事。使用去光水時可能都會沾滿手指，讓它有機會浸透皮膚和體內。這些化學物質最後會進入肝臟的皮下層和深層核心。
- **傳統清潔劑**：在家庭、辦公室和工業場所中都會使用這些傳統清潔劑，使用時吸入或皮膚吸收其中的成分都會對肝臟造成負擔。這也包括了桌面清潔劑、萬用清潔劑、亮光蠟、地板清潔劑和玻璃清潔劑。即使不是使用這些產品的人，也不代表就不會接觸到其中的化學物質。一旦待在使用過這些產品的空間夠久，即使碰到的量沒有使用者多，還是會接觸到一些物質。這些物質會累積在肝臟的皮下層和深層核心。
- **傳統洗衣精／粉、衣物柔軟精和烘衣紙**：這些產品很容易進入肺部和皮膚，然後直接進入血液到達肝臟。許多傳統清潔產品都由石化物質製成，雖然這些產品的外包裝看起來很乾淨，留下的毒性卻會讓你的肝臟變得相當骯髒。這些麻煩製造者物質通常會停留在肝臟的表層和皮下層。視使用品牌和成分的化學物質而定，它也可能會進入肝臟的深層核心。
- **衣物乾洗劑／化學物質**：這些化學物質最終會進入肺部，尤其是當你剛從乾洗店拿回洗好的衣服還有穿上衣服時都會接觸到，這些化學物質同時也會進入皮膚。這樣做的代價真的很高：因為只能乾洗的衣服通常價格昂貴，還要付費乾洗，同時你的肝臟也要付出高昂的代價。這些化學物質通常會進入肝臟的皮下層和深層核心。

藥品類

正如我在本書前面章節所言，在某些情況下有些藥物可以救命，有時藥物確實是必要的。同時，很多藥物的使用則會出現相反的情況，甚至威脅生命。當我們無法從醫學界得到如何療癒慢性疾病的答案時，疾病可能會不斷持續下去。由於缺乏醫學和科學的研究，很多疾病因此遭受忽視，最後我們可能會使用藥物試圖抑制症狀。而我們需要注意的是：過量使用藥物會加重肝臟的負擔；不同的醫師所開的不同處方藥（或自行服用的成藥）可能會產生肝臟不喜歡的雞尾酒效應，即使你一生中都沒有服用過藥物，體內可能也會有這些藥物。（當服用藥物的人把藥物排出體外時，這些藥物就會進入水源，另外還有更多情況會接觸到藥物。）一旦你開始照顧肝臟，就可以馬上開始把這些物質從肝臟排出。藥物排出所需要的時間取決於藥物種類以及多年來的服用量。對大多數人來說，在不繼續使用藥物的前提之下，可能還需要花上兩年的時間。不過，如果你正在服用藥物，我尊重你的選擇，這並不表示你不能努力療癒你的肝臟。肝臟需要排毒的毒素相當多，請從這部分開始著手，同時努力滋養你的肝臟，提供肝臟需要的營養素，幫助肝臟處理你目前必須服用的藥物。

- **抗生素**：除其他特定用途外，抗生素還常被開立治療感冒和流感、兒童耳部感染、喉嚨痛、咳嗽、泌尿道感染、青春痘，以及萊姆病等慢性疾病。你可能從年紀很小，甚至是沒印象時就開始服用抗生素。這些含有石化物質的麻煩製造者通常會進入肝臟的皮下層和深層核心。
- **抗憂鬱劑**：如果你曾經服用過一種或多種抗憂鬱藥物，就會知道有什麼結果了。這些藥物會累積在肝臟的皮下層和深層核心。
- **消炎藥**：受傷和慢性疼痛的患者，通常會服用這種藥物。這種藥物會分布在肝臟的各層之中。
- **安眠藥**：用於治療失眠的藥物，會停留在肝臟的皮下層。
- **生物製劑**：這些免疫系統抑制劑通常開給多發性硬化症和腸道疾病，像是克隆氏症和結腸炎等慢性疾病患者，它們會進入肝臟的各層之中。
- **免疫抑制劑**：通常使用於多發性硬化症和其他慢性疾病患者，它們會進入肝臟的各層之中。

- **處方安非他命**：用於治療注意力不足過動症（ADHD）和其他無法集中精神的症狀，以及體力不足的問題。它們會進入肝臟的各層之中。
- **鴉片類藥物**：通常會開立給慢性疼痛患者，這些藥物會深入肝臟的深層核心。
- **史塔汀類藥物（statins）**：通常用來治療膽固醇過高的情況。但諷刺的是，膽固醇問題源自肝臟，而史塔汀類會惡化肝臟的問題，導致膽固醇更加升高，然而藥物會掩蓋掉這個問題。史塔汀類藥物很容易進入肝臟的深層核心，而且會對該部位產生相當高的毒性。
- **降血壓藥物**：你服用過這類藥物後，藥物就會停留在肝臟的皮下層。
- **荷爾蒙類藥物**：包括傳統和生物標記的荷爾蒙療法、人體生長荷爾蒙和人體絨毛膜促性腺激素飲食。它們會進入肝臟的表能和皮下層。
- **甲狀腺藥物**：你會知道你服用過這種藥物，但可能不知道它們實際上不是針對甲狀腺或甲狀腺，而是另一種形式的荷爾蒙藥物。（更多相關資訊請參閱《甲狀腺的療癒奇蹟》）這些藥物也會進入肝臟的表層和皮下層，是臨床上最常用的處方藥物之一。
- **類固醇**：通常用於成因莫名的症狀和疾病，以及在手術和牙科治療後使用，它們會進入肝臟的各層之中。
- **避孕藥**：這類藥物會造成肝臟問題，讓女性提早進入更年期或出現其他荷爾蒙問題，因為它會讓肝臟快速中毒。避孕藥造成問題的其中一種方式是會讓肝臟內的血管收縮和萎縮。這種藥物會深入的深層核心。
- **酒精**：不只是娛樂性飲用的瓶裝酒，酒精也幾乎存在於所有盥洗用品中，包括護髮、護膚產品和化妝品。許多藥廠在成藥及處方藥物中也會透過某種巧妙的方式加入酒精，而且不只是液態藥物含有酒精，許多固體肝臟藥物也含有調整過的脫水酒精。酒精對肝臟的傷害極大，會使肝臟運作變得停滯遲緩，並傷害肝細胞。酒精會降低肝臟處理兩千多種化學功能的效率率，使得肝葉小精靈醉醺醺的，讓聖誕老人的小幫手無法製造玩具。（請不要因此就拒絕使用含有酒精的手部清潔液，在公廁和許多細菌的場所中，殺死流感病毒或鏈球菌的好處會遠勝於消毒液對肝臟造成的影響）。酒精會充滿肝臟的每一層，在開始照顧肝臟九十天之後就能將殘餘的酒精排出體外。

- **濫用娛樂性藥物**：娛樂性用藥和強效具有侵略性的藥物之間的差別在於這些藥物沒有劑量的規範，你不會聽到藥頭說：「每隔一天吸食半克，持續一個星期」。雖然你可能會認為藥廠製作的藥物品質管理比較好，不像那些粗製濫造的有害化學藥物，但實際上並沒有那麼簡單，沒有人知道在藥物的製造過程中會出現多少錯誤。這些娛樂性藥物對肝臟造成劇烈的影響原因在於劑量，因為使用劑量上並沒有任何的標準或規範，而這些藥物會進入肝臟的皮下層和深層核心。

有毒重金屬

如同神經捁抗化學物質的類別，有毒重金屬也會進入肝臟的各層結構之中，而且通常也會代代相傳。除了我們出生就承襲的有毒重金屬外（在第二十八章中也有讀到，嬰兒的肝臟可能已經是在負荷過重的狀態），還有我們一生中都會持續接觸到有毒的重金屬。

以下舉出的只是少數的例子，有些物質本身就是麻煩製造者，像是：藥品、自來水、空中落下的飛機燃料廢物、水管、餐廳裡刮痕累累的金屬鍋具和設備製作的餐點、應用奈米噴霧的產品、殺蟲劑、除草劑、殺菌劑等等，下方會列出更多的項目可供參考。

要避免生活中的有毒重金屬，請質疑你眼前的一切，包括藥物也不例外。在你開始照顧肝臟的第一週這些麻煩製造者就會開始離開你的肝臟。如果你定期採取第三十八章的醫療靈媒重金屬排毒法，可以在一兩年內把肝臟中更深層的有毒重金屬排出體外。

醫療靈媒重金屬排毒法是以身體可以承受的方式，將肝臟中的重金屬排出體外。搶救肝臟 3：6：9 也能將重金屬排出肝臟，不會再被身體重新吸收，在往後還能讓重金屬更容易排出身體。這些排毒法是妥善將重金屬排出體外的方式，身體敏感者也不會產生不良反應，和市面上那些所謂的重金屬補充品，淨化法和清理技巧有所不同。

- **汞**：我們可能會許多情況下接觸到汞，例如：觸摸電池、補牙齒的銀粉汞牙（或除汞牙）、接觸殺蟲劑、除草劑和殺菌劑、吃魚、服用魚油（即使是標榜不含汞的高檔產品），在湖泊和其他水域中玩水。汞金屬也是最容易代代相傳的有毒重金屬，因此你肝臟中的汞很可能是流傳已久的。

- **鉛**：小時候使用的鉛筆；接觸到含鉛的油漆（無論是現在嘗試清除老舊油漆時，還是過去油漆剛塗完的時候）；在舊建築物中使用流經含鉛水管的水，或在較新的住宅中使用含鉛接頭的水管；以及接觸殺蟲劑、除草劑和除菌劑，這些都是讓體內可能含有鉛的方式。此外，不要在使用房屋外牆曾使用含鉛油漆的房屋附近種植蔬菜，因為周圍的土壤會充滿大量的鉛，最後你可能會吃到充滿鉛的蔬菜。
- **鋁**：我們經常接觸到重金屬鋁，從罐頭、鋁罐、鋁箔紙、外帶食物餐盒、廚房用具、化妝品、自來水、防曬乳到殺蟲劑、除草劑和殺菌劑。
- **銅**：肝臟對重金屬銅非常敏感。這種金屬常用於製造水管，因此銅微粒很可能會進入我們的飲用水和洗澡水中，此外，殺蟲劑、除草劑和殺菌劑都會含有重金屬銅。現在廚房用品興起一股銅製品風潮，請特別留意，盡可能使用陶瓷塗層鍋具；這樣你的肝臟會很感謝你。
- **鎘**：這種重金屬會從天而降，所以它們會經由呼吸進入我們的體內。它也存在於殺蟲劑、除草劑和殺菌劑中。
- **鋇**：另一種會從天而降讓我們吸入的重金屬，這種物質也會落在我們的皮膚上，以及水源，所以我們會接觸到它。鋇常用於醫學影像治療。
- **鎳**：殺蟲劑、除草劑和殺菌劑的一種成分。
- **砷**：殺蟲劑、除草劑和殺菌劑的一種成分。

輻射

你的肝臟會吸收從飛機、X 光、核磁共振、電腦斷層掃描、手機、食物和水，以及從過去的核災中不斷散布到大氣中的輻射落塵。即使你這輩子沒照過 X 光，也不代表你的爸爸或媽媽在生你之前沒有照過 X 光，那些遺傳而來的輻射不會自動消失，除非你刻意的排除它們。你也可能會因為靠近剛照過 X 光的人而吸收輻射。它會進入肝臟各層結構中，在你開始照顧肝臟的前三到四個星期內，輻射微粒會開始排出體外。至於那些穿透力較強的輻射，可使用適當的補充品和海藻，以及重金屬排毒果昔（這也是一種輻射清除劑）。要完全清除體內的輻射需要一些時間，大約需要一到三年或更長的時間，取決於你的接觸輻射的程度。

過多的腎上腺素

- **腎上腺長期承受過量的壓力：**過多的腎上腺荷爾蒙會使肝臟不堪負荷，無法執行日常工作，還會為 EBV 等病毒以及細菌提供額外的燃料。當肝臟能中和腎上腺素時，會將腎上腺素儲存在皮下層。當肝臟負荷過重無法中和過多的腎上腺素時，就會被迫將具有腐蝕性的腎上素儲存在肝臟的三層結構中，當你開始淨化肝臟後，通常需要一到三個禮拜的時間才能清除。
- **容易觸發大量腎上腺素的活動：**高空彈跳、搭雲霄飛車、性愛、跳傘、衝浪、滑雪、極限單車、賽車和攀崖等都是刺激腎上腺素大量分泌的一些例子，這些活動比嗑藥吸毒好，會觸發大量腎上腺素分泌的活動能帶來相當大的成就感。如果你要做這些活動，請務必照顧好自己的肝臟，就像你準備要高空彈跳時，會先確認安全繩維持在良好的狀態，降落傘包也是。但實際上，通常人們會在成功從飛機上跳傘或在贏得賽車比賽後好好喝幾杯慶祝，這都會更加重肝臟的負擔。這些高強度活動所產生的腐蝕性腎上腺素大部分並無法被中和，因為這些大量腎上腺素會快速衝向肝臟。它通常會充滿肝臟的三層結構中，就像把湯打翻之後，用海綿擦而吸滿湯汁的海棉一般，而當你開始照顧肝臟時，它需要一到三個禮拜的時間才能離開體內。

淋雨

現在的雨水已經不像從前那麼乾淨了。現在的雨水充滿了來自天空和空氣中的毒素，包含放射性微粒、鋇、飛機燃料到從本地或其他國家農地上吹來的塵埃微粒，都含有殺蟲劑、除草劑和殺菌劑的殘餘物。雨水中也充滿了從全球化學工廠噴出的大量氯化物質，這些化學物質沒有被任何機構詳細登載，這些無良的副產品大量充斥在大氣中，所有的毒素都會隨著雨水落下，如果落在我們身上，我們的皮膚會立即吸收，化學物質就會進入我們的肝臟，在皮下層累積。

這正是我們把肝臟視為上帝的時候，因為它們可以把所看到的東西分門別類、記錄這些成千上萬不同的氯化化學物質的最微小形式。肝臟的智慧是遠超過現今科學能想像的。

我不是在談論酸雨，因為這個詞甚至連雨水中到底含有什麼都無法說明。地球上沒有任何一個實驗室可以將雨滴中的污染物分類。身體敏感的人，無論是神經性症狀，如疲勞和關節疼痛，還是有慢性問題，如鼻竇問題等，在被雨水淋濕後的幾天，症狀可能都會惡化。

我不是要嚇唬你。幸好，我們的肝臟是清除雨水毒素的高手。肝臟的辨識和處理功能應該要得到諾貝爾獎才是。你可以享受在雨中漫步的樂趣，但同時請照顧好你的肝臟，這樣才能享受這種浪漫的樂趣。在你採取了所有需要的療癒後，過去在雨中所接觸的化學物質可以在兩週內百分百離開身體。之後每一次你遇到下雨時，雨水中的任何毒素都能在三天內離開你的肝臟。部分原因是因為雨水是具有生命力和療癒特性的活水，肝臟可以立即取用。這種活水能化解其中的任何化學物質，讓肝臟更容易處理。

第三十七章

對肝臟有益的強大療癒食物、草藥和補充品

現今的我們對食物的看法已有了長足的進步。我們比過去更注意垃圾食品、人工添加物和種植的農法。我們想要給家人最好的食物，所以有些喜愛動物製品的家長只給孩子吃草飼、放牧飼養的動物。有些以植物性飲食為主的家長只給孩子有機的農產品。現在，該是時候把肝臟當成我們自己的家人了，它們也需要進食，它們也值得最好的肝臟燃料。

我們的肝臟擁有從功能遲滯的狀態和疾病中恢復的潛能和強大力量。當我們看見肝臟的本質：一個持續在運作活生生的器官，就能知道如何正確地餵養他們，這就是幫助肝臟療癒的關鍵。

肝臟如何進食呢？這跟肝臟中的「小精靈」肝葉有很大的關係。就像我們人類一樣，它們需要燃料才能執行工作。如果你能回想起第一部的內容，就知道肝臟是人體最忙碌的器官之一，因為它有高速公路般的血管通過，而血液會帶來維生素、礦物質，其他營養和食物的構成元素、荷爾蒙、氧氣和麻煩製造者，像是處方藥以及娛樂性藥物、殺蟲劑、農藥和殺菌劑；鋁、鉛、銅，汞和其他有毒重金屬，以及病毒和細菌等致病病原體。肝臟很擅長分類血液中的好壞物質、毒素和營養素。如同玩具店裡的小精靈，肝葉細胞會完成這些工作。由於血液的高速公路下一站會直通心臟，因此它們的任務是分類出哪些是有用處的物質，哪些是無用甚至有害的物質，如此才能確保只將完好的禮物送往珍貴的心臟，而不是毒素。

肝臟也會儲存有用和有害的物質，當身體需要像是營養、荷爾蒙、生物化學物質、化合物等有用物質時，肝臟很聰明的釋出，經過精密計算和平衡，將這些物質恰到好處地釋放到血液中。至於其他有害的物質則會儲存在肝臟的儲存槽，在第五

章〈提供防護的肝臟〉和上一章〈肝臟的麻煩製造者〉中有提到。為了要保護你，你的肝臟會將最令人擔心的有毒物質深埋在最深層的口袋。

所有工作都會讓肝臟感到飢餓，為了要守衛肝臟的門戶（進出的血管），將一切物質分類，有策略地儲存好的東西，將有害物質深埋其中，肝臟的細胞，包括肝葉小精靈都需要被餵飽飽。它們需要早餐、午餐、晚餐，以及吃點心的休息時間，像是喝咖啡和吃甜甜圈的機會，只是精靈們不會要求喝咖啡和吃甜甜圈。正如我在第三章〈賦予生命的肝臟〉中提到的，你的肝臟最重要的需求是氧氣，然後是水、糖、礦物鹽。葡萄糖——糖——是肝臟的燃料，以及珍貴的維生素、礦物質、抗氧化物和其他營養素，這些營養素會與蔬果中的糖一起送到肝臟。肝臟只會使用被天然葡萄糖和果糖包圍的營養素。如果一個人的飲食中沒有糖、沒有碳水化合物、沒有地瓜、沒有南瓜、沒有水果，肝臟就會慢慢的挨餓，人也會迅速老化。這是因為肝臟需要糖分來識別和維持它所需要的營養素，以恢復自身的功能；如果這些營養素沒有附著在精靈的食物——糖——上，肝臟就不會接受這些營養素。如果肝臟看到沒有與天然糖分結合的營養素進入，它也不會吸收這些營養素，只會讓營養素在血流中流動，直到離開器官為止。天然的糖分也能讓肝臟引擎保持冷卻，這非常重要的，因為肝臟是全身運轉溫度最高的器官。

在高脂肪飲食的趨勢下，人們認為肝臟需要脂肪來幫助分解脂肪，這是一個巨大的錯誤，把肝臟負責分解脂肪的事實，扭曲成肝臟喜歡脂肪的想法。現今的潮流製造者對於身體內所發生的事情一無所知，就像是一個共事多年的人，你聽過關於他們的生活狀況、熱情和夢想的故事，卻從來沒有真正傾聽或了解他們是誰。如果你真的傾聽了就會發現，請他們幫某個忙可能會觸發他們多年來最大的創傷之一。相反地，你只是在聽他們說話的聲音，同時在想你自己的事，這就是現今的飲食法以及它們如何對待肝臟的情況。你和你的身體生活在一起，假裝並自以為了解身體，但實際上從來沒有人教過你該如何傾聽或花時間去了解它需要什麼。然後就出現這種「如果肝臟能分解脂肪，那我們就盡可能給它各種脂肪」的理論。事實上，肝臟並不渴求來自脂肪的熱量，它渴望的是來自正確形式的糖的熱量。肝臟利用糖分供給自己能量，製造膽汁來分解脂肪。

血液必須是在適當的平衡狀態，才能確保肝臟有被餵飽，也才能依照身體所需分泌膽汁、分類和過濾物質，以及完成其他各項功能，包括儲存和中和。血液中含有過多的脂肪是造成身體失衡的因素之一，它會造成胰島素抵抗（妨礙細胞正常吸收葡萄糖）、降低血液中的氧含量，和讓血液脫水，這些因素都會阻礙肝臟的三個關鍵需求：葡萄糖、氧氣和水。我並不是要嚇你，讓你完全不敢吃脂肪。有些脂肪是健康的，而且對你非常有益。不過，正如我在本書中提到的，大多數人都在不知不覺間攝取過量的脂肪。

只要嘗試將你的脂肪攝取量減少 25%。如果你每天吃兩顆酪梨，那就去掉一個，多吃點菠菜、番茄、柳丁、芒果或馬鈴薯。如果你一天會吃兩份雞肉，那就減少一份，改吃烤地瓜。如果你每天要吃兩份橄欖油或椰子油，試著減少一半，並以檸檬汁代替一份油。如果你會用半杯的腰果製作醬汁，試著把腰果減到四分之一杯，再混合四分之一杯的芹菜；如果你喜歡隨手抓堅果來吃，試著用南瓜來取代一半的堅果。無論是植物性或動物性蛋白質（例如肉類），只要是含有脂肪，都可以嘗試用本章中的療癒食物來取代。藉由這些調整就可以將你一天的脂肪總攝取量減少約四分之一。慢慢來，這不需要百分之百完美。另一個選擇是，如果你想在某一天盡情攝取你想吃的脂肪，可以之後吃一些無油不含脂肪的食物來彌補。〈搶救肝臟 3：6：9〉和食譜的章節將為你提供料理和點心的靈感，讓你在沒有攝取任何脂肪的情況下度過一天。無論是將一天的脂肪攝取量減少百分之二十五，或是讓你的肝臟度過一些無油脂的時間，都能讓你向前邁進。

酒精是另一種造成肝臟失衡的物質。早在你感覺到酒精產生的影響之前，它就已經開始讓肝葉喝茫了，因為酒精會通過肝門靜脈進入肝臟，喝醉的小精靈就無法正常工作了。喝酒會妨礙肝臟辨識、解碼、萃取和保留維生素、礦物質和其他有用物質的能力，而這些物質也是經由血液進入肝臟，最終繞過了需要它們的地方，這也會減緩了肝臟管理超過兩千種化學功能的能力，就像飛機停電一樣。

頻繁進食對身體平衡有很大的幫助。雖然你的肝臟可以儲存葡萄糖，而且在需要時除了用葡萄糖餵養其他器官外還能餵養自己，因此需要盡可能越多越好的葡萄糖供應。尤其是當你的肝臟仍處於需要增加葡萄糖存量的療癒階段。因為當每次血糖下降時，肝臟都不是以最佳狀態為身體提供糖分，相反地，你的腎上腺會介入來填補這個缺口，而我們想要保護腎上腺，不讓它過勞，也讓身體其他部位免於過量腎上腺素的傷害，因此每隔一個半小時到兩小時進食一些東西，是同時支持肝臟和腎上腺的有效方法。如果你喜歡正常一日三餐的概念，那也沒問題！只要在兩餐之間補充一些點心熱量即可。

那麼，哪些是最好的食物、草藥和補充品，能夠保持血液的平衡並為肝臟帶來療癒呢？這就是本章接下來的內容。你即將讀到哪些食物可以幫助淨化血液並為血液帶來更多氧氣；用活水為血液補充水分並排出和分解肝臟內的脂肪和毒素；為肝臟輸送葡萄糖和果糖等重要的天然糖分；以及為血液提供最高品質的礦物鹽。此外，它們還富含抗氧化物，可幫助肝臟細胞恢復；以及可滋養肝臟免疫系統的維生素，幫著消滅病毒和細菌；提供可幫助肝臟發揮重要化學功能的礦物質，未被發現的植化素可將資訊傳遞至你的肝臟，幫助強化肝臟對抗我們所處在的污染環境。這些都是餵養肝臟最有效的方法，讓它達到你前所未知的健康狀態。

療癒食物

- **蘋果**：提供活水和支援肝臟的水合作用，讓肝臟儲存水分，然後在身體脫水或污血症候群發生時，將水分釋放回血液中。蘋果中的果酸可驅散堆積在肝臟儲存庫中的有毒黏膜，有助於淨化肝臟。蘋果能餓壞腸道和肝臟中的細菌、酵母菌、黴菌、其他真菌和病毒。也對溶解膽結石非常有幫助。
- **杏桃**：提供身體容易吸收的維生素 A，不會讓肝臟負荷過重，反而能保護肝臟細胞免於傷害。此外，杏桃也提供有益的銅，有助於與肝臟內的有毒銅結合，並將其排出體外，對健康非常好。杏桃富含抗氧化物，其中還有許多仍未被發現的營養，是肝臟細胞的良藥，也能幫助預防老化。
- **朝鮮薊**：朝鮮薊所含的植化素可阻止肝臟內的腫瘤和囊腫生長。肝臟的許多化學功能都仰賴朝鮮薊中的其他化學物質，它們攜手合作，讓肝臟維持強大的中和、篩選和過濾能力。
- **芝麻菜**（非韓國芝麻葉）：在肝臟內產生溫和的淨化效果，其中尚未被發現的植化素可讓肝臟決定淨化的程度，以及它想要安全地釋放哪些毒素（相對於排出會傷害肝臟的毒素）。
- **蘆筍**：提供豐富的類黃酮，具有高度的抗發炎作用，其中許多是尚未被發現的；它們就像天然的阿斯匹靈，能舒緩燥熱、負荷過重而痛苦掙扎的肝臟。這種鎮靜作用大大提高了肝臟的淨化能力。蘆筍為混亂、生病的肝臟帶來規律，它能立即強化肝臟的免疫系統。蘆筍能增加膽汁分泌，但不會讓肝臟在分泌膽汁時過度勞累。有助於分解脂肪細胞，將其排出肝臟。幫助肝臟深層核心恢復活力。蘆筍是最重要的肝臟療癒食物之一。建議每週至少吃幾次。

- **大西洋海藻**（尤其是紅藻和昆布）：它們含有肝臟喜愛也依賴的礦物鹽，其中一種是重要的礦物質碘，猶如肝臟的天然防腐劑，可抑制有害的細菌、病毒和其他可能進入肝臟造成細胞損傷的有害微生物。肝臟內適當含量的碘有助於預防癌症以及在肝臟和身體內發生的各種疾病。大西洋海菜也能強化膽鹽，讓肝臟產生更強效的膽汁（相較之下大量產生的膽汁效力可能就不會太高）。
- **香蕉**：香蕉中的果糖是肝臟最喜歡的食物來源。它為肝臟提供快速的燃料，喚醒沉睡的細胞，增加細胞的靈活性和產能。舒緩腸道內壁，也能舒緩附著在腸道上的神經。與一般人的認知相反，香蕉是最能抗細菌、抗酵母菌、抗真菌的食物之一。它也是與其他營養豐富的食物結合或與營養補充品一起服用的最佳食物，因為它們能改善肝臟吸收營養的能力。
- **莓果**：莓果是肝臟的藥櫃。富含抗氧化物，可防止各種肝細胞（包括肝細胞和庫佛細胞）以及肝葉和毛細管受到毒素和病原體影響。莓果能保護肝臟免受麻煩製造者的傷害；它們所含的許多未被發現的抗氧化物能保護肝臟細胞免受傷害。所有的莓果，包括覆盆莓、黑莓和藍莓，都能減緩充滿肝臟的重金屬和毒素迅速氧化的問題。
- **綠花椰**：綠花椰的「梗」含有豐富的硫化物，目前的研究尚未完全了解這些化合物，它們的重要性遠超過我們的認知。這些植化物之一的硫化合物，對腸道內的壞菌和其他微生物發揮如同毒氣瓦斯一般充滿殺傷力，也會直接進入肝臟，充滿肝臟組織，讓肝臟的免疫系統有機會對抗病原體。
- **球芽甘藍**：它是肝臟終極的排毒食物，提供大量的化合物和植物營養素。球芽甘藍中的硫化合物有別於其他十字花科（即芸薹科）食物中的硫化合物，因為它們來自於球芽甘藍的大型母莖，小小的球芽甘藍就是在母莖上長大的，這是一些對肝臟最有強大、最有幫助的硫化物；它有能力鬆動因毒素和遺傳的麻煩製造者造成的硬化細胞，因為它可以觸及家族世代相傳的毒素或更久遠之前的毒素。一旦硬化的細胞開始鬆動，老舊的毒素就會出現，但不會引起不好的事。球芽甘藍的硫化物有種與眾不同的能力，它能附著在每一種毒素上，並安全地護送毒素離開肝臟，無論是經由腎臟、膽管或腸道排除，都能一路與毒素結合，直到毒素離開身體為止，所以它是一種罕見的食物。

- **紅蘿蔔**：快速補充肝臟能量的葡萄糖來源，同時也含有礦物質和維生素。生食紅蘿蔔含有較高的防腐植化素，可抑制不友善微生物的生長。
- **西洋芹**：西洋芹中尚未被發現的鈉子群，我稱之為鈉簇鹽，可保護肝臟的細胞膜，並抑制病毒、細菌和真菌的生長。西洋芹能恢復肝臟製造膽汁的能力，以及膽汁的效力和複雜結構，因為多數人的膽汁結構是完全失衡的。西芹中鈉簇鹽能結合肝臟內自由漂浮的毒素，並將它們沖入血液中，過程中持續保持結合狀態，使這些麻煩製造者可以安全地離開腎臟或腸道。西洋芹能淨化肝臟，同時將肝臟的熱度降到安全的範圍，它是膽囊的終極恢復劑，隨著時間累積，有助於溶解膽結石，讓膽結石縮小到不會造成傷害或能夠通過膽管的程度。西洋芹的鈉還能擴張膽管、防止堵塞，預防大的膽結石破壞膽管；它會清除腸道和肝臟內的黏液，並增加胃內尚未發現的七種酸混合而成的鹽酸分泌量並分解肝臟內的脂肪細胞。我們會在不知情的情況下購買不同農場和地區的西洋芹，即使是在同一家商店購買也是如此，這樣做是很好的，因為不同的土地會影響西洋芹的礦物鹽成分，所以最終我們能得到各種有助於免疫系統的鈉成分。（如果你一輩子吃的西洋芹都來自同一個農場，也不必擔心。隨著時間累積，土壤還是會發生變化，讓你獲得更多的營養多樣性。）西洋芹是我們絕對不能忘記的強效草本植物。
- **櫻桃**：含有大量花青素，能與儲存在肝臟深處的石化物質類的毒素結合。櫻桃的紅色色素可作為除油劑，分散這些具有黏性、膠狀的毒素，讓它們離開肝臟，進入膽囊。花青素可防止毒素被肝臟重新吸收，而櫻桃中豐富的纖維有助於將毒素驅離小腸和結腸。
- **香菜**：這種草本植物不僅能吸附體內有毒的重金屬，其中尚未被發現的植化素還能吸附其他麻煩製造者，例如通常會進入我們肝臟的神經毒素和皮膚毒素，然後將它們安全地排出體外。香菜是一種幫助肝臟排毒和養肝很好的草藥。它有助於肝臟內及周圍神經組織的再生，這些珍貴的神經組織從我們的大腦傳送訊息，與我們的肝臟溝通。

- **椰子：**非常有助於降低肝臟和淋巴系統中的病毒和細菌量，但必須少量使用。過多的椰子（包括椰子油、椰肉和椰奶）會減慢肝臟的運作，延遲反應時間，讓肝臟無法履行職責。任何植物性脂肪都是如此，雖然它們有好處，但過量使用會影響療癒功效。
- **蔓越莓：**蔓越莓中的花青素有很多方面的效用，因為它為肝臟做不止一項工作。不僅能防止細胞氧化，還有助於防止細胞因毒素超載而死亡。它還能清除各種麻煩製造者，包括從家族遺傳來的毒素。蔓越莓中讓人臉皺起來的果酸也會破壞細胞病原體的細胞膜，尤其是細菌。蔓越莓中的維生素 C 與番茄中稀有的維生素 C 有相似之處，可以強化肝臟的免疫系統。
- **十字花科蔬菜：**一直以來，這些十字花科蔬菜對肝臟都很有幫助；它們提供豐富的維生素、礦物質、抗氧化物和植化素：硫化物，能幫助肝臟恢復營養儲存。十字花科蔬菜還能幫助肝臟轉換營養素，讓營養素更容易被利用，所以當營養釋放到血液中就更容易傳遞體內的其他器官。羽衣甘藍、櫻桃蘿蔔、芝麻菜、球芽甘藍、紫高麗菜、綠花椰、白花椰、西洋菜、大頭菜、蒜菜、青花筍和芥菜是你的最佳選擇。請繼續閱讀，後面資訊會介紹更多前六項的食物。
- **黃瓜：**它是肝臟的盟友，因為它能幫助肝臟補充水分。你的肝臟一直都需要含有礦物質和其他營養素的活水，因為肝臟要持續維持血液中的水分，而肝臟需要黃瓜等來源來提供活水，藉由減少血液中的脂肪和毒素，最大限度地減少污血症候群。黃瓜中的植化素對小腸和結腸有消炎的作用。同時黃瓜也具有溫和稀釋血液的能力，讓排毒過程自然發生，不會受到阻礙。
- **蒲公英葉：**肝臟實際上就像是一塊海綿，如果有正確的植化素靠近，例如蒲公英葉子和莖中的帶苦味的化合物，就會產生淨化排毒的效果，肝臟會靠擠壓反應，鬆開充滿有毒碎片的監獄細胞。這種苦味也會啟動健康的組纖胺，將釋放出來的毒素包裝起來，並將它們從體內排除，幫助身體排毒，這樣可以減少肝臟痙攣，並增加膽汁分泌和效力。千萬別小看蒲公英，它是最有益的肝臟淨化食物之一。

- **椰棗**：腸道會因鹽酸和膽汁分泌不足而積聚黏液，這會減慢對血液中營養的吸收。椰棗能排出和消除大腸中的黏液，尤其是細菌和真菌等病原體產生的黏液。椰棗中的糖分可以滋養肝臟；它們是葡萄糖的絕佳來源，有助於幫助身體修復，讓肝臟盡可能執行超過兩千多種的化學功能。
- **茄子**：由於人們對於茄科植物的疑惑，導致茄子經常被避開食用，但它比我們所相信的更有價值。它對我們的幫助比任何人所知的都要大；它被避開的唯一原因是我們不了解它。事實上，茄子含有少量尚未被發現帶有澀味的植化素，可以改善肝臟的血流量，讓肝臟內的氧氣到達最大值，有助於預防各種疾病。茄子還含有能與維生素 C 結合的植化素，讓維生素 C 更容易被肝臟和肝臟的個人免疫系統吸收。茄子能稀釋充滿脂肪和毒素的骯髒血液，有助於防止靜脈內的血栓形成，舒緩心臟負擔，讓心臟在泵血同時不會過度勞累。
- **無花果**：無花果是肝臟的好朋友和盟友，人體不需要大量胃中鹽酸或膽汁就能消化無花果，因此可以讓肝臟喘口氣。與此同時，無花果在腸道中能與所有的病原體和毒素結合並排出體外，這代表通過肝門系統進入肝臟的毒素會更少，無花果是肝臟的雙贏選擇。
- **大蒜**：由於肝臟要處理病原體的攻擊，因此需要藥草和食物來幫助它對抗病原體。大蒜就是這樣一種草本食物。大蒜的藥性、辛辣、澀味特質是病原體的惡夢。大蒜中的植化素會穿過腸道壁滲入血管，通過肝門靜脈進入肝臟。肝臟的免疫系統歡迎這些化合物，因為它知道這些化合物就像是救兵來了，讓免疫系統可以找到緩衝和撤退的地方，以建立自己的力量。這些植化素就像往人的眼睛裡扔沙子一樣，它們真的會打中肝臟裡的各種病原體，迫使它們退縮，甚至殺死其中一些病原體。如果你對大蒜很敏感，可以試試洋蔥；它們也有類似的特性。如果你對大蒜不會敏感的話，請不要害怕，當你想吃時就別客氣囉。
- **葡萄**：雖然很多人因為葡萄含糖量高而對它退避三舍，但我們應該要再重新審視，因為葡萄中的糖分有助於活化肝臟。葡萄是名副其實的延年益壽食品，能提高肝臟兩千多種化學功能中每一種功能的表現。葡萄中特有的果酸是膽結石的最佳溶解劑，所以下次吃葡萄時請想想這些吧，而不是擔心糖分是否過多或是否會讓你發胖。體重增加最不會是葡萄造成的。

- **辣椒（例如卡宴辣椒、超級辣椒、哈瓦那辣椒、鳥眼椒、墨西哥辣椒和波布蘭辣椒）**：辣椒含有數十種對肝臟很有幫助的植化素。其中一種是辣椒素，它允許肝臟自行發熱而不會產生負面影響。肝臟歡迎這些由療癒食物引發的熱，它能幫助肝臟重新啟動。血液中的氧氣會通過肝臟所有的血管，而辣椒素引起的溫熱會立即將新鮮、乾淨的血液吸入整個肝臟循環，就像在你的房子裡打開一扇窗，讓陳舊的空氣出去，替換新鮮的空氣進來。這種重新啟動對於肝臟因為病原體和毒素引起的發炎反應很有幫助。請盡量不要吃綠色的辣椒，一定要吃紅色和成熟的辣椒，我們對吃青椒有一種莫名的執著，而某些人對青椒和其他未成熟的茄科植物會有不好的反應，最後很不公平地讓所有茄科植物背負壞名。要恢復肝臟的健康，就要多吃成熟的辣椒。
- **耶路撒冷薊**（也稱為菊芋）：含有可以阻止疾病快速傳播的植化素。有些病毒、其他病原體和破壞細胞的麻煩製造者更具侵略性，而菊芋中的一種植化素可以阻止它們。同樣的植化素也參與了「朝鮮薊」在地底的生長過程。這些根部在生長季節的生長速度很快，根部會擴散得又遠又廣，而這過程的化合物正是最終保護肝臟免受快速傳播疾病侵害的物質。
- **羽衣甘藍**：羽衣甘藍對於整個腸道來說是很有幫助的食物，因為它會讓壞菌及不好的微生物挨餓。對於迴腸的環境很有幫助，可以增加維生素 B_{12} 的製造，讓肝臟藉由肝門靜脈吸收這個很重要的營養。
- **奇異果**：奇異果的果酸對膽結石有獨特的溶解作用。它能在結石內部形成凹坑，減弱它的硬度，讓它破裂。奇異果還能提供肝臟所需的各種營養素。
- **綠葉葉菜**（尤其是萵苣及它的莖）：對肝臟有絕佳的淨化排毒效果，每天都可以食用。萵苣外層的綠葉提供肝臟數十種微量營養素，讓肝臟保持健康平衡，而萵苣的核心，也就是更靠近根部的部分，則提供乳白色的化學物質會幫助肝臟的排毒機制。當綠葉菜與水果一起食用時，其中的藥性會增加兩倍。

- **檸檬和萊姆**：改善胃中的消化鹽酸分泌以及膽汁分泌和效力。含有微量礦物鹽，可分解病原體，例如不健康的細菌、黴菌、酵母菌和真菌，保護肝臟的免疫系統。檸檬和萊姆含有豐富的鈣質，能與其中的維生素 C 結合，讓兩者都能進入肝臟，喚醒功能停滯、遲緩、充滿脂肪的肝臟，鬆脫和分解脂肪細胞。檸檬和萊姆可以清理污血症候群，改善葡萄糖的吸收，甚至保護胰臟。
- **芒果**：可以冷卻過熱的肝毒，鎮靜舒緩並防止肝臟痙攣。芒果中的黃橙色色素能滋養肝葉，強化肝細胞和庫佛細胞，使它們能完成所需的工作。芒果也有一種獨特的植化素，能幫助肝臟的免疫系統消滅造成膿瘍的細菌囊袋。幫助防止肝臟老化和細胞死亡，同時改善膽汁分泌的情況。
- **楓糖漿**：楓糖漿中糖分與大量礦物質會互相結合迅速傳送到肝臟，成為植化素組成的即時燃料。就好像幫肝臟打了全世界最棒的點滴，裡面含有大量的維生素、礦物質和其他營養素（其中許多仍未被發現），再加上肝臟茁壯成長所仰賴的優質天然糖分。
- **各種瓜果**：瓜類水果是一種強效的清肝食物，因為它本身就能為血液補充水分，幫助減輕肝臟的過度負荷。瓜類水果獨特的活水成分結合其中的營養成分，可減少心臟的工作量；瓜類水果能稀釋骯髒、有毒、充滿脂肪的血液，讓心臟在泵血時不會過度勞累。這可以減少肝臟保護心臟的責任，讓肝臟得以專注於當下需要的其他重要化學功能。瓜類水果還能為肝臟提供水分，讓你在乾旱、長期缺水的生活方式下，仍能保持體內水分充足。它們能輕鬆地將毒素清出腸道，並重建胃部的鹽酸儲備量。而且由於分解和消化瓜類水果不需要膽汁，所以肝臟可以努力恢復膽汁儲存。
- **香菇**：含有數百種尚未發現的植化素，其中許多對肝臟有排毒的作用，但不會傷害肝臟。香菇是肝臟的良藥。許多人害怕香菇，因為他們認為香菇是一種真菌，代表它們會在人體內滋生真菌。事實剛好相反。香菇是一種能消滅真菌的菌類，而肝臟會把香菇作為盟友，如果肝臟正在處理不友善的微生物，例如真菌，香菇就相當有助於將它們排出肝臟。蘑菇還能減少腸道中的真菌、細菌和病毒，讓更乾淨的營養和更乾淨的血液到達肝臟。

- **洋蔥和蔥**：洋蔥與大蒜非常相似，具有抗菌的硫化物，可將不友善的病原體從肝臟中排出。洋蔥對肝臟有殺菌消毒的作用，可防止肝臟發炎。洋蔥還能改善肝臟的溫控或「恆溫器」，使其能適當地自我加熱和降溫。
- **柳橙和橘子**：提供鈣和維他命 C 的組合；當兩者從同一食物來源結合時，肝臟可以比從單獨來源更好地利用這兩種營養，所以柑橘柳橙也是能讓肝臟輕鬆吸收和轉換營養的好水果。雖然柑橘和柳橙具有輕微溶解膽結石的能力，但它們更有能力將從肝臟通過肝管後可能沉澱在膽囊中的淤積物連根拔。
- **木瓜**：當某人的腸道因為腸道內壁的麻煩製造者所引起的神經發炎而變得緊張時，木瓜可以舒緩這些神經，減少發炎。木瓜中的紅色植化素，能促進肝臟吸收養分。木瓜中的紅色植化素可讓肝細胞變得更靈敏更具適應性，讓肝臟發揮最佳功能。
- **歐芹／巴西里**：它的植化素具有對抗麻煩製造者的功用，能將毒物排出肝臟。歐芹中的濃綠色素含有一種專門用於肝臟再生的生物鹼；當肝臟接觸到這些生物鹼時，組織健康會得到改善。歐芹對膽囊淤積物也有清除作用，但對膽結石沒有作用。它的植化素會沉澱在膽囊底部，也就是淤積物所在的位置，發揮清除的功效。
- **桃子和油桃**：桃子和油桃的果皮具有黏附腸道內毒素的性質。這些果皮會黏住小腸和大腸內深層的殘渣、陳舊腐爛的食物和黏液，驅除它們，為友善的細菌和微生物騰出空間，讓營養能吸收得更好。桃子或油桃鮮嫩多汁的性質很獨特，因為它是果酸與礦物鹽和天然糖的結合，在靠近果核的地方有澀味的植化素，可以讓靠近肝臟深層核心的地方恢復活力。
- **西洋梨**：是一種幫助肝臟鎮靜、舒緩、溫和排毒的水果，對於躁動、發炎、功能遲滯、負擔過重或充滿脂肪的肝臟非常有效。西洋梨對肝臟中需要休息和冷卻的繁忙部位也有鎮靜作用。當肝臟經常處於危機狀態時，西洋梨會讓它脫離自動導航狀態，讓器官得以療癒和恢復活力。
- **鳳梨**：可以溶解膽結石。高酸性的果酸和化合物也很容易進入你的肝臟，發揮刷洗的功用，幫助分散清理肝臟中的黏液，碎屑、各種垃圾和副產品，這些都是因為眾多的麻煩製造者在肝臟內積聚而成。鳳梨吃起來可能會澀澀的，所以我比較喜歡底部三分之二的部分，因為那是鳳梨中最甜、最平衡的部分。即使是讓鳳梨側躺熟成，還是底部的區塊最好吃。如果鳳梨的澀味對你沒有影響，你可以吃掉整顆鳳梨。

- **紅龍果**：紅肉品種的火龍果所含有的紅色色素能使人恢復活力，讓細胞恢復活力。它能幫助肝臟更快地再生。它猶如肝臟的青春之泉，透過呵護肝臟深層核心，延緩和阻止肝臟老化。你可以在市場、超市和網路上找到新鮮或冷凍的火龍果，如果在你的居住地區兩種選擇都沒有，請尋找純正無添加的紅龍果粉。
- **石榴**：含有花青素，有助於恢復肝細胞的活力，同時具有澀味的果酸有助於溶解膽結石。對於淨化血管通道、促進肝臟血管的流動非常有幫助。
- **馬鈴薯**：含有豐富的胺基酸，能特別抑制病毒生長。馬鈴薯可以為肝臟提供大量葡萄糖，因為肝臟依靠葡萄糖來保持強壯。它還有助於建立糖原儲存，而這正是保護我們免於血糖問題、體重增加、脂肪肝和污血症候群的營養。馬鈴薯能讓肝臟保持接地和穩定，讓我們擁有良好的肝臟。馬鈴薯也因為是茄科植物而被避開，實際上它們有能力扭轉許多的慢性疾病。
- **櫻桃蘿蔔**：對我們的肝臟來說是一味猛藥。蘿蔔辛辣刺鼻的特性來自於一種化合物的組合，其中有許多尚未被發現的物質是肝臟的抗感染藥，可阻止病原菌感染，並透過增加肝臟白血球以對抗及摧毀入侵者，增強肝臟個人化的免疫系統。
- **生蜂蜜**：含有肝臟渴求的糖分以及維生素、礦物質和其他營養素，其中有數百種以上的營養素是醫學和科學研究沒有記載的。生蜂蜜是天然抗菌劑：集抗病毒、抗菌、抗真菌的特性於一身。當生蜂蜜被分解和吸收後進入肝臟時具有強大的功效，一次就能提供肝臟所需的一切：立即增強肝臟的免疫系統，讓肝葉和細胞可立即獲得所需的燃料。蜜蜂曾從花朵中採集花粉，花粉中的數百種植化素會以一種令人愉悅、健康的方式讓肝臟得到需要的緩解，為我們再戰一天。
- **紫高麗菜**：紫高麗菜以多種方式幫助肝臟。它最大的作用在於腸道，可以減少病原體、排出體內的氨氣、打擊真菌和細菌、清除腐爛的食物殘渣，為迴腸創造更好的環境，以便製造 B_{12}。紫高麗菜是肝臟的祕密武器，因對腸道有幫助等於對肝臟也有好處。當你認為紫高麗菜的厲害就是這些時，它的硫化物結合深紫紅色的色素進入肝臟，幫助肝組織活化和受損細胞再生，包括肝臟深層的核心組織。紫高麗菜就是幫助肝臟修復的有效工具。

- **菠菜**：菠菜葉與（特別是）菠菜莖中的礦物鹽有助於肝臟發揮超過兩千種化學功能。菠菜不僅富含大量維生素和其他營養素，而且這些營養素是很容易被肝臟吸收的。菠菜葉能迅速將營養素釋放到腸道中，即使是在胃中鹽酸或肝臟膽汁分泌量較弱的情況下也是如此。菠菜能按摩迴腸，幫助 B_{12} 的製造產生，並幫助肝臟轉換營養素，因此肝臟釋放營養素後，身體其他部位就能接收到這些營養素。
- **芽菜和微型菜苗**：肝臟超愛芽菜和微型菜苗，就像它喜愛農夫市場、自家花園或廚房流理台上種植的任何有生命的水果、蔬菜或綠色葉菜，因為這些食物含有其他地方找不到的崇高微生物。你無法在商店買到瓶裝的崇高微生物，甚至在發酵食品中也找不到。它們不存在於任何工業製造界；它們存在於新鮮的嫩芽、微型菜苗、從樹上摘下的有機蘋果或在自家後院種植的羽衣甘藍上。這些崇高的微生物在腸道中創造出最強大的有益菌環境，這對肝臟有極大的幫助，而醫學和科學研究尚未發現這種好處。崇高的微生物可以真正吸收維生素和礦物質以幫助肝臟，與大多數人因肝臟和腸道中的壞菌而難以吸收營養有差異。
- **地瓜**：地瓜是肝臟重要的葡萄糖和糖原儲存食物。所有的地瓜和山藥都有益處，即使是白地瓜也不例外。與馬鈴薯類似，它們幾乎能幫助支援肝臟負責的所有功能。地瓜中的植化素可鎮靜發熱、憤怒、功能遲緩和充滿毒素的肝臟，並有助於防止肝臟痙攣。它還提供一系列能平衡肝臟荷爾蒙的植化素；肝臟可利用地瓜和山藥來調節控制某些荷爾蒙。
- **番茄**：利用重要的微量營養素、植化素、維生素和礦物質來支援肝臟的許多功能。茄紅素是肝臟喜愛和推崇的營養素：肝臟利用茄紅素來保護自己的細胞免於傷害，此外，茄紅素還能幫助肝臟安全、順暢有效地排除紅血球。番茄中的果酸有助於保持膽囊健康，幫助排出膽囊中的淤積物，甚至可以減少膽結石的體積。即使是賣相不佳的番茄，也有很高的礦物質含量。這些礦物質通常會進入肝臟深層的核心，有助於預防常見的疾病。番茄在夜間的月光下生長，而肝臟也會對月光作出反應，當滿月時肝臟會在凌晨時分更努力地進行淨化、過濾和處理毒素。當你的飲食加入有機或原生種番茄，它們在生長週期中所收集的滿月能量會與肝臟的排毒淨化能力產生作用。如果你因為茄科理論而避免吃番茄，那你就錯過了保持肝臟健康和預防疾病的機會。

- **薑黃**（新鮮的）：新鮮薑黃對肝臟有兩個主要的責任：它能讓肝臟清除大量不同的麻煩製造者，甚至是來自肝臟深層核心的毒素；同時，當這些有害毒素被連根拔除並排出體外時，它能保護肝細胞免於傷害。薑黃具有新生的作用，它能挖出深層黑暗的毒素，並清除肝臟中的毒素，抹除過去你不需要的部分。
- **野生藍莓**：含有數十種尚未發現的抗氧化物，包括不同種類的花青素。野生藍莓內不只有一種色素，還有數十種色素尚未被研究或得知。野生藍莓之於肝臟，就如同母乳之於嬰兒。野生藍莓不僅有能力抓住大量的麻煩製造者，還能在它們離開肝臟時牢牢抓住它們，這是大多數療癒食物無法做到的。野生藍莓中的色素能深入肝細胞，並穿透肝細胞內的細胞壁和細胞膜，將它們的藍色散布到肝臟各處。野生藍莓能增強腸道的功能，餵養腸道中的好菌，對肝臟再好不過了！
- **南瓜**（包含日本南瓜、橡實南瓜、胡桃南瓜）：南瓜富含肝臟容易儲存的營養素。也富含類胡蘿蔔素，可保護肝臟細胞免於損傷。南瓜中的葡萄糖可以穩定肝臟，讓體內的整體血糖保持穩定。
- **櫛瓜**：櫛瓜在某些方面與黃瓜非常相似，因為它也是一種有助於肝臟補水的水果，可讓肝臟儲存微小的水分子，以便在生活中長期缺水的狀態時釋放水分回到血液中。櫛瓜具有溫和淨化肝臟的作用，讓肝臟可以安全地排出有毒的麻煩製造者。它也能舒緩腸道壁，排除細菌和真菌等病原體，讓養分能更好地被吸收並傳送到肝臟。櫛瓜是對膽囊有益的食物，它所含的植化素實際上能減少膽囊發炎的情況。

療癒的藥草和補充品

接下來，你會注意到每個項目都是單一藥草和補充品。在這裡你不會找到瓶瓶罐罐的補充品，每瓶裡面有幾十種成分，包括幾十種草藥、維他命、氨基酸等等的綜合補充品，這是有原因的。當你將二十、三十或四十種營養素裝入一個膠囊時，每種營養素只會有一點點，而這對你的療癒並沒有幫助。這是某些補充品公司採用的一種做法，這樣他們就不用在每個膠囊中耗費大量珍貴的營養素，而且最後人們會上當。

與此同時，大多數患有慢性疾病的人對於任何成分都十分敏感。如果你對一顆裝了那麼多成分的藥丸有反應，你永遠無法知道是什麼成分引起的反應，無法因此更了解情況。而且，含有幾十種成分的補充品是根據某位自稱為營養補充品專家的看法混合而成的，而不是真正根據你肝臟的需求。

這些列表中的每一種單一藥草都擁有上帝賦予的力量來幫助你的肝臟恢復健康。你的肝臟能理解這些草藥，並知道如何使用它們。因此，如果你在本章後面看到針對某個疾病或症狀的建議有十到十五種不同的單一補充品，這些補充品的療癒效果遠超過服用含有十到十五種成分當噱頭的補充品，即使那些被宣稱為高品質的補充品，實際上是填滿了對於哪些成分對你有益的無數猜測，最終導致你的肝臟和其他免疫系統感到困擾和負擔過重。

簡而言之，就像本書中所提到的慢性症狀對於醫學界來說仍然是謎。假如專家建議攝取綜合補充品，但是當沒有人真正知道是什麼引起你的疾病或痛苦時，這樣的建議能幫助到你嗎？只有當你真正了解造成健康問題的原因時，如同你可以在《醫療靈媒》系列書中發現的，才能確定該補充什麼，藉由這些藥草和補充品，你的手中握有照顧肝臟和症狀的力量。

這些補充品的使用是都是選擇性的，在完成第四部的各種建議之後，行有餘力時再去做的事。如果你只想專注於食物療癒也很歡迎，如果你不想加入補充品，那麼降低脂肪的攝取並增加療癒食物將會對你的所有的問題有幫助。這本補充品指南是為那些尋求更多選擇的人而分享，因為他們的狀況讓他們感到困惑。如果你也是這樣，那麼請繼續閱讀，你將會找到豐富的選擇。在本章結尾，你會找到針對本書中提到的各個症狀和問題的專門補充品建議清單。

講到藥草酊劑，請務必要尋找無酒精的版本（避免出現「乙醇」一詞）。酊劑中的酒精通常是玉米製的酒精，因此即使是有機的，仍然會受到基因食物改造的污染，這會**（1）抵消了藥草的好處，（2）而且酒精會滲入藥草中並改變其性質**，更不用說酒精會傷害你的肝臟。如果找不到無酒精的酊劑，葡萄酒精應是你的首選，而白蘭地則是下一個最佳的防腐劑。

人們常常問我某種單一補充品最有效的形式是什麼，這真的重要嗎？是的，這非常重要。不同比例的補充品之間存在微妙甚至關鍵的差異，這可能影響病毒或細菌量的快速消減與否；是否能快速修復中樞神經系統；體內發炎減少的速度；以及症狀療癒的時間。你選擇的補充品類型會讓你進步或退步。為了加快療癒，你需要正確的補充品。基於這些重要原因，我在我的網站 www.medicalmedium.com 上提供了各種補充品最佳形式的品項分享。

當你閱讀這些按英文字母順序排列的補充劑時（非按照強度排列），請記住，它們對你的身體和肝臟所帶來的影響仍然是尚未發現的醫學和科學研究。雖然少數幾種在研究範圍內，但有很多品項是沒人了解它們成為肝臟救援者的價值，它們的好處遠遠超過任何人所知。

一個很強大但不為人知的補用品補充技巧是與水果一起服用補充劑，例如搭配香蕉或一些馬鈴薯、地瓜、南瓜、生蜂蜜、楓糖漿或椰子水。如書中早先所提到的，糖是幫助維生素、礦物質和營養素通過血液循環的媒介，幫助它們到達需要營養的地方，而器官在沒有糖的協助下不會接受維生素、礦物質和其他營養素。所以與天然糖一同服用補充品，可以確保肝臟和你身體的其他部位可以實際利用這些補充品。

- **5- 甲基四氫葉酸（5-MTHF）**：5MTHF 又名活性葉酸，它可與維生素 B_{12} 結合，提升盲腸內微生物的作用，同時也會進入肝臟，活化肝臟的 B_{12} 儲存槽，這些是用來應對緊急狀況所需的 B_{12}，也能幫助肝臟將 B_{12} 轉化為具有生物利用度的形式，方便透過血液輸送，並附上所屬器官的訊息。肝臟製造的化合物會自動附著在 5-MTHF 及維生素 B_{12} 上，讓其他器官能輕易辨認與吸收。
- **α- 硫辛酸（ALA）**：它能很容易進入肝細胞中，讓細胞具有額外的抗氧化能力，避免受到很毒的麻煩製造者傷害。可以協助神經傳導物質進入肝臟，改善肝臟儲存葡萄糖的能力，增加肝臟糖原的儲存量。活化肝臟，同時也能協助肝臟排毒。

- **蘆薈（Aloe）**：蘆薈葉中的果膠會與腸道中有毒的殘骸結合，把毒素排出腸道和體外。蘆薈可減少腸道中的毒素，防止毒素向上進入肝臟。蘆薈也能讓藉由肝門靜脈進入肝臟的血液變得更乾淨，蘆薈中的化合物同時具有抑制細菌與部分病毒的功效、蘆薈能驅散與減少腸道中的有毒氨氣，避免因為胃酸與膽汁分泌過少，導致食物腐敗產生的氨氣進入肝臟之中。
- **餘甘子（醋栗果）（Amlaberry）**：含有豐富的抗氧化物，保護肝臟不受毒素威脅：從家族承襲而來的舊毒素以及日常接觸到的新毒素。餘甘子中含有大量維生素 C，能餵養肝臟個人化免疫系統，保護肝臟不受感染，並幫助免疫系統找出潛藏在肝臟之外的毒素和消滅他們。餘甘子也能改善肝臟的化學功能，協助恢復葡萄糖的儲存量。
- **南非醉茄（Ashwagandha，又名印度人蔘）**：可強化腎上腺，預防腎上腺過於活躍或不夠活躍，這也是在腎上腺面臨壓力後變得虛弱所發生的情形。醉茄可以保護肝臟，避免肝臟接觸到過多的腎上腺素，並幫助肝臟製造與儲存數十種荷爾蒙。
- **大麥草汁粉（Barley grass Juice powder）**：大麥草汁粉中的植化素能餵養營養不良的肝臟，幫助肝臟排除過去承襲而來與現在新接觸的毒素。它是相當盡責的解毒劑，具有和肝臟共同完成任務的正直使命感，會用重要的營養成分取代被移除的毒素。
- **維生素 B 群（Vitamin B complex）**：肝臟相當擅於將維生素 B 轉換為便於人體各器官與組織利用的營養素，並將它儲存起來。雖然在特殊時刻，人體也可以用非常手段製造出維生素 B，但如果食物與高品質的補充品中含有維生素 B，那麼肝臟會好過許多，也能更專心做其他更重要的工作。肝臟會用化學物質標記維生素 B，將之它分配到需要的器官。肝臟也擁有高度的智慧，能與維生素 B 攜手合作，在肝臟較乾淨毒素少的時候，維生素 B 就能發揮神奇的功效。
- **黑胡桃（Black walnut）**：發生罕見的寄生蟲或蟲體感染時，黑胡桃就會

進入肝臟中，破壞那些不速之客，只需要把它們燻出肝臟即可。請注意：黑胡桃無法傷害病毒和細菌，只適用於對付寄生蟲

- **牛蒡根（Burdock root）**：牛蒡根充滿尚未被發現的抗發炎化合物，新鮮牛蒡汁具有極高的藥性，可以根據肝臟的需求發揮多種功效改善肝臟許多機能，包含儲存葡萄糖維生素與礦物質，還有過濾血液的功能，淨化肝臟深層遺傳而來的毒素，排除阻塞肝臟的老舊紅血球，改善膽汁的分泌。
乾燥的牛蒡也能用來泡茶，成為具有藥性的茶飲。牛蒡基本上就是草本植物的根，可深入地底深處，因此當中所含的植化素具有穩定扎根的能力，肝臟仰賴牛蒡根的作用，藉此提醒自己擔任身體基礎的重責。
- **小豆蔻（Cardamom）**：小豆蔻能增加膽汁的分泌為功能遲緩的肝臟注入活力和帶來健康的熱能，小豆蔻的熱能促進全身的平衡，因為功能遲滯的肝臟是因為之前出現過過熱的情況，但是最後因功能遲滯而呈現冷卻的狀態。
- **貓爪藤（Cat's Claw）**：它不是負責替肝臟排毒的補充品，而是能消滅肝臟內外不好的病毒、細菌和微生物。幫助肝臟個人的免疫系統，協助肝臟免疫系統，讓肝臟有機會恢復力量、儲備戰力，為下一場戰鬥做準備，也能穩定肝臟的環境。
- **白樺茸（Chaga mushroom）**：強化肝臟，同時減少肝臟因毒素和病毒而充滿壓力與負擔產生的肝熱。它能支持強化腎上腺，讓腎上腺也能幫助強化肝臟、改變肝臟內部環境，讓病毒與細菌等病原體變得較不容易在肝臟中存活。白樺茸中的植化素可替肝臟解毒，幫助肝臟處在穩定平衡之中。
- **菊苣根（Chicory root）**：菊苣根能幫助在膽汁增加植化的酸，抑制膽結石的生成，減少膽結石發生率。它可以溫和地為肝臟排毒，容易被身體接受，對腎上腺也很溫和，也能協助許多肝臟負責的化學功能。
- **輔酶（CoQ10）**：這是一種溫和的抗氧化物，能支持肝臟所有功能，保護肝細胞不受氧化壓力的傷害。肝臟的其中一種化學功能就是調整、轉換與量身定制當下身體需要的抗氧化物，而輔酶就是其中之一。肝臟會利用這種成分作為製造抗氧化物的原料，所以它也有助於預防嚴重的細胞損傷。
- **薑黃素（Curcumin）**：薑黃中的薑黃素成分含有鎮靜肝臟的植化素，降低

痙攣。幫助血液的準備和淨化，讓更少的毒素到達肝臟。它的療癒性質會啟動療癒的肝熱，幫助功能遲滯的肝臟出現更少疾病。

- **蒲公英根（Dandelion roots）**：蒲公英根可以排除還沒有被肝臟儲存的鬆脫有害毒素，重新啟動肝臟的過濾能力，淨化肝臟，幫助肝臟排除這些游離的麻煩製造者，把肝臟的精力集中在過濾的任務上。同時也能強化肝臟的適應能力，所以攝取蒲公英根可以修復肝臟轉換營養素的能力，也可以增加膽汁的濃度。
- **D- 甘露糖（D-mannose）**：它能與泌尿道中的細菌結合，對於改善泌尿道感染相當有幫助。
- **EPA 與 DHA（二十碳五烯酸與二十二碳六烯酸）**：這些 omega 脂肪酸有助於增強肝臟個人化的免疫系統，防止有毒斑塊與殘骸附著在肝靜脈、肝動脈、肝門靜脈壁上。如果這些血管能因此暢通無阻，血液也能更順暢地進出肝臟，也能保護心臟，紓解心臟的壓力。如要使用請務必購買植物來源補充品，而非來自魚類動物來源的補充品。
- **小米草（Eyebright）**：小米草強大的抗細菌、抗病毒成分，能將肝臟的病原體連根拔起。來自小米草花與葉的植化素，可改善肝臟數百種化學功能，特別是與膽汁分泌有關的功能。小米草能利用驅趕病原體的植化素強化保護肝臟的白血球細胞，讓病原體被其他免疫細胞消滅。
- **薑（Ginger）**：薑有助於舒緩肝臟痙攣的情況，它可以依照肝臟的需要調節肝熱：當肝臟功能遲緩時，可以幫忙肝臟加熱，或幫助過熱的肝臟冷卻下來。對於改善功能遲滯的肝臟和污血症候群相當有幫助，可以改善膽汁的分泌和濃度，也能改善胃中鹽酸的分泌情況。它能用數十種的植化素餵養肝臟，肝臟可以運用這些營養素進行許多化學功能。薑其中一些植化素可以讓腸道中的氨氣、腐敗的食物和殘渣排出大腸與小腸，並幫助較乾淨的營養素從小腸進入肝臟。薑也可以讓肝臟中的脂肪細胞鬆脫，更容易輕鬆被分解，再透過膽汁、消化道，甚至經過膽囊將脂肪排出體外。
- **穀胱甘肽（Glutathione）**：穀胱甘肽可以迅速和輕易地充滿肝臟，幫助每一個肝細胞發揮作用，它是肝臟的良藥，就像專程幫你解決所有問題的救星一樣。這種成分也會迅速離開肝臟，不過肝臟會非常感謝這個營養的短暫存在，因為它可以協助肝臟進行超過兩千種化學功能。

- **金印草（Goldenseal）**：金印草在進入肝臟後會迅速讓病原體窒息，所以可以消滅摧毀細菌跟病毒等病原體，同時抑制肝臟附近淋巴系統中的病原體。金印草有溫和排毒的作用，可以幫助排除細菌、病毒副產品、神經毒素，以及其他的病原體廢棄物。
- **洛神花（Hibiscus）**：洛神花的紅色外表是因為含有獨特的花青素，這種成分可以幫助肝臟回復青春，並藉由清除細胞壁的黏膜活化肝臟，改善肝臟執行工作的能力。這種藥草也可以幫助膽囊回春，清理膽囊內壁，改善肝臟的免疫系統。
- **檸檬香蜂草（Lemon balm）**：它可以殺死肝臟中的病毒、細菌和其他微生物，並改善腸道環境，有助於腸道將更乾淨的營養素送到肝臟。檸檬香蜂草可以鎮靜神經，減少肝臟痙攣、焦躁和易怒的情況，同時也能鎮定腸道內壁的神經，減少肝臟內部的毒熱，檸檬香蜂草也可以支持腎上腺，減少肝臟中的毒素。
- **甘草根（Licorice）**：甘草根可以減少肝臟中的病毒，以及肝臟中有大量毒素時所產生的過量肝熱，它可以鎮靜肝臟痙攣的情況，也有助於排除肝臟中所儲存的有毒荷爾蒙。甘草也能增加胃的鹽酸分泌，幫助減輕肝臟的負擔，舒緩敏感發炎的膽囊以及腸道內壁。
- **左旋離氨酸（L-lysine）**：左旋離氨酸進入肝臟之後會成為煙霧彈，遮擋所有造成肝臟疾病和自體免疫疾病的病毒，病毒痛恨離氨酸，它就像滅火器的乾粉一樣，可以延遲病毒的作用並減緩病毒增生的速度。左旋離氨酸可以強化肝臟的免疫系統，幫助肝臟進行部分相當重要的功能。
- **甘氨酸鎂（Magnesium glycinate）**：它能支持和協助肝臟中的血管，讓血管不再那麼緊縮而變得比較柔軟有彈性，讓血液更容易流遍肝臟的各處，鎂也可以溫和的將毒素排出肝臟，舒緩肝臟的痙攣與焦慮情況。鎂負責肝臟中數十種化學功能，其中包含適應的能力。也有助於溫和的清理腸道，讓肝臟獲得較乾淨，而且毒素較少的血液。
- **褪黑激素（Melatonin）**：褪黑激素有助於減少肝臟腫瘤與囊腫的發生，從一開始就能抑制這些東西的生長，同時它的天然抗發炎性質不會讓肝臟的免疫系統造成混淆，只會更加強化肝臟。如果肝臟變得功能遲滯，便會失去製造褪黑激素的能力，那麼補充天然的褪黑激素就能讓肝臟重新啟動，重拾它應有的能力，沒錯：雖然醫學和科學界的認為褪黑激素的製造與大腦有關，但實際上製造與分泌這種激素也是肝臟的荷爾蒙功能之一，請務必從小劑量開始攝取。

- **奶薊（Milk thistle）**：奶薊有助於將老舊的紅血球細胞排出肝臟，清除肝門靜脈中任何亂流動的毒素和黏稠物質。可以改善膽汁分泌的能力，幫助清理肝臟中的膽汁通道，也能使肝臟回春，幫助肝臟振作脫離功能遲緩的狀態。
- **甲基硫醯基甲烷（MSM）**：它能幫助鬆脫和排除肝臟中的脂肪細胞，有助於強化每一個肝細胞，降低器官受到造成會疾病的病毒和細菌攻擊的情況。MSM 會喚醒功能遲滯的肝臟，減少有毒肝熱，並大幅淨化肝臟深層的毒素。同時也能溫和清除膽囊中的殘骸粒子，改善肝臟內部和周遭的免疫系統。
- **毛蕊花葉（Mullein leaf）**：對肝臟很好的絕佳藥草，可以抗病毒、抗細菌、減少發炎。鎮靜肝臟痙攣的情況，減少有毒的肝熱，有助於舒緩肝臟的惡化情況，清除和減少肝臟血管以及細胞的黏液。
- **N- 乙醯 -L- 半胱氨酸（NAC）**：它是肝臟恢復青春的基礎元素，可以增加肝臟的適應能力，改善肝臟的過濾能力。同時協助肝臟的數百種化學功能，同時也能支持腎上腺，讓腎上腺更能幫助肝臟健康。
- **初生碘（Nascent iodine）**：肝臟的抗菌劑，預防病毒、細菌、有害微生物造成的疾病問題。可以進入肝細胞協助肝臟負責的數百種化學功能。保護膽囊，甚至改善膽汁的分泌功能。幫助肝臟抵禦癌細胞的增生。
- **蕁麻葉（Nettle leaf）**：它可以增加胃部鹽酸的分泌量，幫助減輕肝臟的負擔，同時改善肝臟的膽汁分泌能力，鎮定痛苦發炎的膽囊，抑制膽結石的生成，並支持肝臟的膽汁生成和流通的管道。蕁麻葉可以提升所有肝細胞的功能，減少毒素造成的肝熱，甚至能溫和的清理各種承襲而來和新接觸的毒素。它可以平衡腎上腺，讓腎上腺不會過於活躍或不夠活躍，同時改善肝臟的適應能力。

- **橄欖葉（Olive leaf）**：橄欖葉對肝臟來說是絕佳的抗病毒和抗細菌藥草，可以溫和地清除肝臟內部自由漂浮的毒素，而不會存在肝臟深處。橄欖葉中的植化素也能提供多種營養，讓肝臟進行某些化學功能。
- **奧勒岡葡萄根（Oregon grape root）**：有助於消滅肝臟中的病毒與細菌，並預防有害物質進入心臟，也能改善膽汁的分泌能力，減少在腸道活動的病原體，讓肝臟能更妥善的吸收營養。
- **薄荷（Peppermint）**：薄荷可以改善胃中鹽酸的分泌量，鎮靜腸道神經和舒緩痙攣的情況，這些都能減少腸道中的毒素，讓肝臟更容易吸收營養。薄荷可以鎮定肝臟的痙攣，減少毒素累積造成的肝熱，淨化肝臟，幫助肝臟重新恢復葡萄糖與糖原的儲存量與儲存能力。
- **覆盆莓葉（Raspberry leaf）**：有助於排除肝臟中多餘有毒的荷爾蒙，改善肝臟製造全身所需荷爾蒙的能力，可以溫和的清除那些儲存在肝臟中的麻煩製造者。覆盆莓葉茶對膽囊來的是很補的飲料，可以舒緩膽囊痙攣並改善胃中的鹽酸分泌，強化肝臟中的白血球細胞，有助於減少肝臟疾病。
- **紅花苜蓿（Red clover）**：紅花苜蓿可以在血液進入肝臟前，淨化充滿毒素的血液，協助肝臟過濾的功能。紅花苜蓿含有的植化素可以與數百種毒素結合，將這些毒素透過腎臟與腸道排出體外，進而幫助肝臟做更深層的清理，這樣一來，肝臟就不會因為常常接受各種流進來的骯髒血液而感到負擔沉重。此外，紅花苜蓿也含有大量的礦物質，能夠滋養肝臟，讓肝臟細胞包含紅血球細胞變得更強壯，同時幫助肝臟將老舊紅血球細胞排出體外。
- **玫瑰果（Rose hips）**：玫瑰果是另一種能為肝臟帶來穩定與接地力量的食物。玫瑰的根可以長得又深又遠以找尋所需的礦物質與維生素，在花朵凋落之後就會形成玫瑰果。玫瑰果中的維生素 C 對肝臟來說是生物利用度相當高的來源，可以對抗病毒與細菌造成的疾病。比起單獨的維生素 C 補充，肝臟的免疫系統能更積極輕鬆的利用玫瑰果中的維生素 C，所以在你服用維生素 C 的時候，可以考慮喝一些玫瑰果茶，因為玫瑰果的維生素 C 能活化補充品中的維生素 C，強化功效。
- **五味子（Schisandra Berry）**：幫助增加肝臟的適應原能力，而且含有還沒有被發現的抗氧化物，可以保護肝臟免受過多的腎上腺素與毒素傷害。

它能增加肝臟的含氧量，減少有毒的肝熱，舒緩肝臟痙攣的情況。五味子當中也含有許多礦物質與營養素，可以擴大肝臟的養分儲存量。

- **硒（Selenium）**：它可以改善肝臟處理維生素和其他營養素的能力，所以肝臟要利用與轉換氨基酸時就需要這項要素。硒可以強化肝細胞與整個肝臟的個人免疫系統和白血球細胞，也有助於維持肝臟中適量的白蛋白。
- **螺旋藻（Spirulina）**：螺旋藻可提供身體大量的維生素和礦物質以恢復肝臟的營養儲存，幫助這些營養素能輕鬆的轉換為當下身體所需的成分，然後再釋放運送到全身。它可以抑制肝臟內病毒和細菌的生長，並與數百種毒素結合後再排出體外。它能強化肝臟的免疫系統，幫助處理肝臟超過兩千種的化學功能，尤其是協助肝臟的葡萄糖儲存與蛋白質轉換。在早前出版的書籍中，我有推薦夏威夷螺旋藻，但是我有找到品質更好的產品，品牌也已經更新在網站上了。
- **薑黃（Turmeric，以補充品形式）**：在肝臟充滿毒熱時減少肝臟腫脹的情況，幫助排出膽汁通道與肝臟儲存囊中殘餘的黏液。同時喚醒肝細胞，重新啟動與調節整個肝臟的能量。幫助肝臟內的荷爾蒙分泌並清除多餘的有毒荷爾蒙，整體來說能提升肝臟的能力。
- **維生素 B_{12}（含有腺苷鈷胺素和甲基鈷胺素的 B_{12}）**：維生素 B_{12} 可幫助肝細胞溝通，增進細胞內傳送訊息的能力，讓訊息能夠輕鬆傳送，而非阻力重重。它能保護進入肝臟與肝臟各處的神經組織。維生素 B_{12} 對於肝臟超過兩千多種化學功能來說都非常有幫助，也能活化肝臟利用，處理和分配所有儲存營養素的能力。傳統醫學最重要的發現之一就是分離出維生素 B_{12}，這種營養素有助於讓肝臟擺脫功能遲滯的狀態，強化肝細胞，也能預防肝血管的萎縮。
- **維生素 C（Vitamin C）**：維生素 C 能夠強化肝臟個人的免疫系統，縮短白血球細胞與病原體戰鬥後的恢復時間，並削弱接觸到的病原體。肝臟中超過兩千種的化學作用中都會使用維生素 C，它能幫助肝臟排毒清理肝臟，讓肝臟不再功能遲滯，可以鬆開儲存在肝臟中的脂肪細胞，強化腎上腺，幫助肝臟在經歷壓力相關的腎上腺爆發後恢復。它也有助於停止肝臟核心的疤痕組織生長並且修復。

- **維生素 D_3**：儲存在肝臟中的維生素 D，在經過一段時間之後會變得越來越不活躍。在肝臟功能遲緩或含有大量毒素時，補充維生素 D 能啟動原來儲存起來的維生素 D，目前這點尚未被研究發現。（在肝臟健康狀態相對較好的時候，就可以自行啟動已經儲存的維生素 D，不需要額外攝取維生素 D 補充品。）另外在服用維生素 D 時，請不要攝取過高的劑量，每個人的肝臟中都儲存了維生素 D，甚至可能是十五年前曬太陽或食物中所獲得的，如果服用過多維生素 D 可能會導致不良的作用，讓肝臟考慮將它排出體外，因為太多的維生素 D 會導致肝臟中毒，肝臟不但無法啟動原來儲存的維生素 D，還可能因為基於排除過量的維生素 D，將原本儲存的維生素 D 一起排出。這也是我通常不建議大家採用的潮流健康攝取維生素 D 的方式，因為我了解維生素 D 在肝臟中的運作方式。如果你的肝功能正常，少量服用維生素 D 就對你有幫助了，請勿服用高劑量的維生素 D，否則會產生反效果。
- **野生藍莓粉（Wild blueberry）**：能夠有效加速健康的肝細胞生成，還有深層淨化和再生。
- **皺葉酸模（Yellow Dock）**：這是很棒的肝臟淨化藥草，能清除肝臟中亂跑的有害毒素，幫助清理膽汁的通道，排除膽囊中的沉積物。這種藥草十分刺激的味道和苦味可以迫使肝臟像海綿一樣被擰擠，主要能擠出老舊血液，同時透過肝門靜脈與肝動脈吸入新鮮的血液，有助於改善膽汁的分泌，並將不好的酸性物質排出體。
- **鋅（Zinc，以液態硫酸鋅形式）**：鋅負責肝臟所有超過兩千多種的化學功能，包括當初肝臟在子宮形成的過程以及你長大成人時的肝臟發育。肝臟會儲存大量的鋅，因為肝臟知道大家都缺鋅，一部分的原因是我們所吃的食物就缺了鋅。如果沒有鋅，肝臟就無法發揮保護全身的功能，因此儘管肝臟中已經有一些鋅，但它總是需要更多，為了要回應我們的各種身心需求，身體就需要大量的鋅。身體與病毒細菌等病原體的大戰特別容易耗盡鋅。另外儲存鋅的目的之一是要排除肝臟中含量經常很高的有毒銅，因為這種物質可能會傷害器官。如果有人嚴重缺鋅，肝臟內的鋅存量少到瀕臨危險的程度，那麼這個人就可能會出現許多與病毒有關的自體免疫疾病或是其他的疾病。鋅可以幫助肝臟的免疫系統抵禦進入肝臟的惡意微生物，如果鋅的味道對你來說太強烈，請減少到你能接受的劑量，甚至只要幾滴都好！

對症下藥

如果你正面臨我們在這本書中涵蓋的特定症狀或病症，或者如果你正在尋找日常的肝臟和健康維護，你可能會發現這份可以為你提供特定支持的營養補充品清單很有幫助。在接下來的幾頁中就會看到這些建議清單。服用任何補充品請從少劑量開始服用。即使使用劑量較小的其中一種營養補充品，你所獲得的好處也會比在市面上的抗發炎補充膠囊中的一種微小成分與其他二十種成分所獲得的健康益處更多。如果你是敏感體質，請與你的醫師討論你的身體可以承受的劑量。另外，如果你不會敏感，但想要增加劑量來療癒你的病症，而不只是補充品瓶身所列出的劑量，這也是你應該與你的醫師討論什麼才是適合你的情況。除了兒童肝病和熊貓症候群之外，清單中所列的劑量都是針對成人的。如果你想為兒童選擇營養補充品，請向兒童的醫師諮詢什麼是安全且適當的營養補充品。

如果你同時有一種以上的症狀或疾病，請先選擇在生活中影響程度最大的那個。舉例來說，如果你因濕疹或乾癬所困擾，請專注於濕疹和乾癬的療癒，先不必擔心脹氣的問題。隨著時間的累積，你可能會發現解決一個問題後就能解決另一個問題，或過一陣子之後再把重點放在不同問題的補充品上。

如果你在書中找到對應症狀的建議，也不需要服用書中所列出的每一種營養補充品。如果你很敏感，你可以每天嘗試一種。如果你的身體不會敏感，可以將這些補充品放在一起補充，作為日常保養的方式的一部分。如果你的情況處於中間者，可以先選擇幾種補充品，然後慢慢增加。之後，如果沒有達到你想要的效果，可以再增加幾種。你可能已經在服用其他你認為有效的補充劑。如果是這樣的話，請與你的醫師討論，在加入新補充品的同時，保留某些補充品。

此外，如果你對自己的身體需要專業的判斷，或是你的醫師建議你這樣做，那麼在完整的肝臟營養補充品清單中，任何不針對你特定症狀或建議清單中的營養補充品，仍然是你可以使用的選擇。這些都是對療癒你的肝臟和慢性疾病有幫助的補充品。你的醫師可以就你可能需要持續服用補充品的時間長短給予建議指導。

而你採取的其他保護肝臟的措施，也就是：加入療癒食物，降低油脂攝取量，避開阻礙健康的食物，嘗試「救肝早餐」還有「搶救肝臟 3：6：9」，都會影響你的療癒時程。肝臟飽受折磨的程度，你生病多久了，從何時開始療癒等等，這些因素也都會大幅影響，因此每個人的療癒過程和時間都不同。

最後，是關於建議補充品清單的一些注意事項：

- 當你看到「一管」時，這表示當你擠壓瓶子的橡膠頂部時，瓶子中的液體補充品會儘速瓶子的滴管，也許只裝滿一半，但仍可視為一滴管。有些營養補充品的劑量是以滴為單位。
- 請務必仔細檢查上面寫的是「滴」還是「管」。
- 以下多數液態和粉狀營養補充品都是搭配水食用的。請查看營養補充品標籤上的說明。
- 當你在清單中看到多種草本酊劑時，歡迎將它們混合加入一盎司（約 30c.c.）或更多的水中一起服用。
- 療癒茶飲也是一樣。如果針對你的症狀建議列出了多種茶，你可以隨意結合草藥，為自己製作特別的組合，或一起使用幾種不同的茶包。
- 有些劑量是以毫克(mg)為單位。如果你無法找到與建議相符的膠囊，請嘗試購買劑量接近的膠囊。如果你想知道如何調整劑量，請與專業人士討論。
- 請記住：幾乎所有建議都是成人劑量。請與專業人士討論適合兒童的劑量。
- 當你看到「每天」一詞時，這表示在一天內服用指定劑量的補充品，至於如何服用，則是依照你個人的選擇。可以每天一次服用完整劑量。如果你很敏感，可能會需要分多次服用。舉例來說，如果上面說每天要服用兩小匙的大麥草汁粉，你可以選擇將兩小匙一起放入果昔中，或是早上在冰沙中加入一小匙，晚上在水中加入一小匙。
- 當你想好要在生活中加入哪些項目後，請再看一遍本章前面對草藥和補充品的介紹，這樣你就能知道你所獲得的絕佳好處。

* 譯註：這份建議補充品清單是最新的版本。

日常肝臟保健

如果你沒有出現任何下列的症狀或疾病，這裡有一份草藥和補充品清單，可以幫助你維持健康。

- 5-MTHF：每天 1 顆膠囊
- 蘆薈：每天 2 英吋或以上的去皮果肉
- 大麥草汁粉：每天 2 小匙或 6 顆膠囊
- 白樺茸：每天 2 小匙或 6 顆膠囊
- 薑黃素：每天 2 顆膠囊
- 檸檬香蜂草：每天 3 滴管
- 左旋離氨酸：每天 3 顆 500 毫克膠囊
- 甘氨酸鎂：每日 2 顆膠囊
- 蕁麻葉：每天 2 杯蕁麻葉茶或 3 滴管滴劑
- 螺旋藻：每天 2 小匙或 6 顆膠囊
- 薑黃：每天 2 顆膠囊或新鮮薑黃磨碎或榨汁
- 維生素 B_{12}（以腺苷鈷胺與甲基鈷胺的形式）：每天 1 滴管
- 維生素 C（以 Micro C 型式）：每天兩次，每次 4 顆 500 毫克膠囊
- 鋅（以液態硫酸鋅的形式）：每天最多 1 滴管

青春痘

- 大麥草汁粉：每天兩次，每次 1 小匙或 3 顆膠囊
- 貓爪藤：每天兩次，每次 1 滴管
- 白樺茸：每天兩次，每次 1 小匙或 3 顆膠囊
- 薑黃素：每天兩次，每次 2 顆膠囊
- 金印草：每天兩次，每次 2 滴管（使用兩週，休息兩週）
- 檸檬香蜂草：每天兩次，每次 2 滴管
- 毛蕊花葉：每天兩次，每次 2 滴管
- 初生碘：每天兩次，每次 3 小滴
- 蕁麻葉：每天兩次，每次 2 滴管
- 紅花苜宿：每天兩次，每次 1 杯茶或 1 滴管

- 螺旋藻：每天 1 小匙或 3 顆膠囊
- 維生素 B_{12}（以腺苷鈷胺與甲基鈷胺的形式）：每天 1 滴管
- 維生素 C（以 Micro C 型式）：每天兩次，每次 4 顆 500 毫克膠囊
- 鋅（以液態硫酸鋅的形式）：每天兩次，每次最多 1 滴管

腎上腺問題

- 餘甘子：每天兩次，每次 1 小匙
- 南非醉茄：每天兩次，每次 1 滴管
- 維生素 B 群：每天 1 顆膠囊
- 菊苣根：每天 1 杯茶
- 洛神花：每天 1 杯茶
- 檸檬香蜂草：每天兩次，每次 2 滴管
- 甘草根：每天兩次，每次 10 小滴（使用兩週，休息兩週）
- 甘氨酸鎂：每天兩次，每次 2 顆膠囊
- 蕁麻葉：每天兩次，每次 1 滴管
- 五味子：每天 1 杯茶
- 螺旋藻：每天兩次，每次 1 小匙或 3 顆膠囊
- 維生素 B_{12}（以腺苷鈷胺與甲基鈷胺的形式）：每天兩次，每次 1 滴管
- 維生素 C（以 Micro C 型式）：每天兩次，每次 4 顆 500 毫克膠囊
- 鋅（以液態硫酸鋅的形式）：每天兩次，每次最多 1 滴管

自體免疫性肝臟問題（病毒引起的自體免疫失調和疾病）

- 5-MTHF：每天兩次，每次 1 顆膠囊
- ALA：每天 1 顆 500 毫克膠囊
- 大麥草汁粉：每天兩次，每次 2 小匙或 3 顆膠囊
- 貓爪藤：每天兩次，每次 2 滴管
- 白樺茸：每天兩次，每次 2 小匙
- 薑黃素：每天兩次，每次 2 膠囊
- 穀胱甘肽：每天兩次，每次 1 顆膠囊
- 洛神花：每天 1 杯茶

- 檸檬香蜂草：每天兩次，每次 2 滴管
- 甘草根：每天 1 滴管（使用兩週，休息兩週）
- 左旋離氨酸：每天兩次，每次 4 顆 500 毫克膠囊
- MSM：每天兩次，每次 1 顆膠囊
- 毛蕊花葉：每天兩次，每次 2 滴管
- 初生碘：每天兩次，每次 3 小滴
- 蕁麻葉：每天兩次，每次 2 滴管
- 奧勒岡葡萄根：每天兩次，每次 1 滴管
- 硒：每天 1 膠囊
- 螺旋藻：每天兩次，每次 1 小匙或 3 顆膠囊
- 薑黃：每天兩次，每次 1 膠囊
- 維生素 B_{12}（以腺苷鈷胺與甲基鈷胺的形式）：每天兩次，每次 1 滴管
- 維生素 C（以 Micro C 型式）：每天兩次，每次 6 顆 500 毫克膠囊
- 鋅（以液態硫酸鋅的形式）：每天兩次，每次最多 2 滴管

脹氣

- 5-MTHF：每天 1 顆膠囊
- 大麥草汁粉：每天 1 小匙或 3 顆膠囊
- 牛蒡根：每天 1 杯茶或 1 根牛蒡新鮮榨汁
- 貓爪藤：每天 1 滴管
- 白樺茸：每天 1 小匙
- 薑：每日兩次，每次 1 杯茶或新鮮薑依個人喜好磨碎或榨汁
- 洛神花：每天 1 杯茶
- 檸檬香蜂草：每天 1 滴管
- 甘草根：每天 1 滴管（使用兩週，休息兩週）
- 甘氨酸鎂：每天 1 顆膠囊
- 奶薊：每天 1 滴管
- 薄荷：每天 1 杯茶
- 覆盆莓葉：每天 1 杯茶
- 維生素 B_{12}（以腺苷鈷胺與甲基鈷胺的形式）：每天 1 滴管

腦霧

- 5-MTHF：每天兩次，每次 1 顆膠囊
- 南非醉茄：每天兩次，每次 1 滴管
- 大麥草汁粉：每天兩次，每次 1 小匙或 3 顆膠囊
- 維生素 B 群：每天 1 顆膠囊
- 貓爪藤：每天兩次，每次 1 滴管
- 白樺茸：每天兩次，每次 1 小匙或 3 顆膠囊
- 檸檬香蜂草：每天兩次，每次 1 滴管
- 甘草根：每天 1 滴管（使用兩週，休息兩週）
- 左旋離氨酸：每天兩次，2 顆 500 毫克膠囊
- 蕁麻葉：每天兩次，每次 1 滴管
- 螺旋藻：每天兩次，每次 1 小匙或 3 顆膠囊
- 維生素 B_{12}（以腺苷鈷胺與甲基鈷胺的形式）：每天兩次，每次 1 滴管
- 維生素 C（以 Micro C 型式）：每天兩次，每次 2 顆 500 毫克膠囊
- 鋅（以液態硫酸鋅的形式）：每天兩次，每次最多 1 滴管

化學物質和食物過敏

每個人對化學物質和食物敏感的情況都不同。歡迎你為肝臟探索這邊提到的任一種營養補充品；對於某些敏感的人來說，這只是一個起點。一天只服用一種營養補充品，第二天再服用另一種，以此類推，在幾天內循環服用你想嘗試的所有營養補充品，而不是在一天內全部服用。如果你決定服用此清單中的所有營養補充品，這表示你將以八天為一個週期完成。此外，敏感的問題也是遠離一瓶就有五十種成分的營養補充劑的另一個原因。

- 5-MTHF：1 顆膠囊
- 大麥草汁粉：½ 小匙
- 檸檬香蜂草：1 滴管
- 左旋離氨酸：500 毫克
- 薄荷：1 杯茶
- 維生素 B_{12}（以腺苷鈷胺與甲基鈷胺的形式）：1 滴管
- 維生素 C（以 Micro C 型式）：2 顆 500 毫克膠囊
- 維生素 D_3：1,000 IU

兒童肝臟問題

• 餘甘子：每天 ½ 小匙（將粉末加入液體中，像是果汁，果昔或水）
• 大麥草汁粉：每天 ½ 小匙（將粉末加入液體中，像是果汁，果昔或水）
• 薑：每天兩次，每次 1 杯茶，或新鮮薑依個人喜好磨碎或榨汁。
• 檸檬香蜂草：每天 1 滴管
• 甘氨酸鎂：每天 1 顆膠囊
• 奶薊：每天 6 小滴
• 螺旋藻：每天 ½ 小匙（將粉末加入液體中，像是果汁，果昔或水）
• 維生素 B_{12}（以腺苷鈷胺與甲基鈷胺的形式）：每天 10 小滴
• 維生素 C（以 Micro C 型式）：1 顆 500 毫克膠囊
• 鋅（以液態硫酸鋅的形式）：每天最多 6 小滴

肝硬化和肝硬化前期

肝硬化者服用營養補充品取決於病情的嚴重程度。特別是肝硬化晚期，在服用營養補充品前請先諮詢醫師。

• 餘甘子：每天兩次，每次 2 小匙
• 大麥草汁粉：每天兩次，每次 2 小匙或 6 顆膠囊
• 牛蒡根：每天兩次，1 杯茶或 1 根牛蒡新鮮榨汁
• 白樺茸：每天兩次，每次 1 小匙或 3 顆膠囊
• 菊苣根：每天兩次，每次 1 杯茶
• 輔酶 Q10：每天兩次，每次 1 顆膠囊
• 穀胱甘肽：每天 1 顆膠囊
• 洛神花：每天兩次，每次 1 杯茶
• 檸檬香蜂草：每天兩次，每次 1 滴管
• MSM：每天兩次，每次 1 顆膠囊
• NAC：每天 1 顆膠囊
• 維生素 B_{12}（以腺苷鈷胺與甲基鈷胺的形式）：每天 1 滴管
• 維生素 C（以 Micro C 型式）：每天兩次，每次 2 顆 500 毫克膠囊

便秘

- 餘甘子：每天兩次，每次 2 小匙
- 大麥草汁粉：每天兩次，每次 1 小匙或 3 顆膠囊
- 貓爪藤：每天兩次，每次 1 滴管
- 蒲公英根茶：每天兩次，每次 1 杯茶
- EPA 和 DHA（無魚油成分）：每天兩次，每次 1 顆膠囊
- 甘草根：每天 1 滴管，或每天飲用兩杯茶（使用兩週，休息兩週）
- 甘氨酸鎂：每天兩次，每次 1 小匙粉末
- 奶薊：每天兩次，每次 1 滴管
- 蕁麻葉：每天兩次，每次 1 滴管或 1 杯茶
- 薄荷：每天兩次，每次 1 杯茶
- 玫瑰果：每天兩次，每次 1 杯茶
- 維生素 C（以 Micro C 型式）：每天兩次，每次 4 顆 500 毫克膠囊

黑眼圈

- ALA：每天 1 顆
- 維生素 B 群：2 顆膠囊
- 大麥草汁粉：每天兩次，每次 1 小匙或 3 顆膠囊
- 牛蒡根：每天兩次，1 杯茶或 1 根牛蒡新鮮榨汁
- 蒲公英根：每天兩次，每次 1 杯茶
- 洛神花：每天兩次，每次 1 杯茶
- 甘草根：每天 1 滴管或每天兩次，每次 1 杯茶（使用兩週，休息兩週）
- 紅花苜蓿：每天兩次，每次 1 杯茶或 1 滴管
- 螺旋藻：每天兩次，每次 1 小匙或 3 顆膠囊
- 薑黃：每天兩次，每次 2 顆膠囊
- 維生素 B_{12}（以腺苷鈷胺與甲基鈷胺的形式）：每天兩次，每次 1 滴管
- 維生素 C（以 Micro C 型式）：每天兩次，每次 4 顆 500 毫克膠囊
- 鋅（以液態硫酸鋅的形式）：每天兩次，每次最多 1 滴管

糖尿病（第 1 型、1.5 型和 2 型）和血糖失衡

- 5-MTHF：每天兩次，每次 1 顆膠囊
- 餘甘子：每天兩次，每次 2 小匙
- 南非醉茄：每天兩次，每次 1 滴管
- 大麥草汁粉：每天兩次，每次 2 小匙或 6 顆膠囊
- 白樺茸：每天兩次，每次 2 小匙或 6 顆膠囊
- 穀胱甘肽：每天 1 顆膠囊
- 洛神花：每天兩次，每次 1 杯茶
- 檸檬香蜂草：每天 2 滴管或每天兩次，每次 1 杯茶
- 左旋離氨酸：每天兩次，每次 2 顆 500 毫克膠囊
- 初生碘：每天 6 小滴
- 蕁麻葉：每天兩次，2 滴管或 1 杯茶
- 玫瑰果：每天兩次，每次 1 杯茶
- 五味子：每天兩次，每次 1 杯茶
- 薑黃：每天兩次，每次 2 顆膠囊
- 螺旋藻：每天兩次，一次 2 小匙或 6 顆膠囊
- 維生素 C（以 Micro C 型式）：每天兩次，每次 4 顆 500 毫克膠囊
- 維生素 B_{12}（以腺苷鈷胺與甲基鈷胺的形式）：每天兩次，每次 1 滴管
- 鋅（以液態硫酸鋅的形式）：每天兩次，每次最多 1 滴管

污血症候群

- 餘甘子：每天兩次，每次 1 小匙
- 大麥草汁粉：每天兩次，每次 1 小匙或 3 顆膠囊
- 牛蒡根：每天兩次，1 杯茶或 1 根牛蒡新鮮榨汁
- 菊苣根：每天兩次，每次 1 杯茶
- 蒲公英根：每天兩次，每次 1 杯茶
- 奶薊：每天兩次，每次 1 滴管
- 蕁麻葉：每天兩次，每次 1 滴管或 1 杯茶
- 紅花苜蓿：每天兩次，每次 1 杯茶或 1 滴管
- 薑黃：每天兩次，每次 2 顆膠囊
- 維生素 C（以 Micro C 型式）：每天兩次，每次 4 顆 500 毫克膠囊
- 皺葉酸模：每天 2 次，每次 1 杯茶

濕疹和乾癬（包括第二十二章中涵蓋的所有皮膚狀況）

- 5-MTHF：每天 1 顆膠囊
- 大麥草汁粉：每天兩次，每次 1 小匙或 3 顆膠囊
- 貓爪藤：每天兩次，每次 1 滴管
- 白樺茸：每天兩次，每次 1 小匙或 3 顆膠囊
- 薑黃素：每天兩次，每次 1 顆膠囊
- EPA 和 DHA（無魚油成分）：每天兩次，每次一顆膠囊
- 檸檬香蜂草：每天兩次，每次 2 滴管或 1 杯茶
- 甘草根：每天 1 滴管（使用兩週，休息兩週）
- 左旋離氨酸：每天兩次，每次 4 顆 500 毫克膠囊
- 毛蕊花葉：每天兩次，每次 1 滴管
- 蕁麻葉：每天兩次，每次 1 滴管或 1 杯茶
- 硒：1 顆膠囊
- 螺旋藻：每天兩次，每次 1 小匙或 3 顆膠囊
- 維生素 B_{12}（以腺苷鈷胺與甲基鈷胺的形式）：每天兩次，每次 1 滴管
- 維生素 C（以 Micro C 型式）：每天兩次，每次 6 顆 500 毫克膠囊
- 鋅（以液態硫酸鋅的形式）：每天兩次，每次最多 1 滴管

情緒化的肝臟與情緒震盪

- 洛神花：每天兩次，每次 1 杯茶
- 檸檬香蜂草：每天兩次，每次兩滴管或 1 杯茶
- 甘氨酸鎂：每天兩次，每次 2 顆膠囊
- 蕁麻葉：每天兩次，每次 1 滴管或 1 杯茶
- 薄荷：每天兩次，每次 1 杯茶
- 五味子：每天兩次，每次 1 杯茶
- 維生素 B_{12}（以腺苷鈷胺與甲基鈷胺的形式）：每天 1 滴管
- 維生素 C（以 Micro C 型式）：每天兩次，每次 2 顆 500 毫克膠囊
- 維生素 D_3：每天 1,000 IU
- 鋅（以液態硫酸鋅的形式）：每天最多 1 滴管

精神不濟和疲勞

- 5-MTHF：每天 1 顆膠囊
- 南非醉茄：每天 1 滴管
- 大麥草汁粉：每天 2 小匙或 6 顆膠囊
- 白樺茸：每天 2 小匙或 6 顆膠囊
- 薑：每天 1 杯茶或新鮮薑依個人喜好磨碎或榨汁
- 檸檬香蜂草：每天 2 滴管
- 甘草根：每天 1 滴管（使用兩週，休息兩週）
- 毛蕊花葉：每天 2 滴管
- 初生碘：每天 6 小滴
- 奧勒岡葡萄根：每天 1 滴管
- 螺旋藻：每天 2 小匙或 6 顆膠囊
- 薑黃：每天 2 顆膠囊
- 維生素 B_{12}（以腺苷鈷胺與甲基鈷胺的形式）：每天 1 滴管
- 維生素 C（以 Micro C 型式）：每天 4 顆 500 毫克膠囊
- 鋅（以液態硫酸鋅的形式）：每天最多 1 滴管

脂肪肝和功能遲緩的肝臟

- 蘆薈：每天 2 吋或以上的去皮果肉
- 餘甘子：每天 2 小匙
- 牛蒡根：每天 1 杯茶或 1 根牛蒡新鮮榨汁
- 小豆蔻（綠豆蔻）：每天 1 滴管
- 菊苣根：每天 1 杯茶
- 蒲公英根：每天 1 杯茶
- 薑：每天 1 杯茶、或新鮮薑依個人喜好磨碎或榨汁
- 奶薊：每天 1 滴管
- 螺旋藻：每天 3 小匙或 6 顆膠囊
- 皺葉酸模：每天 1 杯茶

膽囊感染

- 貓爪藤：每天兩次，每次 2 滴管
- 薑：每天兩次，每次 1 杯茶或新鮮薑依個人口味磨碎或榨汁
- 金針草：每天兩次，每次 3 滴管（使用兩週，休息兩週）
- 檸檬香蜂草：每天兩次，每次 3 滴管或 1 杯茶（使用兩個茶包）
- 甘草根：每天兩次，每次 1 滴管（使用兩週，休息兩週）
- 毛蕊花葉：每天兩次，每次 2 滴管
- 奧勒岡葡萄根：每天兩次，每次 1 滴管
- 薄荷：每天兩次，每次 1 杯茶（使用兩個茶包）
- 維生素 C（以 Micro C 型式）：每天兩次，每天 5 顆 500 毫克膠囊
- 鋅（以液態硫酸鋅的形式）：每天兩次，每次最多 1 滴管

膽結石

- 小豆蔻：每天在餐點上灑一點小豆蔻粉食用
- 菊苣根：每天 1 杯茶
- 蒲公英根：每天 1 杯茶
- 薑：每天 1 杯茶或新鮮薑依個人喜好磨碎或榨汁
- 洛神花：每天 1 杯茶
- 蕁麻葉：每天 1 杯茶，或每天 2 滴管
- 薄荷：每天 1 杯茶
- 玫瑰果：每天 1 杯茶
- 螺旋藻：每日 2 小匙或 6 顆膠囊
- 維生素 C（以 Micro C 型式）：每天兩次，每次 2 顆 500 毫克膠囊

痛風

- 餘甘子：每天 2 小匙
- 大麥草汁粉：每天 2 小匙或 6 顆膠囊
- 貓爪藤：每天兩次，每次 1 滴管
- 白樺茸：每日 2 小匙或 6 顆膠囊
- 薑黃素：每天兩次，每次 2 顆膠囊

- EPA 和 DHA（無魚油成分）：每天 1 顆膠囊
- 檸檬香蜂草：每天兩次，每次 2 滴管或 1 杯茶（使用兩個茶包）
- 左旋離氨酸：每天兩次，每次 3 顆 500 毫克膠囊
- MSM：每天兩次，每次 2 顆膠囊
- 蕁麻葉：每天兩次，每次 2 滴管或 1 杯茶（使用兩個茶包）
- 玫瑰果：每天 1 杯茶
- 薑黃：每天 2 次，每次 2 顆膠囊
- 維生素 B_{12}（以腺苷鈷胺與甲基鈷胺的形式）：每天兩次，每次 1 滴管
- 維生素 C（以 Micro C 型式）：每天兩次，每次 4 顆 500 毫克膠囊
- 鋅（以液態硫酸鋅的形式）：每天兩次，每次最多 1 滴管

心悸

- 5-MTHF：每天 1 顆膠囊
- 大麥草汁粉：每天 2 小匙或 6 顆膠囊
- 白樺茸：每天 2 小匙或 6 顆膠囊
- 輔酶 Q10：每天 2 顆膠囊
- 檸檬香蜂草：每天 3 滴管
- 甘氨酸鎂：每天 3 顆膠囊
- 初生碘：每天 4 小滴
- 蕁麻葉：每天 2 滴管
- 覆盆子葉：每天 1 杯茶
- 螺旋藻：每天 2 小匙或 6 顆膠囊
- 維生素 B_{12}（以腺苷鈷胺與甲基鈷胺的形式）：每天 1 滴管
- 維生素 C（以 Micro C 型式）：每天 4 顆 500 毫克膠囊
- 鋅（以液態硫酸鋅的形式）：每天最多 1 滴管

肝炎

- 貓爪藤：每天兩次，每次 1 滴管
- 白樺茸：每天兩次，每次 1 小匙
- 小米草：每天兩次，每次 1 滴管

- 金印草：每天兩次，每次 2 滴管（使用兩週，休息兩週）
- 檸檬香蜂草：每天兩次，每次 2 滴管或 1 杯茶（使用兩個茶包）
- 甘草根：每天兩次，每次 1 滴管（使用兩週，休息兩週）
- 毛蕊花葉：每天兩次，每次 2 滴管
- 維生素 C（以 Micro C 型式）：每天兩次，每次 4 顆 500 毫克膠囊
- 鋅（以液態硫酸鋅的形式）：每天兩次，每次最多 2 滴管

高血壓

- 5-MTHF：每天 1 顆膠囊
- 南非醉茄：每天 1 滴管
- 維生素 B 群：每天 1 顆膠囊
- 大麥草汁粉：每日 2 小匙或 6 顆膠囊
- 輔酶 Q10：每日 2 顆膠囊
- EPA 和 DHA（無魚油成分）：每天 1 顆膠囊
- 檸檬香蜂草：每天 2 滴管
- 奶薊：每天 1 滴管
- 甘氨酸鎂：每天 4 顆膠囊
- 螺旋藻：每天 2 小匙或 6 顆膠囊
- 薑黃：每天 2 顆膠囊
- 維生素 B_{12}（以腺苷鈷胺與甲基鈷胺的形式）：每天 1 滴管
- 維生素 C（以 Micro C 型式）：每天 6 顆 500 毫克膠囊
- 鋅（以液態硫酸鋅的形式）：每天最多 1 滴管

高膽固醇

- 蘆薈：每天 2 吋或以上的去皮果肉
- 餘甘子：每天 2 小匙
- 大麥草汁粉：每天 2 小匙或 6 顆膠囊
- 輔酶 Q10：每天 2 顆膠囊
- 薑黃素：每天 2 顆膠囊
- EPA 和 DHA（無魚油成分）：每天 1 顆膠囊

- 薑：每天 1 杯茶（使用兩個茶包）或新鮮薑依個人喜好磨碎或榨汁
- 奶薊：每天 1 滴管
- 薄荷：每天 1 杯茶
- 螺旋藻：每天 2 小匙或 6 顆膠囊
- 維生素 B_{12}（以腺苷鈷胺與甲基鈷胺的形式）：每天 1 滴管
- 維生素 C（以 Micro C 型式）：每天 4 顆 500 毫克膠囊
- 鋅（以液態硫酸鋅的形式）：每天最多 1 滴管

荷爾蒙問題

- 南非醉茄：每天 1 滴管
- 大麥草汁粉：每天 2 小匙或 6 顆膠囊
- 洛神花：每天 1 杯茶（使用 2 個茶包）
- 檸檬香蜂草：每天 2 滴管
- 奶薊：每天 1 滴管
- 初生碘：每天 6 小滴
- 蕁麻葉：每天 4 滴管
- 覆盆子葉：每天兩次，每次 1 杯茶（使用三個茶包）
- 五味子：每天 1 杯茶
- 螺旋藻：每天 2 小匙或 6 顆膠囊
- 維生素 B_{12}（以腺苷鈷胺與甲基鈷胺的形式）：每天 1 滴管
- 維生素 C（以 Micro C 型式）：每天兩次，每次 2 顆 500 毫克膠囊

熱潮紅

- 餘甘子：每天 2 小匙
- 南非醉茄：每天 1 滴管
- 白樺茸：每天 2 小匙或 6 顆膠囊
- 輔酶 Q10：每天 1 顆膠囊
- 檸檬香蜂草：每天 2 滴管或每天 1 杯茶（使用兩個茶包）
- 初生碘：每天 4 小滴
- 蕁麻葉：每天 2 滴管或 1 杯茶（使用兩個茶包）

- 覆盆莓葉：每天 1 杯茶（使用兩個茶包）
- 五味子：每天 2 滴管
- 螺旋藻：每天 2 小匙或 6 顆膠囊
- 維生素 B_{12}（以腺苷鈷胺與甲基鈷胺的形式）：每天 1 滴管
- 維生素 C（以 Micro C 型式）：每天 4 顆 500 毫克膠囊
- 鋅（以液態硫酸鋅的形式）：每天最多 1 滴管

腸躁症

- 蘆薈：每天 2 英吋或以上的去皮果肉
- 牛蒡根：每天 1 杯茶或 1 根牛蒡新鮮榨汁
- 貓爪藤：每天 1 滴管
- 蒲公英根：每天 1 杯茶
- 薑：每天 1 杯茶或新鮮薑依個人喜好磨碎或榨汁
- 洛神花：每天 1 杯茶
- 檸檬香蜂草：每天 1 滴管或 1 杯茶
- 甘草根：每天 1 滴管或 1 杯茶（使用兩個茶包）（使用兩週，休息兩週）
- 蕁麻葉：每天 1 滴管或 1 杯茶

發炎

- 5-MTHF：每天 1 顆膠囊
- 蘆薈：每天 2 英吋或以上的去皮果肉
- 大麥草汁粉：每天 2 小匙或 6 顆膠囊
- 貓爪藤：每天 2 滴管
- 白樺茸：每天 2 小匙或 6 顆膠囊
- 薑黃素：每天兩次，每次 3 顆膠囊
- 檸檬香蜂草：每天 3 滴管
- 甘草根：每天 1 滴管（使用兩週，休息兩週）
- 左旋離氨酸：每天兩次，每次 4 顆 500 毫克膠囊
- 甘氨酸鎂：每天 2 顆膠囊
- MSM：每天 2 顆膠囊

- 毛蕊花葉：每天 2 滴管
- 初生碘：每天 4 小滴
- 蕁麻葉：每天 2 滴管
- 橄欖葉：每天 1 滴管
- 螺旋藻：每天 2 小匙或 6 顆膠囊
- 薑黃：每天 2 顆膠囊
- 維生素 B_{12}（以腺苷鈷胺與甲基鈷胺的形式）：每天兩次，每次 1 滴管
- 維生素 C（以 Micro C 型式）：每天兩次，每次 6 顆 500 毫克膠囊
- 鋅（以液態硫酸鋅的形式）：每天兩次，每次最多 2 滴管

黃疸

請注意，雖然在第二十八章有分享嬰兒黃疸的資訊，但這些是成人劑量。

- 餘甘子：每天兩次，每次 1 小匙
- 大麥草汁粉：每天兩次，每次 2 小匙或 6 顆膠囊
- 洛神花：每天兩次，每次 1 杯茶
- 檸檬香蜂草：每天兩次，每次 1 滴管
- 蕁麻葉：每天兩次，每次 1 滴管或 1 杯茶
- 薄荷：每天兩次，每次 1 杯茶
- 紅花苜蓿：每天兩次，每次 1 杯茶或 1 滴管
- 維生素 C（以 Micro C 型式）：每天兩次，每次 2 顆 500 毫克膠囊

肝膿腫

- 貓爪藤：每天兩次，每次 1 滴管
- 金印草：每天兩次，每次 3 滴管（使用三週，休息兩週）
- 檸檬香蜂草：每天兩次，每次 4 滴管
- 毛蕊花葉：每天兩次，每次 3 滴管
- 橄欖葉：每天兩次，每次 2 滴管
- 奧勒岡葡萄根：每天兩次，每次 2 滴管
- 維生素 B_{12}（以腺苷鈷胺與甲基鈷胺的形式）：每天 1 滴管
- 維生素 C（以 Micro C 型式）：每天兩次，每次 6 顆 500 毫克膠囊
- 鋅（以液態硫酸鋅的形式）：每天兩次，每次最多 2 滴管

肝臟老化

本章中的所有營養補充品都有助於預防肝臟老化。如果你特別關心這個問題，可以考慮這些精挑細選的營養品：

- 大麥草汁粉：每天兩次，每次 1 小匙或 3 顆膠囊
- 白樺茸：每天兩次，每次 1 小匙或 3 顆膠囊
- 薑黃素：每天兩次，每次 1 顆膠囊
- 穀胱甘肽：每天 1 膠囊
- 蕁麻葉：每天兩次，每次 1 滴管
- 螺旋藻：每天兩次，每次 2 小匙或 3 顆膠囊
- 維生素 B_{12}（以腺苷鈷胺與甲基鈷胺的形式）：每天兩次，每次 1 滴管
- 維生素 C（以 Micro C 型式）：每天兩次，每次 2 顆 500 毫克膠囊
- 鋅（以液態硫酸鋅的形式）：每天兩次，每次最多 1 滴管

肝癌

- ALA：每天 1 顆膠囊
- 蘆薈：每天 2 英吋或以上的去皮果肉
- 餘甘子：每天 2 小匙
- 大麥草汁粉：每天 2 次，每次 2 小匙或 6 顆膠囊
- 貓爪藤：每天兩次，每次 3 滴管
- 白樺茸：每天兩次，每次 2 小匙或 6 顆膠囊
- 輔酶 Q10：每天兩次，每次 1 顆膠囊
- 薑黃素：每天兩次，每次 3 顆膠囊
- 穀胱甘肽：每天 1 顆膠囊
- 檸檬香蜂草：每天兩次，每次 4 滴管
- 褪黑激素：每天兩次，每次最多 20 毫克
- 奶薊：每天兩次，每次 1 滴管
- 初生碘：每天兩次，每次 6 小滴
- 蕁麻葉：每天兩次，每次 3 滴管
- 奧勒岡葡萄根：每天兩次，每次 1 滴管
- 玫瑰果：每天兩次，每次 1 杯茶

- 硒：每天 1 顆膠囊
- 螺旋藻：每天兩次，每次 2 小匙或 6 顆膠囊
- 薑黃：每天兩次，每次 3 顆膠囊
- 維生素 B_{12}（以腺苷鈷胺與甲基鈷胺的形式）：每天 1 滴管
- 維生素 C（以 Micro C 型式）：每天兩次，每次 8 顆 500 毫克膠囊
- 鋅（以液態硫酸鋅的形式）：每天兩次，每次最多 2 滴管

肝失眠

- 5-MTHF：每天 1 顆膠囊
- 南非醉茄：每天 1 滴管
- 輔酶 Q10：每天 1 顆膠囊
- 洛神花：每天 1 杯茶（使用兩個茶包）
- 檸檬香蜂草：每天 4 滴管或 2 杯茶，每杯 2 袋
- 甘草根：每天 1 滴管（使用兩週，休息兩週）
- 甘氨酸鎂：每天 2 顆膠囊
- 褪黑激素：每天使用最多 20 毫克
- 維生素 B_{12}（以腺苷鈷胺與甲基鈷胺的形式）：每天 1 滴管

肝臟疤痕組織

- 5-MTHF：每天 1 顆膠囊
- ALA：每天 1 顆膠囊
- 蘆薈：每天 2 英吋或以上的去皮果肉
- 維生素 B 群：每天 1 顆膠囊
- 大麥草汁粉：每天 2 小匙或 6 顆膠囊
- 貓爪藤：每天 2 滴管
- 白樺茸：每天 2 小匙或 6 顆膠囊
- 薑黃素：每天 3 顆膠囊
- 左旋離氨酸：4 顆 500 毫克膠囊
- 奶薊：每天 1 滴管
- MSM：每天 2 顆膠囊

- NAC：每天 1 顆膠囊
- 蕁麻葉：每天 2 滴管
- 螺旋藻：每天 2 小匙或 6 顆膠囊
- 薑黃：每日 2 顆膠囊
- 維生素 B_{12}（以腺苷鈷胺與甲基鈷胺的形式）：每天 1 滴管
- 維生素 C（以 Micro C 型式）：每天兩次，每次 6 顆 500 毫克膠囊
- 鋅（以液態硫酸鋅的形式）：每天兩次，每次最多 1 滴管

肝腫瘤和囊腫

- ALA：每天 1 顆膠囊
- 餘甘子：每天 2 小匙
- 南非醉茄：每天 2 滴管
- 大麥草汁粉：每天 3 小匙或 9 顆膠囊
- 牛蒡根：一天兩次，每次 1 杯茶或 1 根牛蒡新鮮榨汁
- 貓爪藤：每天兩次，每次 2 滴管
- 白樺茸：每天 3 小匙或 9 顆膠囊
- 輔酶 Q10：每天 2 顆膠囊
- 薑黃素：每天 2 顆膠囊
- EPA 和 DHA（無魚油成分）：每天 1 顆膠囊
- 穀胱甘肽：每天 1 顆膠囊
- 洛神花：每天 1 杯茶（使用兩個茶包）
- 檸檬香蜂草：每天 2 滴管或 1 杯茶（使用兩個茶包）
- 褪黑激素：每天最多 20 毫克
- 初生碘：每天 6 小滴
- 覆盆莓葉：每天兩次，每次 1 杯茶（使用兩個茶包）
- 五味子：每天兩次，每次 1 杯茶（使用兩個茶包）
- 螺旋藻：每天 2 小匙或 6 顆膠囊
- 維生素 B_{12}（以腺苷鈷胺與甲基鈷胺的形式）：每天 1 滴管
- 維生素 C（以 Micro C 型式）：每天兩次，每次 6 顆 500 毫克膠囊
- 維生素 D_3：每天 2,000 IU
- 鋅（以液態硫酸鋅的形式）：每天最多 2 滴管

肝臟蠕蟲和寄生蟲

- 黑胡桃：每天兩次，每次 1 滴管
- 牛蒡根：一天兩次，每次 1 杯茶或 1 根牛蒡新鮮榨汁
- 貓爪藤：每天兩次，每次 3 滴管
- 白樺茸：每天兩次，每次 2 小匙或 6 顆膠囊
- 蒲公英根：每天兩次，每次 1 杯茶
- 小米草：每天兩次，每次 2 滴管
- 檸檬香蜂草：每天兩次，每次 5 滴管
- 橄欖葉：每天兩次，每次 4 滴管
- 奧勒岡葡萄根：每天兩次，每次 3 滴管
- 皺葉酸模：每天兩次，每次 1 杯茶

甲基化問題

- 5-MTHF：每天 2 次，每次 1 顆膠囊
- 維生素 B 群：每天兩次，每次 1 顆膠囊
- 大麥草汁粉：每天兩次，每次 2 小匙或 6 顆膠囊
- 穀胱甘肽：每天 2 次，每次 1 顆膠囊
- NAC：每天 1 顆膠囊
- 硒：每天 1 顆膠囊
- 螺旋藻：每日 2 小匙或 6 顆膠囊
- 維生素 B_{12}（以腺苷鈷胺與甲基鈷胺的形式）：每天 1 滴管
- 維生素 C（以 Micro C 型式）：每天兩次，每次 4 顆 500 毫克膠囊

莫名的飢餓感

- 5-MTHF：每天 1 顆膠囊
- 大麥草汁粉：每天 2 小匙或 6 顆膠囊
- 小豆蔻：每天 1 滴管
- 菊苣根：每天 1 杯茶
- 薑：每天 1 杯茶、或新鮮薑依個人喜好磨碎或榨汁
- 甘草根：每天 1 滴管（使用兩週，休息兩週）

- 螺旋藻：每天 1 大匙（3 小匙）
- 維生素 B_{12}（以腺苷鈷胺與甲基鈷胺的形式）：每天 1 滴管

熊貓症候群（兒童劑量）

- 貓爪藤：每天兩次，每次 4 小滴
- 小米草：每天兩次，每次 4 小滴
- 金印草：每天兩次，每次 10 小滴（使用兩週，休息兩週）
- 檸檬香蜂草：10 小滴，一天兩次
- 甘草根：每天兩次，每次 10 小滴（使用兩週，休息兩週）
- 毛蕊花葉：每天兩次，每次 10 小滴
- 橄欖葉：每天兩次，每次 10 小滴
- 螺旋藻：每天 1 小匙
- 維生素 B_{12}（以腺苷鈷胺與甲基鈷胺的形式）：每天 10 小滴
- 維生素 C（以 Micro C 型式）：每天兩次，每次 2 顆 500 毫克膠囊
- 鋅（以液態硫酸鋅的形式）：每天兩次，最多 6 小滴

雷諾氏症候群

- 5-MTHF：每天 1 顆膠囊
- 餘甘子：每天 2 小匙
- 南非醉茄：每天 1 滴管
- 大麥草汁粉：每天 2 小匙或 6 顆膠囊
- 貓爪藤：每天 1 滴管
- 白樺茸：每天 2 小匙或 6 顆膠囊
- 檸檬香蜂草：每天 2 滴管
- 甘草根：每天 1 滴管（使用兩週，休息兩週）
- 左旋離氨酸：每天 6 顆 500 毫克膠囊
- 蕁麻葉：每天 2 滴管
- 橄欖葉：每天 2 滴管
- 螺旋藻：每天 2 小匙或 6 顆膠囊
- 維生素 B_{12}（以腺苷鈷胺與甲基鈷胺的形式）：每天 1 滴管

- 維生素 C（以 Micro C 型式）：每天 6 顆 500 毫克膠囊
- 鋅（以液態硫酸鋅的形式）：每天最多 2 滴管

季節性情緒失調

- 5-MTHF：每天 1 顆膠囊
- 南非醉茄：每天 1 滴管
- 維生素 B 群：每天 1 顆膠囊
- 大麥草汁粉：每天 2 小匙或 6 顆膠囊
- EPA 和 DHA（非魚油形式）：每天 1 顆膠囊
- 檸檬香蜂草：每天 2 滴管
- 褪黑激素：每天 5 毫克
- 初生碘：每天 6 小滴
- 紅花苜蓿：每天 1 杯茶
- 螺旋藻：每天 1 大匙或 9 顆膠囊（1 大匙 =3 小匙）
- 薑黃：每天 2 顆膠囊
- 維生素 B_{12}（以腺苷鈷胺與甲基鈷胺的形式）：每天 2 滴管
- 維生素 C（以 Micro C 型式）：每天 6 顆 500 毫克膠囊
- 維生素 D_3：每天 2,000 IU
- 鋅（以液態硫酸鋅的形式）：每天最多 2 滴管

小腸菌叢過度增生症

- 蘆薈：每天 2 英吋或以上的去皮果肉
- 大麥草汁粉：每天 2 小匙或 6 顆膠囊
- 牛蒡根：每天兩次，每次 1 杯茶或 1 根牛蒡新鮮榨汁
- 貓爪藤：每天兩次，每次 2 滴管
- 白樺茸：每日 2 小匙或 6 顆膠囊
- 薑：每天兩次，每次 1 杯茶或新鮮薑依個人喜好磨碎或榨汁
- 金印草：每天兩次，每次 4 滴管（使用兩週，休息兩週）
- 檸檬香蜂草：每天兩次，每次 4 滴管
- 甘草根：每天兩次，每次 1 滴管（使用兩週，休息兩週）

- 毛蕊花葉：每天兩次，每次4滴管
- 橄欖葉：每天兩次，每次3滴管
- 奧勒岡葡萄根：每天兩次，每次2滴管
- 螺旋藻：每天2小匙或6顆膠囊
- 薑黃：每天2顆膠囊
- 維生素 B_{12}（以腺苷鈷胺與甲基鈷胺的形式）：每天兩次，每次1滴管
- 維生素C（以 Micro C 型式）：每天兩次，每次4顆500毫克膠囊
- 鋅（以液態硫酸鋅的形式）：每天兩次，每次最多1滴管

鼻竇感染

- 餘甘子：每天兩次，每次2小匙
- 白樺茸：每天2小匙或6顆膠囊
- 輔酶Q10：每天1顆膠囊
- 薑：每天兩次，每次2杯茶或新鮮薑依個人喜好磨碎或榨汁飲用
- 金印草：每天兩次，每次4滴管
- 洛神花：每天2杯茶
- 檸檬香蜂草：每天兩次，每次4滴管
- 左旋離氨酸：每天兩次，每次4顆500毫克膠囊
- 毛蕊花葉：每天兩次，每次4滴管
- NAC：每天兩次，每次1顆膠囊
- 橄欖葉：每天兩次，每次3滴管
- 奧勒岡葡萄根：每天兩次，每次2滴管
- 薄荷：每天兩次，每次1杯茶（使用兩個茶包）
- 玫瑰果：每天2杯茶
- 薑黃：每天兩次，每次3顆膠囊
- 維生素C（以 Micro C 型式）：每天兩次，每次6顆500毫克膠囊
- 維生素 D_3：每天1,000 IU
- 鋅（以液態硫酸鋅的形式）：每天兩次，每次最多3滴管

鏈球菌喉炎、病毒性喉嚨痛和莫名喉嚨痛

- 小米草：每天兩次，每次 2 滴管
- 薑：每天兩次，每次 2 杯茶或新鮮薑依個人喜好磨碎或榨汁
- 金印草：每天兩次，每次 5 滴管
- 檸檬香蜂草：每天兩次，每次 4 滴管
- 甘草根：每天兩次，每次 1 滴管（使用兩週，休息兩週）
- 左旋離氨酸：每天兩次，4 顆 500 毫克膠囊
- 毛蕊花葉：每天兩次，每次 3 滴管
- 橄欖葉：每天兩次，每次 3 滴管
- 玫瑰果：每天兩次，每次 2 杯茶
- 維生素 C（以 Micro C 型式）：每天兩次，每次 8 顆 500 毫克膠囊
- 鋅（以液態硫酸鋅的形式）：每天兩次，每次最多 3 滴管

尿道炎、酵母菌感染和細菌性陰道炎

- 蘆薈：每天 2 英吋或以上的去皮果肉
- 餘甘子：每天兩次，每天 2 小匙
- 貓爪藤：每天兩次，每次 2 滴管
- 白樺茸：每天 2 小匙或 6 顆膠囊
- D- 甘露糖：每天四次，每次 1 大匙粉末
- 金印草：每天兩次，每次 4 滴管（使用兩週，休息兩週）
- 洛神花：每天 2 杯茶
- 檸檬香蜂草：每天兩次，每次 4 滴管
- 毛蕊花葉：每天兩次，每次 3 滴管
- 橄欖葉：每天兩次，每天 2 滴管
- 奧勒岡葡萄根：每天兩次，每天 1 滴管
- 玫瑰果：每天 2 杯茶
- 維生素 C（以 Micro C 型式）：每天兩次，每次 6 顆 500 毫克膠囊
- 鋅（以液態硫酸鋅的形式）：每天兩次，每次最多 2 滴管

靜脈曲張和蜘蛛網狀靜脈

- ALA：每天 1 顆膠囊
- 大麥草汁粉：每天 2 小匙或 6 顆膠囊
- 牛蒡根：一天 1 杯茶或 1 根牛蒡新鮮榨汁
- 蒲公英根：每天 1 杯茶
- EPA 和 DHA（不含魚油成分）：每天 1 顆膠囊
- 檸檬香蜂草：每天 2 滴管
- 奶薊：每天 1 滴管
- MSM：每天 2 顆膠囊
- 蕁麻葉：每天 2 滴管
- 紅花苜蓿：每天 1 杯茶
- 五味子：每天 1 杯茶
- 螺旋藻：每天 1 小匙或 3 顆膠囊
- 維生素 B_{12}（以腺苷鈷胺與甲基鈷胺的形式）：每天 1 滴管
- 維生素 C（以 Micro C 型式）：每天兩次，每次 4 顆 500 毫克膠囊

體重增加

- 5-MTHF：每天 1 顆膠囊
- 蘆薈：每天 2 英吋或以上的去皮果肉
- 南非醉茄：每天 1 滴管
- 大麥草汁粉：每天 2 小匙或 6 顆膠囊
- 白樺茸：每天 2 小匙或 6 顆膠囊
- 檸檬香蜂草：每天 2 滴管
- 初生碘：每日 6 小滴
- 蕁麻葉：每天 2 滴管
- 覆盆莓葉茶：每天 1 杯茶（使用兩個茶包）
- 五味子：每天 1 杯茶
- 螺旋藻：每天 2 小匙或 6 顆膠囊
- 維生素 B_{12}（以腺苷鈷胺與甲基鈷胺的形式）：每天 1 滴管
- 維生素 C（以 Micro C 型式）：每天 6 顆 500 毫克膠囊
- 鋅（以液態硫酸鋅的形式）：每天最多 1 滴管

第三十八章

搶救肝臟3：6：9

請想像一個孩子人生第一次站在跳水板上。他的雙腳緊抓著木板，雙臂打直以維持平衡，雙眼緊盯著腳下的水面波紋，在一躍而下之前他需要先做好心理準備，儘管永遠停在那邊不會有任何幫助，但也不能操之過急，只有在他決定放手一博之後，才能在數到三的時候準備好跳入的水中。

現在，如果有個好心的大人覺得孩子是因為不健康的恐懼而猶豫不決，走過來推他一把，那會發生什麼事情？那孩子很可能在從跳水板上滾下來跌入水時，根本無法支撐自己，甚至來不及屏住呼吸，只能狼狽的爬上岸，水從他的鼻子甚至氣管流出。他會掙扎著把頭露出水面，划到水邊想著到底發生了什麼事，然後開始猛烈咳嗽，甚至可能會感到恐慌，完全沒機會先讓自己的身心靈都做好準備。

不只是小孩會有這樣的反應；任何年齡的人，包括最厲害的冠軍跳水運動員，都不希望在自己還沒準備好之前就被推下水。任何因此爬出泳池的人都會出現信任問題，自此之後，每次踏上跳水板時都會往回看確認後面有沒人。

對肝臟來說，開始淨化排毒就像從跳水板上跳下去一樣。每次的一躍而下都可以是自由解放的美妙機會，有機會減輕負擔，就像能飛起來一樣；但是，如果排毒淨化的方式不恰當，肝臟可能會在毫無預警的情況下被推入深淵並接近溺斃。

肝臟不喜歡被強迫做任何事情。它不喜歡被迫處理油膩的食物，也不喜歡被迫處理過量的毒素。然而，它還是在我們的日常生活中勇往直前的執行這些任務。肝臟對於各種人類憑空想像的排毒方式，還是會設定底線。它一直在等待從日常工作休息片刻的時候，就像清理你的家一樣：如果有人闖進你的家門，強迫你在一個星期內不停地丟棄你的物品，而且沒有任何事前預告的機會，你一定會反抗，一定會故意把一些東西藏起來，好讓收垃圾的人不用載走五百磅的垃圾。又或者，你會把所有的垃圾送進大樓的垃圾投入口，但當你發現樓下的垃圾車已經爆滿時，只好把大部分垃圾帶回你的住所以防危險。不管是哪種情形，最後都會讓人感到精疲力竭和不開心，而且對這一週的清理成果一點也不滿意。

正如我之前提到的，許多淨化法都會讓肝臟處在它不喜歡的狀態。如同把跳水的孩子推下水的教練或強迫打掃的專業清潔人員那般，這些方式並沒有真正了解肝臟的運作方式以及它需要什麼，結果造成肝臟最終進入驚嚇或反抗狀態。在某些情況下，如果肝臟被迫以對你或它本身都不健康的速度釋放毒素，它就會關閉自己的大門，比以往都更加刻意留住毒素來保護你，在需要休息的時候加班工作。如果肝臟無力關閉某些閘門，而必須違背自己的意願釋放那些過多的毒素，那麼你的血液中就會充滿大量的毒素，所以肝臟為了保護你就不得不瘋狂地把毒素全部吸回體內，這樣毒素就永遠沒有機會離開你的身體了。粗暴的淨化排毒法往往會讓結果事與願違。更何況，這些方式通常會讓排毒者變得非常暴躁不滿，因為他們的肝臟並沒有真正釋放阻礙它們的東西。即使他們沒有意識到這點，仍然會影響他們的情緒。

肝臟想要釋放一切，想要排除每天吃進體內的過多脂肪以及接觸到的致病病毒和毒素。你的肝臟想緩解你的症狀，以及造成症狀的根本原因，讓你的皮膚維持在良好狀態、情緒穩定、體重減輕或疲勞消除。肝臟希望有機會清除那些陳年累積的污垢，讓自己重新煥發光彩，帶領你獲得更好的健康，但它不希望透過不安全或不自然的方式達成這些。

如果你從頭開始閱讀這本書，對肝臟的功能和它所面對的問題有了更深的體會，知道自己的整體健康在很大程度上取決於肝臟的狀態，也還想知道究竟如何才能彌補多年來對肝臟的無意傷害，那麼你來對地方了，答案就在這裡！

問題的答案在於你如何與肝臟合作。想要正確有效地淨化肝臟，就需要細緻的呵護它，需要深入了解肝臟的功能：知道肝臟不希望只被當成機器一般對待。這就是為什麼本章所介紹的「救肝早晨」（一個你可以隨時嘗試快速、簡單的淨化方法）和「搶救肝臟 3：6：9」（獨一無二的九天肝臟療癒計畫）如此強大：它們是根據肝臟的需求，而不是出自人為的揣測它應該如何運作。

透過「救肝早晨」，你就有機會在日常生活中讓肝臟得到它所追求的穩定。你可以單獨嘗試幾天，或是在「搶救肝臟 3：6：9」之前或之後嘗試幾週，或是將它們融入你的日常作息中，肝臟就會大大的感謝你，如此一來它能獲得正常運作的機會，而不是一直處在趕進度的狀態，這樣它才能幫助你保持健康。

搶救肝臟 3：6：9 能幫助你的肝臟最終恢復它應得的活力，先讓身體做好準備，然後開始有節奏地釋放毒素，最後進入深層淨化模式，讓你在許多方面都得到舒緩。如同站上跳水板上的小孩，你的肝臟需要慈悲心和支持，而這正是「搶救肝臟 3：6：9」所能提供的。

有別於其他淨化排毒法。「救肝早晨」和「搶救肝臟 3：6：9」不會讓你的肝臟狀態退步。沒有任何其他排毒方式能如此支持肝臟的真正需要：暫停現代生活對肝臟的每日衝擊，卸下長久以來拖累肝臟的泥沼，根據自身的狀態和時間重新啟動。在肝臟需要時，你可以隨時利用這兩種方法或互相結合，這是對肝臟的最大慈悲。你的肝臟會以重新煥發的健康和活力來答應你的慈悲。

飲食法系統

你是否曾有過這樣的經驗：你正在努力完成某項工作，而原本應該與你同心協力的人卻一直在妨礙你的工作？不管是在學校、工作場所、家裡或社區，不管是你想完成什麼工作或目標，就是會遇到一個時常質疑你，甚至背叛你的人，他不只是不想幫忙，還會一直和你起衝突？他干擾了你的工作、嘗試或責任，對吧？即使你能完成一部分的工作，還是會覺得受到了阻礙和限制，感到綁手綁腳的？這就是當我們採用了肝臟不喜歡的方式時，肝臟所得到的感受。

肝臟是個直覺很強的器官。正如我們在這本書所見，肝臟會了解你的習慣，並預測你的需要。它對於你的想法和感覺也極為敏銳，可以感應到你是否與它想法不一致。因此，如果你試圖強迫肝臟，肝臟就會開始與你希望它做的事情和你正在做的事情起衝突。因此肝臟不僅需要在身體層面上準備好淨化排毒，也需要你的思想和感受是和它保持一致的。

許多肝臟排毒法之所以很侷限的原因，是因為它們都是建立在理論性的飲食法上，讓我們與肝臟脫節。當飲食法是在一個僵化的觀點下制定的，是關於「哪些能為身體提供能量和療癒身體」，就很可能會見樹不見林。這是因為那些是人類的觀點出發，而我們都知道生而為人，有時候是相當不容易的，我們努力去了解這個世界，並根據我們認為的事實做出決定，最後卻出現更多的資訊，而我們要不是置之不理，或是改變我們的觀點，就會在我們的一生中，隨著越來越多的資訊湧入就得一次又一次地重新調整我們的觀點。在任何時刻，我們都不可能完全了解事情全貌。身為人類，我們總是處於不斷發現新事物的狀態，也就是我們永遠處在無法百分之百確定的狀態，隨時都會有新的事物浮現。

這就是為什麼我仰賴高靈分享所有的健康資訊。如果只憑我自己，想擬定對肝臟最好的健康計畫，那可能會發現所有的論點都很有說服力。我也會像其他人一樣，相信那些流行的健康資訊，卻讓自己的思想侷限在框架之中，對健康造成了損害。我一生的目標就是讓你不用再猜測什麼對你的健康最好，也不會浪費多年的時間在那些對健康不好的飲食法上。來自慈悲高靈的資訊，與任何飲食法、觀點、意見、理論、流行趨勢和世俗價值觀無關。高靈只提供真相：關於身體運作的真相，症狀和疾病如何產生，以及如何療癒。而這些資訊大多數尚未被醫學和科學測量。高靈不會選擇，偏好或貶義任何一種信仰或觀念，而是直接切入問題的核心：什麼對你是最好的。

如果你在閱讀本章時，對於食物、淨化排毒或肝臟的需要有特定的想法，請記住這一點。無論你相信斷食到晚餐時間再吃高蛋白餐是幫助身體重開機的概念，還是相信水果的糖會導致脂肪肝，或相信排毒說是假的，你可能都會發現必須屏棄原本的觀念才能向前邁進。另一方面，你會擔心飲食，像是「救肝早晨」和「搶救肝臟 3：6：9」會引發另外的問題，那你可以擺脫你的疑慮。我並不是要宣傳某種飲食法，這也不是不斷重複被包裝來譁眾取寵博眼球的概念。

也許你是剛接觸健康資訊的人，你還沒見識過猶如旋轉木馬般被不斷被重新包裝出現的資訊只會讓人不斷尋找更多的資訊。如果你的情況正是如此，那麼你就有了獨特的機會，以開放的心態了解什麼對你是最好。沒錯，這是關於你和你的肝臟。你的肝臟需要的就是你和它一起合作努力，肝臟必須相信你不會因為相信了某種說法，就將它推下跳水板。

在排毒淨化時，你不應該感覺自己像是掉入地獄的深淵，首先那樣會讓你的腎上腺負擔過大，還有讓肝臟承受過多壓力。進行超高強度的排毒淨化時，腎上腺會分泌大量過多的腎上腺素來平衡體內的混亂，強迫肝臟必須吸收一切才能保護你，反而搞砸了排毒的目的，因為那些過多具有腐蝕性的腎上腺素，本身就會造成一些肝臟問題。

雖然斷食有它的用處，但「救肝早晨」和「搶救肝臟 3：6：9」並不是斷食，因為你不需要斷食來幫助肝臟重開機。（**肝臟尤其不需要乾式斷食，如果你想改善任何症狀或問題，不吃不喝都無法促進痊癒。清水和果汁斷食在療癒界占有一席之地。滴水不沾的乾式斷食則不然。**）斷食不僅會引發快速排毒，讓許多人吃不消，在許多時候也不實際。你的生活可能長時間都很忙碌，呈現蠟燭多頭燒的狀態，同時還要淨化肝臟和療癒的忙碌並不是每個人都能承受，所以肝臟淨化必須是有效而且符合你的日常需求才行。

這就是為什麼「救肝早晨」和「搶救肝臟 3：6：9」為了你而存在，它們可以拯救你的腎上腺，提供身體充滿美味又有營養的食物，同時用前所未有的有效方式幫助肝臟排毒淨化，擺脫任何過去曾經束縛你的飲食框架，最後你能與肝臟一起工作，達到前所未有的和諧與一致性。

救肝早晨

在夜裡，你的肝臟會與你同時入睡，在休息幾小時後，它會在凌晨三、四點左右開始甦醒並恢復工作（準確時間因人而異）。你的肝臟喜歡這段你還在睡覺的時間，這就像在一天的混亂開始之前，你是家中最早起床的人。你的肝臟知道這種平靜代表著你不會吃重口味的食物或喝濃縮咖啡，也不會因為情緒化或戲劇性的事件而讓腎上腺素爆發，任何一種情況都會迫使器官放下一切，處理眼前的狀況。（雖然你的夢境也可能會引發腎上腺素，但夢境是一種療癒的方式，而且觸發的時間不會長到傷害肝臟的程度。）相反的，早上的睡眠時間會給肝臟額外的時間：讓你有機會清理肝臟和收集一天的垃圾，並讓垃圾被垃圾車載走。當你醒來時，如果肝臟能正常發揮肝臟上帝賜予的淨化功能，你就能為自己帶來巨大的療癒，這就是「救肝早晨」的目的所在。

首先，你的肝臟希望你在早上睡醒後補充水分。因為當你起床時，你的血液已經被肝臟在清晨輪班時丟棄的毒素和其他廢物弄髒了，如果這時不補充水分沖洗掉這些廢物，你的肝臟就會被迫重新吸收這些廢物，這樣就會妨礙你的療癒。如果你對我分享的資訊很熟悉，那麼你一定聽過我建議在早上時空腹飲用檸檬水或萊姆水、西芹汁或黃瓜汁。淨化血液排除毒素是其中一個主要原因。永遠不要低估它的力量，它的功效比任何都明顯。

還有，起床後持續補充水分也能啟動肝臟繼續排毒，如果你知道如何保護整個排毒過程的話。當你的身體需要被療癒時，你的肝臟希望你能給它機會，讓它在早上繼續淨化排毒，而不是被迫切換到消化脂肪的模式。你有這樣對自己說過嗎：「如果我能早起，然後馬上開始不停工作的話，我的生活就會變得更美好」，不論內容是你的工作、家中的待辦事項，或你的療癒計畫。這就是你的肝臟的感覺。它喜歡在早上有段特別可以專注的時間。而當你攝取任何的脂肪（例如堅果和堅果醬、種子、食用油、酪梨、椰子、蛋、培根、牛奶、起司、奶油、優格、乳清蛋白粉、火雞、雞肉、香腸、火腿等食物）時，肝臟就會受到干擾，排毒也會因此停止。你的肝臟會轉而製造膽汁以消化脂肪，自此之後它就會專心處理一天中的其他事情。排毒的窗口關上，機會也就消失了。

持續執行救肝早晨，就可以保持排毒的窗口開啟。肝臟得到支持，才能保持平衡，跟上日常生活的步調。只要你將這個簡單的淨化方式融入你的一天，就能夠幫助肝臟細胞更新，讓它和你的未來更健康。

什麼是「救肝早晨」呢？該如何做呢？當生活變得忙碌不堪時，你要做的就是以下兩點：

- **攝取充足的水分，尤其是一早起床的時候**
- **午餐前不要攝取任何含有脂肪的食物**

就這樣！你整個早上都可以一直吃東西，只要不吃含有脂肪的食物，並確保自己攝取大量的活水。我們稍後會討論，還可以做很多事情來提升早晨療癒的效果。不過，「救肝早晨」的基礎非常簡單，就是這兩點，你隨時都可以開始。有時候總會有太多事情需要處理而讓人頭昏腦脹，但只要記得早上完成這兩大原則：補充活水和避免攝取脂肪，就是很大的勝利！

人們並沒有因為照顧自己的健康而得到讚賞。他們被教導要把許多事情放在自己的福祉之前，代表當他們開始要照顧療癒自己時，幾乎都會感到內疚，好像這不是真的需要做的事。人們可能會覺得，比起花時間去農夫市集、榨蔬果汁、切水果或訂購營養補充品，還不如花時間寄電子郵件、付帳單或完成其他待辦事項來得有效率或重要。請不要讓自己掉進這樣的陷阱，以為照顧你自己並不重要。要知道，你為療癒採取的每一步都具有重大意義。當你努力讓肝臟恢復，即使只是做一些簡單的事情，例如開始喝檸檬水，午餐前不攝取脂肪，這不僅是讓你的生活變得更好，它的意義還更重大：它能療癒你的肝臟，強化肝臟的免疫系統。它能幫助你擺脫造成疾病和症狀的毒素。這代表著你可以過著更好、更充實的人生，當其他人見證你的療癒時，就會引發連鎖反應。這是很深遠的一件事，它可以改變世界。因此，請把你為肝臟所做的任何一件看似微不足道的小事，當作人生中的一大成就。

如果你想把「救肝早晨」發揮到極致呢？好，讓我們來談談活水的補充。在《改變生命的食物》書中，我介紹了水果和蔬菜中含有的兩種水分：帶有生命力的水（簡稱活水）和輔因子水。第一種水含有能維持身體健康的營養素，比任何白開水都更能為細胞補充水分。在一杯水中加入擠壓的檸檬汁或一些黃瓜片，可以喚醒活化水分，讓水帶來更多好處。椰子水、蘆薈水、果昔和新鮮蔬果汁也能補充活水的來源，因此有助於淨化血液排除毒素。此外富含水分的蔬果也是如此：瓜類水果，蘋果、黃瓜、西洋芹、葡萄、柳丁、柑橘、莓果、西洋梨、櫻桃、杏桃、李子、油桃和木瓜等等都是如此。在早晨加入攝取這些類型的食物和飲品是協助肝臟好好工作的絕佳方式。

同時這在情緒層面上也會帶來幫助。天然蔬果中的第二種活水，即輔因子水，裏面含有滋養靈魂的營養素，因此早上補充活水，可以讓你的身體得到舒緩的同時，也能支持你的心靈和精神。（你可以在《改變生命的食物》中找到更多關於活水的資訊。）

現在，你可能會問蛋白質呢？早晨中出現這麼多蔬菜水果，但是不是缺少了一個關鍵營養嗎？如果你的早餐沒有吃杏仁醬果昔、優格碗、酪梨吐司、培根或歐姆蛋卷，那要如何在早上有足夠的能量呢？這些問題都是好問題，因為許多飲食指南建議都把蛋白質看得猶如聖杯一樣崇高。

這時候，我們就要考慮肝臟真正需要的是什麼，並且拋開任何會阻礙我們照顧肝臟的飲食法。首先，蔬菜和水果中確實含有胺基酸和蛋白質，對我們的健康有很大的幫助。事實上，世界上最好和生物利用率最高、最容易被吸收的蛋白質來自綠葉蔬菜。在救肝早晨中，我們需要小心的是高蛋白的食物，正如我們在第三十五章所述，事實上幾乎所有高蛋白的食物往往都含有高脂肪含量。因此，如果你一早起床就吃蛋白質、堅果奶昔，或是火雞肉香腸，因為你相信蛋白質是最重要的，那麼這樣做也會阻礙肝臟的排毒。沒關係，這是你的選擇，只不過你必須知道這是你自己的選擇，所以如果在以後你遇到了一些麻煩，出現一些阻礙日常生活的症狀，你也會知道自己可以做些改變，幫助自己療癒：將那份含有蛋白質的餐點，留到晚一點再吃。堅果、種子、酪梨、椰子果肉、乳清蛋白粉、優格、優酪乳、牛奶、奶油、雞蛋、起司、煙燻鮭魚、培根、香腸，這些常見的早餐食材並不適合在早晨排毒時食用。即使是當地草飼的瘦肉蛋白質，也因為含有脂肪，所以在早上吃就會阻礙療癒的進展。請記住：高蛋白食物含有熱量，而熱量來源就是脂肪。

我們都認為自己在一天的開始應該要攝取蛋白質，因為蛋白質應該能幫助我們產生飽足感，並為我們提供持續數小時的能量。但事實上，飽足感可能會是假象。無論你的胃感覺有多飽，不管你的食慾如何，你的血糖都會在進食後一個半小時到兩個小時甚至更早的時候下降。對於許多肝功能較弱或有其他敏感症狀（例如神經性症狀）的人來說，血糖可能會在四十五分鐘後下降。這就是為什麼頻繁進食對療癒非常重要。如果你的血糖下降，而肝臟又像大多數人一樣葡萄糖儲存量不夠，那麼你的腎上腺就會被迫產生過量的腎上腺素彌補血糖的不足，而具有腐蝕性腎上腺素會耗損腎上腺，讓肝臟和神經系統疲勞不堪。因此，當你每隔幾小時就感到飢餓，其實是很有幫助的，因為這是一個訊號，提醒你可以吃一點健康點心來補充血糖囉。

即使在早上攝取大量的蛋白質也無法保證可以一直維持飽足感。我與許多採用高蛋白飲食法的人聊過，他們採用高蛋白的飲食法，卻經常感到飢餓。正如我們在第十三章中所討論的，當你攝取的葡萄糖不足時，就會產生飢餓感，無論是因為你一開始就沒有攝取足夠的健康葡萄糖，或是因為你攝取大量的脂肪，阻礙了正常的葡萄糖吸收和儲存。但早上如果可以避免任何含有脂肪的食物，以攝取新鮮、富含健康葡萄糖的水果為主，可以讓你的肝臟有機會收集和儲存寶貴的糖，以維持身體的運作。對某些人來說，要填滿肝臟和大腦內空空如也的葡萄糖和糖原儲存庫可能需要一些時間，因此，很重要的一點是如果吃完水果無法讓你立即擁有飽足感，請務必要耐心的等待。

如果你習慣在早上吃口感濃郁或重口味的食物，請不要害怕「救肝早晨」。請記住：不吃脂肪並不代表不吃早餐！你還是要吃東西，只是要吃適當的食物，而且在療癒的同時你可以吃的很好。很多人告訴我，早上專注補充活水、攝取富含礦物鹽和高品質葡萄糖為主的早餐，讓他們感到前所未有的滿足感。富含水分的水果和蔬菜為你的肝臟和神經系統提供的營養，具有強大的療癒功效，所以你當然可以多吃一點。當你攝取蔬果汁、果昔、蘋果、哈密瓜、柳丁／橘子、木瓜和其他水果來補充能量時，不需要像早餐吃培根時那樣限制分量，你可以盡情地享用，然後在幾小時後，當血糖需要再次提升時再吃一次。在接近中午的時候，甚至可以吃一些蒸馬鈴薯、地瓜或南瓜，這些食物可以為你帶來真正的滿足感，它們富含葡萄糖，同時也幫助肝臟療癒的健康點心。第三十九章〈救肝食譜〉將會分享更多救肝早晨的早餐和點心食譜。

最後，在「救肝早晨」中，最好避開咖啡因和加工食品，如果你想要讓肝臟喘口氣避開這些食物，就是幫自己的健康一個大忙。

「救肝早晨」不僅能幫助你踏出改善肝臟健康最好的第一步，也是最好的下一步以及未來的每一步。正如你會在下一節中所看到，「搶救肝臟 3：6：9」的每一天都包括救肝早晨，這是非常重要的基礎。如果你願意的話，可以將這個小型排毒變成日常習慣，無論你是否在做搶救肝臟 3：6：9 排毒，都可以選擇在每天早上讓肝臟放個假，讓它在負擔過大的生活之中得到喘息的機會。如果你喜歡的話，可以將這種方式當成口袋裡的保養工具，每當你覺得肝臟需要休息調整時，就把它拿出來。無論你打算怎麼使用這項工具，都可以儘管放心，這不是那些一年、十年甚至一百年後就會失效的飲食潮流。這是因為「救肝早晨」不只是一個想法一個概念，也不是一種流行，而是真正了解肝臟的運作方式，還有它需要什麼才能茁壯成長。當你需要幫助時，就可以使用這項工具，無論如何，在你接下來的有生之年，隨時都可以採用它。

單一飲食法

＊譯註：在《369排毒飲食聖經》中有更清楚的關於單一飲食的六種選項和注意事項等的細節分享。

如果你的消化能力真的很差，而且有嚴重的敏感問題，你可能還沒有準備好嘗試我們即將介紹的3：6：9排毒法。相反地，你可能想要嘗試我推薦了數十年的技巧，叫做單一飲食法（mono eating），也就是每餐的點心或正餐都吃一樣的食物。例如，在一天或更長時間裡只吃香蕉和喝西芹汁，對於那些很容易出現和食物有相關症狀的人非常有幫助。你也可以一天只吃木瓜和喝西芹汁。我曾看過整天只吃蒸馬鈴薯（不是地瓜）和西芹汁，對於腸道內有大量壞菌，或腸道曾因食物中毒或腸胃型流感而受損的人來說，是比較好的選擇之一。你甚至可以將單一飲食排毒的時間延長數週或數個月，直到你的肝臟和腸道恢復為止。

不是每個人都適合單一飲食法排毒法。它只適用於那些因肝臟內的某些病毒而產生毒素的人，或經歷過其他消化問題，讓他們的腸道和神經系統變得敏感的人。當附著於腸壁的神經會變得過敏時，除了食物經過消化道時會感到極度不適外，還會產生焦慮、脹氣和痙攣等症狀。對於這類人來說，單一飲食排毒法可能有很大的幫助。

小時候我食物中毒時，它甚至救了我一命。你可能還記得《醫療靈媒》中提到的故事。高靈建議我只吃西洋梨，結果它讓我起死回生。從那時起，身為數十年前單一飲食法的創始人之一，我一直推薦這種方法，而且也見證了成千上萬的人透過這種技巧療癒過敏反應。

這些年來，也有其他人了解了這個概念，但這並不表示他們知道為什麼有人會變得敏感。本書提到肝臟中的病毒問題可能會導致腸道內壁的神經毒素，這部分是沒有人知道的，而且過多有害的腎上腺素也會讓這些神經過敏，此外，你還看到了食物過敏是如何形成的。有了這些知識，你就不會永遠困在單一飲食中。雖然它是一種現在就能幫助很大的技巧，同時你也對自己的療癒之路有了清楚的認識，你如何走到這一步的，以及如何繼續前進。

3：6：9 排毒法

譯註：在《369 排毒飲食聖經》中有更清楚的細節分享，關於3：6：9 排毒法的三種不同版本和注意事項等。

當你將「救肝早晨」的所有好處，提升到一個全新的層次，最後再提升到終極時，會得到什麼呢？就是「3：6：9 排毒法」，一個以三天為單位的九天飲食計畫，逐步調整你的肝臟排毒。「救肝早晨」本身是要維持日常生活，而「3：6：9 排毒法」則是要深入挖掘。如果你正因健康問題而煩惱，或是被我們在第二及第三部所探討的任何症狀所困擾，或想預防疾病，或想彌補生命中那些不知道如何照顧肝臟的時刻，那麼「3：6：9 排毒法」就是你開啟更好人生的鑰匙。

「3：6：9 排毒法」從三天的準備階段開始，我稱之為「三」的階段，這是不可或缺的部分。你的肝臟需要這段準備時間，才能從接下來的排毒淨化中獲益。

在接下來的三天中，當你進入「六」，身體內部淨化就開始了。這時候，你的肝臟會解開一些儲存了數月或數年的毒素、脂肪和病毒廢物的舊「倉庫」，並進行比正常生活中更深入的淨化排毒。

在最後三天，稱之為「九」，當你處於最後階段時，你的肝臟會釋放毒素，將多種麻煩製造者送入你的血液中再其排出體外。這是完成「3：6：9 排毒法」的最後階段，也是幫助你改善健康的最終階段。

「3：6：9 排毒法」的數字結構並非隨便捏造。從解剖學和生理學的角度來看，肝臟是以三的倍數運行的，肝臟內部有許多細胞囊，呈圓尖狀的三角組合。而肝葉的形狀是六面體，醫學研究和科學知道這一點。（六邊形的肝葉提醒我們身而為人的存在，因為肝臟是人體生存的重要關鍵部分。所以肝小葉不會是七邊形，因為七這個數字代表人體以外的一切）。科學研究還不知道肝臟以九次心跳作為週期運作：每九次心跳就有足夠的血液流經肝臟，帶入一批新的營養，並帶走一些廢物。這一切都代表著你的肝臟更大的範圍地與 3、6 和 9 溝通和共振，就像你在第三十四章〈揭穿肝臟迷思〉中讀到的細胞更新一樣。你的肝臟會預測你的放縱模式（如每星期五晚上的喝酒派對和油炸食品）以保護和拯救你的生命，你的肝臟也會讀取你何時向它提供真正幫助的信號，舉例來說，當你的肝臟在三天內得到舒緩，肝臟就會標記它，並將它記錄為三天的模式，謹慎地開始讓自己準備好釋放。再過三天，它就會知道自己有機會開始內部淨化排毒的過程。最後三天，肝臟就會真正進入節奏，並開始釋放為了保護你而保留下來的毒素。它也會讀取你在三年、六年和九年內為它提供協助的訊號。

以三天為一單位的肝臟照護，加起來就是九天，幫助肝臟進入深層淨化排毒的狀態，這是七天、十二天、十四天、十七天、二十一天排毒或其他基於人為捏造隨機數字的排毒所無法達到的。沒有人知道，排毒就代表是尊重敬愛你的肝臟，它需要以三個數字來構建，以便肝臟能安全地釋放我們在現代世界中積累的毒素。如果你想，也可以了解醫療靈媒的二十八天排毒淨化法，那是一種溫和的淨化法，可以幫助肝臟非常、非常溫和地排毒，同時幫助緩解許多健康問題，而且時間安排靈活。該排毒不需要執行特定的天數，而 3：6：9 排毒法則需要特定的天數，因為要破解肝臟的密碼，與肝臟的真實本質保持一致，以安全、無害的方式打開肝臟的大門，進行深層肝臟淨化，這是一個完全不同的事情。

如果你從週一到週五都在工作，那麼從週六開始 3：6：9 排毒法，到下週日結束，這是進行肝臟淨化的最簡單方法。如此一來，你就可以在第一個週末輕鬆開始，並為未來一週採購食材和準備食物。然後，你就可以在第二週結束時有時間和空閒來進行最後一天的深層排毒日。如果你的時間安排不同，或者因為其他原因而選擇在另一天開始，那麼可以隨時開始你的搶救肝臟 3：6：9。這就是要讓它融入你的生活和支持你走下去。

說到支持你的身心，搶救肝臟 3：6：9 的優點之一就是它能保護你的腎上腺。很多排毒法會讓人飢餓，迫使腎上腺擠出多餘的腎上腺素，讓你的肝臟在淨化過程中承受更大的壓力，而 3：6：9 排毒法不會破壞這些珍貴的腺體，因為它不會讓你肚子餓。如果你擔心在這個過程中會有飢餓感，請放下你的恐懼。因為你不需要限制自己吃東西分量，不會限制吃點心，因為點心也是其中重要的一部分。即使 3：6：9 排毒法會降低脂肪的攝取量，以減輕肝臟的負擔，但每次都是減少一點，而且為了平衡這部分你還能吃到其他美味的食物。在排毒過程期間吃好吃滿，食材要買足夠讓自己手邊充滿新鮮蔬果，餓了就吃不要讓自己餓肚子，因為這是對於你的腎上腺、肝臟，還有你最好的事情。

請注意，在「3：6：9 排毒法」期間，不需要服用前一章提到的療癒補充品。如果你已經在服用這些補充品，而且想要繼續服用進食，歡迎你繼續或減量服用。因為這個淨化過程幾乎就像是為肝臟提供自己的補充品，給予肝臟所需的支援，讓肝臟能夠充分發揮作用，因此你可以在這九天內不需要攝取補充品。如果你仍有攝取補充品，最好不要在第九天使用，因為這一天主要會以流質飲料為主。（如果你正在服用藥物，請向你的醫師諮詢使用方法。）

你的肝臟非常有責任感，它不會在一次的搶救肝臟 3：6：9 中釋放畢生所有的毒素和累積的脂肪。因為那會使你的身體不堪負荷，最終加重肝臟的負擔，這就失去了整件事的意義了。相反地，它會盡可能安全地釋放毒素，然後保留剩餘的毒素，以便日後釋放。如果你的健康狀況很差而你想要更健康，那麼在完成一次 3：6：9 排毒法後，可以直接進入另一次 369 排毒，從第一天重新開始，循環九天，直到你的症狀開始改善。如果你想要逐漸改善健康問題與症狀，可以每個月嘗試一次「3：6：9 排毒法」，並在每次之間持續實行「救肝早晨」做日常維持。正如我在〈肝臟的麻煩製造者〉一章中提到的，如果你懷疑自己的肝臟中有相當數量的麻煩製造者，那麼理想的做法是至少每兩到三個月嘗試一次 3：6：9 排毒法。或你也許會發現，單做一次的排毒就能滿足你目前的需求。這些選擇權在你的手上。

讓 3：6：9 排毒法和救肝早晨成為你生活的一部分，你就會馬上看到並感覺到它所帶來的好處。如果你持續運用這兩項工具，會幫助你的細胞隨著時間累積得到更好的更新。當你開始照顧你的肝臟九年後，你將變成一個更健康、更有活力的自己。

第一階段就像讓某人從跳水板上跳下的倒數計時一樣，這並不是個急遽的跳躍。相反地，它是一個循環的開始。如果沒有這個調整期，整個淨化的過程就不可能會那麼有效或成功。

繞過「前三天」的階段就像沒有讀書就直接去考試一樣。許多人為不斷修正的排毒法都會犯這個錯誤，讓肝臟處在棘手窘迫的狀態，迫使它在沒有任何準備的壓力下排毒。在這種情況下，肝臟自然無法自信地運作，到了要交卷時就會猶豫不決，因為它知道老師會發現不完整的內容。而為了能順利地交卷，讓毒素和病原體能在之後的排毒過程中有效地被排出體外，所以你的肝臟特別需要這個準備階段，不能在一開始就給肝臟太多的負擔，也不能給大腦和心臟過多負擔。

＊譯註：最新的版本細節請參考《369 排毒飲食聖經》。

369 正常版前三天

	第一天	第二天	第三天
一早起床時	450ml 檸檬水／萊姆水	450ml 檸檬水／萊姆水	450ml 檸檬水／萊姆水
早上時間	等待 15 ～ 30 分鐘後飲用西芹汁 等待 15 ～ 30 分鐘後再吃早餐 （在規範內）	等待 15 ～ 30 分鐘後飲用西芹汁 等待 15 ～ 30 分鐘後再吃早餐 （在規範內） 一個蘋果 （或一份蘋果醬）	等待 15 ～ 30 分鐘後飲用西芹汁 等待 15 ～ 30 分鐘後再吃早餐 （在規範內） 兩個蘋果 （或兩份蘋果醬）
午餐時間	你選擇的午餐選項（在規範內）	你選擇的午餐選項（在規範內）	你選擇的午餐選項（在規範內）
下午時間	兩個蘋果（或兩份蘋果醬）和一到四顆椰棗（或以下替代品）	兩個蘋果（或兩份蘋果醬）和一到四顆椰棗（或以下替代品）	兩個蘋果（或兩份蘋果醬）和二到四顆椰棗（或以下替代品）
晚餐時間	你所選擇的餐點（在規範內）	你所選擇的餐點（在規範內）	你所選擇的餐點（在規範內）
晚上時間	蘋果（如果需要的話） 450ml 檸檬水／萊姆水 一杯檸檬香蜂草茶或洛神花茶或白樺茸茶	蘋果（如果需要的話） 450ml 檸檬水／萊姆水 一杯檸檬香蜂草茶或洛神花茶或白樺茸茶	蘋果（如果需要的話） 450ml 檸檬水／萊姆水 一杯檸檬香蜂草茶或洛神花茶或白樺茸茶
排毒期間飲食規範	• 持續救肝早晨排毒。 • 避免這些食物：麩質、乳製品、蛋、羊肉、豬肉製品、芥花籽油。 • 將平時攝取的油脂量降低 50%：（堅果、種子、食用油、椰子、動物性蛋白等），並等到晚餐時在攝取這些食物。 • 如果你喜歡吃動物性食品，請每天只吃一份，而且只在晚餐時間吃。 • 下午點心椰棗的替代品：桑葚（無加糖乾燥或新鮮）、無油葡萄乾、葡萄或無花果（乾燥或新鮮皆可）。 • 每天請著重在多吃水果、蔬菜和綠葉蔬菜。		

這三天中的每一天都以簡單的方式開啟：利用 450 毫升的檸檬水或萊姆水，將肝臟前一晚累積的廢物沖出體外。（如果你是早上飲用西芹汁的忠實愛好者，歡迎在喝完檸檬水後 30 分鐘再喝芹菜汁。）其餘時間的飲食內容主要由你自己決定，只要你遵循以下的規範，讓你的早晨成為「救肝早晨」，並吃些能幫助身體補充水

分、同時富含葡萄糖、能淨化肝臟的蘋果點心即可。

讓我們來談談吃蘋果當點心。第一天下午點心需要吃兩個蘋果和一到四顆椰棗。第二天，會在早上加入一個蘋果，下午繼續吃兩個蘋果和一到四顆椰棗。到了第三天，會在上午增加為兩個蘋果，下午再增加到兩個蘋果和兩到四顆椰棗。你不需要把椰棗和蘋果分開吃掉，可以將這兩種食材混合打成果昔，或是做成《改變生命的食物》中的焦糖醬佐蘋果、《甲狀腺的療癒奇蹟》的食譜「肉桂葡萄乾蘋果粥」、或本書下一章分享的「焦糖蘋果圈」或「救肝蘋果泥」食譜。如果你會對生蘋果會有反應或覺得難以咀嚼，將蘋果煮熟是絕佳的替代選項。自製最簡單，如果不是自己製作的蘋果醬，可以選擇高品質的有機蘋果醬，不含任何添加物，例如隱匿其中的檸檬酸、額外添加糖或天然香料。

我們都低估了蘋果的力量，因為覺得它太普通了。小時候你的午餐盒裡如果有蘋果，你會吃嗎？還是你試著把它換掉或扔掉？你上一次吃一整個蘋果是什麼時候？可能會比實際時間感覺更近。水果攤裡堆滿了亮晶晶的蘋果，到處都是蘋果，我們很習慣看到蘋果，以至於我們都認為蘋果已經成為我們生活的一部分，卻不是真正讓蘋果成為我們生活的一部分。就像倒了一杯水，然後擺在桌上忘記喝一樣，由於蘋果經常出現在我們身邊，我們會自欺欺人地以為自己有吃蘋果。儘管有「一天一蘋果醫師遠離我」的說法，但很少有人會每天吃一個蘋果，更別說吃到兩個、三個或四個了，所以我們沒有機會見證這種水果的功效。當你完成「3：6：9 排毒法」，並在九天內吃了 21 顆或更多蘋果後，這種情況就會改變。生活中攝取大量蘋果是非常改變生命的一件事。

下午點心吃的椰棗和蘋果一樣有特別的功用，因為它們能以有幫助的方式啟動肝臟的引擎。肝臟熱能分為兩種：不健康的肝熱，因為肝臟中充滿毒素，功能遲滯、負擔過大以及攝取不健康的食物所造成的；而有健康的肝能，則是能溫和地溫暖器官，為排毒做好準備。椰棗能產生第二種肝熱，也就是人們想要的療癒肝熱，這也是為什麼同時在前三天和中間三天都會攝取椰棗的原因，因為在這兩個時期，要盡可能給予肝臟更多的支持，讓它能在最後三天時持續運作。椰棗不需要和下午的蘋果在同時吃掉，只要在下午時段吃就可以了。如果你不喜歡吃椰棗，或者找不到，或者你想改變一下習慣，桑葚（乾的或新鮮的）、無添加無油葡萄乾、葡萄和無花果（乾的或新鮮的）都可以代替椰子，成為幫助肝臟溫暖的食物。不管你選擇用哪一種選擇替代椰棗，都可以吃上一把。

如果你在晚餐後感到飢餓，可以繼續吃蘋果或救肝蘋果泥。睡前一小時，請再喝 450 毫升的檸檬水或萊姆水，以及一杯洛神花茶或檸檬香蜂草茶或白樺茸茶。晚上飲用這些飲品可能代表夜裡要多上廁所幾次，但為了額外補充活水和淨化你的身體，這是值得的。

現在，我們一起先走過一次 3：6：9「前三天」的飲食規範。首先，你要減少攝取脂肪。不管平日你吃進多少脂肪，現在請至少要減少一半。執行「救肝早晨」已經可以解決大部分問題。藉由不吃那些早上常吃的含脂食物，例如優格、堅果燕麥片、酪梨吐司、奶油吐司、椰奶或乳清蛋白粉果昔、培根、蛋、香腸、美式煎餅、鬆餅或牛奶咖啡飲品等，你就已經減少了許多脂肪的攝取。但此外，我們還要更進一步，在晚餐前完全不攝取任何含有脂肪的食物。如果在早上和中午之後減少的脂肪攝取還不能讓你一天的脂肪攝取量減少 50%，那麼你可以考慮將平時常吃的含脂食物分量減半，並增加水果、蔬菜、馬鈴薯、南瓜、綠色葉菜、扁豆、藜麥或小米的分量以增加熱量和飽足感。舉例來說，如果你習慣在沙拉中加入橄欖，那就加入一半的橄欖，再加入一些鷹嘴豆和切碎的番茄替代。如果你晚餐時喜歡吃烤鮭魚，那就比平常少吃一點，然後在盤子裡堆滿扁豆捲餅或番茄燉菜。同時也要注意調味料、醬汁、沾醬和油等等的脂肪含量通常比我們意識到的要高得多，因此這些攝取量也要相對的減少。要想吃到滿足感又不含高脂肪的料理和點心，請參考〈救肝食譜〉。

在前三天的期間減少脂肪有一個主要原因，是讓你的肝臟從無盡的膽汁分泌中喘口氣，以便恢復肝臟的膽汁儲備量。肝臟不需要一直分泌大量的膽汁消化脂肪，就可以讓它把能量用在為排毒做好準備。另一個原因是，這樣可以獲得身體所需的葡萄糖。正如我們所分享的，攝取更少的脂肪可以讓肝臟更容易吸收葡萄糖，而建立葡萄糖和糖原儲存量對肝臟在第九天將毒素排出體外的辛苦工作非常重要。就像在「救肝早晨」中一樣，馬鈴薯、地瓜和南瓜都是很好的、富含葡萄糖的食物，可以在「前三天」期間食用，幫助增加肝臟中的燃料。

如果你喜歡吃動物性食品，請只吃一份，而且只在晚餐時吃。確保這是一份瘦肉、有機、草飼放養或野生的肉、雞或魚，以便在這個過渡時期有最好的機會支持健康。

如果你平時以生食和植物性食物為主，可以在淨化的九天中繼續生食。

最後，在這九天裡，請完全避免一些食物：麩質、乳製品、蛋、羊肉、芥花油和豬肉製品。關於為什麼這些食物會阻礙你的療癒，請重新閱讀第三十六章。

對於某些人來說，遵循「前 3 天」的規範並不會讓人覺得與平時有什麼不同。對其他人來說，則需要一些調整，如果吃得與平常有點不同會讓你感到不舒服，請記住這只是暫時的。每當你開始想吃油膩的披薩或起司通心粉時，請再次閱讀本章節，了解你這樣做的原因。這個「為什麼」都會讓一切變得不同。在你意識到之前，這九天就會結束，而你在回顧你的「3：6：9 排毒法」時，只會記得它讓你有多麼奇妙的感覺。

369 正常版中間三天

	第四天	第五天	第六天
一早起床時	450ml 檸檬水／萊姆水	450ml 檸檬水／萊姆水	450ml 檸檬水／萊姆水
早上時間	等待 15～30 分鐘後飲用西芹汁 等待 15～30 分鐘後喝救肝果昔	等待 15～30 分鐘後飲用西芹汁 等待 15～30 分鐘後喝救肝果昔	等待 15～30 分鐘後飲用西芹汁 等待 15～30 分鐘後喝救肝果昔
午餐時間	蒸蘆筍和救肝沙拉	蒸蘆筍和救肝沙拉	蒸蘆筍和球芽甘藍和救肝沙拉
下午時間	至少兩個蘋果 （或至少兩份蘋果醬） 和一到四顆椰棗 （或以下替代品） 加上西芹棒	至少兩個蘋果 （或至少兩份蘋果醬） 和一到四顆椰棗 （或以下替代品） 加上西芹棒	至少兩個蘋果 （或至少兩份蘋果醬） 和一到四顆椰棗 （或以下替代品） 加上西芹棒
晚餐時間	蒸蘆筍和救肝沙拉	蒸球芽甘藍和救肝沙拉	蒸蘆筍和球芽甘藍和救肝沙拉
晚上時間	蘋果（如果需要的話） 450ml 檸檬水／萊姆水 一杯檸檬香蜂草茶或洛神花茶或白樺茸茶	蘋果（如果需要的話） 450ml 檸檬水／萊姆水 一杯檸檬香蜂草茶或洛神花茶或白樺茸茶	蘋果（如果需要的話） 450ml 檸檬水／萊姆水 一杯檸檬香蜂草茶或洛神花茶或白樺茸茶
排毒期間飲食規範	• 完全避開任何含脂肪的食物（堅果、種子、食用油、椰子、動物蛋白質等）。 • 食用上表中列出的食物。 • 分量可以個人食量調整，請盡量吃飽。 • 如果你是 100% 的生食者，請參閱完整的排毒說明，了解熟食的替代方案。		

* 譯註：最新的版本細節請參考《369 排毒飲食聖經》。

現在我們到了「3：6：9 排毒法」中段，這是你的肝臟排毒的黃金時間。每天早上會像「前三天」期間一樣，喝一大杯 450 毫升檸檬水或萊姆水來沖洗淨化身體系統。半小時之後，飲用 450 毫升的新鮮西芹汁（除非你真的不喜歡西芹汁，在這種情況下，可以使用新鮮純黃瓜汁代替）。你可以自己榨汁，或是向當地的果汁店訂購新鮮的蔬果汁。

西芹汁：我十分推崇西芹汁這種鹼性、賦予生命的滋補品。請空腹時單獨飲用，不要加入任何添加物，包括水。西芹汁能增強你在一天中消化食物的消化能力。隨著時間累積，它會恢復胃中的消化鹽酸分泌量，以達到長期更好的消化效果。它有助於平衡血壓和血糖，並為你的身體提供寶貴的維生素、礦物質、電解質和消化酵素，同時為深層細胞補充水分。西芹汁還能讓病原體挨餓，而且它含有礦物鹽，這些礦物鹽具有未被發現的抗病毒特性，能有效地抵抗病毒和壞菌等等有害病原體。特別是對肝臟而言，西芹汁含有鈉簇鹽，能結合神經毒素、皮膚毒素和其他病毒廢物，以及與病原體無關的麻煩製造者，並將它們從肝臟中清除。肝臟個人化免疫系統中的白血球也會在其細胞膜上添加鈉簇鹽，使其更強壯、生命力更持久，並對病毒產生毒性，基本上，西洋芹的鈉簇鹽為白血球提供了抵抗病原體的裝甲，這就是為什麼在剩餘的「3：6：9 排毒法」日程中，在每天的開始都會飲用這種改變生命的飲品。

西芹汁是一種藥用飲品，並不具有熱量，所以一定要在飲用西芹汁之後再吃早餐：救肝果昔。根據你的飢餓程度，可以製作一份或更多分量，整個早上隨時都可以喝，只要事先讓西芹汁至少發揮二十分鐘的魔力即可飲用。這款美味的飲品混合紅龍果和其他療癒的水果，含有生物可利用葡萄糖和重要的抗氧化物滋養你的肝臟。紅龍果（如果你選擇方案 A，還有深紫紅色的野生藍莓）幫助肝臟茁壯成長；這些深色的顏色代表它們含有豐富的未被發現的抗氧化物，能讓肝臟恢復生命力。很多超市的冷凍水果區都有冷凍的紅龍果和野生藍莓，你也可以在網路上訂購冷凍紅龍果、紅火龍果粉或野生藍莓粉。

如果你不喜歡香蕉，可以使用木瓜或芒果代替，或是不加任何水果，只要將紅龍果和其他食材混合製作果昔即可。如果你無法取得紅龍果或真的很不喜歡，可以用野生藍莓代替，必要時或用黑莓、一般栽培的藍莓或冷凍櫻桃來代替。為了讓你的肝臟在中間三天獲得所需的療癒，請確保在早上以某些方式攝取這些花青素。

午餐時，可以吃救肝沙拉，搭配蒸蔬菜，特別第四天和第五天的蒸蘆筍，以及第六天的蒸蘆筍和球芽甘藍。晚餐也非常類似：第四天是救肝沙拉配蒸蘆筍，第五天是球芽甘藍，第六天是蒸蘆筍加球芽甘藍。如果你喜歡的話，也可以生吃它們；只要確保無論是生吃或清蒸，在排毒期間都不要用油來烹調。正如你在前一章所讀到的，蘆筍和球芽甘藍是不可思議的肝臟療癒食物。以這樣的方式攝取它們，可以達到更深層的淨化效果：球芽甘藍中的硫化物是一種強效的肝臟排毒物質。一旦你吃了球芽甘藍，它的硫化物就會離開腸道，直接進入肝臟發揮功效。蘆筍也含有類似的化學物質（雖然不完全相同），但也會直接進入肝臟，發揮淨化作用。

如果手邊沒有新鮮的蘆筍和球芽甘藍，可以找找冷凍食品區先囤貨，這樣你的手邊就會有充足的蘆筍和球芽甘藍。如果你只能找到慣型農法種植的蘆筍和球芽甘藍，也不用擔心；它們對肝臟還是非常有益的，比起吃非有機的食材還是利大於弊。你可以在用餐前將蔬菜蒸熟，或是提前準備好放在沙拉上享用。同樣地，如果你喜歡也可以生吃新鮮的蘆筍，如果你願意的話，甚至可以將一些生蘆筍榨汁。而且這不是配菜的分量喔，我們說的是豐盛的分量：製作一個又大又豐富的救肝沙拉，然後放上蒸蘆筍和／或球芽甘藍，再淋上大量新鮮現榨的檸檬汁、萊姆汁或柳橙汁或柳橙「油醋醬」。然後盡情享用，填飽肚子！

這段時間可能會是你吃得最飽、最有滿足感的時候。一部分原因是蘆筍和球芽甘藍能抑制食慾。而且當你食用它們時，你的肝臟會意識到你正在為它做一些事情，因為它們會向肝臟傳達淨化排毒的訊息。收到訊息後，肝臟會釋放出一種未知的荷爾蒙化學物質到血液中，並將它帶到大腦，以關閉不健康的食慾，同時也將它們帶到腎上腺，讓腎上腺平靜下來，不會處在驚慌的狀態，這樣肝臟就能適當的排毒淨化。這是肝臟兩千多種尚未發現的化學功能之一。在淨化過程中，不要強迫自己吃得過飽，但如果你餓了，就不要忍著飢餓，一定要吃東西。

在午餐和晚餐之間，可以吃蘋果（或蘋果醬）和椰棗（或其替代品），這幾天還要加入西芹棒，以增加血糖穩定和肝臟淨化的能力。（如果你是自己榨西芹汁，可以在早上準備西芹汁時，多準備幾根西芹留待下午再吃。）如果你下午還是覺得餓，可以多吃一些水果和蔬菜，從本書中的療癒食物和點心食譜中找到靈感。

晚餐後，如果你餓了，也可以像第三階段一樣選擇吃蘋果或蘋果醬。睡前一小時，再喝杯 450 毫升的檸檬水或萊姆水，以及一杯 250 毫升的洛神花茶、檸檬香蜂草茶，或白樺茸茶。

和前三天的過程一樣，在中間三天的期間，你將要持續執行「救肝早晨」方案，為肝臟提供特別的支持。而這三天期間，你會完全避免進食任何含有脂肪的食物，延續對肝臟的支持。堅果、種子、食用油、橄欖、椰肉、酪梨、動物性產品：都請將它們留給你排毒過後。因為此時，如果你攝取這些脂肪，就會破壞淨化排毒效果。就好像你洗碗洗到一半時，有人將油脂倒進洗碗槽一樣，這樣排毒就必須重新開始，才能真正將碗盤洗乾淨。為了讓你的肝臟能成功地通過後面的六天，肝臟需要不會被消化脂肪干擾。在這段期間，你的肝臟仍會製造膽汁以維持身體運作，只是不需要製造高強度的膽汁來分解脂肪。避免這件事的發生，你的肝臟就可以利用它的力量排毒。請記住：高脂肪的飲食，會讓肝臟很難進行深層排毒。

在中間的這三天，你將不會像在前三天中一樣依靠一些你平常最喜歡的食物，而是要以新鮮水果和蔬菜為主。這樣高療癒營養的密度正是你的身體目前所需要的。在這段排毒期間，避免攝取需要花費較多心力才能消化的食物，是非常值得的。

為了補足低脂食物的熱量，就像我一直強調的，一定要吃飽。請記住：你不會因為吃得很少而成為英雄，所以在中間三天的期間請不要吝嗇。整個早上只喝一小杯果昔對你不會有任何好處，你也無法只靠兩顆球芽甘藍和一片萵苣葉身體就能運作，甚至是拯救世界。不要餓到自己！因為如果你這樣做，你的肝臟就會挨餓，而你的肝臟在這個階段最需要的就是燃料。你的肝臟需要熱量。在前三天時，會增加葡萄糖的攝取以增強肝臟的功能。現在，它需要中間三天圖表上的療癒食物幫助身體挖掘毒素和淨化，為肝臟的閃耀發光做準備：最後三天！

這一刻終於到了：你的肝臟基本上一生都在等待的時刻。這也代表這是你期待已久的時刻，因為讓肝臟快樂的事也會讓你快樂。當你的肝臟在這個階段開始卸下包袱時，你會對肝臟對你的身體和心情所產生的正面影響感到驚訝。從現在開始的漣漪效應：包含看到你改變的人，和因為你的生活受到啟發而做出的進一步改變的人，這個效應將會是深刻深遠的。誰知道你改善了健康會影響到誰的生活？誰知道之後會出現什麼效應？

在過去的六天裡，你已經在為肝臟的引擎暖機，並建立起它的營養儲備量，讓肝臟做好準備，以便在最後三天裡它有能力排除廢棄物和多年來的毒素。這遠遠超越了「救肝早晨」處理每天生活累積廢物的能力。這三天中飲用大量的液體是全新的領域。

* 譯註：最新的版本細節請參考《369 排毒飲食聖經》。

369 正常版最後三天

<table>
<tr><th></th><th>第七天</th><th>第八天</th><th>第九天</th></tr>
<tr><td>一早起床時</td><td>450ml 檸檬水／萊姆水</td><td>450ml 檸檬水／萊姆水</td><td>450ml 檸檬水／萊姆水</td></tr>
<tr><td>早上時間</td><td>等待 15 ～ 30 分鐘後飲用西芹汁
等待 15 ～ 30 分鐘後再吃早餐
救肝果昔</td><td>等待 15 ～ 30 分鐘後飲用西芹汁
等待 15 ～ 30 分鐘後再吃早餐
救肝果昔</td><td rowspan="4">在第九天一整天中
攝取：
兩杯 450 ～ 560 毫升的西芹汁（一杯早上，一杯下午）
兩杯 450 ～ 560 毫升蘋果黃瓜汁（任何時候皆可飲用）
打碎的哈密瓜，西瓜汁（要濾渣）打碎的木瓜（去籽），或新鮮現擠的柳橙汁
檸檬水（每三小時至少飲用 250ml）</td></tr>
<tr><td>午餐時間</td><td>菠菜湯搭配黃瓜麵</td><td>菠菜湯搭配黃瓜麵</td></tr>
<tr><td>下午時間</td><td>一杯 450 毫升的西芹汁
至少兩個蘋果
（或至少兩份蘋果醬）
黃瓜片加上西芹棒</td><td>一杯 450 毫升的西芹汁
至少兩個蘋果
（或至少兩份蘋果醬）
黃瓜片加上西芹棒</td></tr>
<tr><td>晚餐時間</td><td>蒸南瓜、蒸地瓜或蒸馬鈴薯，搭配蒸蘆筍和／或蒸球芽甘藍，與選擇性的救肝沙拉</td><td>蒸蘆筍和／或蒸球芽甘藍，與選擇性的救肝沙拉</td></tr>
<tr><td>晚上時間</td><td>蘋果（如果需要的話）
450ml 檸檬水／萊姆水
一杯檸檬香蜂草茶或洛神花茶或白樺茸茶</td><td>蘋果（如果需要的話）
450ml 檸檬水／萊姆水
一杯檸檬香蜂草茶或洛神花茶或白樺茸茶</td><td>450ml 檸檬水／萊姆水
一杯檸檬香蜂草茶或洛神花茶或白樺茸茶</td></tr>
<tr><td>排毒期間飲食規範</td><td colspan="3">• 完全避開任何含脂肪的食物（堅果、種子、食用油、椰子、動物蛋白質等）。
• 食用上表中列出的食物分量可以個人食量調整，盡量吃飽喝飽。
• 如果你是 100% 的生食者，請參閱完整的排毒說明，了解熟食的替代方案。</td></tr>
</table>

第七天和第八天的早晨飲食內容與第四、五、六天相同：先喝檸檬水或萊姆水，再喝西芹汁，最後喝救肝果昔。第七天和第八天的午餐，你可以選擇美味又營養的菠菜湯搭配黃瓜麵。雖然櫛瓜麵很受歡迎，在其他日子這也是替代小麥的好選

擇，但在這個階段還是建議吃黃瓜麵，因為它們更容易消化。生的櫛瓜可能會對腸胃造成一點負擔，因此我們希望在第九天時對腸胃採取更溫和的方式，讓身體的能量可以用於排毒方面。在這三天裡，你的肝臟會把廢物打包排出體外，所以一切都是為了這件事。菠菜湯搭配黃瓜麵堪稱是完美的組合，因為它能支持你的腎上腺。你可以在《甲狀腺的療癒奇蹟》書中找到完整的菠菜湯食譜。如果你喜歡簡單的做法，你只需要將生菠菜、番茄、大蒜、切碎的芹菜、鮮榨橙汁以及任何你喜歡的香草混合在放入調理機打碎即可，這就是一頓非常豐富美味的餐點。

由於肝臟的引擎在此時已充分暖機，所以這幾天下午的午後點心將跳過椰棗。這次，你可以喝另一杯 450 毫升的西芹汁，二十分鐘後再吃至少兩個蘋果（或兩份蘋果醬）、切片的黃瓜和芹菜條，以集中補充水分和沖除毒素。如果你沒有時間或不願意在一天內兩次使用榨汁機，你可以在早上一次榨好所有的西芹汁，然後把第二份西芹汁放在冰箱裡。也可以從果汁吧購買西芹汁，一次點兩份，早上一份，下午喝一份。

第七天的晚餐可能會讓你大吃一驚：蒸馬鈴薯、地瓜或南瓜，搭配蒸蘆筍和／或球芽甘藍，以及選擇性的救肝沙拉。（如果你是只愛吃生食的人，可將晚餐做成救肝沙拉，搭配大量甜味水果，如木瓜、芒果，甚至香蕉。如果要在沙拉中加香蕉，就不要加番茄；這些食物需要隔一段時間攝取才能讓營養吸收得更好。）第七晚加入馬鈴薯、地瓜或南瓜這些特別有撫慰感的食物，以幫助緩和排毒清潔。因為在最後三天的開頭，毒素會開始釋放，這一餐的熟食會稍微減緩這個過程，讓你不會因為排毒症狀而過度疲累。請記住：這並非魯莽的亂排毒。我們要尊重你的肝臟所能承受的負荷量，不要一次過度釋放所有的東西，讓肝臟無法承受。第八天的晚餐將改回吃蘆筍和／或球芽甘藍，最好兩者都吃（清蒸或生吃），還有選擇性可吃可不吃的救肝沙拉，以增進更多的排毒計畫，因為你的身體現在已經有機會調整。

第七天和第八天的晚間點心仍以蘋果或蘋果醬為主，如果你還沒吃膩的話。然後，要在睡前一小時再喝一杯（250 毫升）檸檬香蜂草茶或洛神花茶或白樺茸茶，以及額外 450 毫升的檸檬水或萊姆水，甚至是白開水。

接下來是第九天，這一天你要喝大量的水分，將肝臟在中間三天排除的殘餘毒素排出體外。一早起床如同以往，先喝 450 毫升的檸檬水或萊姆水，等待半小時後再喝 450 ～ 560 毫升的西芹汁。接下來的一天裡，要喝兩杯 450 ～ 560 毫升的黃瓜蘋果汁；餓了就喝打碎的哈密瓜、西瓜汁，或打碎木瓜或鮮榨柳橙汁；傍晚或下午喝 450 ～ 560 毫升的西芹汁。你可以在早上一次製作或購買所有的果汁，然後保存在冰箱中。如果你的體型很嬌小，無法喝這麼多的液體的話，可以減少果汁的分量，只是不要少過頭熱量不足就好。要確保你能攝取足夠的珍貴營養，以支持你的身體進行排毒的辛苦工作。

在各種飲品之間，請確保你有喝水，最好擠點檸檬或萊姆在裡面，也就是檸檬水。如果你只能負荷白開水的話，就喝白開水。不需要飲用過量的水，因為你已經攝取了許多液體；所以妳需要的是每三小時至少喝 250 毫升的水。（關於水的注意事項：避免飲用 pH 值高的鹼性水。雖然這種鹼性水被標榜為萬靈藥，但事實上它會讓你的身體失去平衡。可以重新翻閱第三十四章，了解更多相關資訊。）

至於黃瓜蘋果汁則是可以用一比一的比例製作，除非你不喜歡黃瓜或蘋果其中的味道，那增加黃瓜或蘋果汁的分量，以達到一比三或三比一的混合比例。你可以選擇自己喜歡的蘋果品種；你不必只吃青蘋果，雖然它是個很好的蘋果，但還有許多好蘋果品種，它們的紅色果皮具有療癒效用：布雷本（Braeburn）、加拉（Gala）、五爪（Reddelicious）、富士、蜜脆、紅粉佳人等等。可以找找你所在的地區有哪些品種，嘗試不同的種類，享受其中的樂趣。不要害怕蘋果皮，榨汁時請盡量保留蘋果皮，以獲得最大的好處。如果生蘋果不適合你，可以直接喝黃瓜汁，雖然它缺乏熱量，但你可以其他打碎的水果中攝取葡萄糖和熱量。

這一天的液體進食與你之前可能嘗試過的果汁斷食或排毒有一個重要的區別，那就是你在第九天所喝的西芹汁、黃瓜蘋果汁，都含有適當平衡的礦物鹽、鉀和天然糖分，可以在你身體清除毒素時穩定血糖。在這最後一天，當你的身體努力你變得更好時，保護腎上腺就像以往一樣重要，而這正是第九天飲用這些特別飲品的目的。

如果可以的話，在最後一天就放輕鬆點，有些事情可以留到之後再做。也許你可以將第九天安排為「神聖的休息日」，或至少有一些休息的時間，或者，至少留意你的肝臟在這段期間為你所做的一切。停下來花點時間想想你的肝臟，嘗試本章結尾的肝臟淨化技巧。這是你的肝臟邁向深層淨化的最後階段，它做得很好，你也一樣。

你的第九天會像之前的八天一樣結束：檸檬水或萊姆水，加上洛神花或檸檬香蜂草茶或白樺茸茶，為你的身體帶來滋養和水分。每當這些液體讓你在夜間跑廁所時，請記住：你正在和許多對你不好的東西說再見。

就是這樣。九天，僅僅是一個星期多一點點，就會讓你的生活完全不同。不只是身體層面，情緒和精神層面也是。現在你的肝臟已經知道了療癒的祕密，你終於可以向前邁進了。

排毒後的過渡時間

因為「3：6：9 排毒法」會保護你的腎上腺，所以重新回歸生活軌道時，你不會覺得所有的能量都被榨乾了。事實上，你可能會感覺非常好，很容易忘記你的肝臟仍然需要細緻的呵護。

如果可以的話，你可以多採取幾個步驟，向肝臟和它為你所做的一切致敬。所以在排毒後的第一天，從「救肝早晨」開始，你不會希望用巧克力蛋糕、豬肉、雞肉，甚至是蛋白蛋捲來打破你的排毒淨化，讓你的肝臟因此受到驚嚇；充滿活水的液體和高品質的天然葡萄糖更符合你肝臟目前的需求。此外，看看你是否能避免攝取任何含有脂肪的食物，例如椰子、酪梨、食用油、堅果、種子和動物產品；相反地，在回歸生活的第一天，請盡量攝取第三十七章和〈救肝食譜〉中提到的蔬菜和水果。這是消耗排毒期間剩下的馬鈴薯、地瓜、南瓜、球芽甘藍、蘆筍等食材的好機會。如果在你的一天中能喝到一杯西芹汁和至少吃一顆蘋果，那就更好了。這些東西都有助於穩定身體系統，幫助身體從排毒模式中調整出來。

在排毒淨化後的第二天，看看你是否可以再次嘗試「救肝早晨」。在一天中晚一點的時間是重新攝取脂肪的好時機。此時請堅持只進食一份，無論是蛋白質或植物性脂肪；如果你很想吃這兩種食物，就各進食一小份。但再次提醒，這時候可以參考下一章的〈救肝食譜〉找到多個料理和點心的靈感。

正如我們所提到的，你可能會決定繼續實行 3：6：9 排毒法，而不想馬上停止。例如，你正面臨嚴重的症狀或疾病，或是你有很多體重需要減輕，你可以長期的實行。當你終於要停止時，請記得上面的提示。

你的肝臟會因為你的這些善意的付出，而在重新開始生活時得到舒緩，這樣會為你的長期健康做得更多。當你繼續生活時，也可以保持你在「3：6：9 排毒法」過程中的任何習慣。早餐的救肝果昔、下午吃蘋果、睡前的檸檬香蜂草茶，或是過去九天的任何其他習慣，只要你喜歡，都可以繼續。

現在請拍拍自己的背，給你自己一個「恭喜！」你現在是完成「3：6：9 排毒法」的勇者了，這對你的意義深遠。

重金屬排毒

如果你很擔心體內的重金屬，在你完成一次的「3：6：9 排毒法」後，請專注於重金屬的排除。屆時，你的重金屬排毒將比以往更有效率。「3：6：9 排毒法」是針對侷限肝臟的個種麻煩製造者，作為其中的一部分，肝臟會在排毒過程中會排除一些重金屬，而且這不是任何排毒法能做到的。最重要的是，這種排毒淨化方式會將其他毒素排出肝臟，讓你之後可以更容易地排除有毒重金屬。排毒之後，你的肝臟和身體其他部位就能擺脫其他麻煩製造者，將之前無法排出深層重金屬金屬排出體外。

在排毒後的生活中，確實需要採取正確的重金屬排毒措施：每天攝取野生藍莓、香菜、大麥草汁粉、螺旋藻和大西洋紅藻。這個組合是將重金屬排出體外的有效方法，因為這些食物是一個特殊的團隊，與其他食物完全不同。在《甲狀腺的療癒奇蹟》中提到的重金屬排毒果昔：用一種高效又美味的方式，讓你一次就能攝取所有這五種食材。因為受到重金屬影響的部位不僅是肝臟，重金屬也存在於人們的大腦中，妨礙他們的生活。重金屬排毒果昔的優點在於它能有效地將這兩處的重金屬排出體外。你可以在嘗試過「3：6：9 排毒法」之後，長期飲用重金屬排毒果昔，幫助自己擺脫這些有害的麻煩製造者。

手部肝臟排毒技巧

這裡有一個方法可以加強「3：6：9 排毒法」的效果。在這九天中的每一天，花五分鐘躺下來，用你放在肝臟的位置，如果你能在家裡安靜地做這個動作，那就太好了。如果你只能利用坐在辦公桌上或停車場的十秒鐘，那也可以。

將你的手放在右上腹部前方，肋骨下方區域周圍。甚至可以用手指輕輕地沿著你的最後一條肋骨，橫過腹部。沿著這條線，都是喚醒你肝臟的壓力點。現在，非常自然地用整隻手按壓肝臟區域（不要用力戳喔！）如果你需要視覺輔助來了解你的肝臟長什麼樣子，以及它在你腹部的位置，請找一個解剖圖解來看。讓自己與肝臟連結。如果你願意的話，想像你正將白光吸入你的肝臟之中。運用你的手和意念，幫助肝臟淨化排毒。

如果你有多於幾秒鐘的時間，請繼續觀想你的肝臟是你最親密的朋友，一個比任何人都了解你而失散多年的朋友。你的手會為肝臟帶來慈悲和踏實感。讓自己與平和的內在連結，然後將這份平和傳送給你的肝臟。以這種用手幫助肝臟排毒的技巧來榮耀你的肝臟，會讓你為肝臟所做的一切產生深遠的差異。

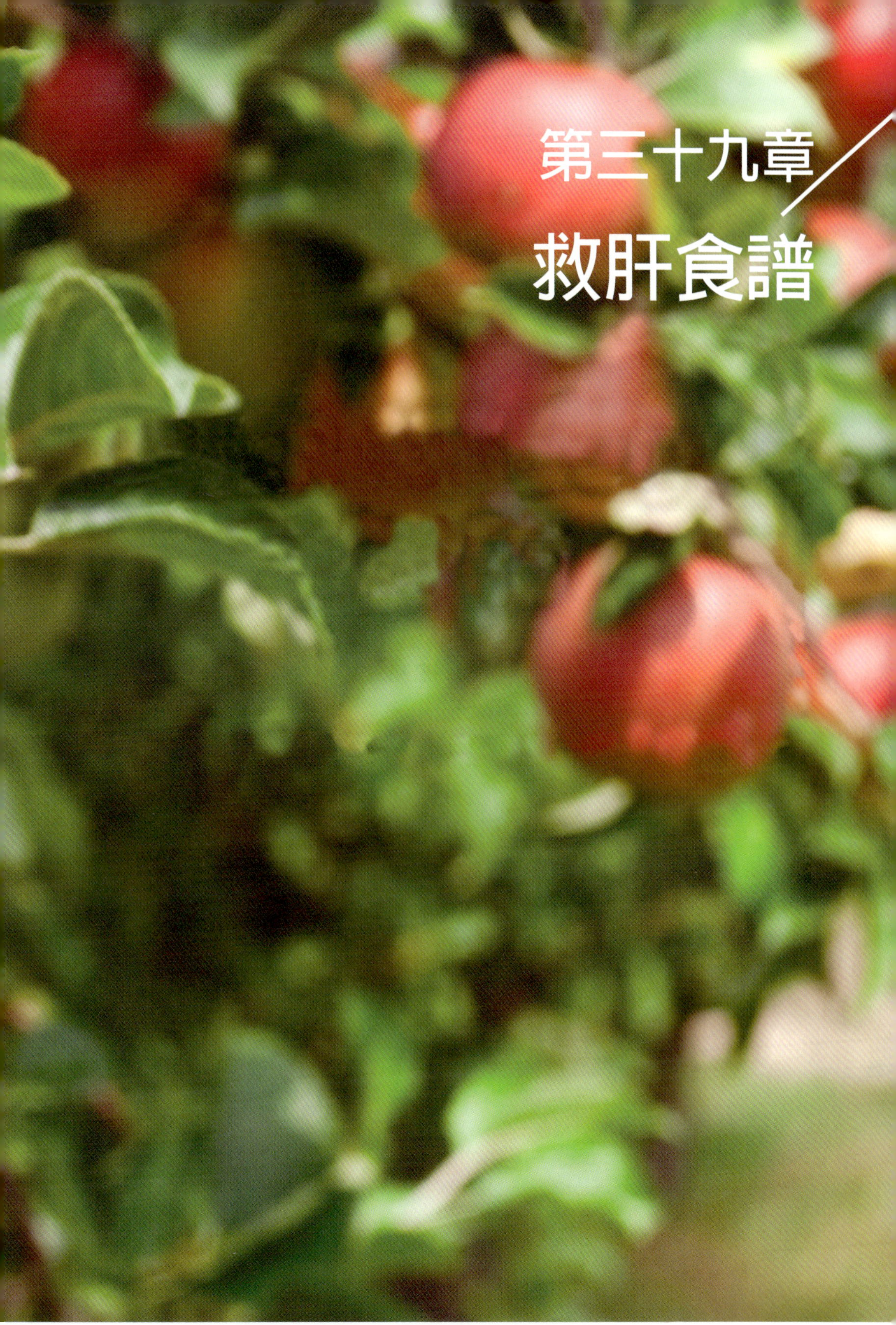

第三十九章

救肝食譜

救肝蔬果汁

2 人份

蔬果汁是能讓你快速簡單一次攝取多種強大療癒肝臟食材的方式，而且更容易消化。更好的是，你可以自行調整食材，找出你最喜歡的口味組合。你可能會找到一些意想不到的喜愛組合，像是額外添加的蒲公英葉或是櫻桃蘿蔔葉。

2 顆蘋果
2 杯鳳梨，切塊
1 吋薑
1 把西洋芹
1 杯巴西里／歐芹

依照個人喜好可添加：

1 杯芽菜（種類任意，請避開黃豆芽以及黑豆芽）
4 小顆櫻桃蘿蔔
1 杯蒲公英葉

1. 將蘋果、鳳梨、生薑、西洋芹和巴西里放入慢磨榨汁機中榨汁。
2. 可依個人喜好添加其他材料榨汁，製作完成後可以立即享用效果最好，或是將剩餘的蔬果汁放入密封的容器中冷藏保存。

小訣竅

- 也可以將所有的材料放入高速調理機中打到變成液體狀，再用豆漿袋／濾布過濾。

＊譯著：本書原文版是在《369 排毒飲食聖經》前出版，所以在《369 排毒飲食聖經》中有更新版的救肝蔬果汁，含有三種不同的選項變化可供參考。

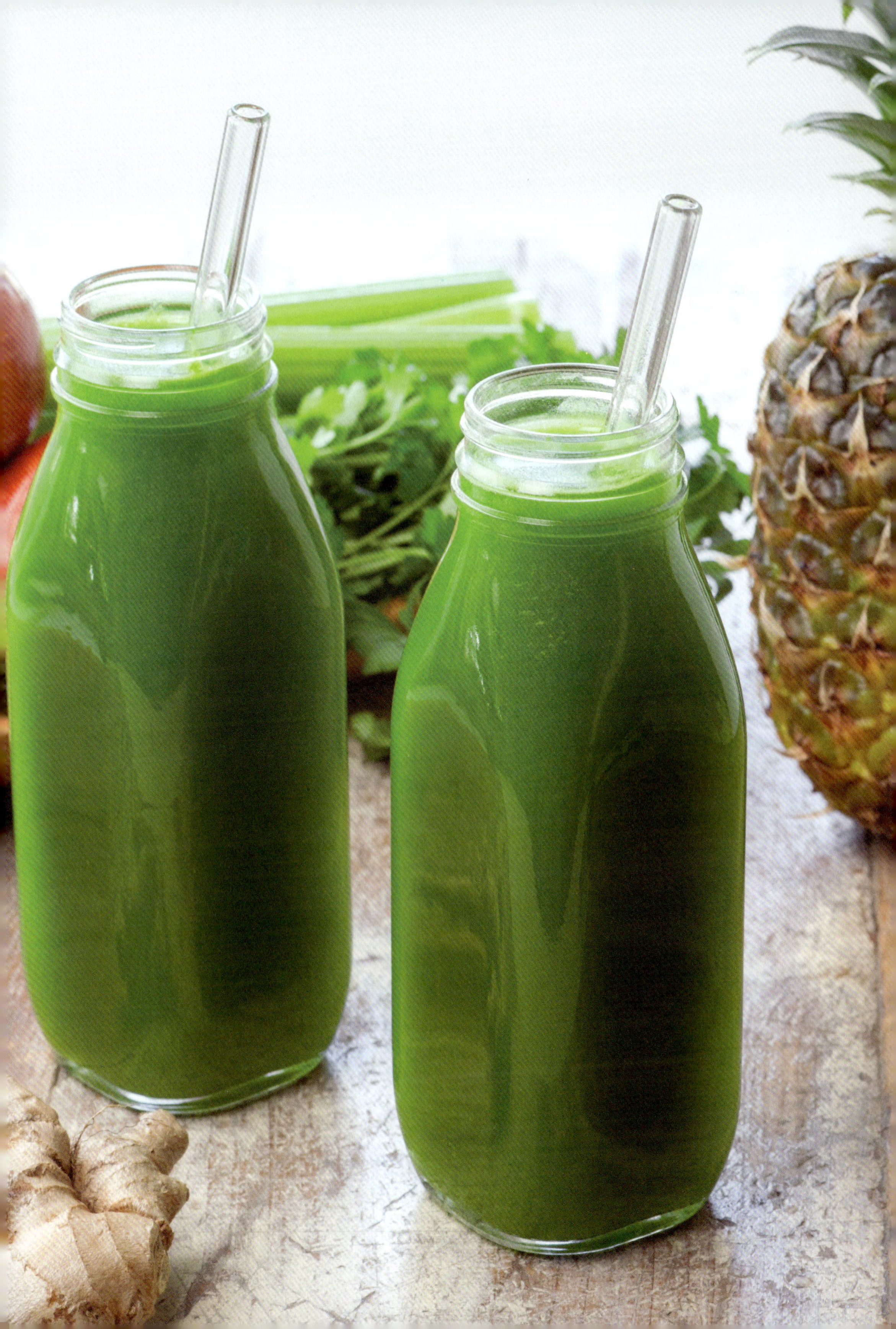

檸檬洛神花茶

2 人份

這份飲品不僅非常優雅也非常美味，也將會是聚會上光彩奪目的飲品，而且製作方式非常簡單，隨時都可以享用。可以試著將檸檬洛神花茶冷凍做成冰塊備用，在需要的時候就可以製作美麗的洛神花水。

4 杯飲用水，請分開使用
2 小匙乾燥洛神花（請看小訣竅）
½ 杯新鮮現擠檸檬汁
4 大匙生蜂蜜（請看小訣竅）

1 將一杯水放入小湯鍋中煮滾，將鍋子離火之後加入乾燥的洛神花，浸泡至少 10 分鐘，再過濾裝入杯中或是放進冰箱冷卻。
2 在中型的容器中加入剩下的三杯飲用水，鮮榨檸檬汁和生蜂蜜，攪拌直到生蜂蜜完全的溶解，質地均勻一致。
3 當洛神花茶冷卻之後，加入蜂蜜檸檬水中混合均勻即可享用！

小訣竅

- 如果買不到乾燥洛神花，可以使用市售的洛神花茶包，一包洛神花茶包可以替代 1 小匙的乾燥洛神花。
- 可以使用楓糖取代生蜂蜜，從加入 3 大匙楓糖漿開始，依照個人喜愛再調整甜度。
- 這份食譜是美麗清爽的檸檬汁飲品，如果你想要它更有藥性的話，最多可以再增加 2 大匙的乾燥洛神花，泡出更濃的洛神花茶，增添酸味。

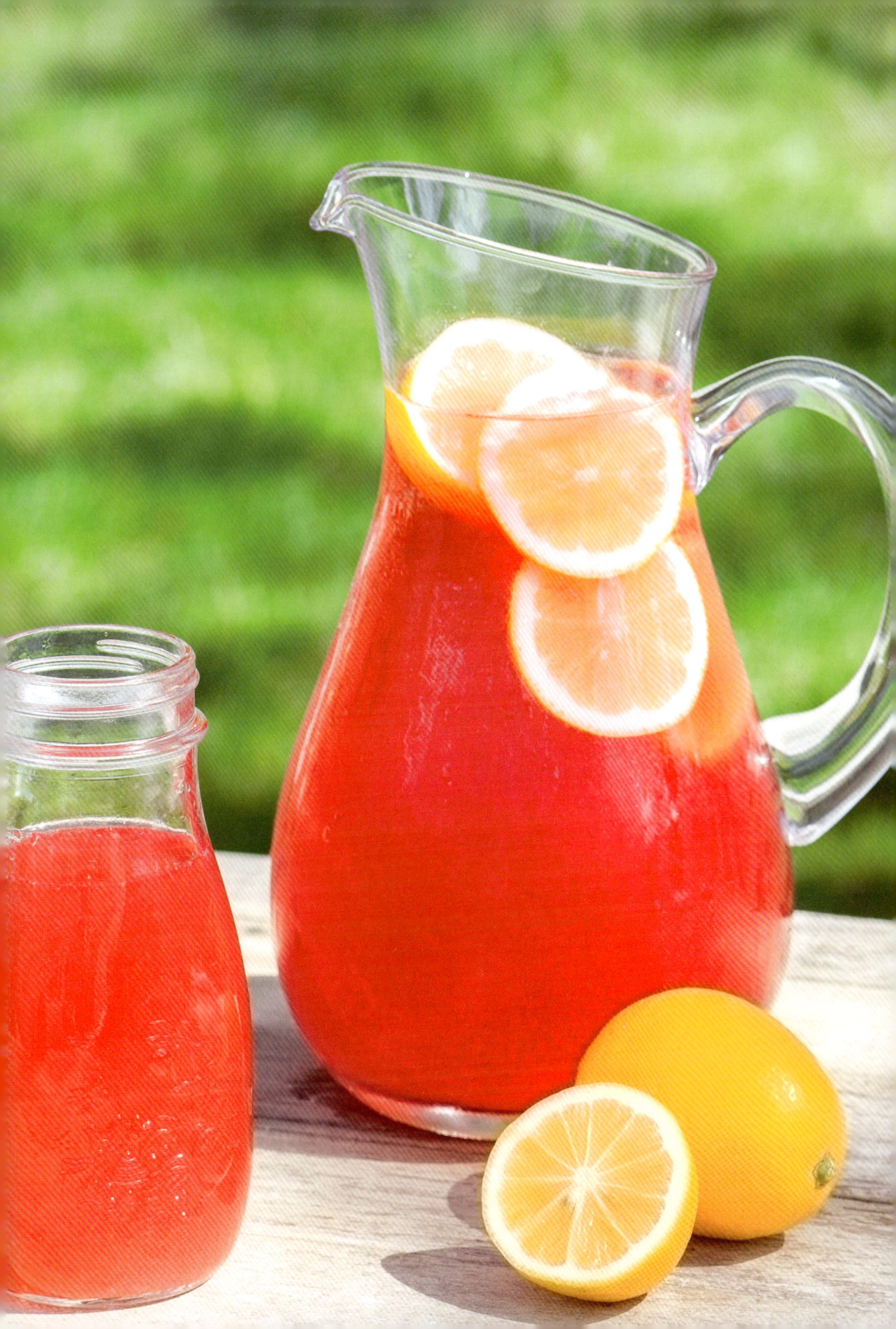

萊姆水

*譯註：在台灣俗稱的檸檬其實是萊姆

1 人份

雖然萊姆水聽起來很簡單，但是請不要因此忽略每天都要飲用萊姆水，這道強大的補水飲品只需要花幾秒鐘準備，而且對於每個人的好處多多，不只是活化水分而已，也非常得好喝喔！

2 顆萊姆
2 杯飲用水

將萊姆汁擠出來加到飲用水中即可享用！

小訣竅

- 萊姆非常容易攜帶，當你出外旅行時可以在包包中放幾顆萊姆，這樣你就可以隨時製作這份飲品，幫助身體補水。

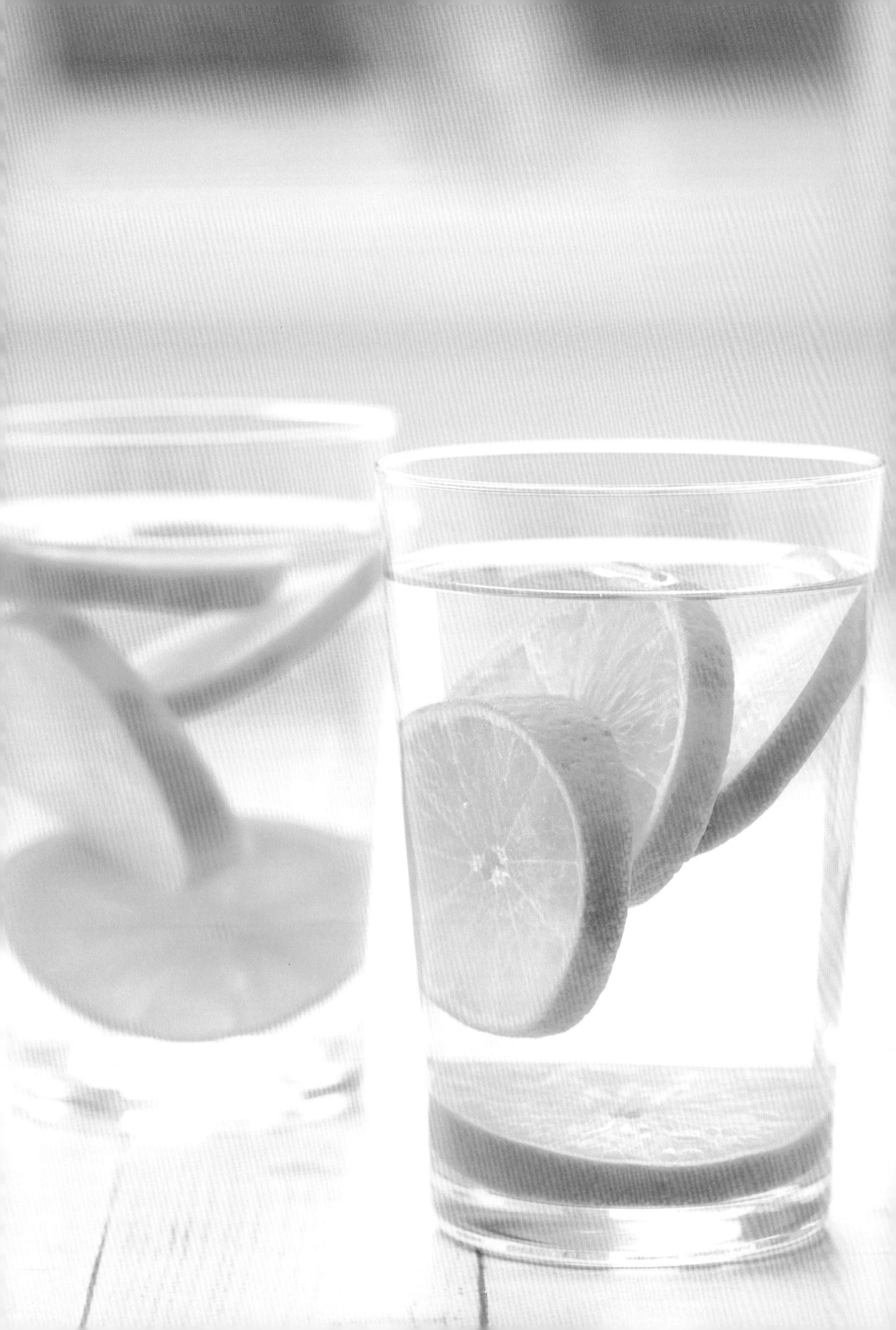

蔓越莓水

2 人份

這道飲品製作方法簡單，酸酸甜甜的完美平衡，利用賞心悅目又美味的方式將蔓越莓療癒性質帶到生活中。

4 杯水
1 杯新鮮蔓越莓
3 大匙萊姆汁
2 大匙生蜂蜜

1. 將水與蔓越莓一起放入調理機中攪打均勻。
2. 用篩網或濾布過濾後放入調理盆中
3. 加入檸檬汁／萊姆汁和生蜂蜜後攪拌均勻，直到生蜂蜜完全溶解即可享用！

小訣竅

- 可以使用冷凍的蔓越莓取代新鮮的蔓越莓，預先退冰 ½ 杯的冷凍蔓越莓即可取代食譜中的新鮮蔓越莓。

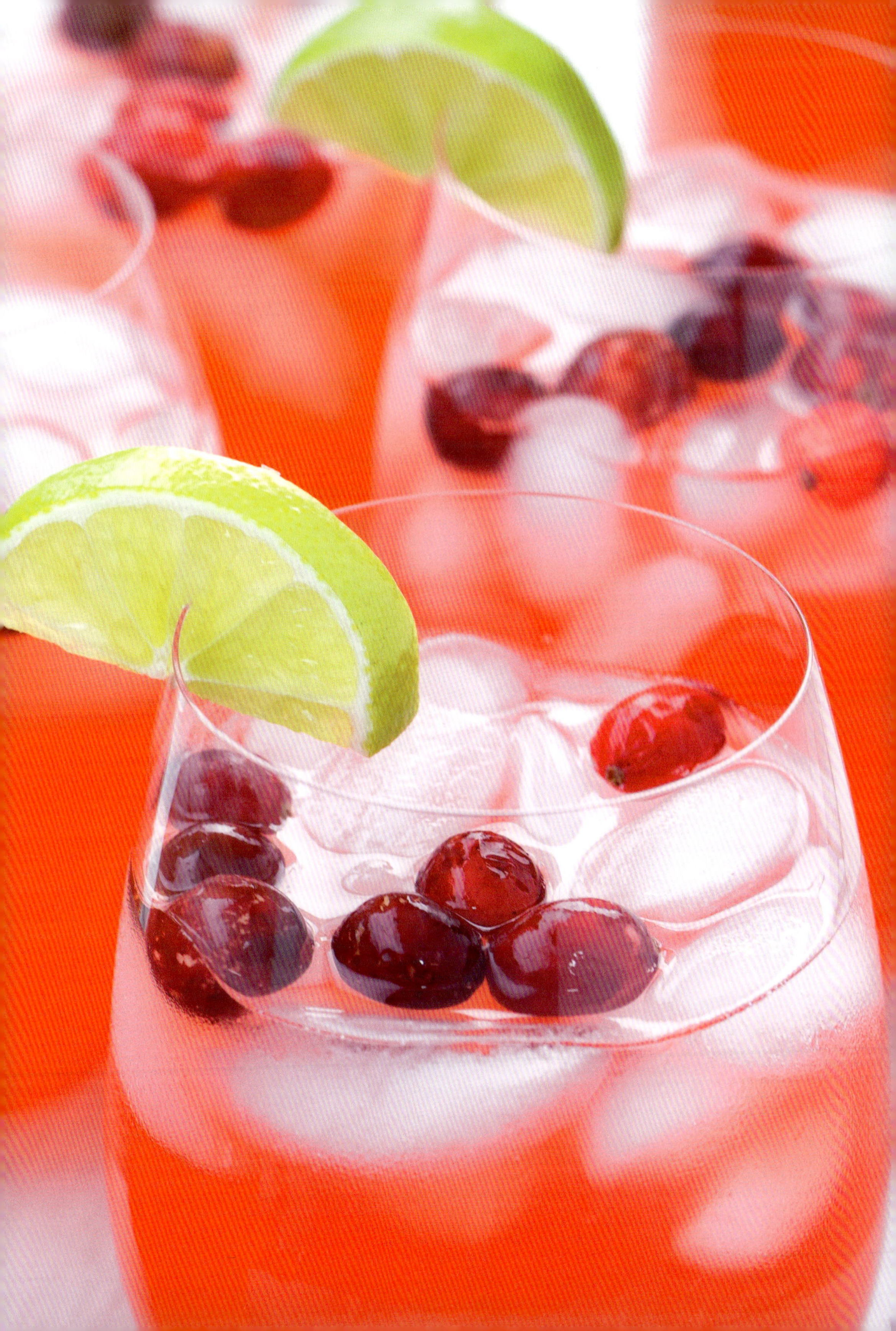

救肝茶

1 人份

這款充滿大地氣息的茶喝起來味道濃烈，融合牛蒡、紅花苜宿、蒲公英和蕁麻的神奇功效。這杯茶十分溫和適合任何人飲用。可以依照自己的口味喜好調整生蜂蜜量。早上泡完茶後，放入冰箱冷藏，在一天之中都能隨時享用，冷熱皆宜。

2 杯飲用水
1 小匙乾燥牛蒡根
1 小匙乾燥紅花苜宿
1 小匙乾燥蒲公英
1 小匙乾燥蕁麻葉
2 小匙生蜂蜜（可自由選擇要不要使用）

1 用小湯鍋或水壺將水煮沸。
2 水煮沸後離火，加入藥草浸泡 15 分鐘或以上。
3 將茶過濾倒入杯中。依照個人喜好加入生蜂蜜攪拌均勻即可飲用！

小訣竅

- 如果買不到散裝的茶，也可以使用現成的茶包。請分別使用 1 包牛蒡根、紅花苜蓿、蕁麻葉、蒲公英茶包。

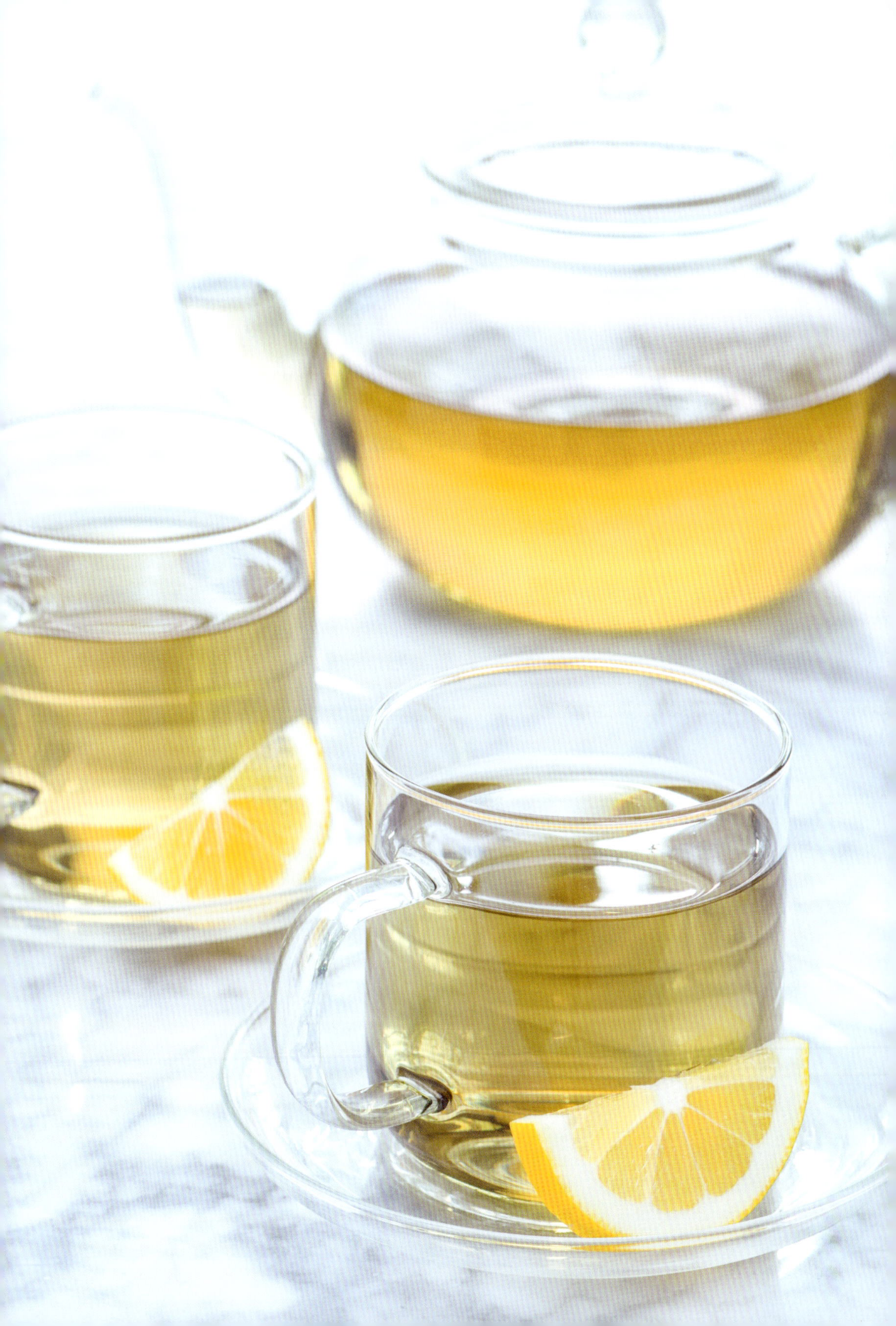

醫療靈媒救肝高湯

2～4 人份

這道溫暖的高湯可以全天候飲用。有時候煮湯看似有點困難，除了要準備食材外，還可能會覺得好多美麗的邊角料不吃可惜。但別擔心，這道食譜中剩餘的食材還可以做成椰子咖哩，食譜就在小訣竅中。另外，也可以將高湯與其中的蔬菜一起攪打成濃湯喔。

1 株西洋芹，切塊
6 根紅蘿蔔，切小塊
1 顆南瓜，切塊
2 顆黃洋蔥，切小塊
1 吋生薑，去皮切碎
1 吋新鮮薑黃，去皮切碎
1 杯去皮切片的新鮮牛蒡
1 杯大略裝滿量杯的香菜
6 片蒜辮，去皮
12 杯飲用水

1 將所有材料放入大鍋中
2 蓋上鍋蓋大火煮沸，水煮滾後轉至小火，再燉煮約至少 1 小時到 4 小時。
3 過濾湯汁，可以在任何時候飲用這個幫助療癒的溫暖高湯。

小訣竅

- 可以單喝高湯，也可以和湯裡面的食材一起享用。
- 可以一次煮多一點冷凍備用，放在冰塊盒中冷凍，之後更容易退冰使用。
- 過濾湯汁後，可以將剩下來的蔬菜料做成咖哩：加入兩杯無添加的椰奶，2 小匙黃咖哩粉，1 大匙楓糖漿，1 小匙海鹽調味即可。煮到食材都溫熱之後之後，再使用手持式攪拌棒稍微打碎部分食材增加濃稠度，變成咖哩即可上桌享用！

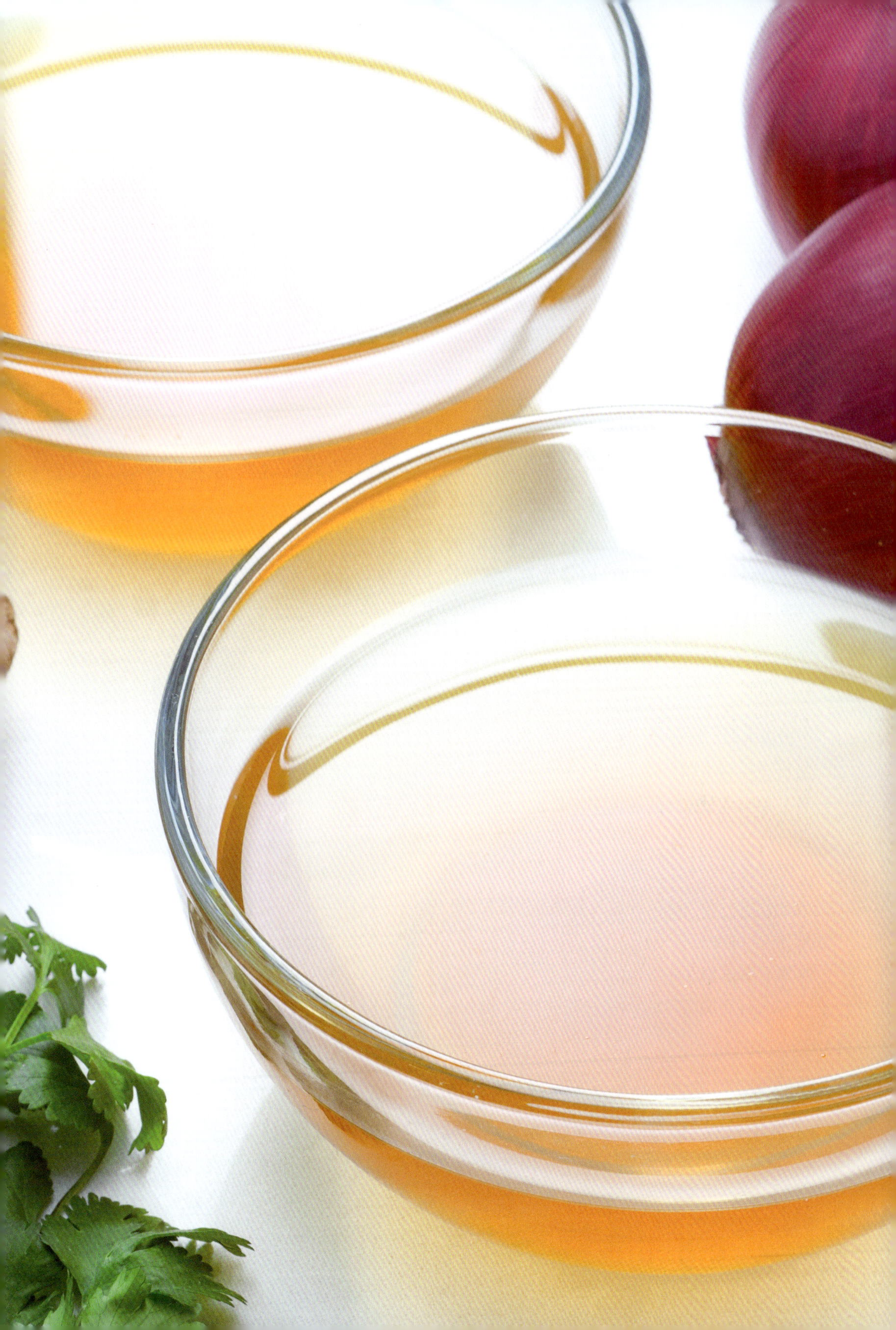

早餐

救肝果昔

1～2人份

A 選項果昔製作方法快速簡單，富含抗氧化物的飲品，飲用果昔可以加深肝臟的療癒。

B 選項果昔味道清爽，融合了蔬菜和水果等食材。如果你以前從未想過在果昔中添加芽菜，現在是嘗試的最佳時機。芽菜的效果既強大又溫和，完美地融入這杯順滑的熱帶飲品中。

選項 A

2 根香蕉或半顆木瓜切塊或

½ 杯新鮮或是冷凍的紅火龍，或 2 大匙的紅龍果粉

2 杯新鮮或冷凍野生藍莓，或 2 大匙的野生藍莓粉

½ 杯水（可加可不加）

選項 B

1 根香蕉或

¼ 顆木瓜和 1 顆芒果

½ 杯新鮮或是冷凍的紅火龍，或 2 大匙的紅龍果粉

1 根西洋芹

½ 杯新鮮芽菜（種類任意，避開黃豆芽及黑豆芽）

½ 顆新鮮檸檬汁

½ 杯水（可加可不加）

1 將所有材料加入果汁機中。

2 攪打至質地均勻，如果有需要的話可以在過程中加入最多 ½ 杯的水或是調整到你自己喜歡的濃稠度。

小訣竅

- 如果你無法取得紅龍果和／或野生藍莓，可以使用黑莓、藍莓或櫻桃替代。
- 請試著在食譜中至少使用一份的冷凍食材，這樣可以確保你的果昔保持冰涼好喝。

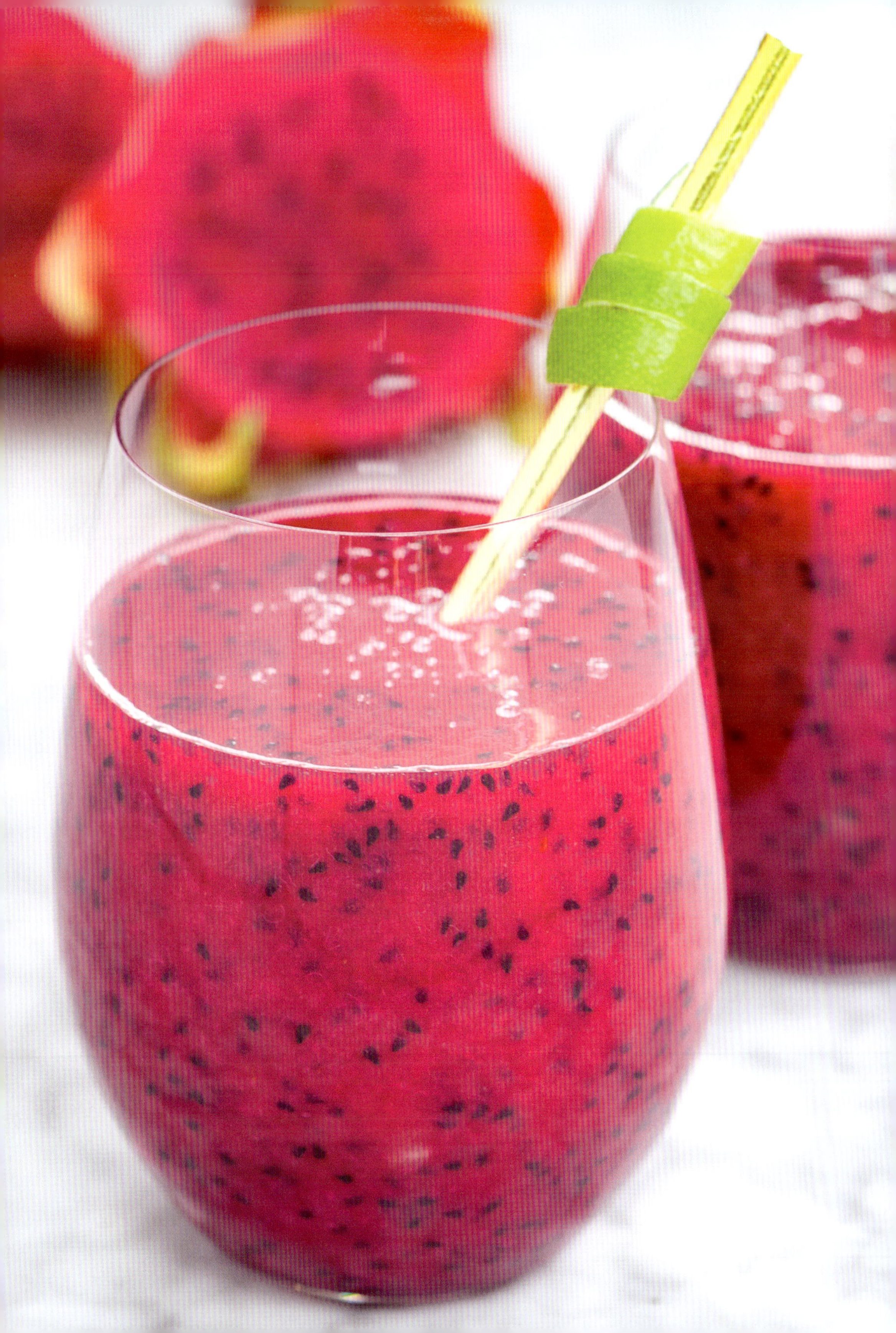

西瓜冰沙

2 人份

這杯冰沙冰涼美味，是開啟美好早晨的絕佳方式。家人和朋友也都會很喜歡這種清爽的飲品。在前一晚事先冷凍西瓜，或是至少將切塊的西瓜冷凍兩小時，就可以快速製作囉！

2 杯新鮮西瓜，切塊
2 杯冷凍西瓜，切塊
1 顆萊姆，新鮮榨汁

將新鮮和冷凍西瓜與萊姆汁一起攪打直到均勻，即可享用！

小訣竅

- 如果你不想要口感太冰硬，可以用新鮮的西瓜取代部分冷凍西瓜調整。

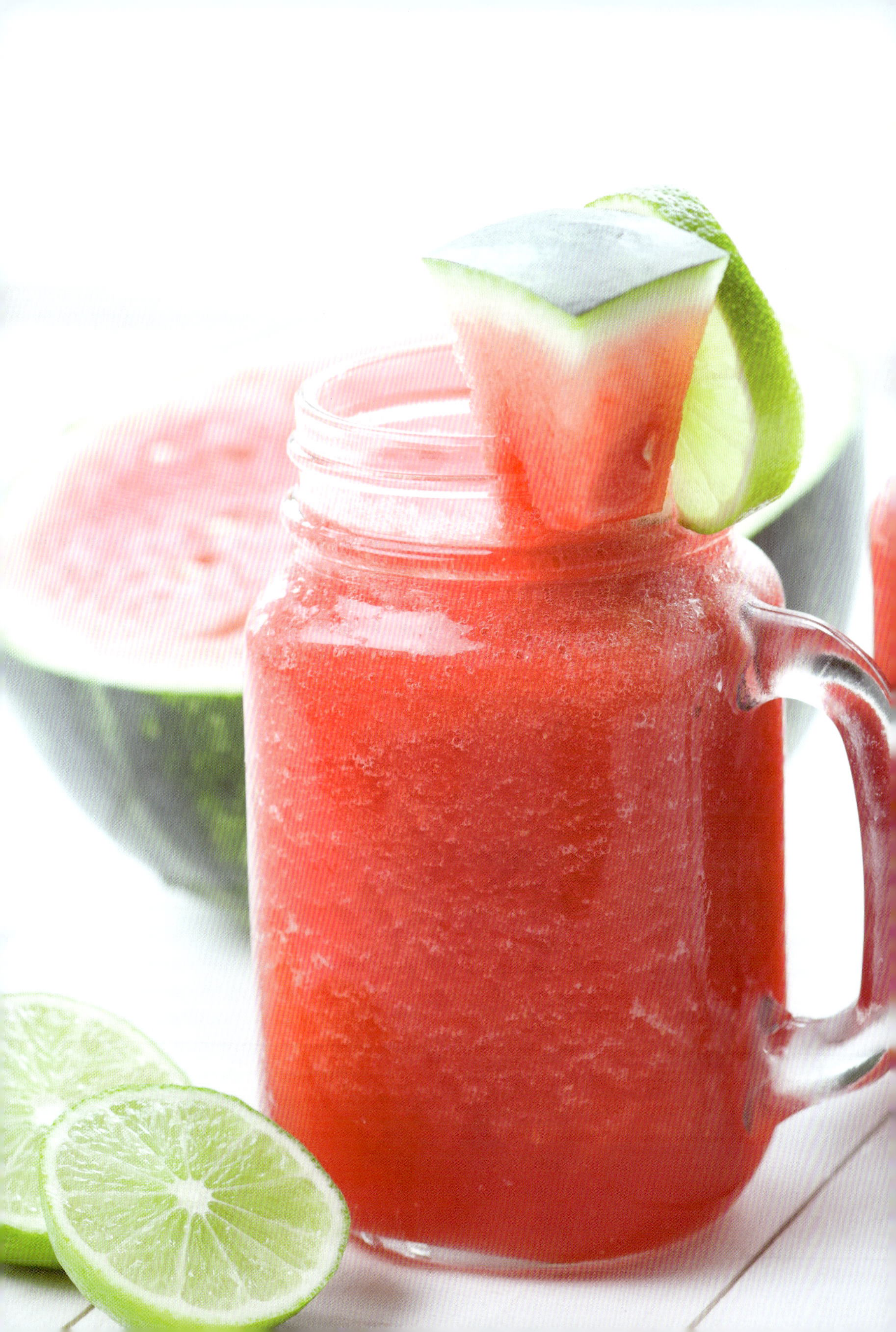

焦糖蘋果圈

4 人份

有時候要變出簡單有趣的食物給家人吃，不是件容易的事呢。這時就是焦糖蘋果圈出場的時候。這是大人和小孩都喜歡的絕佳早餐，可以準備不同的配料，用自己喜歡的食材裝飾焦糖蘋果，創造出自己的風格！

1 顆檸檬榨汁，分批使用
3 顆紅蘋果
1 杯帝王椰棗，去籽
1 吋香草豆莢（可加可不加）
½ 杯水

依個人喜好添加的配料：
1 杯覆盆莓
¼ 杯葡萄乾
¼ 杯桑椹乾
¼ 杯椰蓉
2 大匙生蜂蜜

1. 在大攪拌盆中加入水和一半的檸檬汁混合。
2. 將蘋果轉向側邊接觸砧板，小心的將蘋果切成 ¼ 吋厚度左右的薄片。使用餅乾膜或瓶蓋將中間的果核去除，立刻把切好的蘋果圈放入檸檬水中，避免蘋果氧化變色。
3. 將去籽的椰棗、香草粉、½ 杯水還有剩下的檸檬汁混合放入調理機中，攪打至濃稠滑順的焦糖狀。
4. 將蘋果圈從水中取出，在每個蘋果片上抹上椰棗焦糖，再撒上任何喜歡的配料就大功告成！

小訣竅

- 如果你使用很乾的椰棗，請在使用前用溫水浸泡幾分鐘會更容易攪打。

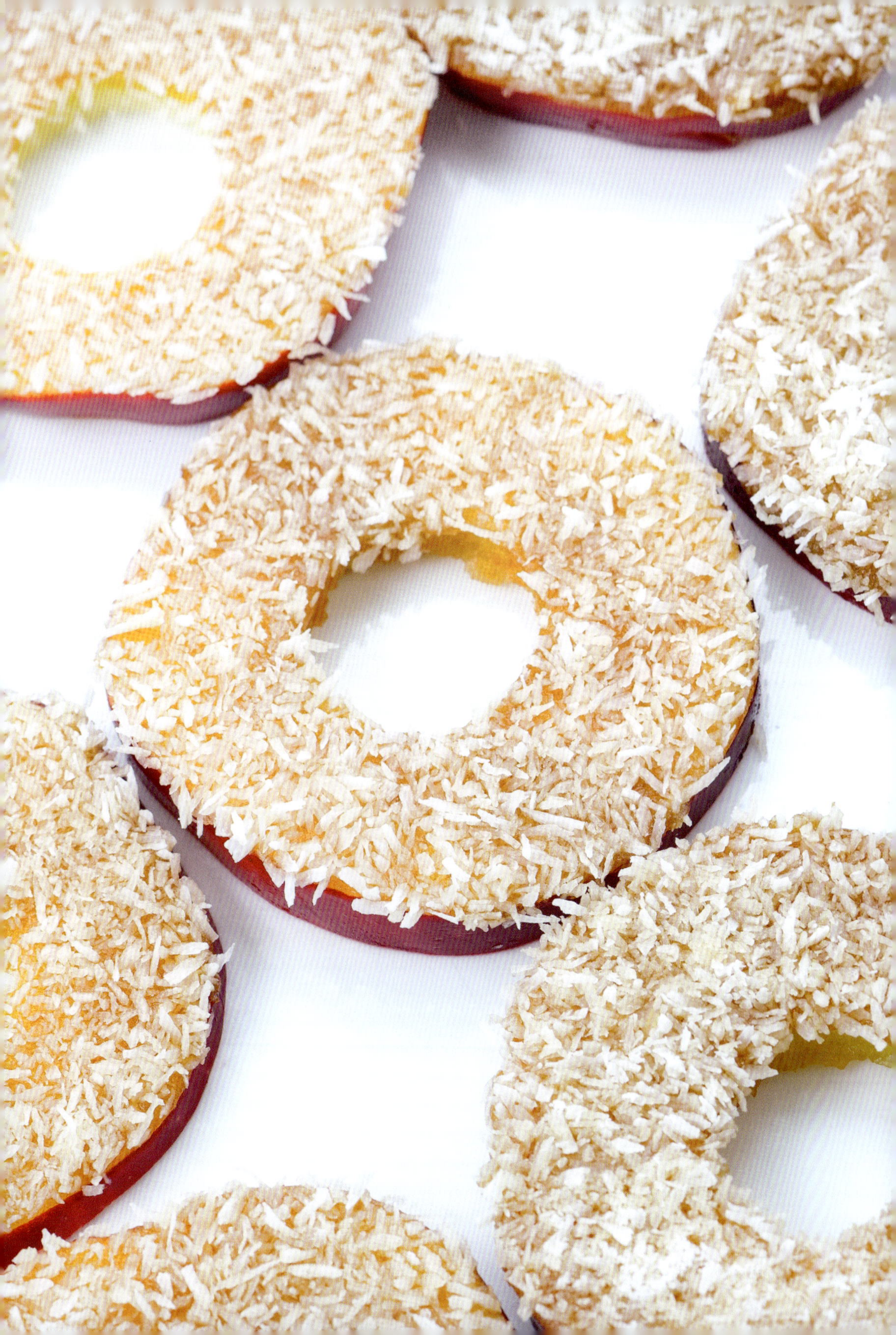

迷你野生藍莓瑪芬

16 份

這種一口大小的藍莓小蛋糕出爐的時候，熱騰騰又鬆軟很適合當成早餐吃，也適合在一天的任何時候享用，可以當成午餐的一部分，或是下午點心。可以利用果汁機製作麵糊，方法簡單只要幾分鐘就可以完成，任何想吃得時候都可以動手做！

¼ 杯白色奇亞籽
1 杯香蕉，大略壓碎
½ 杯無麩質燕麥粉
½ 小匙無鋁泡打粉
¼ 小匙海鹽
¼ 杯楓糖漿
1 大匙檸檬汁
½ 杯冷凍野生藍莓

1 烤箱預熱約 190°C。
2 加入壓碎的香蕉、燕麥粉、泡打粉、海鹽、楓糖漿和檸檬汁都加入調理機中，攪打滑順質地的麵糊。
3 將麵糊倒入攪拌盆中，再加入冷凍野生藍莓攪拌均勻。
4 在迷你的瑪芬烤模中放入 16 個瑪芬紙模，在每個紙模中加入一大匙的麵糊。
5 將迷你瑪芬烤模放入烤箱烘烤約 20 分鐘，直到瑪芬的表面呈現金黃色，用牙籤刺入取出後不會有沾黏的麵糊。
6 將烤模從烤箱移除後放涼即可食用，在冷卻的過程中質地會持續硬化。

小訣竅

- 請選擇無鋁的泡打粉，在網路上或許多自然食品有機超市可以買到。

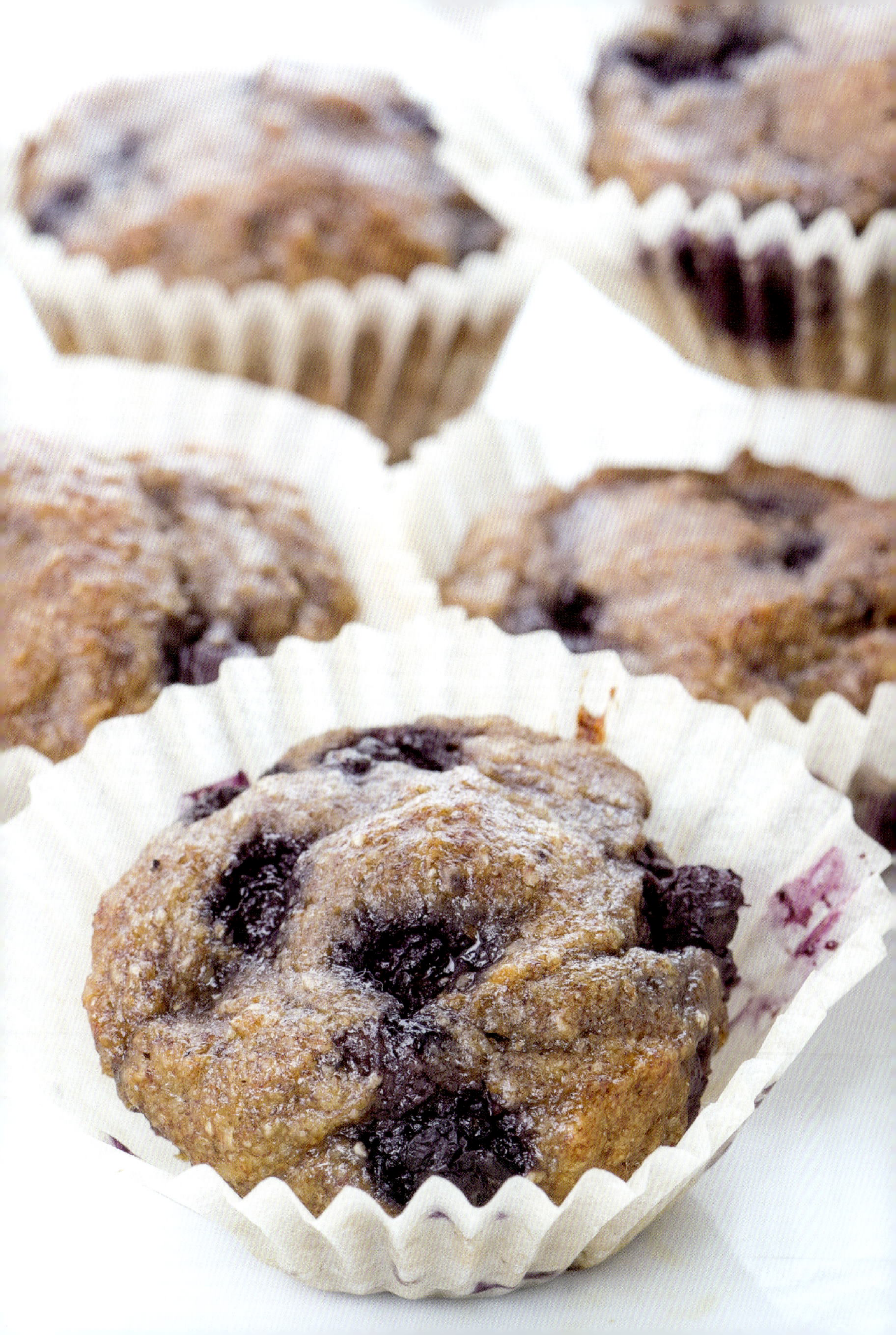

鷹嘴豆鹹派

6～8 人份

這個鷹嘴豆鹹派攜帶方便，也能在冰箱中儲存。可以試著在禮拜天烤好一大批，然後接下來一週的早餐或午餐就能輕鬆享用。而且它本身的味道就很棒了，如果再搭配香草番茄醬會更令人驚艷，像是之後會提到的普羅旺斯燉菜番茄醬的食譜。

4 杯綠花椰，切小塊
4 杯櫻桃番茄或小番茄，切半
4 杯紫洋蔥丁
8 瓣大蒜，帶皮
2 杯水
3 杯鷹嘴豆粉
4 大匙新鮮檸檬汁
2 小匙烤雞用綜合香草
2 小匙海鹽

1. 將烤箱預熱至約 200°C。
2. 將花椰菜丁、番茄、紫洋蔥和蒜瓣鋪在有烤盤紙的烤盤上，烘烤大約 15 到 20 分鐘直到蔬菜軟化。
3. 將烤好的大蒜剝皮（請小心不要燙傷自己的手！）然後將烤軟的蒜泥與水、鷹嘴豆粉、檸檬汁、烤雞用綜合香草和海鹽放入調理機，攪打至均勻形成麵糊。
4. 將麵糊放入大的攪拌盆中，再加入烤好的蔬菜。
5. 將麵糊放進鋪有烤盤紙的鹹派烤模，或是將麵糊分成標準大小的 12 個瑪芬杯烘烤。
6. 大約烘烤 30 到 35 分鐘，烘烤到一半的時間請打開烤箱釋放蒸氣，繼續烘烤直到表面呈現金黃色，用牙籤刺入取出後不會有沾黏的麵糊。
7. 將烤模從烤箱移除後放涼即可食用。

小訣竅

- 這道鹹派也可以冷凍，所以一次可以做兩個，一個馬上吃，另外一個冷凍備用，在冷凍前請移除烤盤紙避免沾黏。

＊ 譯註：「烤雞用綜合香草」中有：乾燥鼠尾草、乾燥百里香、乾燥馬鞭蘭、乾燥迷迭香、乾燥豆蔻和黑胡椒。

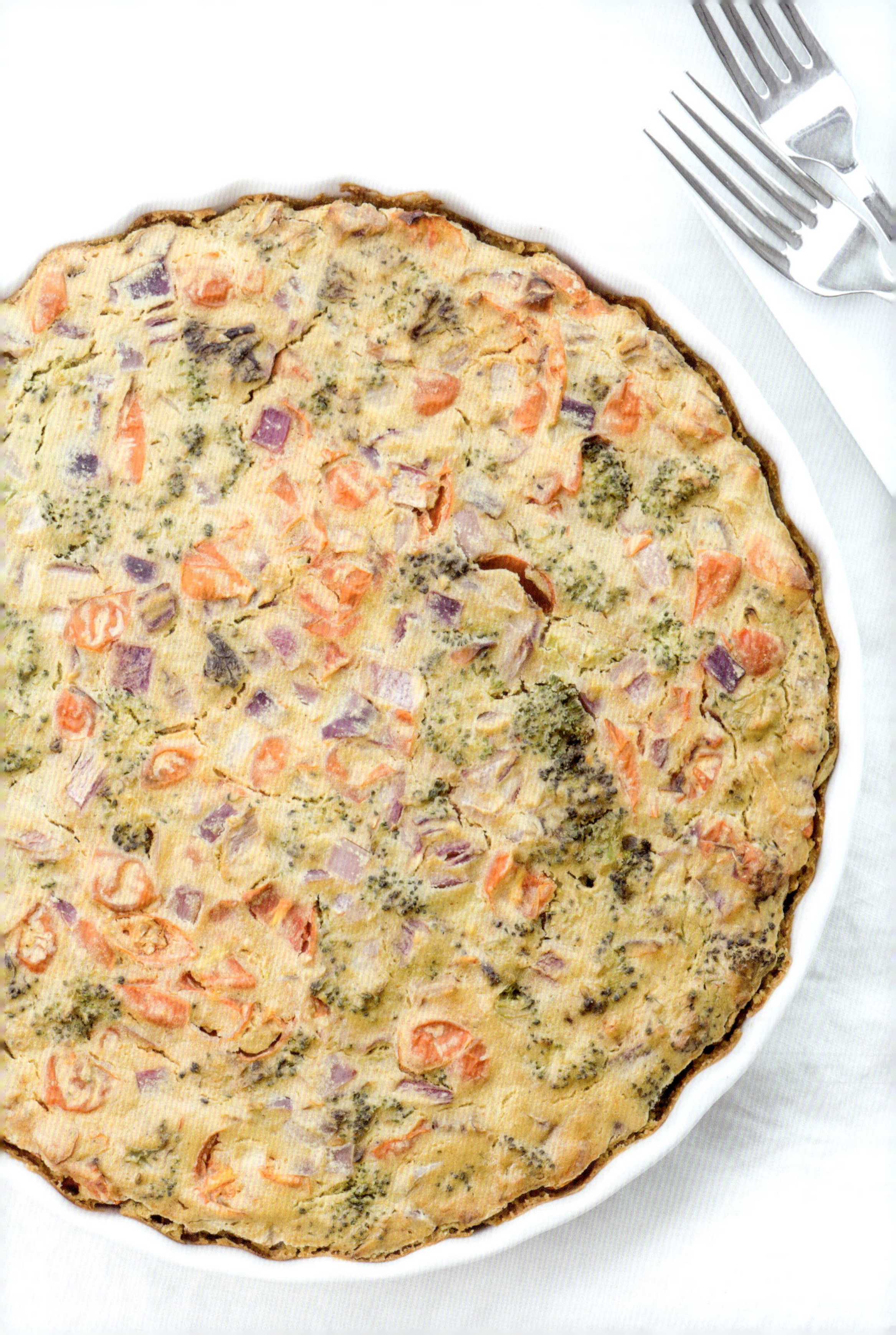

救肝沙拉

1～2 人份

這兩款沙拉的選項都能為肝臟帶來療癒。當你想吃清爽一點的時候，救肝沙拉搭配熟食也是好的選擇，像是加入「3：6：9 排毒法」中的蒸蔬菜。你可以依照前一章節中提到的療癒食材客製化，讓救肝沙拉永遠都不會吃膩（香蕉與番茄不要搭配一起吃）。如果你要嘗試無油的柳橙「油醋醬」，它一定會成為廚房中的常備醬料，因為它的滋味豐富又香甜，每個人享用完都會感到很滿足！

選項 A

3 杯番茄，切丁
1 條小黃瓜，切絲
1 杯西洋芹，切丁
1 杯香菜，切碎（可加可不加）
½ 杯歐芹，切碎（可加可不加）
½ 杯青蔥，切碎（可加可不加）
8 杯任何種類的綠色葉菜（菠菜、芝麻葉、奶油萵苣等等）
1 顆檸檬、萊姆或柳橙，新鮮榨汁

選項 B

2 杯紫高麗菜絲
1 杯紅蘿蔔，切丁
1 杯蘆筍，切丁
1 杯櫻桃蘿蔔，切丁
2 杯蘋果，切丁
½ 杯香菜，切碎
8 杯任何種類的綠色葉菜（菠菜、芝麻葉、奶油萵苣等等）
1 顆檸檬、萊姆或柳橙，新鮮榨汁

可加可不加的柳橙「油醋」醬

1 杯柳橙汁
1 瓣蒜頭
1 大匙生蜂蜜
¼ 杯水
⅛ 小匙海鹽（可加可不加）
⅛ 小匙卡宴辣椒粉（可加可不加）

1. 將蔬菜和沙拉以及你選擇的綠色葉菜放入沙拉盆中混合。
2. 撒上適量的新鮮檸檬或萊姆汁，或柳橙汁調味或是製作柳橙油醋醬，將所有材料混合均勻。
3. 將沙拉與柳橙或檸檬汁一起拌勻，或是加上柳橙「油醋」醬。
4. 如果你要與其他人分享或留一些晚點吃，可以分裝成兩份，請享用吧！

*譯註：本書原文版在《369 排毒飲食聖經》前出版，所以在《369 排毒飲食聖經》中有更新版的救肝沙拉有更多的選項變化可供參考。

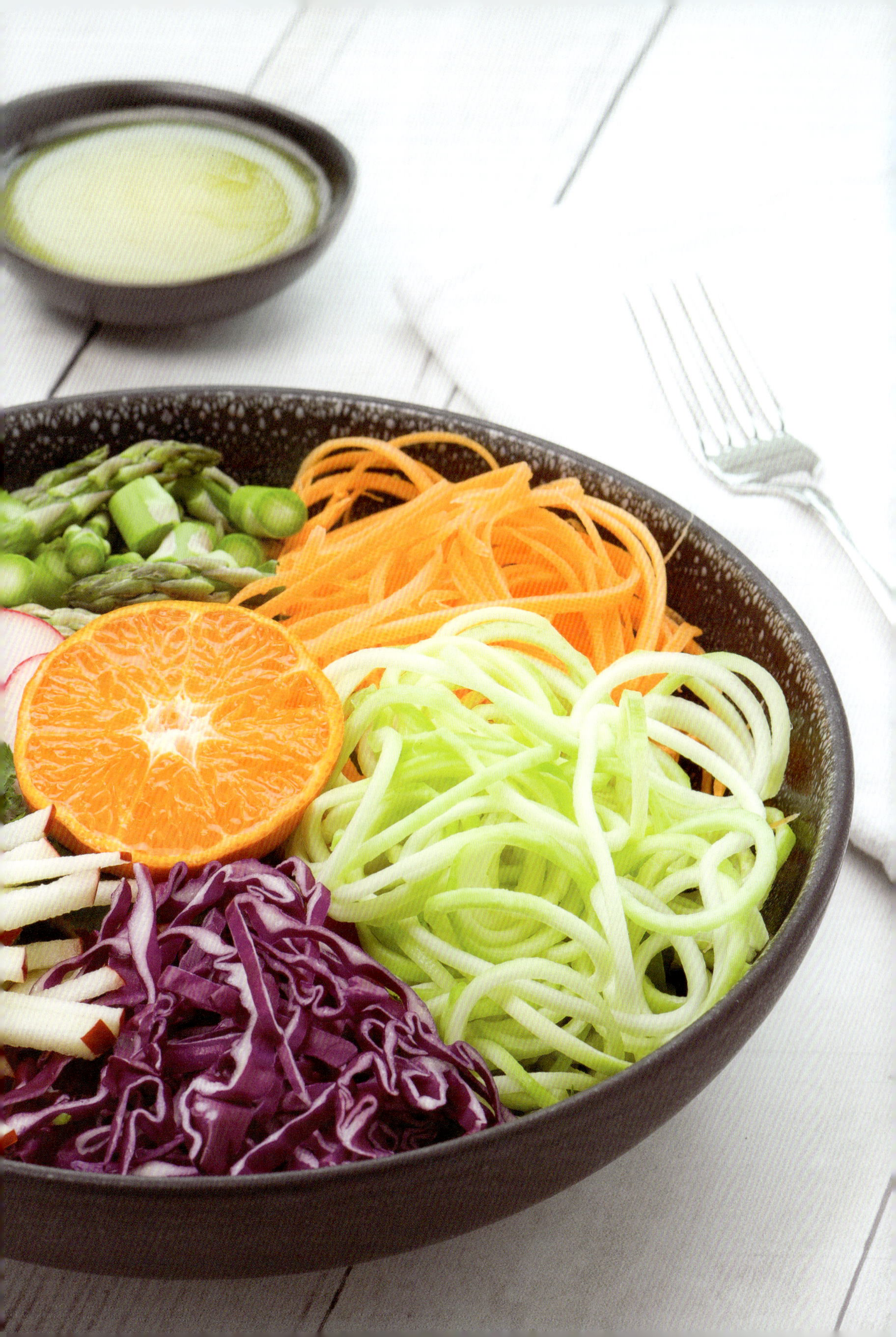

黃咖哩麵兩吃

2 人份

現在，最好的食譜就是可以被調整客製以符合每個人的需求，這道咖哩麵可以生吃或煮熟來吃，可以製作無油版本或加入無添加的椰奶製作，不管你選擇如何準備這道菜都會簡單又美味。如果你正困擾要為其他人準備什麼料理，這就是你最好的選擇！

2 根櫛瓜，去皮
1 根紅蘿蔔
1 顆紅甜椒，切絲
¼ 顆洋蔥，切細絲
3 杯海藻麵
1½ 杯無添加椰奶（可加可不加）
½ 小匙海鹽（可加可不加）
1 顆萊姆
¼ 杯羅勒
¼ 杯香菜

黃咖哩醬
3 杯櫛瓜，切丁
4 顆椰棗，去籽
1 顆蒜瓣
½ 杯香菜葉
2 大匙萊姆汁
2 大匙椰子醬油（可加可不加，請參照小訣竅）
½ 大匙成熟辣椒切末
½ 小匙咖哩粉

1 使用蔬果削鉛筆機將櫛瓜和紅蘿蔔製作成麵條，將麵條放入沙拉盆中，還有加入紅椒、洋蔥，和海藻麵條。
2 製作黃咖哩醬：將所有的醬料食材放入調理機中打至滑順微溫。
3 生食版本：將黃咖哩醬加入準備好的蔬菜與海藻麵條，攪拌至均勻。
4 熟食版本：將黃咖哩醬、海藻麵條、椰奶和海鹽加入大鍋中，加熱大約 10 至 15 分鐘，直到蔬菜麵條軟化與醬汁完美融合。
5 將製作好的黃咖哩麵條加上羅勒、香菜，擠上新鮮萊姆汁，即可享用！

小訣竅

- 椰子醬油可以在網路上購買到。如果你想要的話，可以使用 ⅓ 杯大西洋紅藻或 ¼ 小匙海鹽替代。

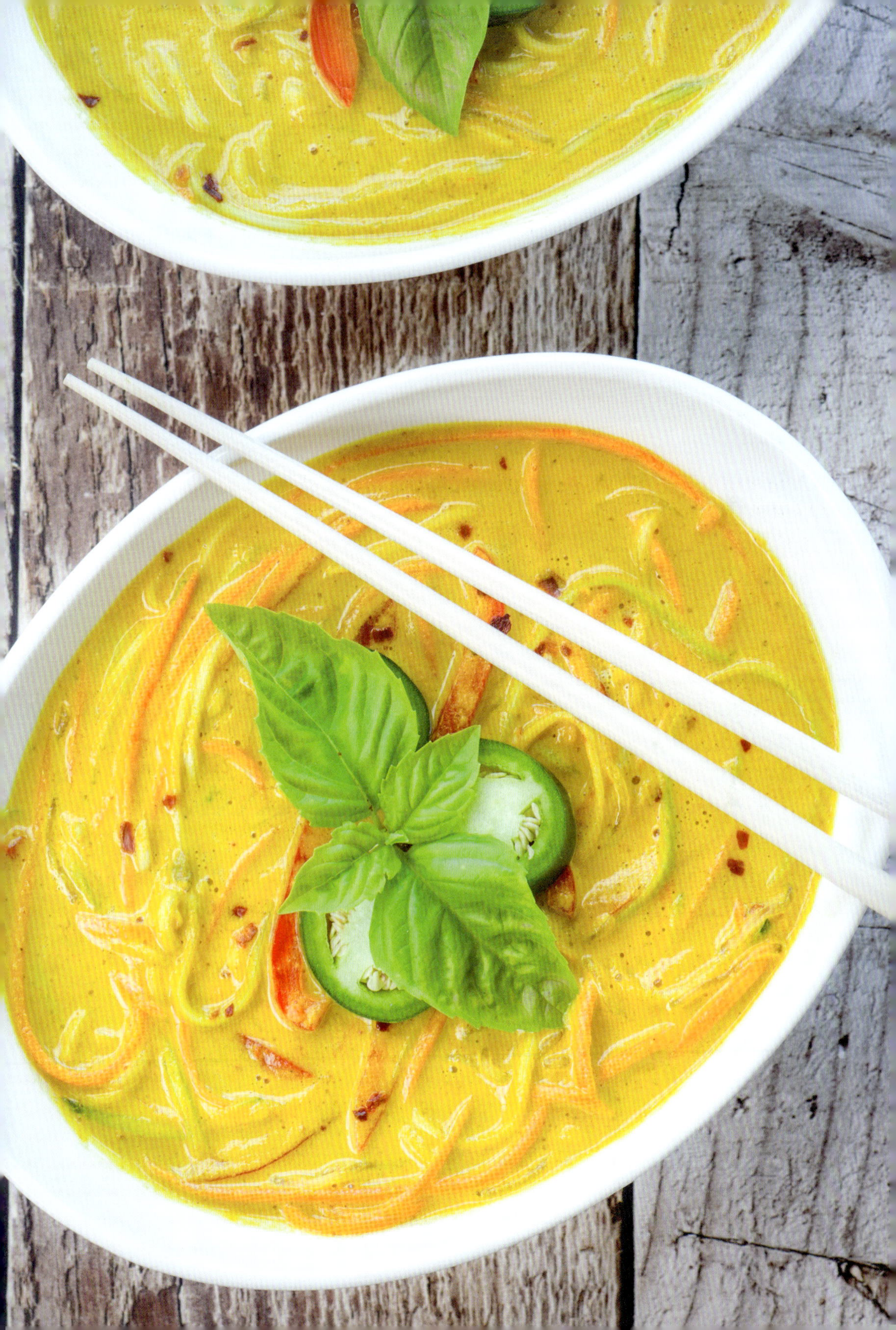

香辣萊姆地瓜黑眉豆沙拉

2～4 人份

這份沙拉飽足感很夠，充滿帶勁的元素：香菜、萊姆，和可加可不加的墨西哥辣椒。它也很適合冷藏保存，所以可以多做一些，在一整個禮拜都能享用。你可以同時將這道沙拉放在萵苣或無麩質、無玉米成分的捲餅皮中，變換吃法。

2 顆地瓜，切塊
6 瓣蒜瓣，不剝皮
½ 顆紫洋蔥，切小丁
1 顆紅甜椒，切塊
2 杯煮熟的黑眉豆
¼ 杯切碎香菜
8 杯綠色蔬菜（可加可不加）
海鹽適量

香辣萊姆「油醋」醬
½ 杯香菜
2 大匙萊姆汁
2 大匙生蜂蜜
¼ 小匙海鹽
2 瓣蒜瓣
½ 根成熟的墨西哥辣椒（可加可不加）
½ 杯水

1 將烤箱預熱至約 220°C。
2 將地瓜塊與大蒜放在鋪有無漂白烘焙紙的烤盤上，放入烤箱烘烤 20 至 30 分鐘，直到地瓜可用叉子輕鬆刺穿。
3 取出烤好的大蒜並去皮剁碎大蒜泥（請小心操作避免燙傷）。
4 在大碗中混合烤地瓜、紫洋蔥絲、紅甜椒丁、剁碎的大蒜與黑眉豆，攪拌均勻。
5 製作香辣萊姆醬汁：將所有醬料的材料放入調理機中，打至順滑的醬汁。
6 此沙拉可趁熱享用或冷藏食用。食用前，將香辣萊姆醬拌入地瓜與黑眉豆沙拉中，攪拌均勻。
7 將沙拉盛放在綠葉蔬菜上，再撒上切碎的香菜裝飾即可享用。如有需要，可額外加上少許海鹽調味。

小訣竅

- 建議先試吃一點點墨西哥辣椒，以確認辣度。如果需要更辣一點，可加入較大的辣椒片；若想更溫和一點，可使用較小的辣椒片，並移除含有大部分辣味的辣椒籽。
- 如果找不到成熟的紅色墨西哥辣椒，可用其他品種的成熟辣椒替代。

＊譯著：歐美的黑豆 (black beans) 為黑眉豆，與亞洲地區的黑豆為黑大豆（black soy beans ）是不同的東西

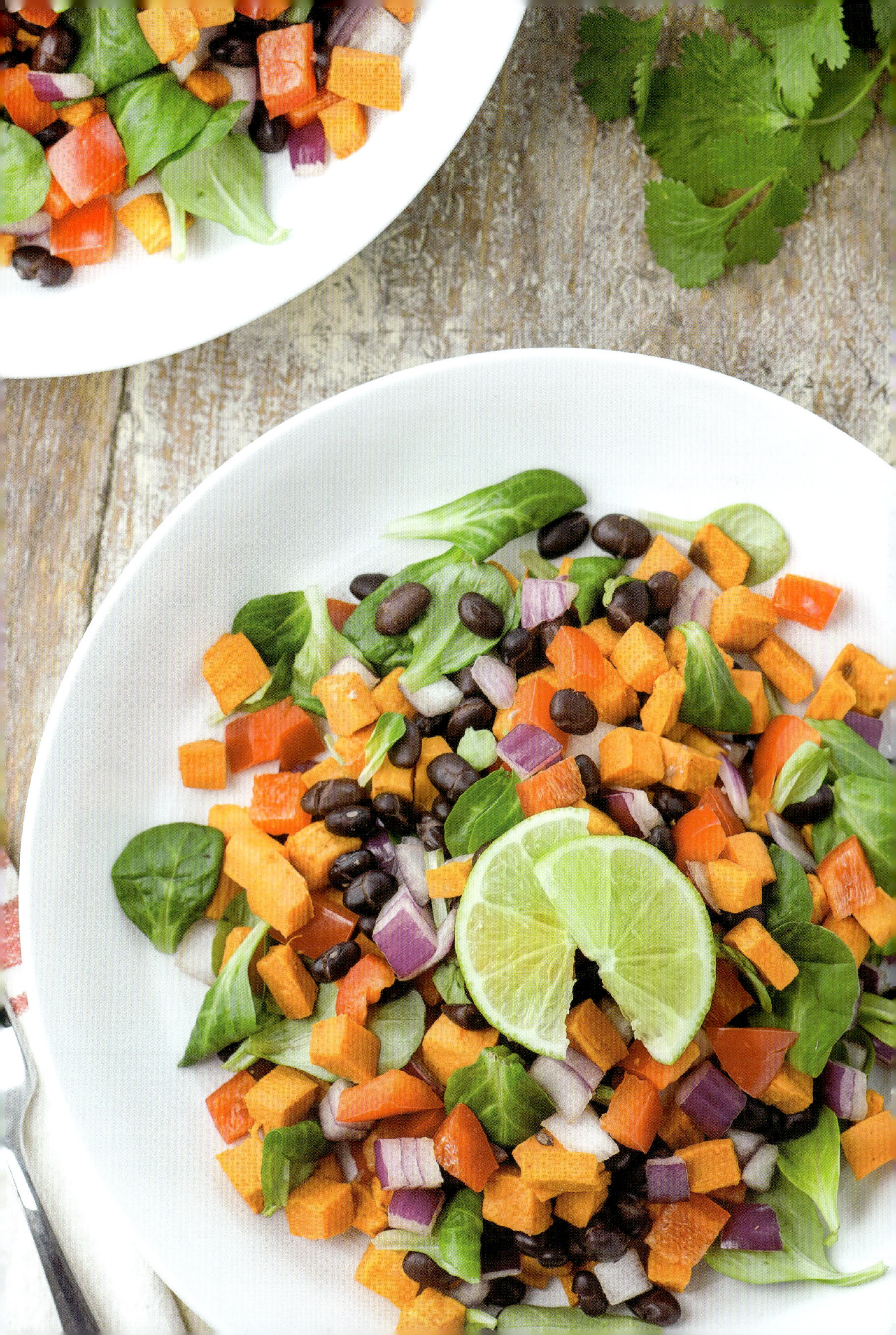

午餐

烤鷹嘴豆球搭配薄荷芝麻醬

2～4人份

這道食譜讓即使是最飢餓的人也能滿足。嫩烤的鷹嘴豆球包裹在生菜葉中，搭配五顏六色的蔬菜，再沾上風味豐富美味的薄荷芝麻醬。如果你不喜歡薄荷，可以使用其他新鮮香草代替，如羅勒、香菜、歐芹（巴西里）或龍蒿。

3 杯煮熟的鷹嘴豆
1 杯紫洋蔥，切塊
4 瓣大蒜
½ 杯巴西里（歐芹），稍微切碎
½ 杯香菜（芫荽），稍微切碎
½ 小匙海鹽
2 小匙孜然粉
2 顆奶油萵苣（自選，見下方小訣竅）

可自由選擇的配料：

½ 根黃瓜，切片
½ 杯櫻桃番茄，對半切
½ 杯紫甘藍，切絲
½ 杯紅蘿蔔，切絲

薄荷芝麻醬：

1 杯切塊櫛瓜
½ 顆去籽椰棗
2 瓣大蒜
2 大匙芝麻醬
2 大匙檸檬汁
2 大匙新鮮蒔蘿
2 大匙新鮮薄荷葉
¼ 小匙海鹽
½ 杯水

1 烤箱預熱至約 175℃。

2 將一半的鷹嘴豆放入食物調理機底部，再依序加入紫洋蔥、大蒜、巴西里、香菜和海鹽，最後倒入剩下的一半鷹嘴豆。稍微快打幾次，直到所有食材充分混合但仍保有些許顆粒感。

3 在兩個烤盤上鋪上烘焙紙。用湯匙舀取鷹嘴豆混合物，放在烤盤上，每個間隔 2 英吋（約 5 公分）。用手稍微壓平鷹嘴豆餅，塑形成扁圓形的鷹嘴豆餅。

4 烘烤 35 至 40 分鐘，直到表面呈金黃色且外層變硬，但內部仍保持柔軟。請小心處理以免鷹嘴豆餅破碎。

5 製作薄荷芝麻醬：將所有醬料材料放入調理機中，攪拌至順滑且質地細膩。

6 將烤鷹嘴豆餅盛放在奶油萵苣上，或用生菜葉包裹，再鋪上其他蔬菜並淋上薄荷芝麻醬即可享用。

小訣竅

- 鷹嘴豆球也可以搭配無麩質且無玉米的捲餅皮食用。
- 如果希望這道料理完全無油，可跳過薄荷芝麻醬，改用香辣萊姆醬搭配鷹嘴豆餅。

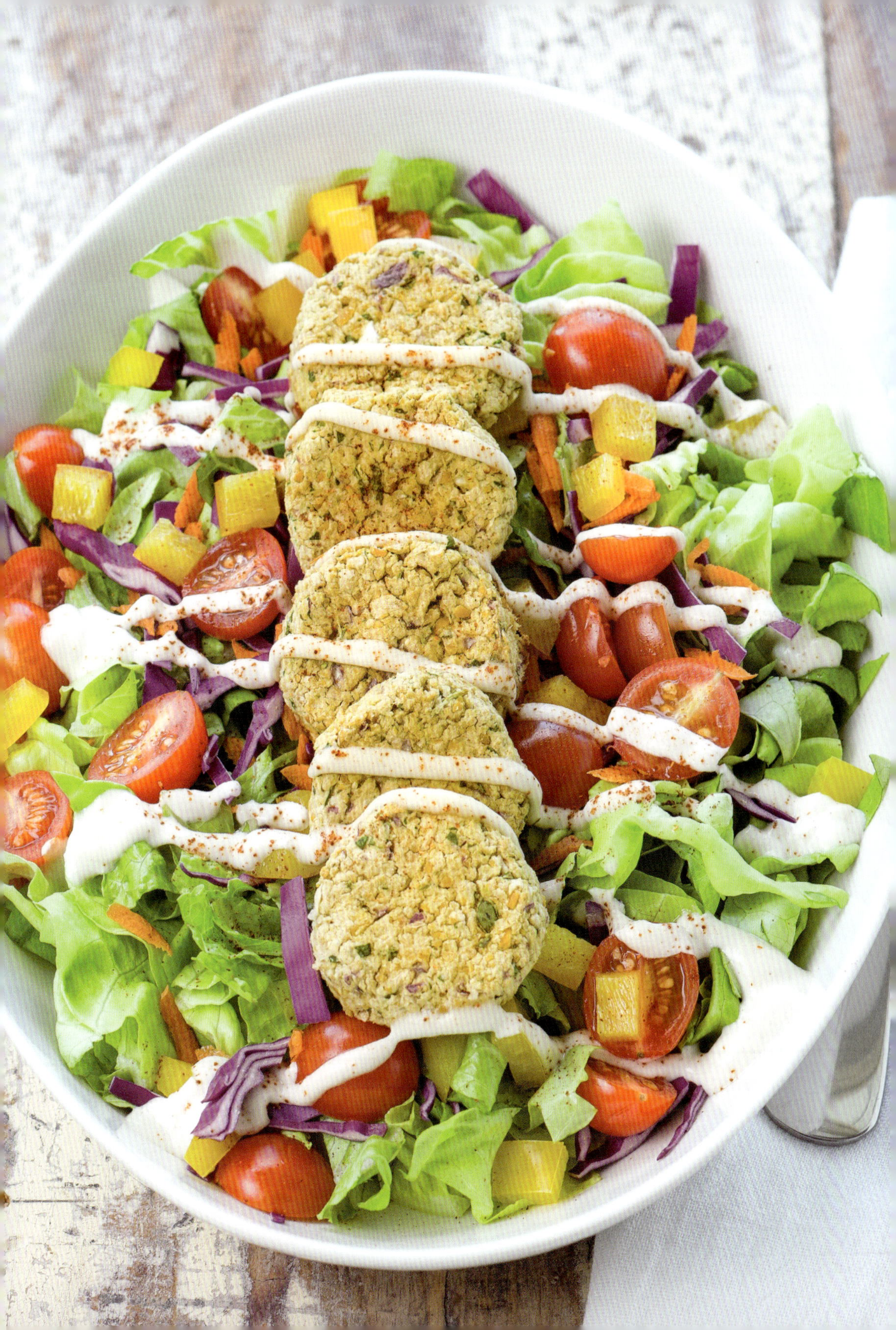

南瓜湯

2 至 4 人份

這道湯如同擁抱一樣溫暖舒適，濃郁且奶油般滑順的南瓜風味，搭配大蒜、洋蔥和咖哩的香氣，特別療癒又美味。這是一道非常適合提前準備並冷凍保存的湯品，隨時都能快速享用。

1 顆中等大小的南瓜（見下方小訣竅）
3 杯蔬菜高湯（見下方小訣竅）
1 杯洋蔥，切丁
4 瓣大蒜，切末
1 小匙咖哩粉
½ 小匙海鹽
½ 顆萊姆，榨汁
¼ 小匙紅辣椒片（可加可不加）

1 在大鍋中煮滾足量的水，將整顆南瓜（含蒂頭）放入滾水中，燙煮 10 分鐘。取出放涼備用。

2 等南瓜冷卻至可安全觸碰的溫度後，去皮並對半切開，挖除南瓜籽。將南瓜切成方塊狀（大約是 4 杯的量）。

3 將切好的南瓜塊放入湯鍋中，加入蔬菜高湯、洋蔥丁、大蒜末、咖哩粉、海鹽與萊姆汁。開大火煮沸後，轉為中小火持續燉煮，並經常攪拌以免黏鍋。

4 繼續燉煮 15 至 20 分鐘，直到南瓜變得柔軟且完全煮透。

5 將煮好的南瓜湯全部倒入調理機中，開始低速攪打至順滑濃稠。機器攪拌時請注意一定要留一個小縫隙讓蒸氣散出，以防熱湯噴濺。

6 將湯盛入碗中，依個人口味撒上紅辣椒碎片即可享用。

小訣竅

- 可以使用救肝高湯的食譜自製高湯，也可於超市購買低鈉無味精的蔬菜高湯。挑選時請避開含有芥花油、檸檬酸、人工香料或其他添加物的產品。若沒有蔬菜高湯，也可用清水代替。
- 可以使用手邊找得到的任何南瓜品種，或甚至用地瓜替代，使用南瓜丁的量大約是六杯。

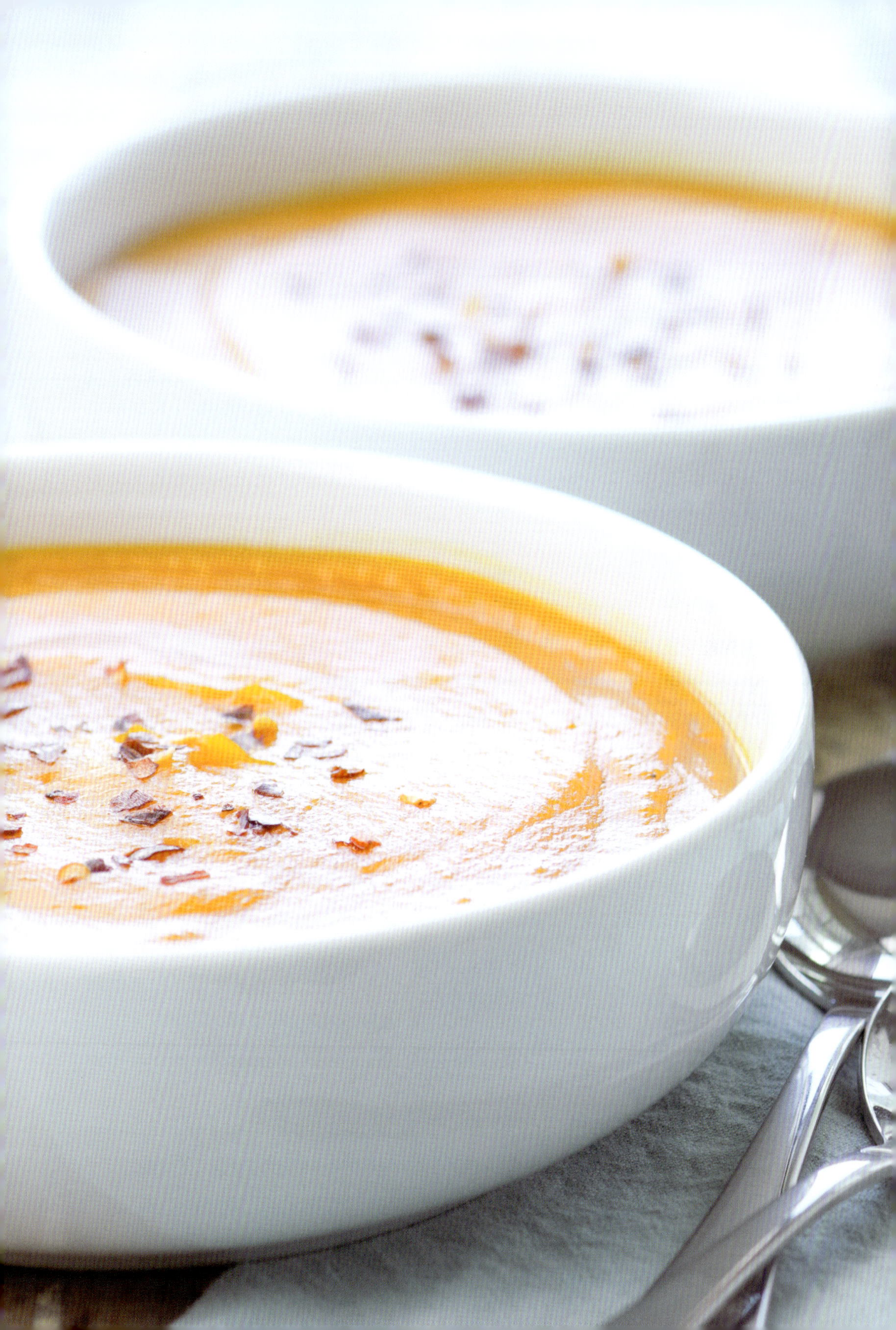

扁豆生菜塔可

3 人份

誰不愛塔可呢？這款以扁豆為主的生菜塔可，可依個人口味選擇冷食或熱吃。如果想吃得更有飽足感，也可以用無麩質也無玉米的捲餅皮來取代生菜葉。如果想要增加風味的話，可以搭配「香辣萊姆油醋醬」或「薄荷芝麻醬」。

1 杯洋蔥，切丁
½ 杯蔬菜高湯（見小訣竅）
1 杯蘑菇，切丁（可加可不加）
4 瓣大蒜，切碎
3 杯熟扁豆（見小訣竅）
1 小匙烤雞用綜合香料
½ 小匙辣椒粉
1 小匙孜然粉
½ 小匙紅椒粉
½ 小匙墨西哥煙燻辣椒粉
¼ 小匙蜂蜜或楓糖漿（可加可不加）
½ 小匙海鹽
¼ 小匙辣椒粉（可加可不加）
2 顆蘿蔓生菜或奶油萵苣

可搭配的配料：
1 杯櫻桃番茄，切片
1 顆酪梨，切片
½ 杯香菜，切碎
½ 杯蘿蔔，切片
½ 杯紫甘藍，切絲
½ 杯紅蘿蔔，切絲
3 片萊姆切半
1 根成熟墨西哥辣椒，切薄片

1 在平底鍋中以 2 大匙蔬菜高湯中火炒洋蔥約 5 分鐘，直到洋蔥變軟。若開始黏鍋，可隨時酌量添加蔬菜高湯避免燒焦。

2 加入蘑菇、大蒜、扁豆、烤雞綜合香料、孜然粉、紅椒粉、墨西哥煙燻辣椒粉、蜂蜜或楓糖漿（如果有使用的話），以及海鹽。如果喜歡更辛辣的口味，可再加入辣椒粉。以大火持續拌炒 5 分鐘，直到蘑菇熟透軟化。

3 將拌炒好的扁豆餡料盛入蘿蔓生菜葉中，當作塔可餅皮使用。再依喜好添加各式配料即可享用。

小訣竅

- 可以使用救肝高湯的食譜自製高湯，也可於超市購買低鈉無味精的蔬菜高湯。挑選時請避開含有芥花油、檸檬酸、人工香料或其他添加物的產品。若沒有蔬菜高湯，也可用清水代替。
- 棕色或綠色扁豆最適合這道食譜。使用 1 杯乾扁豆，按照包裝說明煮熟即可。

*譯註：「烤雞用綜合香草」中有：乾燥鼠尾草、乾燥百里香、乾燥馬鬱蘭、乾燥迷迭香，乾燥豆蔻、黑胡椒。

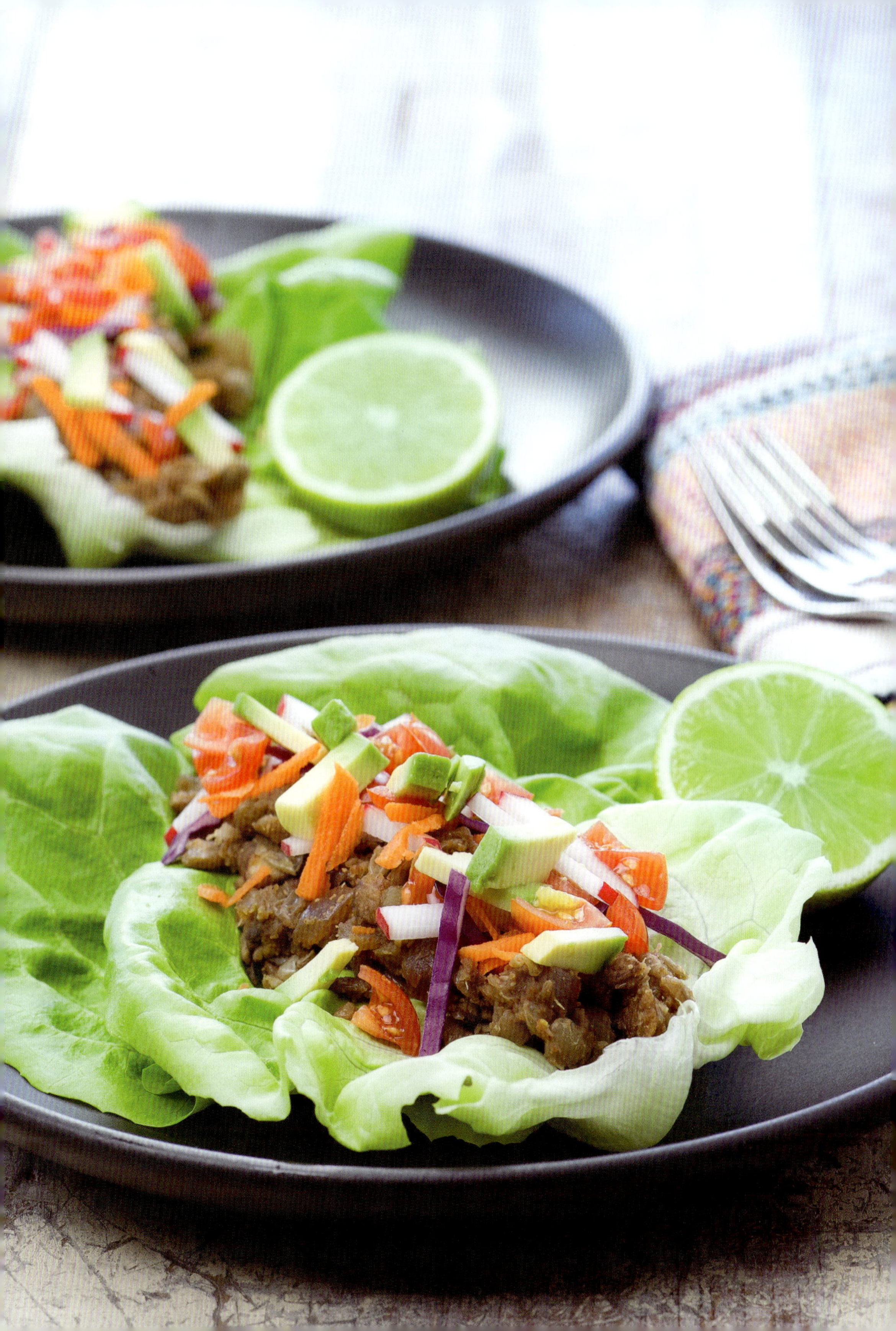

白花椰壽司搭配泰式辣椒醬

2 人份

這道料理可以使用生花椰菜米或熟花椰菜米製作。雖然自製壽司捲可能看起來有點困難，但實際上非常簡單，即使外觀不完美，味道依然美味可口！你可以自由發揮，試著添加新鮮香草，如薄荷、羅勒、香菜，或其他有助於肝臟健康的蔬菜，如紅蘿蔔、蘆筍或芽菜。也可以搭配熟的蔬菜，如地瓜或各種南瓜。

½ 顆白花椰
6 片烤過的海苔片

可自己選擇的配料
1 根小黃瓜，切細條
1 根紅蘿蔔，切細條
1 顆紅甜椒，切細條
1 杯紫高麗菜，切細絲
1 顆酪梨，切薄片
½ 杯水

泰式辣椒醬：
1 杯櫻桃番茄
1 杯冷水或新鮮柳橙汁
¼ 杯日曬番茄
1 瓣大蒜
2 大匙檸檬汁
2 大匙生蜂蜜
¼ 小匙紅辣椒粉
1 大匙泰國紅辣椒或成熟墨西哥辣椒，切碎（依個人口味調整）

1 將花椰菜切成小朵（約可得 6 杯的量）。放入食物處理機中打碎，直到呈現米粒狀。
2 若想使用煮熟的花椰菜米，可將小朵花椰菜倒入平底鍋中，以中火翻炒 5 ～ 7 分鐘，直到花椰菜變軟但仍保有濕潤感，過程中不需額外加油或水。煮熟後放到碗中放涼備用。
3 在砧板上鋪一張海苔片。將約 ¾ 杯花椰菜米均勻鋪在海苔片下半部。
4 將想要的蔬菜內餡排列在花椰菜米的中間位置。小心地從下方將海苔捲起，邊捲邊緊壓，直至接近末端。
5 捲到最後時，用手指沾一點水或柳橙汁，沿著海苔的末端塗抹，讓海苔緊貼固定住。使用鋒利的刀將壽司捲切成均勻的小塊。
6 製作泰式辣椒醬：將櫻桃番茄、水、日曬番茄、大蒜、檸檬汁、蜂蜜和紅辣椒粉放入調理機中，打成順滑的醬汁。視個人口味和辣度，加入最多 1 大匙的泰國紅辣椒或墨西哥辣椒碎。

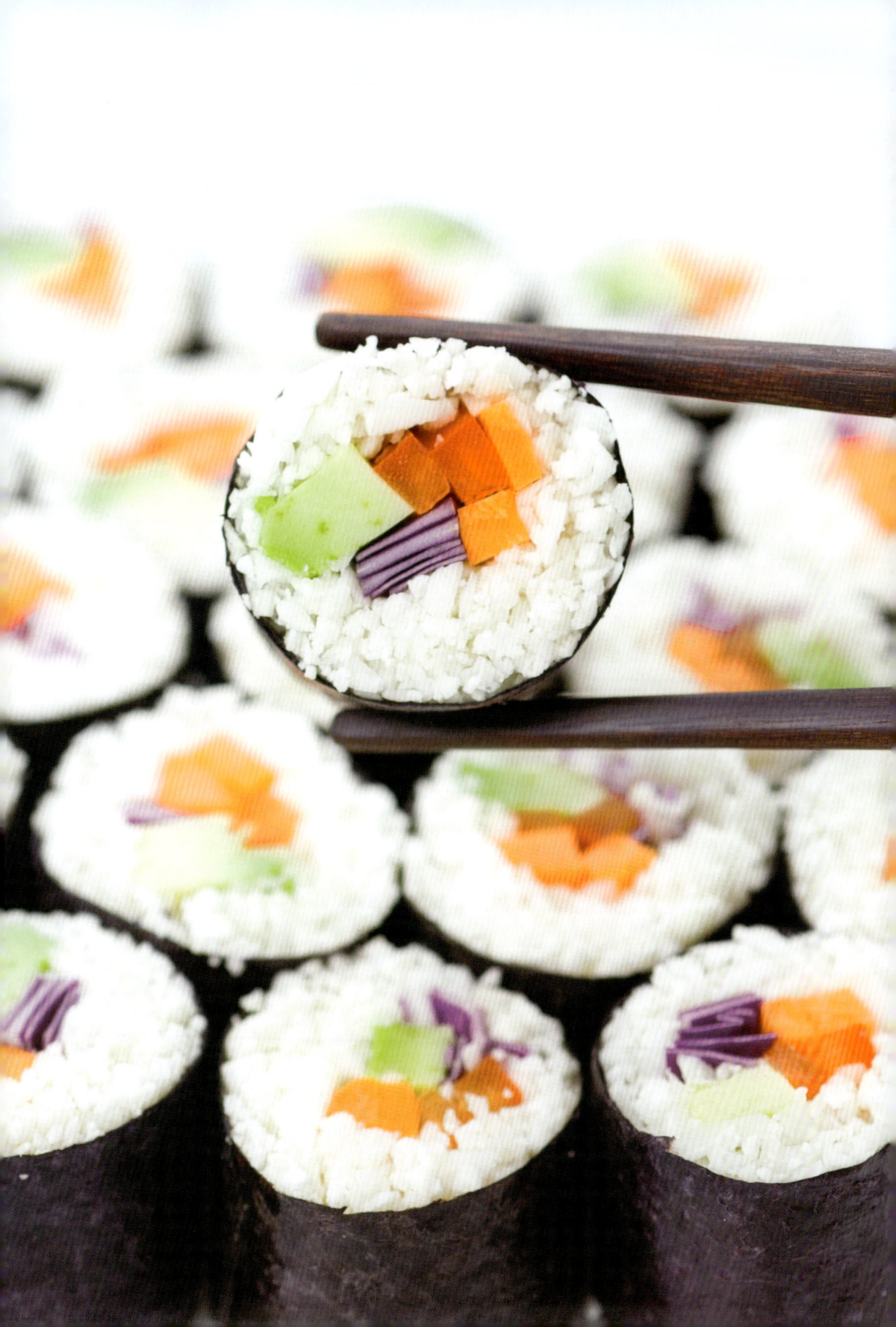

普羅旺斯燉菜

4 人份

這道普羅旺斯燉菜源自豐收的季節。特別是在夏季，當花園裡的櫛瓜、茄子和番茄豐收時，這是一道溫暖又療癒的鄉村料理。此外，它也能冷凍保存，讓你在秋季也能享受到夏天的美味！你可以根據當季蔬菜變化這道料理，展現屬於在地的特色風味。

1 顆綠色櫛瓜

1 顆黃色南瓜

1 顆茄子

1 顆紅甜椒

4 杯煮熟的藜麥（可加可不加）

番茄醬：

4 顆番茄，大略切碎

1 顆黃洋蔥，大略切碎

4 瓣大蒜，切末

2 大匙番茄糊（見小訣竅）

½ 小匙海鹽

½ 小匙乾燥羅勒

½ 小匙烤雞綜合香料

⅛ 小匙咖哩粉

1 烤箱預熱約 190℃。

2 將櫛瓜，茄子、紅甜椒切成圓形薄片，備用。

3 製作番茄醬：在平底鍋中倒入番茄、洋蔥、大蒜及番茄糊，以中大火加熱。攪拌 2 ～ 3 分鐘，直到番茄開始釋放湯汁。

4 轉小火慢煮，不時地攪拌，煮約 15 ～ 20 分鐘，直到番茄變軟並開始分解。使用手持攪拌棒將番茄醬打成稍微帶有顆粒感的醬汁。如果使用桌上型攪拌機，請保留頂部開口以釋放蒸氣。

5 在烤盤底部均勻塗抹 1 杯番茄醬。將切片的櫛瓜、茄子和紅甜椒依喜好排列於烤盤內。用烘焙紙覆蓋烤盤，放入烤箱烘烤 45 ～ 60 分鐘，直到蔬菜變軟且熟透。

6 將燉菜取出後，搭配剩餘的番茄醬，並可依喜好鋪在煮熟的藜麥上享用。

小訣竅

- 番茄醬可以冷凍保存，適合隨時解凍享用。
- 如果使用市售番茄糊，請選擇不含檸檬酸的版本。
- 想縮短料理時間的話，可將櫛瓜、茄子與紅甜椒直接切塊，與番茄醬拌勻後放入烤盤，烘烤約 40 ～ 60 分鐘直到蔬菜變軟即可。

＊譯註：「烤雞用綜合香草」中有：乾燥鼠尾草、乾燥百里香、乾燥馬鬱蘭、乾燥迷迭香、乾燥豆蔻、黑胡椒。

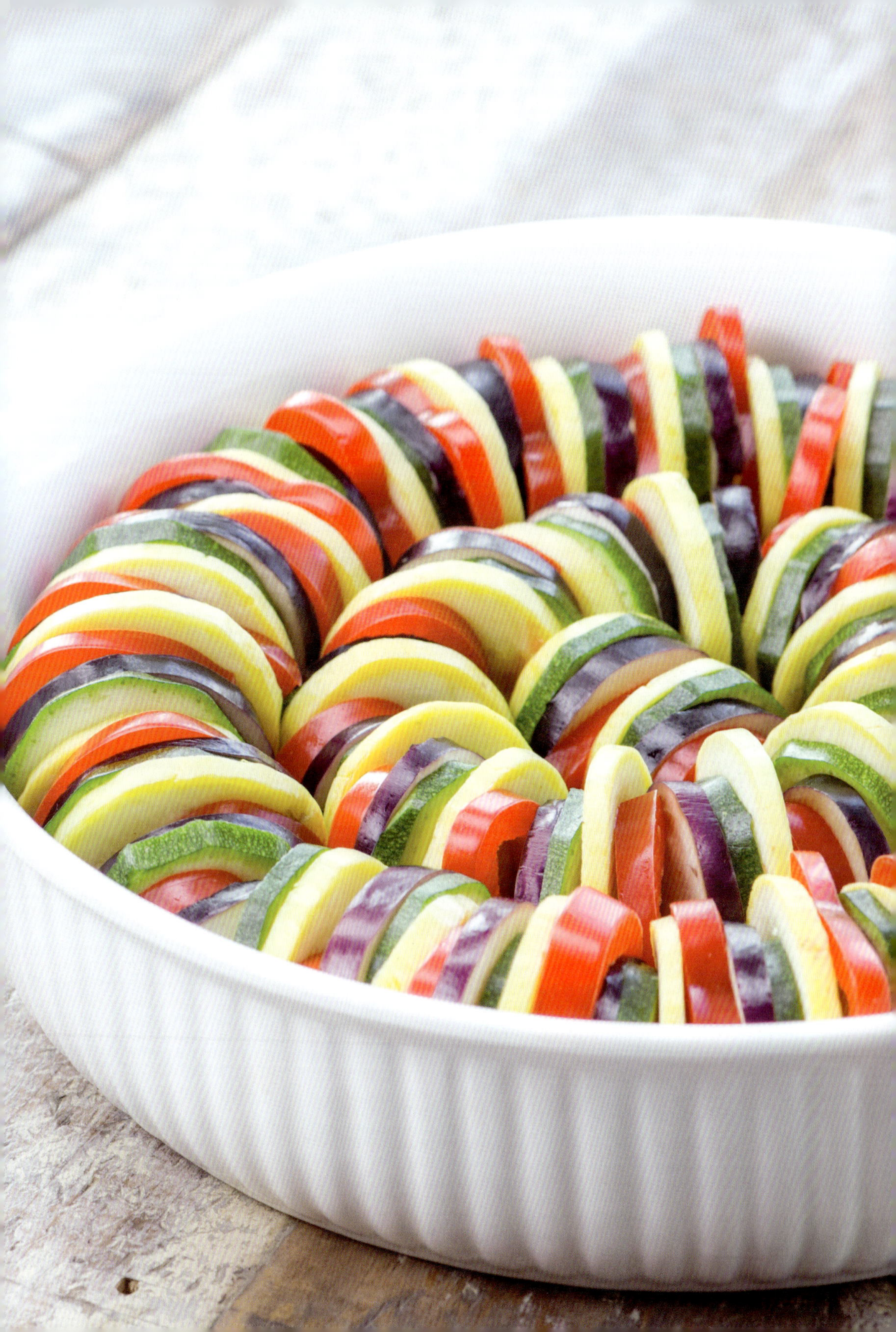

馬鈴薯煎餅佐小黃瓜蘿蔔沙拉

2 人份

這款馬鈴薯餅烘烤後外酥內軟，口感完美，搭配清爽的小黃瓜蘿蔔沙拉，滋味更加出色！你也可以嘗試其他配料，如果有小朋友一起享用，他們可能會喜歡搭配酪梨泥或黑眉豆一起吃！

2 顆大塊褐皮馬鈴薯，去皮並刨絲

1 大匙葛粉

½ 小匙海鹽，請分兩次使用

小黃瓜蘿蔔沙拉：

1 根小黃瓜，切薄片

6 顆櫻桃蘿蔔，切薄片

2 小匙生蜂蜜

1 大匙檸檬汁

1 大匙新鮮蒔蘿，切碎

¼ 杯細香蔥，切碎

¼ 小匙紅辣椒粉（可加可不加）

1. 將烤箱預熱至約 220°C。
2. 將馬鈴薯絲、葛粉與 ¼ 小匙海鹽放入碗中混合均勻。
3. 在兩個烤盤上鋪上烘焙紙，將馬鈴薯絲以 ¼ 杯的量杯舀到烤盤上，並用手或餅乾模具塑形成 3 英吋（約 7.5 公分）的圓形馬鈴薯餅。再壓平至約 ¼ 英吋（約 0.6 公分）厚。
4. 放入烤箱烘烤 20 分鐘。將馬鈴薯餅從烤箱取出，小心用烘焙紙翻面，如有需要，可輕輕撕下黏住的馬鈴薯餅，將馬鈴薯餅放回烤箱（不鋪烘焙紙）再烘烤 5 分鐘，讓另一面變得酥脆。
5. 在烘烤馬鈴薯餅時，將小黃瓜與櫻桃蘿蔔片放入碗中。加入蜂蜜、檸檬汁、蒔蘿、細香蔥、剩餘的 ¼ 小匙海鹽與紅辣椒粉（可加可不加），輕輕拌勻。
6. 從烤箱取出熱騰騰的馬鈴薯後，即可搭配小黃瓜蘿蔔沙拉享用。

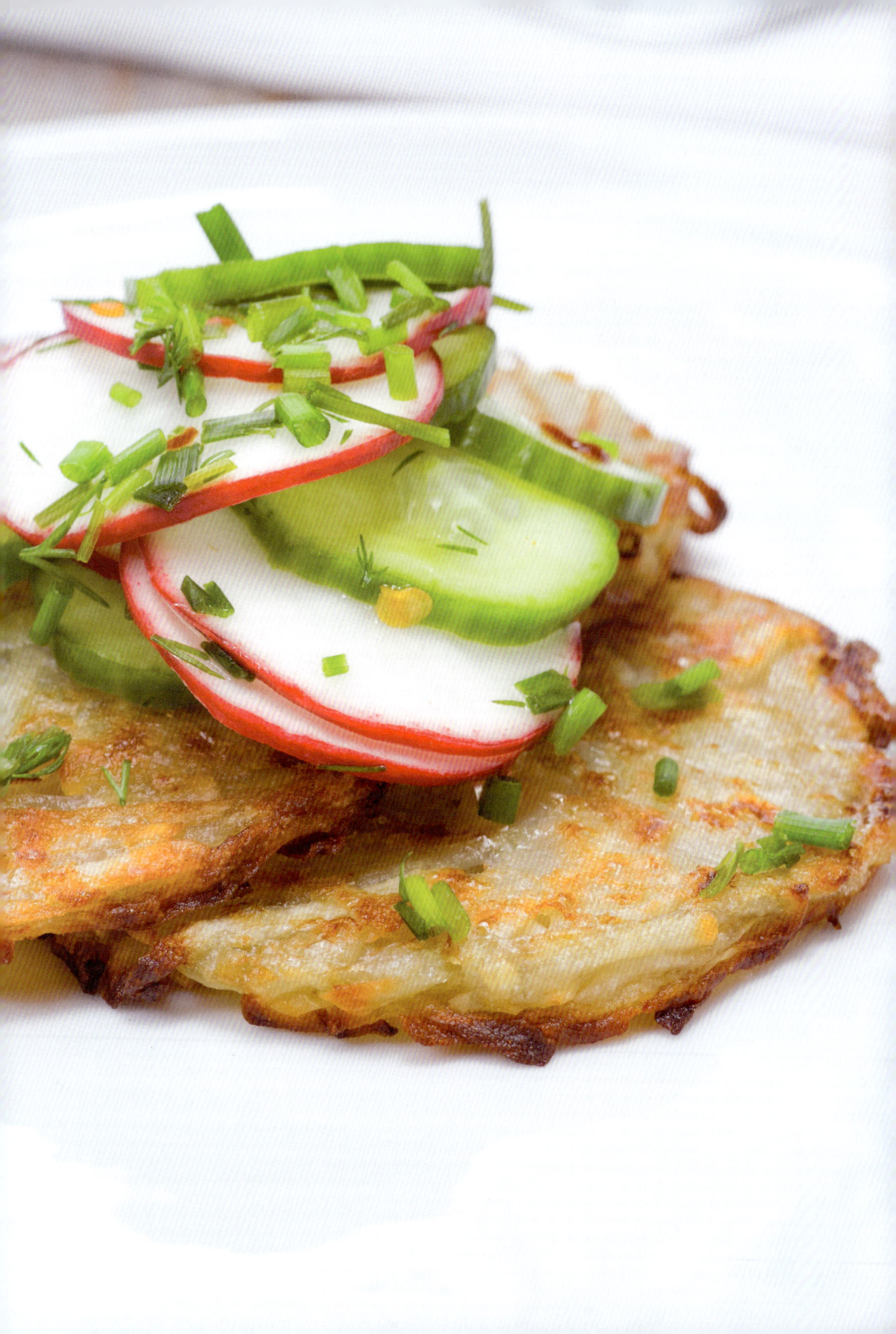

烤蔬菜義大利麵

2～4 人份

這道色彩繽紛的義大利麵充滿了烤得軟嫩的蔬菜，並搭配一款清爽的番茄醬，讓每一口都多汁又充滿風味。這是與家人朋友共度晚餐的好選擇，即使是飲食習慣不同的人也會愛上它！如果是為他人準備，可以在上桌前於個別的餐盤中淋上一點橄欖油，包準他們一定會滿意這道料理。

3 杯櫻桃番茄或葡萄番茄
1 杯紫洋蔥，切片
1 杯櫛瓜，切丁
1 杯胡蘿蔔，切丁
1 杯蘆筍，切丁
10 瓣蒜頭，帶皮烘烤
½ 小匙檸檬汁
¼ 小匙海鹽
¼ 小匙紅辣椒粉（可加可不加）
12 盎司無麩質義大利麵（見小訣竅）
4 杯芝麻葉（可加可不加）
額外的海鹽或大西洋紅藻或黑胡椒（依個人口味）

1. 將烤箱預熱至約 200℃。
2. 將番茄、紫洋蔥、櫛瓜、胡蘿蔔、蘆筍及蒜頭均勻鋪在鋪有烘焙紙的兩個烤盤上。烘烤 15 至 20 分鐘，直到蔬菜變軟並微微上色。
3. 烤好後，小心剝除 4 瓣烤蒜頭的外皮（避免燙傷）。將剝皮的蒜頭 1 杯烤好的番茄、檸檬汁、海鹽和選擇性的紅辣椒粉放入調理機中攪拌，打成滑順的番茄醬。
4. 根據包裝說明，將 12 盎司無麩質義大利麵煮熟，然後瀝乾水分放一個大碗中。
5. 將義大利麵與番茄醬輕輕拌勻，使每根麵條都均勻沾上醬汁。加入剩下的烤番茄、紫洋蔥、櫛瓜、胡蘿蔔、蘆筍及蒜頭，輕柔拌勻。
6. 可將義大利麵鋪在芝麻葉上，並依個人口味撒上海鹽或大西洋紅藻或黑胡椒調味。

小訣竅

- 建議選用以糙米、藜麥、豆類或扁豆製成的無麩質義大利麵，避免含有玉米成分的產品。
- 如果喜歡醬汁更濃厚，你可以參考「普羅旺斯燉菜（Ratatouille）」食譜中的番茄醬版本，讓義大利麵更加美味豐富。

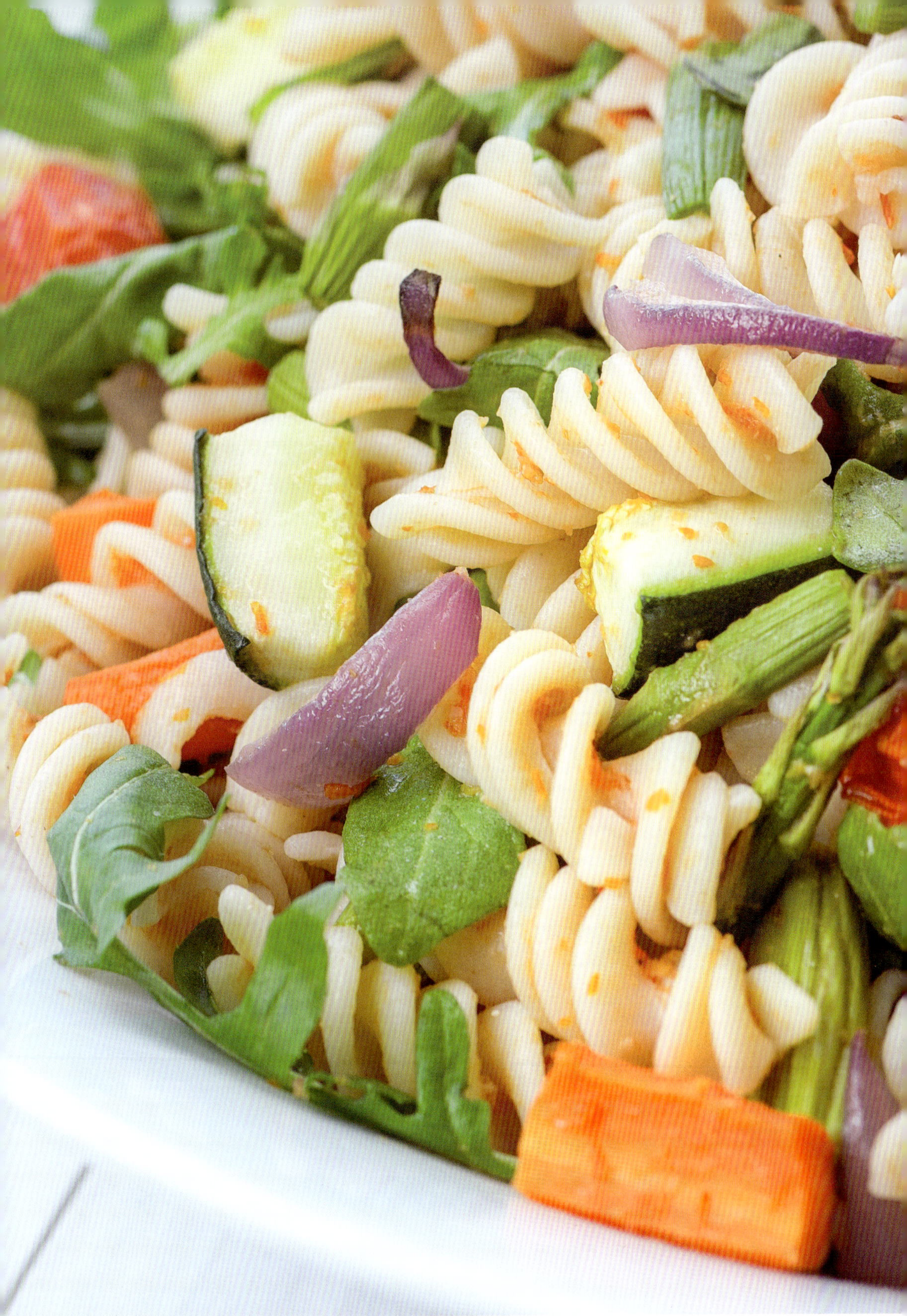

鳳梨蘋果脆片佐辣味芒果莎莎醬

2 人份

脆片與莎莎醬是經典的零食組合，在這個版本中，水果脆片與風味十足的芒果莎莎醬為傳統風味帶來了獨特的變化。本食譜包含烤蘋果脆片或鳳梨裸食脆片的製作方法，兩者同樣美味。

4 顆紅蘋果或 1 顆鳳梨
2 杯芒果
½ 杯紅甜椒丁
¼ 杯紫洋蔥切丁
¼ 杯香菜，切末
¼ 杯羅勒，切末
2 大匙萊姆／檸檬汁
1 瓣蒜頭，切碎
½ 小匙辣椒粉
½ 大匙熟透的墨西哥辣椒（可加可不加）

1 製作蘋果脆片：將烤箱預熱至約 93°C，將蘋果切成厚度不超過 ¼ 英吋的薄片，並平鋪在兩張鋪有烘焙紙的烤盤上。烘烤蘋果片 2 小時後取出冷卻，蘋果脆片會在冷卻過程中變得更酥脆。

2 製作鳳梨裸食脆片：將鳳梨切成厚度不超過 ¼ 英吋的薄片，並平鋪在兩張食物乾燥機的托盤上，在約 40°C 下烘乾約 16 小時，時間依鳳梨厚度及環境濕度而異。

3 製作芒果莎莎醬：將芒果、紅甜椒、紫洋蔥、香菜、羅勒、萊姆汁、大蒜和辣椒粉放入碗中拌勻。根據個人口味酌量加入墨西哥辣椒末。

4 將芒果莎莎醬搭配蘋果或鳳梨脆片享用！

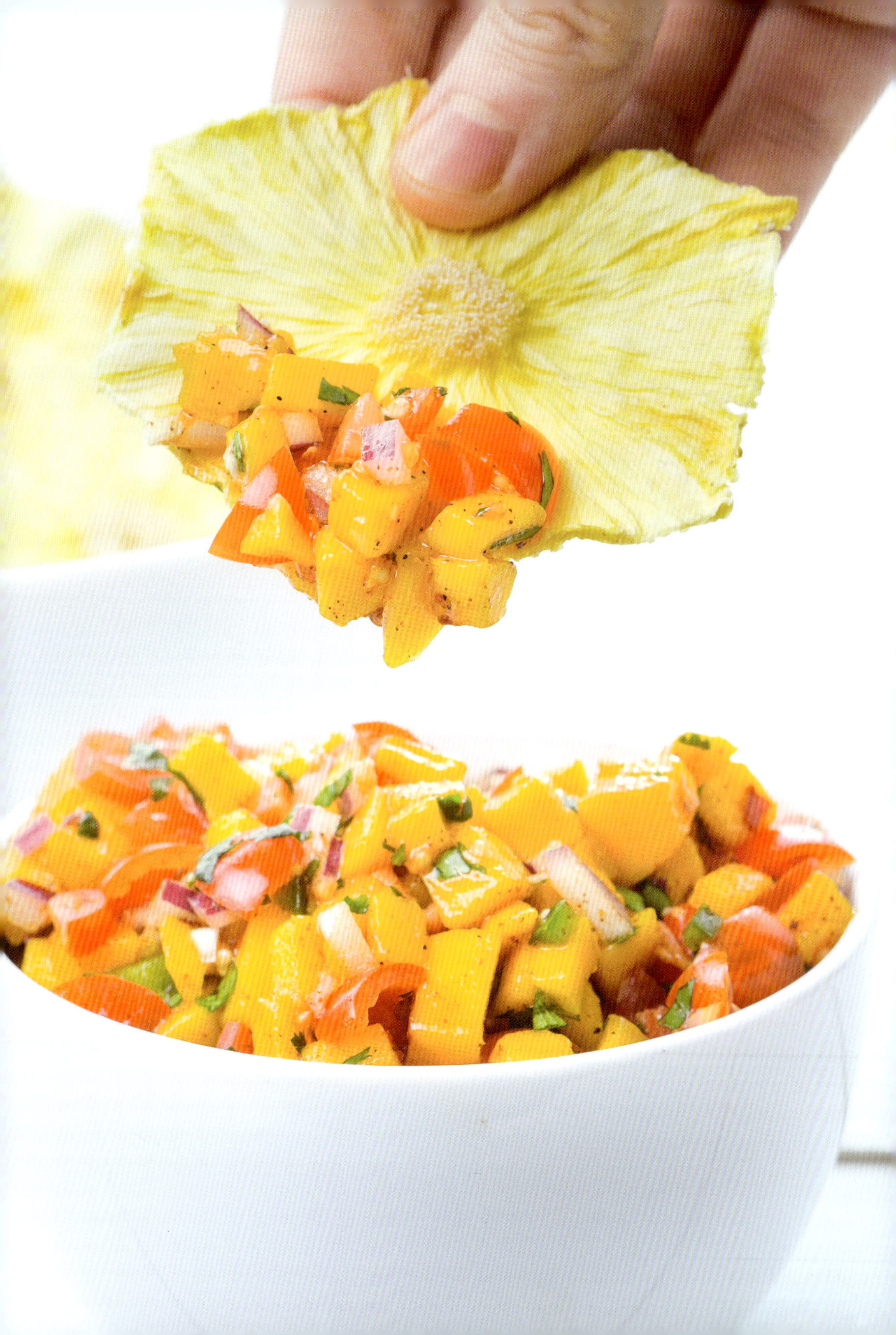

救肝蘋果泥

1 人份

這道蘋果泥雖然材料和製作方法都很簡單，但對於肝臟細胞有非常顯著的修復與活化效果。而且它甜美可口，隨時都能快速製作。

1 至 2 顆紅蘋果，切丁
1 至 4 顆去籽椰棗（可加可不加）
1 根芹菜，切碎（可加可不加）
¼ 小匙肉桂粉（可加可不加）

將蘋果與其他所選配料放入攪拌機或食物處理機中攪拌，直至呈現均勻細滑的蘋果泥。可立即食用或擠上一些檸檬汁密封保存。

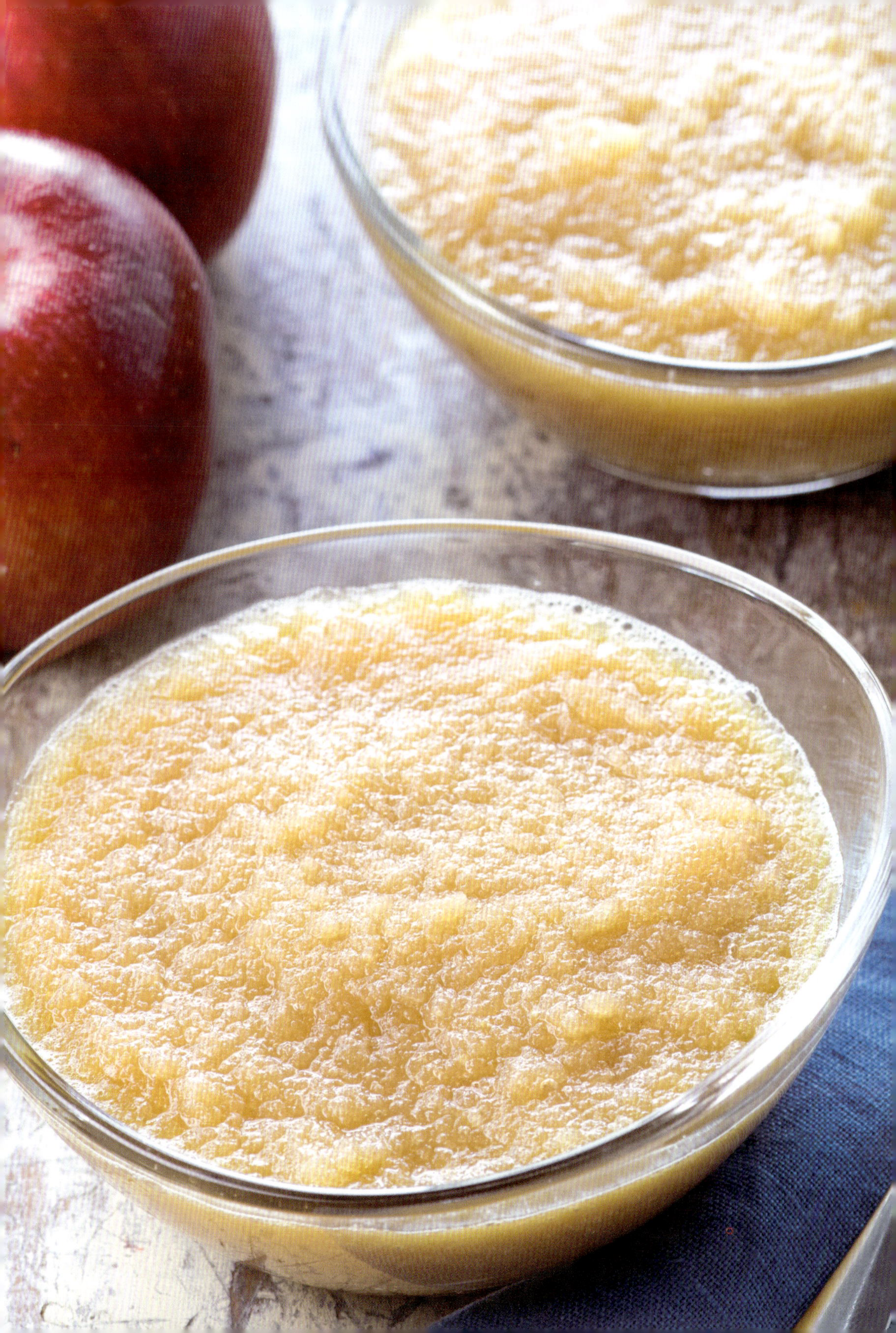

楓糖烤球芽甘藍

4 人份

這道烤球芽甘藍甜辣交融，風味濃郁。如果你不喜歡辛辣的味道，可以省略辣椒，做成甜鹹口味，一樣美味，讓人回味無窮！

2 磅（約 900 公克）球芽甘藍
2 大匙檸檬汁
3 大匙楓糖漿
1 瓣蒜頭
¼ 小匙辣椒粉
¼ 小匙紅椒粉
¼ 小匙紅辣椒碎
½ 小匙海鹽，分兩次使用

1. 將烤箱預熱至約 230°C。
2. 將球芽甘藍去蒂並對半切開，食譜的球芽甘藍切半後大約會是六杯的量。將檸檬汁、楓糖漿、大蒜、辣椒粉、紅椒粉、紅辣椒碎和 ¼ 小匙海鹽放入調理機中打成醬汁。
3. 將球芽甘藍與醬汁拌勻，將剩餘的醬汁留下備用。
4. 然後鋪在鋪有烘培紙的烤盤上，烘烤 15 至 20 分鐘，直到球芽甘藍呈現金黃色。如果想要讓球芽甘藍的口感更脆，在拿出烤箱前，再用高溫炙烤 1 分鐘即可。
5. 將烤好的球芽甘藍再次倒回留有醬汁的碗中，與剩餘醬汁拌勻。撒上剩下的 ¼ 小匙海鹽，即可食用。

小訣竅

- 不要跳過最後一次的拌醬步驟，這能讓烤完的球芽甘藍更加入味和美味。

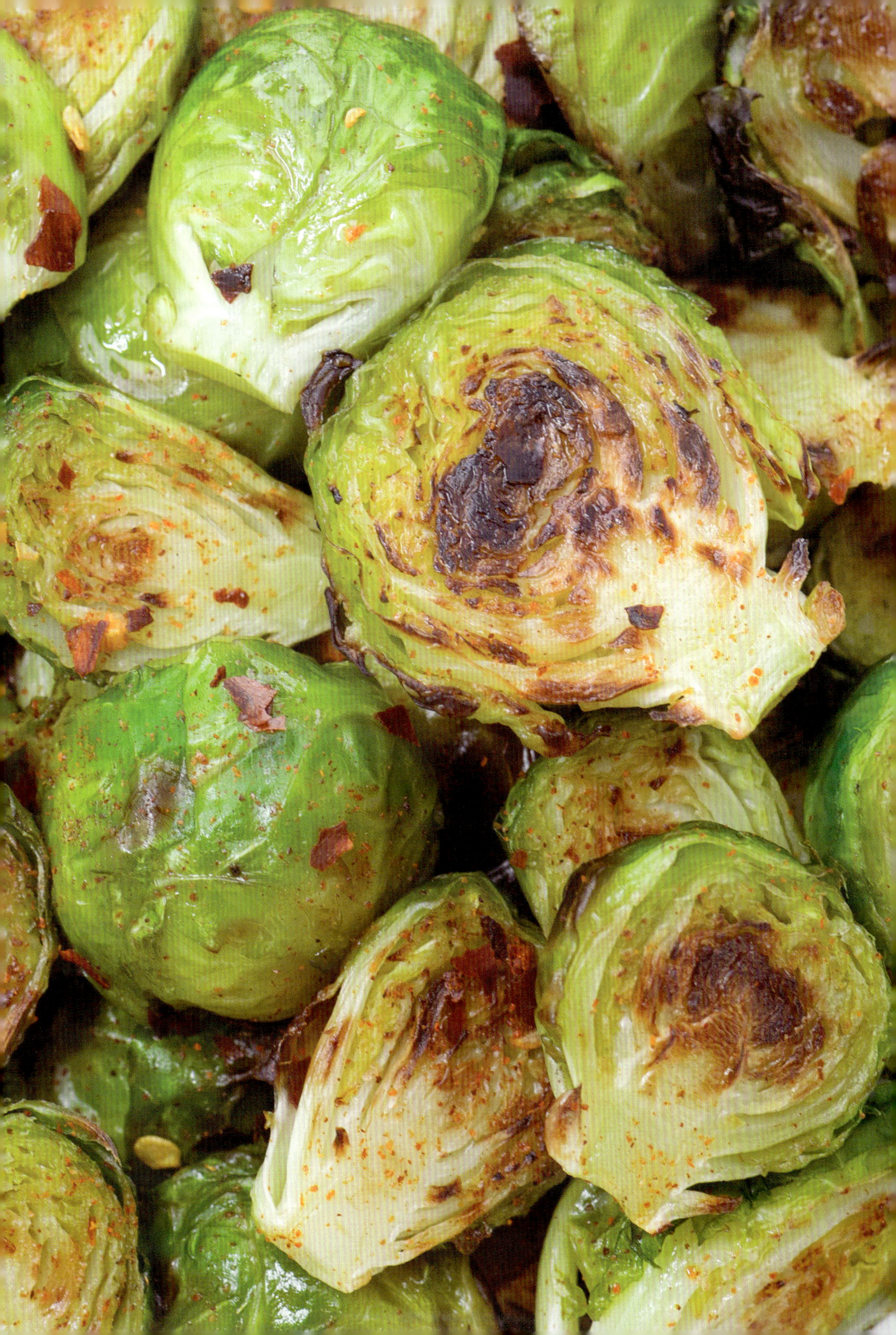

馬鈴薯普切塔

4 人份

這款手切的馬鈴薯普切塔美味到讓人完全不會想念傳統的麵包片。使用多汁且風味濃郁的番茄，成品味道就會更好。番茄搭配大蒜、羅勒和海鹽混合，讓清新的夏季風味與烤至香軟的馬鈴薯片完美結合，讓這道料理更加迷人可口。

2 顆大或 4 顆小的馬鈴薯（建議使用 Russet 馬鈴薯）

2 杯櫻桃番茄丁

2 瓣蒜頭，切碎

5 片新鮮羅勒葉，切末

¼ 小匙海鹽

½ 顆檸檬汁

1 小匙蜂蜜（可加可不加）

額外的海鹽、大西洋紅藻（Dulse），或黑胡椒粉，適量調味

1 將烤箱預熱至約 220°C。

2 將馬鈴薯縱向切成 ¼ 吋厚的橢圓片，排列在鋪有烘焙紙的烤盤上。

3 將馬鈴薯片烘烤 25 至 30 分鐘，直到表面呈現金黃色。

4 將檸檬汁、海鹽、大蒜與蜂蜜混合。將番茄丁拌入檸檬醬料中。

5 將烤好的馬鈴薯片排在盤中，放上番茄丁與羅勒，可以在每個普切塔上面再加上額外的一點海鹽，大西洋紅藻和／或黑胡椒調味即可享用！

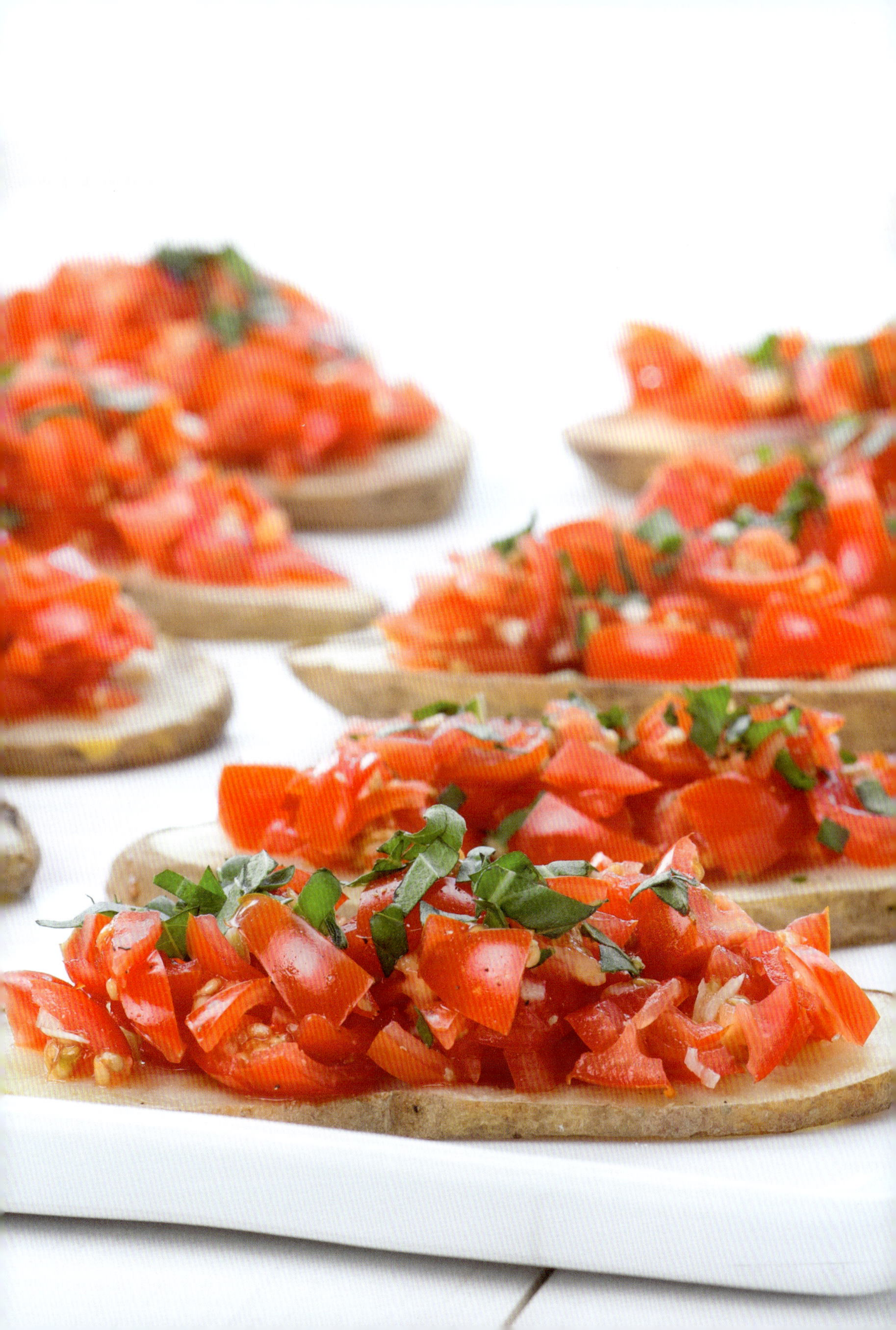

蜜桃薑汁雪酪

4 人份

這款蜜桃薑汁雪酪一年四季都可以享用，你可以使用商店購買的冷凍桃子，或是夏季產季時自行冷凍保存的桃子製作。桃子的甜美與薑的辛辣及梅爾檸檬汁的清新酸味相互平衡，風味絕佳。如果找不到梅爾檸檬（Meyer lemon），也可以用一般檸檬汁代替，並依照個人口味調整蜂蜜的用量，以達到你理想的甜度。

1 小塊薑，去皮
4 杯冷凍桃子片
1 大匙梅爾檸檬汁
1 大匙蜂蜜（見小訣竅）
½ 杯水

1 將薑放入食物處理機中攪拌至細末。
2 加入冷凍桃子、檸檬汁與蜂蜜繼續攪拌 2 至 3 分鐘，再慢慢加水，直到達到滑順的雪酪質地。過程中可以暫停機器，稍做攪拌之後再繼續。
3 當質地呈現滑順的雪酪，即可享用，或冷凍 3 至 4 小時讓口感更為堅硬。

小訣竅

- 使用市售冷凍桃子時，請確保購買無添加檸檬酸的產品。
- 如果你喜歡更甜的口味，可以依照個人口味增加蜂蜜的量。

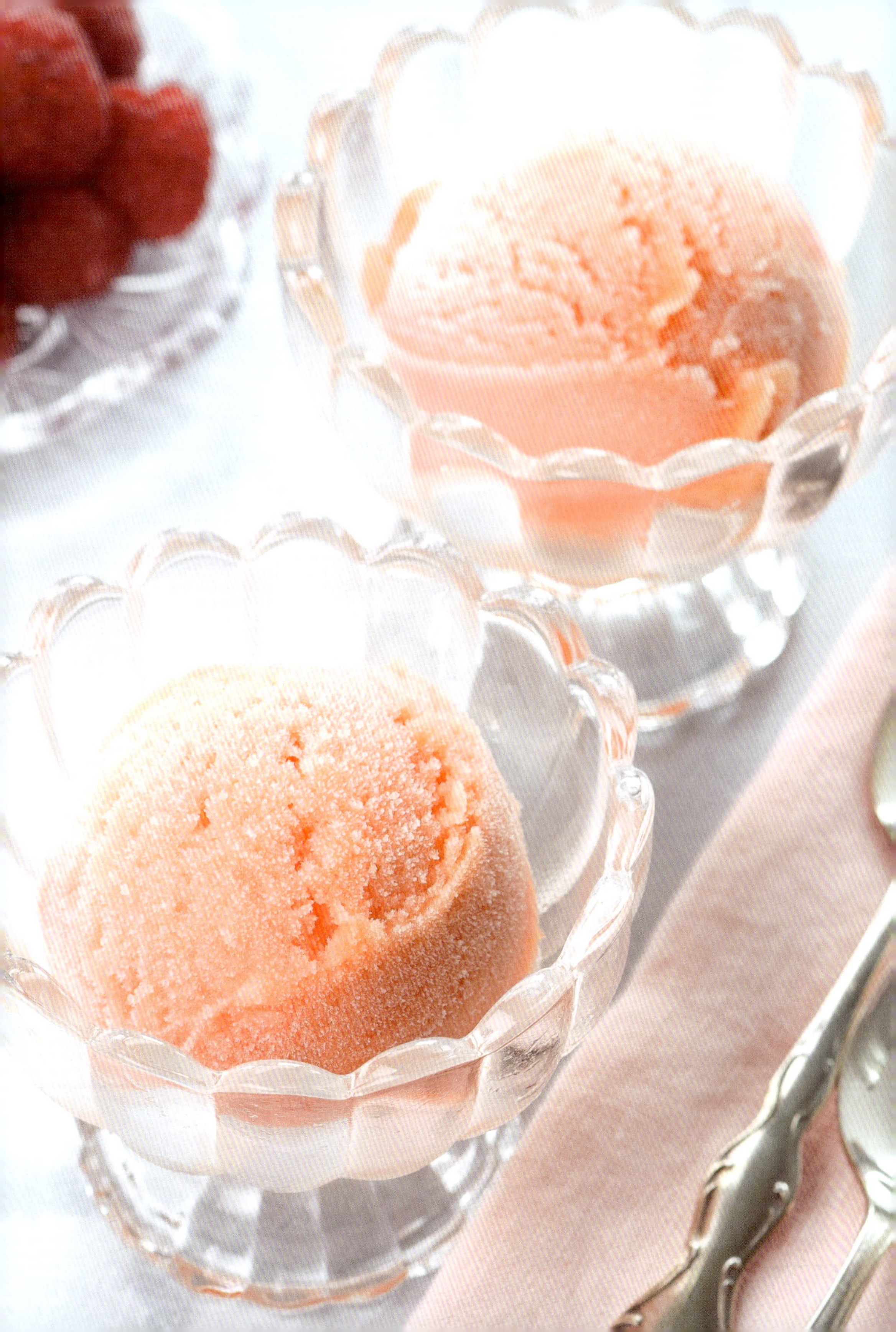

焦糖香蕉佐冰淇淋

3 人份

要找到無脂肪，健康卻依然奢華美味的甜點食譜感覺很難。但別擔心，這道烤香蕉正是你尋找的完美選擇！它保留了經典的濃郁風味，同時使用了對身體與心靈都友善的優質食材。可以單獨享用這道甜點，或搭配自製香蕉冰淇淋一起品嚐，無論哪種方式，都會讓你驚艷不已。

3 根香蕉
2½ 大匙楓糖漿（分開使用）
½ 小匙肉桂粉
2 小匙楓糖粉
⅛ 小匙海鹽（可加可不加）

1 將烤箱預熱至約 200℃。
2 將香蕉對半縱向切開，並放入鋪有烘焙紙的烤盤中。
3 在小碗中混合 ½ 湯匙楓糖漿、肉桂粉、楓糖粉和海鹽，攪拌均勻。
4 將剩下的 2 大匙楓糖漿均勻塗抹在香蕉的兩面。
5 將混合好的肉桂糖粉均勻灑在香蕉表面。
6 放入預熱好的烤箱烘烤 15 至 18 分鐘，直到香蕉變軟並呈現金黃色。
7 烤好後取出，可單獨享用，或搭配香蕉冰淇淋。

香蕉冰淇淋

3 人份

3 根冷凍香蕉
2 大匙溫水

1 將冷凍香蕉切成小塊，放入食物處理機中開始攪拌，並根據狀態需要逐漸加入溫水，以防香蕉黏住刀片。持續攪拌至呈現綿密的冰淇淋狀態即可。
2 可立即享用，或放入冷凍庫冷凍 2 ～ 4 小時讓口感更扎實。

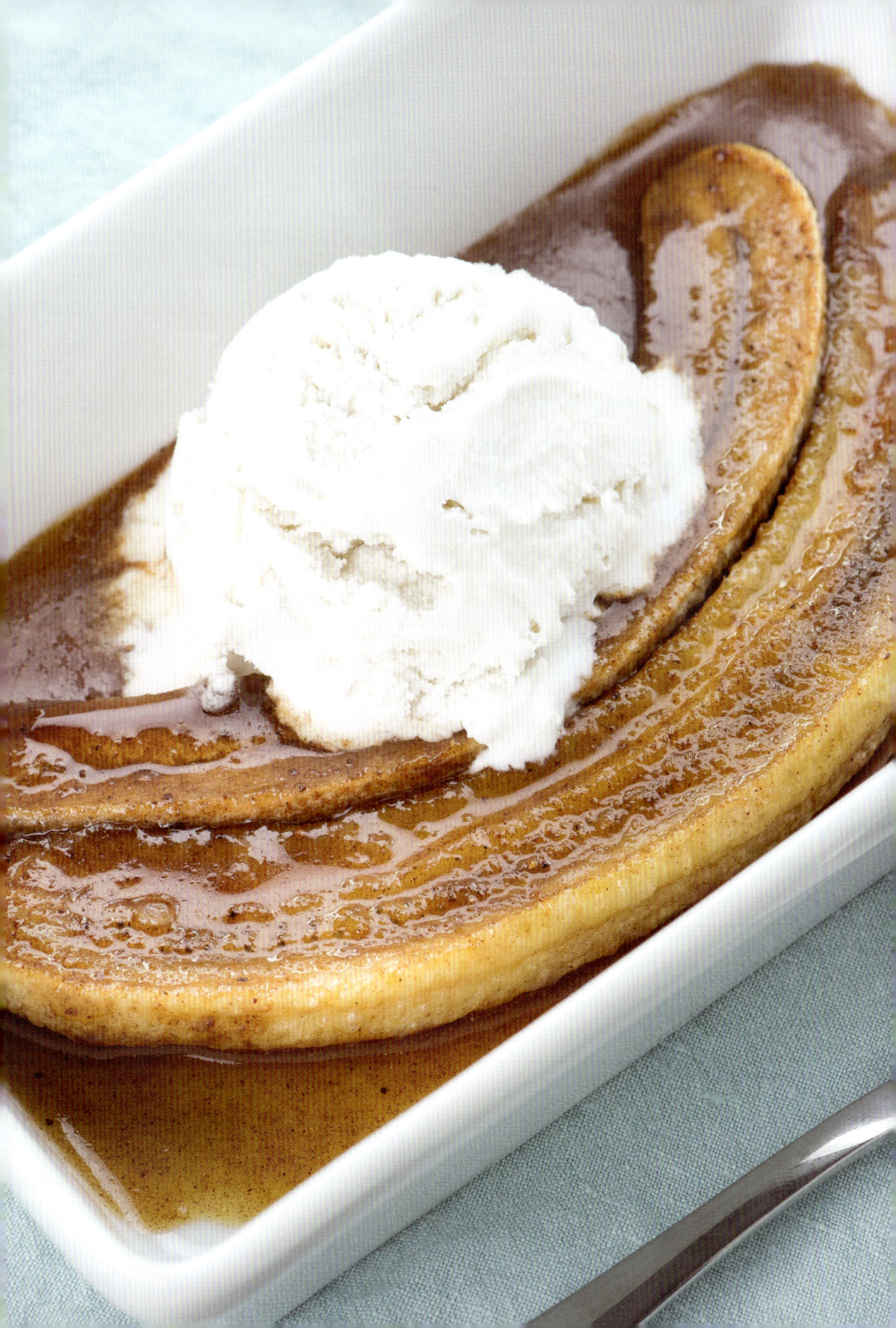

烤蘋果玫瑰

4 人份

這道烤蘋果玫瑰彷彿是去掉餅皮的蘋果派，以優雅的玫瑰形狀呈現在小烘焙杯中。直接從烤箱取出，熱騰騰地享用。畢竟，內餡才是蘋果派最精華的部分，不是嗎？

4 顆紅蘋果
4 大匙楓糖漿（分開使用）
1 大匙新鮮檸檬汁
¾ 小匙肉桂粉（分開使用）

1 將烤箱預熱至約 200℃。
2 在大碗中混合 3 大匙楓糖漿、檸檬汁和 ½ 小匙肉桂粉，攪拌均勻。
3 使用削片器或刀子，將蘋果薄切成片，並放入肉桂楓糖漿中充分拌勻。
4 將蘋果片捲成玫瑰花形狀，並放入 4 個小烤皿中。將剩下的 1 大匙楓糖漿均勻淋在蘋果玫瑰上，再灑上剩餘的 ¼ 小匙肉桂粉。
5 放入預熱好的烤箱烘烤 20 至 25 分鐘，直到蘋果變軟並微微呈現金黃。烤好後立即享用最佳風味。

小訣竅

- 這道療癒系甜點搭配自製「香蕉冰淇淋」享用，風味更上一層樓！

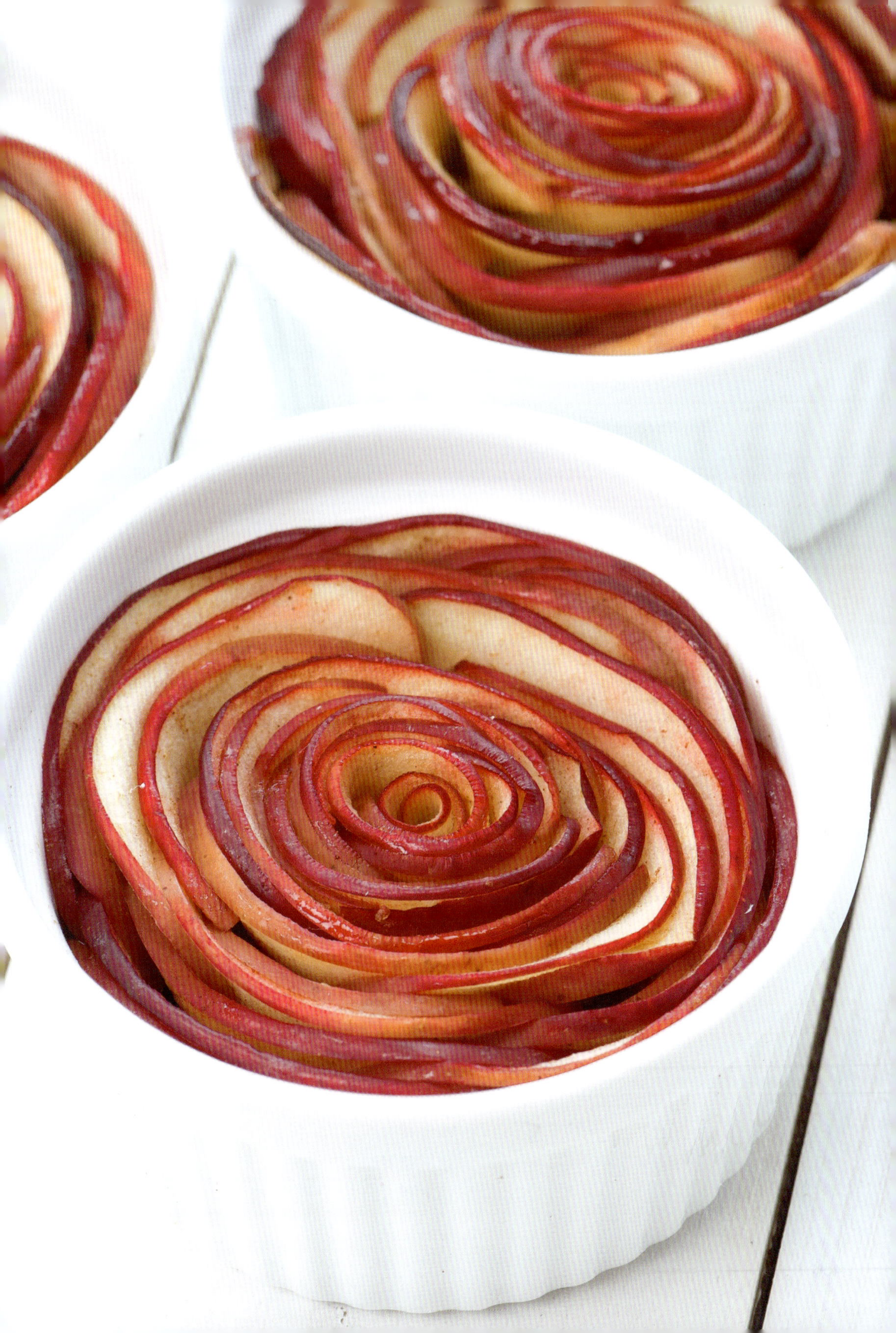

度量衡轉換表

本書的食譜採用美式標準方法測量液體和液體或固體成分（小匙，大匙和杯）下面的圖表可幫助在美國以外的讀者烹煮這些食譜，圖表中列出的數值皆為相近數值。

標準量杯	細粉類（例如：麵粉）	穀粒類（例如：米）	顆粒類（例如：砂糖）	半固體液體（例如：奶油）	液體（例如：牛奶）
1	140 克	150 克	190 克	200 克	240 毫升
¾	105 克	113 克	143 克	150 克	180 毫升
⅔	93 克	100 克	125 克	133 克	160 毫升
½	70 克	75 克	95 克	100 克	120 毫升
⅓	47 克	50 克	63 克	67 克	80 毫升
¼	35 克	38 克	48 克	50 克	60 毫升
⅛	18 克	19 克	24 克	25 克	30 毫升
液體食材容量換算表（實用對照）					
¼ tsp				1 毫升	
½ tsp				2 毫升	
1 tsp				5 毫升	
3 tsp	1tbsp		½ 液體盎司	15 毫升	
	2 tbsp	⅛ 杯	1 液體盎司	30 毫升	
	4 tbsp	¼ 杯	2 液體盎司	60 毫升	
	5⅓ tbsp	⅓ 杯	3 液體盎司	80 毫升	
	8 tbsp	½ 杯	4 液體盎司	120 毫升	
	10⅔ tbsp	⅔ 杯	5 液體盎司	160 毫升	
	12 tbsp	¾ 杯	6 液體盎司	180 毫升	
	16 qt	1 杯	8 液體盎司	240 毫升	
	1 qt	2 杯	16 液體盎司	480 毫升	
	1 qt	4 杯	32 液體盎司	960 毫升	
			33 液體盎司	1000 毫升	1 公升

乾性食材重量換算表（實用對照）		
（要將盎司轉換為公克，請將盎司數乘以 30。）		
1 盎司	⅙ 磅	30 克
4 盎司	¼ 磅	120 克
8 盎司	½ 磅	240 克
12 盎司	¾ 磅	360 克
16 盎司	1 磅	480 克

烹飪／烤箱溫度實用對照表			
烹調方式	華氏（°F）	攝氏（°C）	瓦斯爐段數（Gas Mark）
水結冰	32 °F	0°C	
室溫	68 °F	20°C	
水沸騰	212 °F	100°C	
烘烤	325 °F	160°C	3
	350 °F	180°C	4
	375 °F	190°C	5
	400 °F	200°C	6
	425 °F	220°C	7
	450 °F	230°C	8
火烤			炙烤

長度實用對照表				
（將英吋換算為公分時，請將英吋數乘以 2.5。）				
1 英吋（in）			2.5 公分	
6 英吋	½ 英呎		15 公分	
12 英吋	1 英呎		30 公分	
36 英吋	3 英呎	1 碼（yd）	90 公分	
40 英吋			100 公分	1 公尺

第四十章

救肝冥想

在與你的肝臟合作以及協助它時，一點一滴的努力都能起很大的作用。當你渴望得到他人的關注時，你所需要的只是朋友、同事、老闆、教授、老師、導師或所愛的人拍拍你的頭；當你崇拜的人在人群中看到並認可你時，哪怕只是一秒鐘，也會改變你的世界。休息五分鐘，呼吸一下新鮮空氣，理清頭緒，尋找一些平靜，這樣的小小喘息就能滿足你的需求。對於一個大多數人都不關心或不重視的器官來說（大腦才是所有關注的焦點），花點時間用本章中的冥想來調節肝臟，就可以達到很好的效果。這可不是開玩笑。了解肝臟的需要、責任和掙扎以及它工作的努力程度，會讓你的生活大為不同。一旦你的意識中有了這一點，這些冥想就能在全新的層面上啟動療癒。

如果你願意的話，可以在冥想過程中播放音樂來幫助放鬆肝臟。任何你覺得舒緩的音樂都可以舒緩肝臟。「肝臟的神經壓力」是一個沒有人關注的話題，但它卻非常重要。原因之一是肝臟的狀態會大大影響消化功能。為了讓肝臟更加安心，可以嘗試每天在準備進餐時播放一次音樂。只要音樂能讓你放輕鬆，它就能讓你的消化道平靜下來，並減少肝臟內的衝突和緊張，讓它更輕鬆地協助消化過程，這對肝臟有良性循環的益處。

與其讓肝臟每天全天候為你服務，請讓這些技巧協助你為肝臟服務。為了肝臟進行冥想是一個不可思議的過程。肝臟認為這些冥想非常有價值。只要幾分鐘的嘗試，就能讓肝臟得到它所渴望的關注、認同、認可、關懷和尊重；此外，它還能同時使肝臟得到穩定、平衡和強化。了解肝臟經歷的一切會讓你的肝臟得到所需的平靜來痊癒，而你也能獲得解脫。

寧靜的肝浴冥想

在浴缸中注入適合你的水溫，既不要太熱，也不要太冷。加入一到三湯匙的海鹽和兩湯匙的昆布粉，並在水中放一塊天然海綿。進入浴缸，閉上眼睛，想像自己置身於海洋漩渦中，在偏僻的海灘上一個平靜的小池子，在那裡你可以放鬆身心。如果你有冒險精神，甚至可以想像自己置身於肝臟中，不過這並非必要條件。海帶的粉末會將浴缸變成海洋般的環境，為海水帶來生命力，並製造出肝臟能認出是海水的沐浴補品。伸手拿起海綿：當手與海綿接觸時，你的肝臟會立即知道它真的來自海洋。

肝臟一直在尋求體內的平衡。它為我們奮戰，以你所閱讀到的各種方式保護我們，而這個浴缸能讓它休息一下。雖然冥想的目的是為你的肝臟服務，但這是透過將身、心、靈置於平靜的狀態，讓肝臟可以暫時放下戒備。對你和你的肝臟來說，這是戰鬥間的休息。這是一個讓肝臟放鬆的機會，讓它說：「呼，我的工作暫時做完了。讓我休息一下吧。」

泡澡的另一個重要方面是，它能將全身的負面能量排出體外，包括肝臟，因為它能讓你好好的接地。當你浸泡在海洋般的水中，握著海綿，看著自己置身於平靜的海洋中，這會消除肝臟的怒氣，將負面情緒抽出。

這個小小的假期，終於讓肝臟得到安寧，有助於它的長壽。它還能為你想為它進行的所有療癒做好準備，讓肝臟進入一種可以更容易接受後續冥想的狀態。即使每個月或每半年才做一次這個浴缸冥想，其他的冥想仍然會有很大的價值，因為這個海洋浴會帶動整個效果。你可以待在浴缸裡五到四十五分鐘，不過最好的時間是二十到三十分鐘。這不是一種在浴缸裡待得越久，效果就越好的技巧。

如果無法使用浴缸的話，也可以使用足浴來做迷你版的冥想，時間相同。在一個大碗或容器中注入溫水，加入海鹽和昆布粉各一小匙，將你的雙腳放入其中，想像他們浸泡在海洋中。將海綿浸入足浴盆中，然後用海綿敷在你的腳上（如果你無法自行完成，也可以請人幫忙），以達到最後的效果。如果你碰巧無法進行浸浴或足浴，也不用擔心，你仍可從其他冥想中獲益，讓肝臟獲得寧靜。

恢復肝臟活力的散步冥想

以任何舒適的速度散步。在散步時吸氣，並想像你正將氧氣直接帶入肝臟。通常，我們認為呼吸與肺有關。在這裡，請將肝臟視為你的肺部，接收所有新鮮的氧氣，並讓氧氣充滿整個肝臟。

這個冥想能改善肝臟內的血液循環，促進新的肝細胞生長，讓肝臟能以健康的細胞自我更新。在每三周歲生日前的三個月做會特別有幫助，那時肝細胞正處於特別的更新階段。不過，也不要因此就不在其他時間做，總還是有益處的。

這個冥想沒有時間限制。對於只能步行三十秒、一分鐘或五分鐘的人來說，它仍然很有價值。如果你根本走不了路，那麼當你做本章稍後的疾病逆轉冥想時，可以同時向與你合作的天使祈求讓你的肝細胞恢復活力。如果你走路沒有問題的話，想走多久就可以走多久。不一定要在完全寧靜的環境中獨立行走。舉例來說，你可以和朋友吃完午餐自己走回車上時進行冥想。如果你是尚未準備好戒菸的吸菸者，在冥想時請儘量不要吸菸。

冷卻肝臟冥想

肝臟一直都掛念著我們似乎不知道它的存在，畢竟我們的生活幾乎與它隔絕，常常不小心傷害它，也不知道如何照顧它。如果想向你的肝臟表示感謝，就跟它說說話吧。無論是大聲或在腦海中與它溝通都行，就當它是你的朋友、摯愛，甚至是靈魂伴侶一樣。告訴它你想要照顧它。即使你現在沒有這樣做，也要說你想在將來照顧它。告訴肝臟你會全力支持它。告訴你的肝臟你愛它。

這樣做的目的是幫助肝臟冷卻下來。每天的工作、其他責任和掙扎讓肝臟積聚了大量的熱量，這種熱（請不要與有助排毒的熱混為一談）讓肝臟經常處於痙攣的邊緣。有了排毒的熱可以幫助肝臟釋放毒素；有毒的熱卻會讓肝臟熱到不能釋放毒素。有毒的熱會一再疊加：沒有人知道當我們開車時，肝臟會變得多熱。在路上與其他車輛打交道時，我們會一直處於對抗的邊緣，這會讓肝臟接近痙攣狀態（同樣的熱也會導致膽結石的生成。）我們生活中的種種高壓會讓我們的肝臟渴望這種冥想的安撫、鎮靜和冷卻。

你可以隨時隨地與肝臟對話。如果你願意的話，將它變成一個完整的冥想，也許在午休時間的閒暇時候的時候，或者在你想讓你的肝臟知道你沒有忘記它的時候，隨時隨地都可以做。

強化膽汁分泌冥想

關於這個冥想，如果有大自然中的流水聲錄音，例如溪流的聲音，會對你很有幫助，但沒有的話也一樣可以進行。無論如何，平躺在床上、沙發上、瑜伽墊上或地板上的毯子上，只要是你覺得受到安全的地方。閉上眼睛，想像自己走到一條河或小溪旁。它的水流溫和，讓人放鬆，你走進幾步，很快就發現自己的水深及腰。河水清涼宜人，不會讓你感到寒冷。

非常和緩地，你讓雙手浮在水面上，開始朝對岸走過去。水流非常平穩，而你讓每一步都走得很悠閒，請想像並感覺沙子和河水沖刷過的石頭刺激著你赤腳上的穴位。當你接近溪流中間時，你到了一個較深的地方，水開始往你的腰部和肋骨上靠近，直到剛好覆蓋你的整個肝臟部位。這也是水最深的地方了。繼續緩步前進，讓自己從河岸的這一頭走到另一頭所花的時間大約在二十分鐘左右。如果你願意的話，冥想可以持續更長的時間；愛多久就多久。繼續想像自己步向對岸，那裡有樹木，有青草，陪伴著、等待著你。

最後，水位會開始下降到你的腰部。當你越接近河岸，水位就會越來越低，直到剛好淹過腳掌，然後你會從水裡走出來，來到草地上。想像自己躺在草地上，聽著流水的聲音。當你準備好時，就可以結束冥想。你的肝臟剛剛得到膽汁分泌的支持，因此可以幫助消化脂肪和建立膽汁儲備。

殺死病毒和其他病原體的冥想

陽光具有神祕的力量，當我們在日常生活中接觸到陽光時，它會進入某些器官，留待日後使用。陽光的成分是複雜的，能帶來無窮盡與人體連結的資訊。醫學研究和科學並不知道，太陽光所包含的療癒和生命力遠超過目前所有的發現。如果太陽光能夠被稱重、測量和分析，其發現將是深遠甚至難以置信的。

完全不為人知的是，當你在任何時候接受陽光時，有些光會直接進入你的肝臟。每當你的肝臟狀況良好時，它就能把當時沒有用到的存起來。即使你的肝臟現在不太健康，無法儲存新的光線，它也會有先前的儲備。這個冥想法就是要啟動你的肝臟中未被使用的陽光，釋放它的原始力量。

選擇一個安靜的時間，並在避開陽光的地方躺下或坐下。儘管陽光在其他時候可以幫助我們和支持免疫系統，但在這裡有幾個理由需要避開太陽。首先，你要想像你正在陽光下，並睜大眼睛直視著太陽。如果你真的置身其中，你就必須努力遮擋真實的陽光；再加上你可能會不小心睜開眼睛直視日光而傷害眼睛。藉由這個冥想，你會讓每一滴可視覺化的陽光都照射進來，而在實際的陽光下則會讓你無法做到這一點。另外，當你躺在陽光下做冥想時，很容易會因為睡著而被曬傷。順便說一下，你的想像力要在這裡發揮作用，所以這也不是要把暖氣調到一百度或去三溫暖來模仿太陽的溫暖。請讓意念來做這件事，它會開啟開關，釋放肝臟中的陽光。

當你躺著或坐在一個舒適的地方時，請想像，你正躺在一個僻靜的地方曬太陽。只要你喜歡，這可以是在海灘上或田野中，只要能讓你感覺舒適。讓你親近自然的一面展現出來，想像你不穿衣服躺在你安全隱密的基地。閉上眼睛，想像你對著太陽睜開眼睛，而太陽從天空俯視著你，並將陽光送入肝臟。現在，請看見這些意念中的陽光放射出來，與你的肝臟所儲存的過去真實的太陽光連接，並帶來生命。想像開關啟動儲存的光線，讓它們變成強大的光，摧毀住在肝臟裡的病原體，像是病毒。當光線照遍整個器官時，將它視為一種武器，可以對付那些與症狀相關、與疾病相關的病原體，這些病原體可能會導致青春痘、小腸菌叢過度增生症、自體免疫疾病、腫瘤、囊腫和癌症組織等各種疾病。想像一個微生物大小的小蟲子，並想像光線進入、圍繞並殺死它。每當你深吸一氣再放出來時，看到光線在整個肝臟中變得更強大，並將它的力量帶入肝臟黑暗隱蔽的縫隙中，趕走任何想占便宜的壞東西。在吸氣和呼氣的同時，請看見光在增長。

理想情況下，這個冥想應該持續二十五到四十五分鐘，再久一點你就會被曬傷（開玩笑的啦，如果你做對了就不會被曬傷）！

強化肝臟免疫系統的晨間冥想

從起床到中午的任何時間都可以嘗試這個冥想。吸氣時，觀想自己從背部將紫水晶或紫色的光吸入肝臟，然後呼出相同顏色的光。繼續吸氣和呼氣。請不要刻意用特別的方式呼吸，為了刺激肝臟的免疫系統，你的呼吸需要保持正常和自然的節奏。大約五分鐘之後，如果可以的話，翻身仰臥。繼續吸入和呼出紫水晶或紫光，這次要將紫光從肝臟前方帶進和帶出。仰臥五分鐘之後，再次翻轉，讓你的身體俯臥，從背部將光吸入肝臟，如此再做五分鐘。最後一次翻身仰臥，將彩色的光從肝臟的前方吸入再呼出，再做五分鐘。整個過程如果不完全是以完美的五分鐘為單位也沒關係。總之，冥想的總長應該是二十分鐘左右。

最後，慢慢地站起來（如果無法站起來，也可以坐著），然後深吸一口紫水晶或紫色的光，看著它從前方和後方同時進入肝臟。呼氣時，將光從兩側送出。保持站姿（或坐姿）一到兩分鐘，繼續吸入和呼出光線，試著讓它比之前更深入。病原體引起的疾病和有毒物質的接觸會妨礙免疫系統，使其不能發揮最佳功能，而這個過程一旦完成，你就可以帶著強化過的肝臟免疫系統，結束冥想。

讓肝臟脂肪細胞鬆動的晨間冥想

這是起床後進行的冥想，越早進行效果越好。平躺在床上，小心地彎曲你的右腿，並將該膝蓋抬向胸部。如果你的關節腫脹、有類風濕性關節炎、背痛或其他限制，不一定要把膝蓋完全抬到胸前：如果你習慣這個姿勢，而且這個姿勢對你有用，你就這樣做。否則，請將膝蓋放在舒適的位置，或許到你的手可以觸及的位置就好。如果你完全無法移動膝蓋，也沒關係，只做力所能及的事就好。保持約三十秒之後將腿放下，再平躺三十秒。現在，換成彎曲你的左腿，將膝部朝向自己，保持三十秒。放下腿，再平躺三十秒。這就是一個由腿部發動的動作。重複這個動作共四次。在這個部分，我們做的是鬆動肝臟周圍滯留的液體，同時緩解淋巴管的壓力。如果這些動作太難，也可以想像自己在做這些動作。

做完腿部動作之後，保持放鬆並伸直你的背部。將雙手放在肝臟部位，如果可以的話，手指可以交錯。不要用力，並且放鬆手肘。想像你的雙手是磁石或吸盤，將脂肪細胞從肝臟中吸出。想像有一股能量，向上傳遞到你的雙手，就好像它們有自己的引力或其他力量，釋放困在肝臟內的停滯能量，並將其吸引到雙手上。你可以用任何方式來想像，無論是想像沙粒往上掉，或是你自己喜歡的心理影像。就這樣持續十分鐘。

現在再回到腿部動作，再做四回連續動作（總共是八個腿部動作，一邊四個，中間休息，每個動作間隔約三十秒）。接著再平躺十分鐘，將手放在肝臟上，想像肝臟的脂肪細胞隨著器官能量的釋放而甦醒並移動。最後以四個腿部動作結束。這是一個非常適合脂肪肝前期、脂肪肝、肝功能遲緩的冥想，有助於促進淋巴引流，將脂肪從肝臟分散到血液中，並排出體外。

逆轉疾病的夜間冥想

這個夜間冥想需要一點天使的幫忙。具體來說，你要呼喚秩序天使，祂們會為生病、發炎或衰弱的肝臟帶來秩序。這種天使的力量適用於各種肝臟狀況。呼喚天使的規則跟我在以前的書中所寫的一樣：你必須大聲地請求天使的幫助。耳語也可以，如果你無法說話，手語也可以。在你睡覺之前，也許在刷牙、哄孩子睡覺或穿睡衣的時候，說：「秩序天使們，請來對我的肝臟進行療癒。」如果你上床後才發現忘了早點請求，那也沒關係，你可以現在說。

準備好之後，躺下，閉上眼睛，想像三位天使圍繞著你的床。每個人想像天使的方式都不同。有些人看到光和翅膀，有些人看到光本身，有些人看到光中的人形，有些人看到一個有翅膀的完整女人形象，有些人則是看到一個沒有翅膀的完整女人形象。無論你看到什麼，請把其中三個帶入你的腦海中。扭轉疾病的天使是女性，不是男性，這是你需要知道的。想像這三個天使圍著你的床，彼此間維持同樣的距離繞著你走。如果有其他人與你同床，例如伴侶或朋友，也沒關係。繼續想著天使。你需要專注在祂們繞床行走的畫面。

請看見秩序天使用祂們的手，在圓圈中創造出一股帶著壓力的光，並將這種光的壓力施加在你的身上，讓它推進你的肝臟。這道光對你身體的其他部位不起作用，而是專門為肝臟而設，它可以驅散肝臟的疾病，填滿囊腫和腫瘤並讓它縮小，修復受損的細胞。對於任何與肝臟有關的疾病，這是天使之光。如果你有這本書中提到的任何症狀或情況，從自身免疫到青春痘，這都會對你有幫助。即使只是肝臟遲滯，天使之光也能幫助扭轉它。

持續想像天使圍繞著你的床，將光線傳送至你的肝臟，時間長短不拘，三分鐘、五分鐘、半小時或直到你入睡為止。請將這個冥想留到晚上進行。

排除毒素冥想

你的肝臟每天都在排毒，你可以吃正確的食物來清潔肝臟，嘗試「救肝早晨」和「3：6：9 排毒法」，試試這些食譜還有這本書中提到的營養補充品。你可以將這些技巧與你正在做的事情一起使用，以提供額外的排毒效果。

這個冥想的目的是緩解肝臟的緊張或痙攣，同時讓肝臟有足夠的安全感來排毒，而不用擔心它會在當下被要求加班。你是否曾有過這樣的經驗：當你在處理某項任務、工作或職責時，需要先停一停，呼吸一下新鮮空氣，然後再回到繁忙和混亂的工作中，因為你隨時都有可能被叫去協助別人呢？你是否曾經因為被叫去執行任務而縮短了休息時間，無論你是汽車經銷商的銷售人員、動物醫院的獸醫助理、護理機構的護理師、繁忙餐廳的收銀員，或是年幼孩子的父母？肝臟需要知道它不會受到壓力或額外的要求打斷。這個冥想有助於讓肝臟在它和你的生活中的繁忙時刻釋放麻煩製造者。

在一天中的任何時間，無論是早上、下午或晚上，花一些時間想像一堵牆圍繞著你。選擇任何能讓你感到安全而不被囚禁的牆，不管是光牆、樹木、樹籬、玫瑰花叢、最喜歡的家，或是個神聖的建築物。當你做這個動作時，想著你正在一個隱密安詳的地方，進入一種獨處、不被打擾的狀態，不論你是真的坐在餐廳的桌子旁，周圍都是人，或是在一個安靜平和的空間裡做這個動作。你可以睜大眼睛，坐著、躺著，甚至站著。

一旦你透過想像看見世界被隔絕在外，或至少喧囂、忙碌、混亂都在安全的距離之外，告訴你的肝臟，你希望它排毒。肝臟會收到這個訊息，它也會感覺到不會有腎上腺素湧過你的血管，充滿著它或讓它過度勞累。因此，你的肝臟會有效率地釋放出少量毒素，並配合化學合成物將毒素安全帶出體外。如果你願意，冥想可以持續五分鐘到二十分鐘，甚至是更長的時間。即使你停止冥想並回到忙碌的生活中，已釋放出來的特殊化學物質也會接手，並在白天和夜晚的餘下時間持續將毒素排出體外，讓你的生活更自在。

當你和在這書裡吸收到的活生生文字產生連結而找到內心的平靜時，你就會成為照亮他人道路的燈塔。

第四十一章

風暴將過，平靜伴你左右

當你得面對健康上的問題時，我知道尋找內心的平靜可能是最大的挑戰之一。雖然你現在已經知道肝臟是人體的和平守護者，而讓肝臟得到平靜就可以改變你的生活，但如果你當下正在受苦，你可能會覺得這份平靜非常遙遠。只要失眠一個晚上、感冒一個星期、受傷一個月，平靜的感覺就會被破壞。而當你面對持續兩年、三年、五年、十年或更久的慢性疾病時，平靜的感覺就更難找到了。而問題是，這正是你最需要它的時候。這也是為什麼這麼多慢性病患者會展開精神上的追求來支持他們的健康，因為他們的身體仍然是個謎。

當你生病時，有一些方法可以讓你找到平靜。其一是知道你的問題出在哪裡，破除未知的謎，並明白你的身體並沒有讓你失望。另一個方法是知道如何療癒。第三則是知道你可以痊癒，尤其是你現在已經知道了真相。高靈提供這些訊息的目的就是為你提供上述的每一個元素。了解到有問題的肝臟正是這麼多痛苦的背後原因、如何以最合適的方式來照顧肝臟，以及我們有能力可以拯救我們的肝臟，這些知識可以立刻讓你踏上前往平靜的道路。

如果你正在處理某種症狀、傷害或生病，請提醒自己，你的身體正在積極地為你重新尋覓和平與安寧。即使在生病的時候，肝臟也在策劃一項和平任務，與其他器官、細胞、免疫系統甚至大腦溝通，試圖讓身體保持團結，並將你帶到一個平靜的內在狀態。透過使用本書的資訊，肝臟將擁有更多維持平靜的工具。我們的身體自然會朝著平靜的方向努力，我們需要做的只是好好支持它們。

平靜的靈魂

平靜還有另一個要素，那就是對自己有慈悲心。慈悲是平靜的靈魂、平靜的力量、平靜的道路、平靜的生命、平靜的來源、平靜的答案、平靜的創造者。我們會以為平靜是一種「不存在」——沒有痛苦、苦難、疾病、仇恨、暴力、戰爭，但其實，平靜也和慈悲的存在有關。

為什麼這裡說的是「對自己慈悲」而不是「自愛」？自愛是可以的，它是關於愛你這個人、欣賞你這個人，它可以延伸到接受你是誰以及你長什麼樣子。當每件事情都很順利時，自愛對人們來說似乎非常有效。但是，如果他們碰上了困難呢？當你在掙扎和受苦的時候，事情就變得不太一樣了。自愛並不表示你會像對自己慈悲一樣讓自己痊癒。光是自愛並不能賜予你安寧與平靜。當你的重點在於愛自己時，一不小心就會變成愛自己多於愛身邊的任何人。但慈悲卻能喚醒我們，讓我們看見更廣闊的世界。

愛也無法讓兩個人在一起。當你正沉浸在一段新的戀情中，經濟充裕，生活美好時，愛可以是充裕的。當挑戰來臨時，愛就不再足夠，因為人類的愛無法創造平靜。有多少人際關係是「我愛你，我愛你，我愛你」，直到有一天出了問題，情侶變成了不共戴天的敵人？除非有慈悲心，否則愛別人會很快變成恨那個人。慈悲是人際關係中如膠水般的成分。它能讓愛保持活力和呼吸，並阻止愛變得酸臭、變成恨。如果你把愛看成一個蘋果，憐憫就是它的果核。

自愛也是一樣，沒有慈悲心的自愛，很容易就會變成對自己的憎恨。如果你突然面臨慢性疾病或情緒挑戰，自愛可能會消失，而自我厭惡可能會取而代之。自我厭惡是內在平靜的最大障礙之一。當運動員受傷的時候，她會很快地轉化為自我厭惡，因為她覺得被自己遺棄了，無法像以前一樣達成目標。在症狀的妨礙之前，什麼事都能處理得很好的母親，可能會開始懷疑自己，覺得自己很失敗。在工作場所中擁有所有答案的員工，可能會開始鄙視自己，認為自己不如人，不再被需要。不只是我們的內心獨白會帶來這些感覺，我們也可能會聽到來自外界的聲音，不論是以何種形式，也不論是否大聲明白地說出來：我們的疾病是我們自己的錯！錯誤的自體免疫理論認為是身體在攻擊自己，錯誤的遺傳基因理論認為是錯誤的基因造成疾病，還有些無用的說法甚至告訴你，疾病是你自己引來或顯化的！這些都會讓你對自己的身體產生恨意。少了深植於心底的自我慈悲，這些錯誤都會對身體、思想、靈魂、心靈以及精神的平靜帶來最大的破壞。

我們不知道，肝其實把我們看成是它的嬰兒，是它必須照顧和餵養的嬰兒，它用它慈悲的天性來照顧我們。我們反而認為是身體放棄了我們。如果我們一開始就真的對自己有點慈悲心的話，這份慈悲可能已經失落了。當疼痛、症狀或疾病持續的時間越長，自我慈悲的感覺就越遠。於是我們問自己：「我是怎麼了？」事實上，慈悲不會離開我們。雖然它看起來好像消失了，但其實，它比以前更接近我們，正等待我們伸出手去尋找它。

自我厭惡則是會如活體般不斷增長。它是一隻野獸，除了慈悲之外，任何東西都無法馴服它。對於自我的慈悲必須有它的意義；它不能只是一個空洞的字眼。慈悲是有內涵的，而這正是我們必須發掘和了解。對自己有慈悲心是一種釋放：對固有判斷的釋放、對虧欠的釋放、允許你作為一個人而被寬恕。

寬恕有兩種：一般的寬恕和慈悲的寬恕。一般的寬恕不會帶來平靜。有慈悲心的寬恕才是真正的寬恕；對自己有慈悲心才是被寬恕的真正意義——尤其是對那些並非由你所創造的寬恕。只有慈悲才能讓我們從對自己的批判中釋放出來。即使我們認為自己犯了錯誤，而且我們覺得那是一個很大的錯誤，慈悲心仍然可以把我們從自我憎恨的貪婪野獸那解救出來。但通常，這個錯誤從大局來看都是相當微不足道的。我們都犯過錯。如果你覺得自己被困在一個錯誤的牢籠中，而這個錯誤以某種方式將你和自責的野獸鎖在一起，僅僅「對自己慈悲」這個詞是無法釋放你的。找到對自己真正的憐憫和慈悲，才能打開籠子，釋放你，並將野獸送走。

對自己慈悲是一個強大的啟示。它是當你感受到來自上方最高源頭的「你被原諒了」的終極祝福時，那個讓你不禁感動下跪的時刻。這是一種「做你自己」很重要的感覺，而且還不僅如此：這是能感受到「神和天堂關心你」的連結。它是個無所不在、同時也在你心裡的這種終極仁慈。這份啟示會驅逐自我憎恨，從你的血管和靈魂中清除毒害。

有人說：「神就是愛」，但神不只是愛。神是無條件的愛。人類的心靈總是會在我們對自己和他人的愛上附加條件。我們無法不這樣做。我們以為我們可以感受到無條件的愛；但我們真正可以做的是在愛的同時，發掘慈悲。慈悲加上愛：這就是人類版本的無條件的愛。神的無條件的愛是更大、更有力量的。要對自己或其他人有這種感覺，要想體驗到那份平安感，我們需要先找到慈悲。

很多時候，當人們認為他們對自己有慈悲的愛時，其實那是自信。那就是我們現在所建立的世界：自信，而不是慈悲。一旦出了問題，自信就會像愛一樣消失。你的一生都可以圍繞著自信來塑造，因為你的成就而相信自己，到最後，如果你無法達到更大或更好的成就，或是你在某件事情上失敗了，自信和對自己的信仰就會在彈指間馬上消失。隨著燈光熄滅，自我懷疑的黑暗便會取而代之。自信是重要的，可以的話我們都該抓住它。但它沒有慈悲的力量。自信不是自我厭惡的解答，它不是平靜的歸宿。自信會隨風而來，也會隨風而去。如果當你的自信消失了，卻沒有慈悲心，這對你的靈魂和身體健康就會造成極大傷害。另一方面，如果你的內心充滿慈悲，失去自信不會讓你感到懼怕。你可以在某件事情上失敗，你可以生病，你曾信任的人可以讓你失望，而慈悲仍然存在。無論你相信自己或對自己失去信心，慈悲心都會把一切凝聚在一起，保持平靜。對自己的慈悲可以療癒。它深層的療癒力量可以讓你從病痛中走出來，讓你重新獲得自信，你對自己的信念也會變得越來越堅強。

然而，我們無法控制這個世界，外面總會有不太平靜的事發生。我們無法控制這個星球上數十億個靈魂的自由意志，但我們可以掌控自己心中的平靜。我們可以透過照顧肝臟這個身體的和平守護者的需要，來創造身體內的平靜。我們可以培養慈悲心，這是身體的非物質和平守護者。如果你執著於控制其他人的自由意志，你不會有平靜，也不會帶給身邊的人平靜。

試想一位偶像人物一生都專注於世界和平，但卻沒有給他的孩子任何慈悲或平靜。孩子只想被認可和接納，卻因為父親專注於試圖改變世界而受苦受難。這是一個典型的案例，說明我們如何會把焦點放在錯誤的方向上。水管工無法接通自己家的水管，雖然這不是他的錯：他需要專注於其他人的廁所來謀生。或是出名的鞋匠，他的孩子卻因為沒有鞋子穿而舉步維艱。但這是合理的，因為他需要手工製作並賣掉每一塊皮革才能確保他的家人有飯吃。可是當和平使者的子女沒有和平，那就說不過去了。這個愛好和平的人，這個被熱情驅使的人，妄想要控制七十多億人的自由意志，而且這個崇高的目標正好可以免除他對最親近的人的義務，但他的夢想卻與此背道而馳。

這是因為熱情和慈悲心是不同的。我們讚美甚至推崇的，是熱情。就像愛情一樣，它確實有其價值。然而，我們卻迷失了方向，把一切都投入到熱情中，或以為熱情是張免死金牌，事實並非如此。如果你對某人有激情，這並不等同於你對那個人有慈悲心。這兩者很容易混為一談，而人們認為他們是一樣的。如果你對某個有魅力的事業有熱情，這並不代表你會對它和它所服務的人有慈悲心。也許你會有慈悲心，但有熱情並不會自動保證有慈悲心。這就是兩者的差別。雖然熱情經常被視為慈悲心，但它們是兩種不同的力量。如果你對某個時間或任務充滿熱情，但這並不等於你會投入慈悲去追求它，或是記得從你所聚焦的事物中抬起頭來好好照顧自己。你可能會因為太執著於熱情，而忽略了在家裡提供慈悲的愛，忽略了要讓你所愛的人也體驗和平與安寧。我們不能把熱情誤當成慈悲，這絕對會是場災難。看看歷史上那些追求世界和平的熱情，卻忽略了慈悲的例子就知道了。唯有當愛心、信心、寬恕和勇氣與慈悲心結合時，才能驅使我們邁向更美好的世界。

自由的意志

讓我們回到「自由意志」這件事上。信念固然重要，但僅有信念並不能在我們周圍創造和平。每個人的自由意志會允許那個靈魂按照她或他的想法來選擇，而如果那樣不是某種平靜的狀態的話也只能順其自然。我們無法控制其他人。我們無法控制他們是否照顧好自己的肝臟、體驗內在的平靜，或走一條平靜的人生路。然而，自由意志仍然是必要的存在。它讓我們有機會不受他人對我們生命的干涉，它允許我們犯錯，讓我們從中學習。自由意志對於我們個人尋求和平也是不可或缺。儘管自由意志允許某些人選擇平靜的反面，但是如果自由意志不存在，我們就無法選擇在自己的內心尋找平靜。在這個世界上，我們可能沒有機會擺脫所有的顧慮、憂慮和問題，但我們確實擁有自己的意志可以去嘗試尋找我們自己的平靜與自由。

不是只有你所認為的靈性人士才會追求內心平靜；你不需要是什麼開悟的人，也會想尋找基本的、可靠的平靜。如果你覺得自己可能不是那麼「有靈性」的人，這並不表示你沒有看到周遭和內心的是非的力量和榮耀。你可能是個職場媽媽，沒有時間專心研讀靈性書籍和課程，也沒有機會到你最喜愛的聖所或教堂或紀念碑定期虔誠祈禱：但不要就因此以為自己還不夠開悟。如果你環顧四周，覺得其他人

（例如那個尋求靈性的鄰居）內心比較平靜，也請別擔心。你不需要環繞地球一圈，也不需要在山頂上祈禱，就可以找到或維持內心的平靜。「靈性」是許多人選擇的一種心態，但這並不代表他們的心真的在其中。那些終其一生都在閉關和冒險中尋找平靜的人，卻很難找到平靜。我看過有人從山頂閉關三十天或六個月之後下山，卻仍然得不到安寧。有些人利用他們的財富將自己置身於富麗堂皇的環境中，雖然像旅行者一樣，他們也許能找到片刻的安寧，但這種安寧卻無法持續。他們不知道自己找錯了東西。

為了得到平靜，他們需要尋求的是慈悲。你可能住在草棚裡，躺在稻草床上，衣不蔽體，飢餓難耐，全身長滿瘡，但你可能比那些擁有最高檔的東西、最美麗的環境、最富有的人，或是有能力、有資源在世界各地的聖所祈禱的人，更能獲得平靜。這完全取決於你是否對自己和他人發露慈悲心。和任何參加長達數個月的靜修或攀登最高山峰的人一樣，你也可以找到通往平靜的道路：慈悲心。

我們常常忽略自己的身體、自己的器官，只專注於身外之物。為了生存，在這個時代，我們不得不時時刻刻保持警覺，注意外界不斷更新的資訊。尤其是當我們正經歷一段充滿挑戰的時期，或是有人正在挑戰我們時，我們就不得不警覺地注意周遭發生的事情。如果我們把所有的時間都花在這樣的事情上，因為別人而操心，不論他們是在我們身邊或遠方，我們都會迷失自己。當我們試圖撲滅那些我們無法控制的火焰時，我們就喪失了自己心靈、靈魂和身體的安寧。這並不表示我們應該自戀；這並不表示我們只關心自己或只愛自己；這並不表示我們不該為我們所相信的志業而奮鬥，或是不該為我們所愛的人而奮鬥。它的意思是，我們必須對我們所選擇追求的事物有所覺知。你越是認為你可以控制世界上發生的事情，你就越是迷失自我，越是放棄你內心的平靜狀態。很多我們試圖避免的事，都是無法避免的。如果你想要保持你的身體和情感狀態安全而平和，你必須運用你的自由意志來汲取對自己的慈悲，並運用這種慈悲來明智地選擇要撲滅哪些火，哪些又是你覺得真的可以控制的。

一切風暴都會過去

我們如何找到對自己的慈悲心呢？當你面臨批判、危機、難題、失去至親、朋友或家人生病、財務挑戰、受傷、生病或生活中的其他風暴時，該如何對自己慈悲？首先，你要不多不少地將一切視為就是一場風暴。雖然颶風、暴風雪和其他風暴來臨時可能會造成破壞，但它們最終會消失。當我們在個人生活中遇到「壞天氣」，威脅要奪走我們的平靜時，如果我們意識到無論如何，所有的風暴都會過去，我們就能在風暴中保有一些安寧。不管我們怎麼想、怎麼相信、怎麼恐懼，不管我們喜不喜歡，所有的風暴都會過去，一切都在改變，沒有什麼會永遠保持不變。這是定律。

對於生命中的風暴，我們經常發現最讓人不安的部分是，我們無法控制它。我們的自由意志無法支配天氣或生命風暴的天氣。然而，正是在這種無法控制中，我們才能獲得安寧。即使這是一場漫長的風暴，而你已經在裡面待了很多年，它還是會過去，因為沒有什麼是一成不變的。我們無法控制或改變這個定律，而這就會是平靜與安詳的所在。

如果你在暴風雨中而你覺得事情會變得更糟，請記得，風向是會變的，事情可能會變得更好。如果還沒有好轉，也會好轉的，為什麼呢？因為一切都會改變。如果你生命中的風暴正在變得更糟，而不是變得更好，那麼請理解：它不可能一直更糟，因為它必須改變，它不可能保持不變。即使你希望它繼續惡化，你也無法讓它一直這樣；即使你非常憎恨一個人，以至於你希望那個人的處境繼續變糟，它還是會改變的。即使你潛意識裡有生病的慾望（雖然這樣的慾望並不存在）也無法讓你一直覺得不舒服。即使你的病是被你「吸引」來的（但根本沒有這回事），你也不可能永遠吸引它。為什麼呢？所有的風雨都會過去，所有的事情都會改變，沒有任何事情是一成不變的。

我們會以為會有不好的事情發生時，我們就失去了內心的平靜。當壞事真的發生時，我們就真的失去平靜。當我們認為是我們自己造成了不好的事情發生在我們身上時，我們就會失去這份平靜。然而，我們必須成為先知，我們必須看透風暴：即使在風暴發生的時候，也要知道風暴是有規律的，最終會過去。我們必須看透並超越風暴的黑暗。我們必須向前看。如果你害怕不好的事情發生在你身上或周圍，請在此找到一點慰藉：即使它發生了，它也不能定義你，它會離開。無論你怎麼想或相信，壞事並不是你，無法代表你。

很多時候，我們會認為自己活該碰到這樣的壞事，因為我們是壞的或有罪的。當我們意識到壞事是一場暴風雨時，我們知道，我們不是暴風雨的一部分。即使這場暴風雨似乎以批判和指責來呼喚你的名字，比方說，診斷結果將責任歸咎於你的身體在自我攻擊，或是某種新興理論告訴生病孩子的母親，她為了讓孩子好起來而採取了錯誤的步驟——無論如何，這場暴風雨並不是你。請在這個知識中找到對自己的慈悲，然後用慈悲帶給你的平靜來把自己和風暴分開。要知道，即使你想，風暴也不會停留，你無法控制風暴會過去的事實，因為風暴不是你，壞事不是你，壞事不能定義你，正在發生的掙扎不是你。如果疾病是你的風暴，請找到你的慈悲與平靜，因為你知道你的身體絕不會攻擊自己，它是無條件愛你的。即使肝臟負荷過重，問題仍然不在你身上：過去的你不知道你的肝臟需要什麼，這個世界並沒有為你的肝臟提供支援。

了解了這一切後，你就能駕著你的船穿越風暴和黑暗。當大雨開始傾盆而下，海浪開始讓你左右擺盪時，你可以做一個有遠見的人，靜觀那些仍然活在水面下的奇蹟，並明白地知道你會再次找到安全的港灣。與此同時，你的船會保護你，帶給你平安，而這艘船就是「風暴會過去」。有人針對你？一切都會改變，沒有什麼是一成不變的。正在經歷心碎？一切都會改變，沒有什麼會保持不變。你失去了你的靈魂伴侶，而你認為你會永遠失去靈魂伴侶？一切都會改變，沒有什麼是永遠不變的。所有的風暴都會過去。從這個智慧，你可以看到，你不是你痛苦的根源。這一切都是生命的天氣現象，而你可以採取措施來保護自己。

活生生的文字

因為你在這本書中讀到的字句都是來自高靈，也就是慈悲之靈，所以它們都是有生命的。沒錯，有些話是死的，有些話是有生命的。任何用心寫作的人寫出的東西都不是死的。如果你的說話是發自內心的，那些文字就不是死的。有些字句是重複的，或是從其他來源擷取的，或是用來操縱的，這些字句可能是死的。

有些話是會永遠存在的。這裡的文字真的是活生生的文字。這不僅僅是因為我用心去寫，而是因為它們來自靈性的來源。這些文字將永遠留存在這裏，世世代代傳承下去；無論時代如何變遷，它們將永遠發光發亮。它們永遠不會變老和無用，因為高靈交代我的是關於健康的經文，而高靈就是慈悲這兩個字活生生的體現。即使有時你覺得無法堅持下去，這些字句也會為你堅持。它們在這裡讓你抓緊；當你懸在懸崖上時，它們是伸出來拉你的手。

活生生的話語能帶來光明；而死氣沉沉的話語卻會帶來黑暗。由於它們的來源，這本書中的活字賦予人光明，並清除人身上的疾病，也就是黑暗。死字會把人帶入黑暗。無論我們當下是否意識到，它們都會把我們帶入死胡同。有時它們會用各種花招或假象來欺騙我們，如果我們跟隨它們，最終我們會發現自己幻滅了。不是說死話就完全沒有意義。我們仍然可以從它們身上學習，就像我們可以從研究乾燥的壓花中學習一樣，只是要小心，不要太過用力把它們變成了灰，而活的文字就像仍在田野中綻放的花朵。

即使信任已經破滅，內心和靈魂裡的希望也因為你的旅程而減少，活生生的文字可以成為你覺得失去的希望。當你被掙扎所蒙蔽時，活著的文字可以替你看見，直到你準備好用自己的眼睛看見光明。無論是來自健康類的資訊或其他地方的死氣沉沉的文字，都會隨著時間變成你的一部分，拖累你，但活字則會提升你的一切，並且有能力讓你自由。

成為燈塔

當我們把平靜（peace）這個字眼任意使用，卻沒有專注於它真正的意義時，我們就降低了它的價值，以至於它就像一塊可丟棄的抹布、一張揉皺的紙巾、一個用過的紙杯，它變成了一個沒有真正力量的流行字眼。即使是大聲地說出來，它也無法進入聽到它的人的內心或靈魂；它從會我們身邊彈開，因為不再像很久以前那樣，它不再具有它真正的意義。

當我們重新接觸到平靜的意義時，我們會發現有一種感覺瞬間占據了我們，讓我們屏住呼吸：平靜就像是裹在一張溫暖的毯子裡，就像是陽光照射在皮膚上，就像是在寒冷的夜晚吃到一頓熱騰騰的家常菜，而這一切都與上天一股仁慈的力量有關，這股力量以某種方式告訴我們，無論發生什麼事，最終都會好起來的。真正的平靜擁有力量，能讓你解脫，不論是這個世界施加在我們身上或是有時從我們這裡奪取，我們都能獲得自由——這是具有療癒力量的自由。

當你對你自己有慈悲心的那一刻，你就已經把自己和遠在星星之外的東西連在了一起；你已經把自己和天堂連在了一起；你將自己與神連結在一起了。由此而來的是平靜。

身為一個經歷過艱辛的人，即使你仍在掙扎，你也能比一個你以為擁有終極自由的人——一個從未在路上受挫，從未停下來看看內心的人——擁有更多的平靜。你的心靈、精神、靈魂、身體和存在所經歷的一切，已經把你帶到了一個地方，在那裡其他的一切都不再重要，而你會看見慈悲才是我們最真實的部分。你將會見證，即使經歷了種種試煉和挫折，你仍值得一切的美好。

雖然你的慈悲心不代表你可以打個響指就能解決世界的問題，但它確實代表你可以改變他人的世界——不是試圖去控制他人，而是單純的存在。當你透過和在這書中所吸收到的活生生的文字連結，找到自己內心的平靜時，你就成為照亮他人道路的燈塔。讓我真誠地告訴你：你所擁有的光明可以驅除黑暗，因為有光明存在，黑暗就無法存在。

憑藉你的慈悲心，你可以讓你所愛的人和其他向你求助的人感到平靜。即使他們還沒有克服情緒、身體或靈性上的掙扎，來自你的慈悲經驗也能賦予他們瞬間的平靜，這些平靜甚至能留駐而成為他們自身的一部分。這是由慈悲的高靈與和平天使所賜予你的內在力量，讓你在這個星球上完成崇高而神聖的工作。讓我真誠地告訴你：你的內在擁有強大的力量。

願平靜與你同在。

國家圖書館出版品預行編目資料

肝臟淨化的飲食聖經 / 安東尼.威廉(Anthony William)著；徐意晴(朵媽), 徐向立(朵爸)譯. -- 初版. -- 臺中市：晨星出版有限公司, 2025.06

面；　公分. --（健康與飲食；165）

譯自：Medical medium liver rescue

ISBN 978-626-420-123-0（平裝）

1.CST: 肝病 2.CST: 肝臟 3.CST: 保健常識 4.CST: 健康飲食

415.53　　　　114005886

健康與飲食 165

肝臟淨化的飲食聖經

作者　安東尼・威廉（Anthony William）
譯者　徐意晴（朵媽）、徐向立（朵爸）
主編　莊雅琦
執行編輯　張雅棋
校對　徐意晴（朵媽）、徐向立（朵爸）、張雅棋、林宛靜
網路編輯　林宛靜
美術排版　曾麗香

創辦人　陳銘民
發行所　晨星出版有限公司
407台中市西屯區工業30路1號1樓
TEL：（04）23595820
FAX：（04）23550581
health119 @morningstar.com.tw
行政院新聞局局版台業字第2500號
法律顧問　陳思成律師
初版　西元2025年6月15日

可至線上填回函！

讀者服務專線　TEL：（02）23672044 /（04）23595819#212
讀者傳真專線　FAX：（02）23635741 /（04）23595493
讀者專用信箱　service @morningstar.com.tw
網路書店　http://www.morningstar.com.tw
郵政劃撥　15060393（知己圖書股份有限公司）

印刷　上好印刷股份有限公司

定價650元
ISBN 978-626-420-123-0